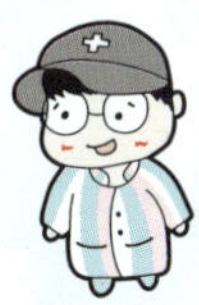

님께

드림

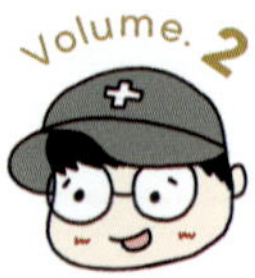

암또의 임상노트

둘째판 1쇄 인쇄 | 2025년 10월 1일
1쇄 발행 | 2025년 10월 13일

지 은 이 | 주혜선(암또)
발 행 인 | 모형중
편 집 인 | 모형중
북 디 자 인 | 이명호

발 행 처 | 포널스
등 록 | 제2017-000021호

본 사 | 서울시 강북구 노해로8길22 3층
강 북 지 점 | 서울시 강북구 노해로8길22 2층
전 화 | 02-905-9671 Fax. 02-905-9670

FORNURSE 포널스
www.fornursebook.com

도서 반품과 파본 교환은 본사로 문의하시기 바랍니다.
검인은 지은이와의 합의로 생략합니다.

ISBN : 979-11-6627-117-5 93510
정 가 : 28,000원

'간병인'에서 '간호사'가 되고 싶었던 나의 나날들!

입사하여 가장 열심히 공부했던 시기는 OT기간이었던 것 같습니다. 신규간호사 Check List를 주시면서 이 부분은 ○○일까지 공부한 후 레포트를 써오면 봐주시겠다 하셨고, 이 부분은 꼭 알아야 하는 내용이니 ☆☆일에 시험 볼 예정이니 열심히 공부하라고 일러주셔서 **퇴근하면 무엇을 제가 더 공부해야 하는지를 알았습니다.**

들리는 대로 급하게 휘갈겨 알아볼 수 없는 글씨가 가득한 수첩과 눈치껏 녹음한 파일을 들으며 그날 하루 있었던 일들을 복기하면서 배운 내용을 정리하고, 공부해오라 한 부분을 보다 보면 새벽 1~3시가 넘어가는 날도 허다했습니다.

지난번에 알려준 내용인데 아직도 모르냐며 불성실하다는 말은 듣지 말자, 할 수 있었는데 안 해서 후회하지 말자는 마음으로 졸음과 사투를 벌였었고, 혹시라도 자세가 좋다며 조금 더 좋게 봐주시지는 않을까? 어쩌면 열심히 한다고 칭찬해 주실지도 모른다는 기대감도 있었습니다.

그러다 '액팅'으로 독립을 하고 어느 정도 일이 손에 익으니 OT기간 때의 열정은 사라진 체 퇴근하면 그저 누워있는 날만 늘어갔습니다. 이전처럼 이 부분을 공부해오면 시험 보겠다는 분도 없었고, 선임 Acting 선생님을 따라다니며 배우지도 않으니 **당장 급하게 정리하고 공부할 게 안 보이니 휴식만 좇게 되었습니다.** 퇴근 후 온종일 뛰어다니느라 아팠던 발바닥에, 미리 냉동고에 넣어놔 시원해진 휴족시간을 붙인 채 누워있는 게 그 당시 제 가장 큰 인생의 행복이었습니다.

그렇게 당장 몸이 편해지는 것만 좇으면서 이제는 진짜 실전이니까 실수가 없도록 컨디션을 조절해야 한다는 명분으로 **연이어 근무할 때는 푹 자고 OFF 날 공부해도 충분하다며 합리화를 하면서 정말 아무것도 안 하고 그저 누워있는 행복만을 즐겼습니다.**

솔직히 액팅인 내가 이론적 공부를 더 한다고 달라질까 하는 마음에 이건 제가 공부를 안 하는게 아니라 무엇을 공부해야 할 지 몰라서 못하는 거라며 끝없는 자기 합리화의 시간을 보냈습니다.

그러다 해가 바뀌고 신규선생님이 들어오면서 '2nd 간호사'가 되어 마주한 여러 상황에서 모르는 것이 가득한 저를 발견하고 나서야 **무엇을 공부해야 할지 몰랐던 게 아니라 관심이 없었던 거였다는 것을 깨닫고 흘려보낸 시간을 후회하면서 저 자신을 한심스럽고 부끄럽게 여겼습니다.**

오늘 10개를 지적받았으면 내일은 9개, 그다음 날은 8개, 서서히 줄어가면 된다는 마음으로 공부를 다시 해도 발전이 없는 것 같은 저 자신을 발견할 때마다 동기 및 신규선생님들과 "나는(I) 병신(BS)이야, 줄여서 IBS"라고 말하고 다녔습니다. 그러면 저마다 "나는 바보니까 IBB할래", "나는 머저리니까 IMJR"냐며 얘기를 나누곤 했습니다.

한 동기는 **"나는 간병인이야."라고 하여 "왜? 우리보다 잘하니까?" 라고 물어보니 "아니 간호 병신 인간, 줄여서 간병인"이라는 답을 해줘서 "맞네, 우리 아직은 '간병인'이네 열심히 살아남아서 당당하게 '간호사'라고 말해보자"라는 말도 종종 하곤 했습니다.** 동기들끼리 모여 우린 왜 이렇게 혼날까, 언제쯤 안 혼나고 칼퇴근을 꿈꿔볼까 하며 푸념을 늘어뜨리면서 너나 나나 수준이 비슷하다며 '병친병(병신 친구 병신), 병X병'이란 단어도 만들어내며 하루하루를 버텨나갔습니다.

가끔은 본인이 조금은 일이 는 것 같다며 스스로 뿌듯해한 일화나 선생님께 칭찬받았던 일화에서 저 동기는 어떤 상황에서 어떻게 대처했는지를 배웠고, 동기가 놓쳐서 실수한 일화에서는 어떻게 해야 하는지를 배우면서 서로의 부족한 경험을 채워나갔습니다.

그렇게 알게 모르게 주워들은 지식들은 그와 비슷한 상황에 처하면 많은 도움이 되었습니다. 그래서 제가 임상에서 경험하면서 겪었던 어려움, 받았던 질문들, 남들에게 물어보기에 부끄러운 질문들을 정리하여 준다면 제가 아끼는 동생들은 임상에서 덜 혼나지 않을까, 조금 더 적응하기 쉽지 않을까 하며 정리한 제 임상노트를 제가 아끼는 동생들을 위해서, 그리고 저 같은 고민을 하는 분들을 위해 공개합니다.

By. 암또

알림사항

제가 근무한 병원은 **'펑셔널' 간호체계와 '팀' 간호체계가 복합**되어 있던 곳으로 1 Duty 당 3명씩 근무한다고 가정했을 때, 1st 간호사는 Charge,3rd 간호사는 Acting으로 2명의 간호사가 한 팀을 담당했고, 2nd 간호사는 Primary로 혼자서 한 팀을 담당하는 체계였습니다.(Ward 기준[1])

제 경우엔 양방 간호사로서의 **총 근무 경력이 1년 5개월밖에 되지 않는 '저연차 간호사'로 'Primary'로서의 근무가 최고 경험이었으며 한 부서의 총 책임간호사인 'Charge'로서의 경험이 없기에 임상경험과 지식이 다소 부족하다는 한계**를 갖고 있습니다.

또한, 병원마다 업무 지침과 전산(EMR)에 차이가 있으므로 본인이 근무하는 병원에서의 방법과 순서의 구체적인 부분이 다소 다를 수 있습니다. 하지만, **기본적인 내용은 큰 차이가 없으므로 제가 궁금하고 어려워 했던 부분을 다른 이들도 질문하는 것을 보면서 공통 내용은 분명 존재한다는 것을 느꼈고, 이를 누군가 알려준다면 임상 적응에 도움이 되지 않을까? 하는 마음에서 본 책을 만들기 시작했습니다.**

그러므로 **'암또의 임상노트'는 본인만의 '임상노트'를 만들 때 참고로 사용하시길 바라며, 여기에 적힌 내용이 다 옳은 것은 아님을 알려 드립니다. '많은 경험은 아니지만 그래도 이러한 방법으로 임상에 적응하였고, 조금이라도 일의 능률은 높이고 실수를 줄이기 위해 이러한 방법으로 근무를 했습니다.'**라는 것을 저와 같은 고민을 하는 분들에게 조금이라도 도움이 되길 바랄 뿐입니다.

본 **'암또의 임상노트'를 Study Guide Book으로 삼아서** 어떠한 것을 더욱 공부하면 좋을지와 이 사람은 이러한 경험을 했구나, 만약 나였다면 나는 어떻게 할 것인지, 내가 근무하는 병원에서도 이와 비슷한 내용이 있는지, 있다면 나는 무엇을 더 고려하면 좋을지 등을 생각해 보며 읽어 나가길 바라며 여러분의 임상 적응을 응원하겠습니다.

---

1) 단, Charge 역할의 1st 간호사는 해당 Duty의 총 책임간호사로서 Primary 팀도 관리함

책구성

본 '암또의 임상노트'는 **실제 임상 현장에서 간호사가 많이 다루는 내용을 선별하여 구성하였습니다.** 다만, 대학교에서 필수적으로 숙지하게 되는 핵심임상술기 내용은 생략하였습니다.

시중에는 의사가 진단을 내리기 위해서 보는 의학 서적은 많이 있지만, **간호사들의 업무를 도와주는 임상 간호 서적과 이론적 근거가 불명확하나 통상적으로 행해지는 술기에 관해 설명한 임상 간호 서적이 부족했기에 '틀에 박힌 말'이 아닌 '실제 임상'에 맞춘 '내용'과 '간호 Tip'을 적절히 배치하여 구성하였습니다.**

2권은 특히 더 많은 주의가 요구되는 Special 상황에서 업무 수행을 위한 기본 지식과 이론적 근거를 '임상'에 맞춰 관련된 질환과 약물을 묶어서 다음 내용으로 구성하였습니다. (1권은 Routine 업무 위주)

'항암편'은 항암치료를 준비하는 간호사의 관점에서 자주 사용하는 용어와 물품, 부작용 시 투여되는 약물을 위주로 내용을 담았습니다.

'수혈편'은 수혈 처방이 예상되는 혈액 수치, 수혈 종류, 부작용을 위주로 고려해야 하는 부분과 많이 물어보는 수혈 관련 질문을 담았습니다.

'마약편'은 통증 관리에 자주 사용하는 진통제를 마약성과 비마약성으로 구분하였으며, 마약과 혼동되는 향정신성 관련 내용을 담았습니다.

'약물편'은 임상에서 자주 사용하는 약물을 위주로 감염/염증 치료에 많이 사용하는 항생제와 수액 종류, 기타 약물에 대해 적응증과 고려해야 하는 부분을 담았습니다

'검사편'은 임상에서 자주 사용하는 검사를 위주로 기본 혈액검사 결과의 임상적 의미와 더불어 주요 검사/시술의 특징과 주의사항을 담았습니다.

'CPR편'은 응급상황 대처가 어려운 분들을 위해 CP(C)R 상황을 위주로 응급 약물, 물품, Tip 내용과 더불어 전동/퇴원 시 고려해야 하는 내용을 담았습니다.

Contents - Volume 2

Contents - Volume 1

임상 NOTE 2

CHAPTER 01

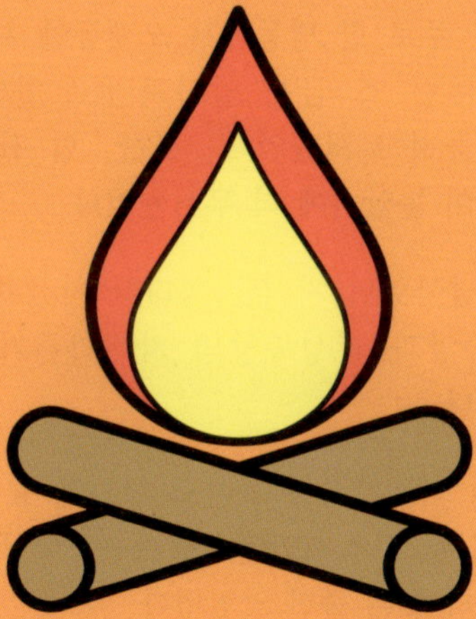

'항암' 에러 친 신규간호사
'하아' 한숨 쉬고 있지 말자!
(항암 편)

1-01 '항암' 에러 친 신규간호사
'하아' 한숨 쉬고 있지 말자!(항암 편)

'Chemo Master' - 용어 & 항암 화학요법

처음 호흡기내과에 발령받았을 때, 솔직히 혈액종양내과 간호사는 아니니까 호흡기 관련 질병·검사·기기 사용법에 관해서는 공부를 했어도 항암을 궁금해 한 적은 없었다.(나와는 관련이 없을 거로 생각했던 것 같다) 그러나 **입사해보니 입원 환자의 50% 정도가 폐렴환자라면 30% 정도는 폐암 환자로 항암제 투여는 우리부서의 주된 업무 중 하나란 걸 깨닫고 항암 공부의 중요성을 느꼈었다.**

암 환자와 보호자분은 주로 한 병동에서 오랫동안 치료를 받아와서, 내가 최근에 입사한 사람이란 걸 금새 알아보았고 잘하고 있는지 지켜볼 때마다 그들의 기에 눌려 무서웠었다. 또한, **암 질병에 관해 이해도가 상당하여 질문의 수준이 높았기에 더 무서웠었다.**

당시의 내 머릿속에 남아있던 지식은 병리학 시간과 성인간호학 시간에 배운 내용 중 양성종양과 악성종양의 차이라든가 병기 파악 정도로 한없이 얕고 무지했었다.

그래서 폐암 환자들의 의무기록을 보아도 항암제 효능이 있는 건지 없는 건지 조차 파악 못 하는 그런 까막눈이었으며, 항암제를 IV로 투여하는 것이 OP보다 무조건 더 좋은 줄만 알았었다.

부족함은 알았으나 신규 수준에 이 정도만 해도 나름대로 잘하고 있는 거라며 자신을 스스로 합리화하며 공부를 미뤘었다. **암인지 아닌지 진단하는 검사(Cancer Study), 암 치료를 위해 OP, RT, Chemo를 제때 받게하는 것만 신경 쓸 줄 알았던 그런 간호사였었다.**

이후, 인계를 위해서 항암과 관련된 기본 지식을 공부해보니 정말 몰라도 너무 모르던 한심한 나를 발견하여 부끄러웠다. **여러분은 항암과 관련된 기본지식을 잘 쌓아서 당당한 진짜 간호사가 되길 바라는 마음으로 다음 내용을 정리하였으니 꼭 읽어보길 바란다.**

다음은 **'종양에 관해 정리한 것'**이다.

❖ **종양(Tumor)**

- 체내의 세포가 자율성을 가지고 과잉으로 발육하여 생긴 종기를 말함

⇨ 세포는 세포 주기에 따라서 분열과 생장을 반복하지만 어떠한 이유로 세포분열의 억제 기작이 불충분하거나 or 기능하지 않게 되면 계속하여 분열과 생장을 반복하여 정상보다 과하게 증식된 세포 덩어리인 종양을 만듦

❖ **종양의 종류: 양성종양 + 악성종양**

- 종양이라고 하여 모두 암은 아니며, 암이라고 하여 모두 종양인 것은 아님

⇨ 양성종양은 암이 아니며, 비고형암(=혈액암)은 종양을 형성하지 않음

1. **양성종양(Benign Tumor)**

- 커지는 속도가 느리고 일정한 크기 이상 자라지 않는 특징이 있으며 다른 조직에 전이가 거의 되지 않으며 쉽게 치료 가능한 종양임

⇨ 대표적으로 근종, 선종, 지방종, 섬유종 등이 있음

- 양성종양은 특별히 주변 구조를 눌러서 다른 문제를 일으키지 않는다면, 당장 제거하기보다는 관찰하면서 예후를 지켜봄

2. **악성종양(Malignant Tumor) 中 세포성 악성종양 = 암(Cancer)**

- 커지는 속도가 매우 빠르고 혈관 or 림프관 등을 통해 신체 다른 조직으로 전이되며 치료 후에도 재발가능성이 매우 큰 종양임
- 수술, 항암 화학요법, 방사선 치료를 이용하여 발견 즉시 제거함
- **암종(Carcinoma)**은 상피성 종양, **육종(Sarcoma)**은 결체조직성 종양임

⇨ 상피세포는 겉 피부를 덮는 편평세포와 소화관을 덮는 점막세포 같은 것으로 상피성 종양은 **암종**이라는 접미어가 붙음(Ex. 편평세포암종)

⇨ 결체조직은 피부 밑 or 장기사이에 존재하는 지방이나 근육 같은 조직으로 결체조직성 종양은 **육종**이라는 접미어가 붙음(Ex. 지방육종)

- **선암종(Adenocarcinoma)**은 물질은 분비하는 기능을 가진 세포에서 기원한 암임

⇨ 유선, 갑상선, 전립선 등의에서 기원한 암

❖ **전암병변(Pre-cancer)**

- 양성종양이기는 하지만 **악성화될 가능성이 있는 병변**임

⇨ 정상조직에서 암이 발생하기까지의 사이에 존재하는 것으로 여겨지는 중간단계의 병변(Precancerous Change)으로 임상의학적으로 다른 상태보다 자주 암을 발생시키기 쉬운 질환이나 병을 의미함

- 악성화 가능성이 크면 암이 될 가능성을 염두에 두어 수술 or 시술로 자르거나 암이 되는지 안 되는지를 추적 관찰함

⇨ Ex. 색소성건피증 ⇒ 피부암 / 대장폴립 ⇒ 대장암 / 간 경화 ⇒ 간암 등

+ 양성종양 vs 악성종양

특성	양성종양	악성종양
성장속도	느림 성장하다가 스스로 멈추기도 함	빠름 저절로 사라지는 경우가 매우 드묾
성장양식	한정된 범위 내에서 성장 주위 조직에 대한 침윤 없음	주위 조직으로 침윤하면서 성장
피막	피막이 존재하여 종양이 주위 조직으로 침윤하는 것을 막음 피막이 있어 수술 절제가 쉬움	초기에는 피막이 있기도 하지만 시간만 있으면 쉽게 뚫릴 수 있음 피막이 없어 침윤이 잘 일어남
세포특성	분열이 없거나 적은 분열상 성숙한 세포(분화가 잘 됨)	정상 or 비정상의 분열상 미성숙한 세포(분화가 잘 안 됨)
영향	대개 무해함	항상 유해함
전이	거의 없음	흔함
재발	수술 제거시 재발 거의 없음	수술 후 재발 가능함
예후	비교적 좋음	종양의 크기, 림프절 침범 여부, 전이 여부에 따라 다름

+ 양성종양의 치료

1. 인체에 해가 없는 양성종양

⇨ 미용상 문제 無: 환자가 특별히 원하지 않고 큰 해가 없는 경우에는 obs함

⇨ 미용상 문제 有: 환자가 원하고 수술 or 시술로 큰 해가 없는 경우에 제거함

2. 압박 증상이 있거나 압박 증상이 예상되는 양성종양(Ex. 뇌종양)

- 수술 or 시술로 제거함(뇌종양은 감마나이프를 이용하기도 함)

3. 내분비계 세포에 기원한 양성종양(Ex. 뇌하수체 종양, 부신종양)

- 혈중 호르몬 농도 변화로 여러 문제를 일으킬 수 있으므로 각 질병의 치료 방침을 따라 치료함(수술로 제거하는 경우가 많음)

4. 오랜 시간 후 암이 될 확률이 높은 양성종양(Ex. 대장 내 종양)

- 발견 즉시 제거함

❖ 혈액종양내과(Hemato-Oncology)

- 혈액내과(Hemato) & 종양내과(Onco)를 보는 부서

⇨ '혈액종양'이 아닌 혈액 질환 환자와 종양 질환 환자를 보는 부서임

1. 혈액암(Blood Cancer)

- 전신을 흘러 다니는 혈액과 림프계에 생긴 암으로, 다양한 혈액 세포들이 암세포로 변하는 질환임(Ex. 백혈병, 악성림프종, 다발성 골수종 등)

⇨ 혈액 내 종양세포가 발생하면 적혈구·백혈구·혈소판 같은 혈구 세포가 제 기능을 하지 못하여 혈액검사에서 비정상적인 수치를 보임

2. 고형암

- 특정 장기에 생긴 암으로, 암세포가 자라면서 덩어리를 이루는 질환임

⇨ 암에서 혈액암을 제하면 고형암임(Ex. 폐암, 간암, 대장암, 유방암 등)

- 고형암의 진전 정도를 나타내는 병기(Stage)로 **TNM 병기법**을 사용함

❖ 암의 진전 정도 구분

- 암이 진행된 정도를 분화도와 병기로 표현함

⇨ 이를 토대로 암의 예후를 예측하고 치료방법을 선택함

1. 암의 병기(Stage)

- 종양의 범위에 따라 그 **진행 정도**를 숫자로 구분하여 표현한 것을 말함
- 진행 단계상 1기~4기로 구분하지만, 암의 종류에 따라서 다를 수도 있고 병기를 정할 수 없는 때도 있음(암의 발생 위치에 따라 다르기도 함)

⇨ 병기를 결정하는 것은 치료 방침의 설정과 예후를 판단하기 위한 것임

⇨ 병기가 높을수록 암이 더 진행된 것으로 예후가 좋지 않다고 함

⇨ 대표적인 병기 결정 방법으로 **TNM 분류법**이 있음

2. 암의 분화도(Grade)

- 현미경 관찰로 **암세포의 성숙도 or 분화**[1] **정도**를 표현한 것을 말함
- 향후의 예후 or 치료방법의 선택은 주로 분화도와 진행 병기로 결정함
- 분화도는 **정상 세포와 닮은 정도를 측정하여 단계**로 나타낸 것임

⇨ 암세포는 세포분열이 빠르게 진행되지만, 세포 분화가 되지 않으므로 불필요한 세포가 조직에 가득차게 되어 문제가 발생함

⇨ 분화도가 낮을수록 암세포의 분열과 전이 속도가 느리므로 예후가 좋다 함

---

1) 세포의 분화는 조직에 적합한 세포(쓸모있는 세포)로 성숙하는 것을 의미함
Cf) 세포의 분열은 기존 세포가 나뉘어 같은 세포가 하나 더 생긴 것을 의미함

+ 암의 병기(Stage) 中 TNM 분류법[2)]

	내용	
T (Tumor)	원발성 종양의 크기와 국소적 침습 정도	
	Tx	원발성 종양의 침윤 정도를 판별할 수 없는 경우
	T0	종양의 존재 여부를 확인할 수 없는 경우
	Tis	점막내암(제자리암=상피내암)
	T1~T4	종양의 크기와 침범 정도에 따라 증가
N (Lymph Nodes)	종양의 침범을 받은 주변 림프절의 전이 정도	
	Nx	림프절 전이 정도를 판별할 수 없는 경우
	N0	림프절 전이가 없는 경우
	N1~N3	림프절 전이가 있는 경우(전이 수에 따라 증가)
M (Metastasis)	종양세포의 전이 정도	
	Mx	원격전이를 판별할 수 없는 경우
	M0	원격전이가 없는 경우
	M1	원격전이가 있는 경우

위의 표에서 제시된 T, N, M의 값은 오름차순에 따라 진행성으로 더 넓은 범위를 가진 암을 표현하며, 어떠한 암 부위에서는 더욱 특정한 예후 정보를 제공하기 위하여 주요 식별자의 세부 분류를 사용한다.(Ex. 전립선암: M1a, M1b, M1c 등)

암의 종류에 따라 T1~T4, N1~N3를 분류하는 기준이 달라지므로 본인이 공부하고 싶은 암의 구체적인 TNM을 찾아보는 게 좋다.

+ 병기 분류

cTNM	임상적 병기 or 치료 전 병기	ycTNM ypTNM	치료 후 or 선행화학요법 후 병기
pTNM	병리학적 병기		
rTNM	재치료 or 재발 분류	aTNM	부검 분류

2) TNM 병기 분류: AJCC(미국암위원회) Cancer Staging Manual, 8th. 참고(2017.)

+ 암의 분화도(Grade) [3)]

	내용		
1	Grade 1	**고분화,** 분화가 아주 잘 됨, 정상 세포와 비슷함	
2	Grade 2	**중등도 분화,** 중간 수준으로 분화가 잘 됨	
3	Grade 3	**저분화,** 부적절하게 분화됨, 정상 세포와 비슷한 부분 거의 없음	
4	Grade 4	미분화, 어떤 세포에서 기원했는지 구별 불가능함	
5	T-cell	T-세포 전구체	**혈액암에 이용함**
6	B-cell	B-세포 전구체	
7	Null Cell	T-세포 or B-세포 없음	
8	NK Cell	자연 살해 세포(Natural Kilelr Cell)	
9	Grade X	평가 불가	

+ 암의 치료법

*** 암의 치료원칙**

- 구조적 및 기능적 손상을 회복시켜 환자를 치료함(적극적 치료)
- 만약 치료가 어렵다면 더 이상의 암의 진행을 막고 증상을 완화하여 수명을 연장하고 삶의 질을 높이도록 함(완화적 치료)

*** 암의 치료법 종류**

- 크게 **수술 요법, 항암 화학요법, 방사선 요법**이 있음

⇨ 치료법은 암의 종류, 병기, 환자 상태 등을 고려하여 한 가지 또는 두 가지 이상의 방법으로 치료하며 같은 암이라도 치료법은 다름

*** 암 종류에 따른 치료법**

- **고형암이 수술이 가능할 때는 일차적인 치료방법으로 수술**을 고려하며 방사선 및 항암 화학요법은 수술의 보조요법 or 수술할 수 없는 때 함

⇨ 진행된 고형암의 경우 수술이 어려워 항암 화학요법을 일차적으로 고려하고, 항암 화학요법 단독 시행 or 수술/방사선 치료 전·후에 투여 or 항암 화학요법을 방사선 치료와 동시에 시행함

- **혈액암은 항암 화학요법을 일차적인 치료방법**으로 고려함

3) ICD-O-3(International Classification of Diseases for Oncology, Third Edition) P.81 참고

다음은 **'항암 화학요법 외의 치료법에 관해 정리한 것'**이다.

01 수술(Surgery / OP, Operation)

- 암 치료의 근본적이고 완치를 기대할 수 있는 외과적 치료방법임
- 수술 목적에 따라 진단적, 근치적, 예방적, 완화적 수술로 분류함

1. 진단적 수술(Diagnostic OP)

- 정확한 병태 파악과(종양의 분류와 유형) 확진을 위해 시행함

⇨ Ex. 생검 등

2. 근치적 수술(Radical OP)

- 종양을 둘러싼 림프절과 원발 병소를 모두 제거하여 완치를 위해 시행함
- 수술 범위에 따라 장기에 국한된 크기가 작은 초기암은 선택적으로 암과 그 주위 조직 일부를 제거하는 보존 수술을 함

⇨ Ex. 근치적 유방절제술, 근치적 자궁경부절제술 등

- But, 암 크기가 크거나 침윤정도가 깊으면 광범위한 부분을 절제함

3. 예방적 수술(Preventive OP)

- 아직은 무해한 전암상태의 병변을 제거하여 암을 예방하기 위해 시행함

⇨ 대장 폴립 제거술 등

4. 완화적 수술(Palliative OP)

- 종양 크기를 감소시켜 성장을 막아 암의 증상을 완화하기 위해 시행함

⇨ 대장암으로 인해 장폐색이 있는 환자에게 장루를 만들어주는 수술 등

★ 방사선 치료 기전

- 방사선을 세포에 조사하면 방사선이 세포의 생존에 필수적인 기관인 **DNA와 세포막에 직접 or 간접적으로 작용**하여 세포를 죽이게 됨
- 방사선 조사를 받은 대부분의 세포는 세포분열을 하면서 사멸하고 일부 세포는 세포가 노화되어 정상적으로 수명을 다함
- 방사선 조사를 받으면 정상 조직과 암 조직 모두 영향을 받음

⇨ 정상 조직은 시간이 지나면 회복되지만 암 조직은 회복이 어려움

⇨ 이를 이용하여 하루 180~200cGy씩 장기간 분할 치료를 하면 정상 조직의 방사선 장애를 최소화 하면서 종양 조직은 사멸시킬 수 있음

02 방사선치료(RT, Radiation Therapy)

1. 근치적 방사선치료(Curative RT)

- **완치를 목적**으로 시행하며 장기간의 치료 기간이 필요함

⇨ 전이가 없고 국소적 범위의 종양 or 전이가 있어도 원발 병소에 인접한 종양은 근치적 방사선 치료가 완치를 위한 단독 or 주방법으로 이용함

⇨ 해부학적 위치 또는 수술로 종양의 완전 절제가 불가능 or 의심스러운 전이가 있을 때는 OP 후 방사선 치료를 시행함

⇨ 수술 or 항암 시행 전/후로 치료 상승 효과 위해 보조적으로도 시행함

2. 완화적/고식적 방사선치료(Palliative RT)

- 상당히 진행된 암 or 원격 전이를 동반하여 완치가 어려운 암인 경우

⇨ **암으로 유발 되는 증상 예방 및 완화**를 위해 방사선 치료를 시행함

⇨ 병리적 골절, 주요기관(뇌·척추·상대정맥 등)의 압박 및 혈관폐쇄 증상

3. 외부 방사선치료 / 원격치료(Teletherapy)

- 표적부위에서 먼 기계를 통해 X-선과 감마선을 조사하는 방법임

⇨ 선형가속기를 이용하여 만든 고에너지의 X-선 or 전자선을 암 환자의 피부를 통과시켜 체내의 종양까지 도달하게 하여 암세포를 없애줌

⇨ 암 초기는 종양 부위와 전이가 있을 부위를 포함하여 넓은 영역에 조사하고, 몇 단계에 걸쳐 치료 영역을 줄여나가 마지막에는 종양 부위만 조사함

4. 내부 방사선치료 / 근접치료(Brachytherapy)

- 방사선을 발생시키는 동위 원소를 인체 조직 내에 직접 삽입하는 방법 or 구강·기관지·식도·자궁 등에 관을 통해 삽입하여 조사하는 방법임

⇨ 암 세포 속 or 주변에 직접 방사선치료를 하게 되어 정상 조직으로의 방사선량은 최소화하면서 암에 대한 방사선량은 최대화 할 수 있음

⇨ 단독 시행보다는 대개 원격 치료 전/후에 시행함

+ 알마겔

<table>
<tr><td>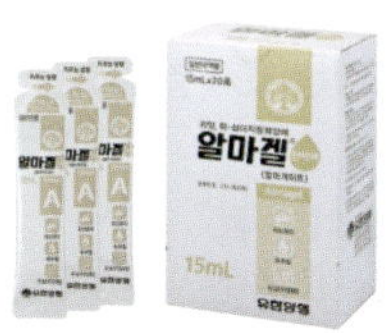
알마겔 현탄액 ★</td><td>- 분류: 소화기관 용액(제산제)
- 특징: 흉부에 방사전 조사를 받는 암 환자의 경우 RT가 계획된 날 1P씩 챙겨서 치료 보내기도 함
⇨ RT 부작용으로 식도염을 호소하는 경우가 많아서 증상 완화 및 치료 목적으로 처방됨
- 기타: 다른 소화기관 용액이 처방될 수도 있음</td></tr>
</table>

+ 방사선 조사 부위에 따른 부작용

*** 전신: 피로, 피부 문제 유발 가능함**

- 방사선 조사된 부위의 피부가 건조, 발적, 부종, 가려움, 벗겨짐, 약해짐, 색이 어두워지는 등의 증상이 나타날 수 있음

1. 뇌 & 척수

- 뇌부종, 탈모, 졸음, 조혈기능 억제, 호르몬 분비 이상 유발 가능함

⇨ 정상 뇌조직에 조사되면 뇌부종이 유발되므로 두통, 구토, 경련, 시야변화, 운동장애, 언어장애, 의식변화 등이 나타나기도 함

⇨ 치료 3~4주 후에 방사선 조사 부위와 반대편에서 탈모가 나타나기도 함

⇨ 치료 6~12주 후에 과도한 수면, 무기력, 졸음이 나타나기도 함

⇨ 척수 부위 조사 시 항암제 보다는 약하지만 조혈 기능이 감소하기도 함

⇨ 시상하부 or 뇌하수체 종양 치료 후 호르몬 분비가 감소하기도 함

2. 두경부: 구강암, 설암, 후두암 등 치료 위해 조사함

- 구강장애, 치아 우식증, 방사선 골괴사 유발 가능함

⇨ 치료 2주 후에 구강 건조, 구내염과 같은 구강 장애가 나타나기도 함

⇨ 구강 건조 지속 시 치아 우식증(충치)가 유발 가능함

⇨ 방사선 고용량 조사시 하악골에서 골괴사가 나타나기도 함

3. 흉부: 폐암, 림프종, 종격동암, 식도암, 유방암 등 치료 위해 조사함

- 식도염, 기침, 방사선 폐렴 유발 가능함

⇨ 식도 부위 조사 시 치료 2~3주 후 연하곤란, 식도염이 나타나기도 함

⇨ 폐 조직에 조사되는 면적이 커지면 기침 나타나기도 함

⇨ 치료 2~6개월 후 폐렴, 섬유화가 나타나기도 함

4. 복부: 소장암, 대장암, 간암, 췌장암 등 치료 위해 조사함

- 오심/구토, 위염, 복부 경련, 설사 유발 가능함

⇨ 소장 부위 조사 시 치료 6시간 이내 오심/구토 증상 나타나기도 함

⇨ 위장의 일부를 포함하여 조사 시 위염, 소화 장애가 나타나기도 함

⇨ 장 부위 조사 시 치료 2~3주 후 복부 경련, 설사가 나타나기도 함

5. 골반: 부인과암, 전립선암, 직장암, 골반-림프종 등 치료 위해 조사함

- 설사, 방광염, 생식기 장애 유발 가능함

⇨ 장점막 위축 or 대장에서의 수분 흡수가 줄면 설사가 나타나기도 함

⇨ 방광 부위 조사 시 방광염으로 배뇨곤란, 빈뇨, 야뇨증이 나타나기도 함

⇨ 여성은 난소 부전으로 홍조, 무월경, 골다공증, 폐경 나타나기도 함

⇨ 남성은 골반 신경 손상, 골반 내 혈관 섬유화로 발기부전 나타나기도 함

03 조혈모세포이식(Hematopoietic Stem Cell Transplantation)

＊ 조혈모세포이식

- 세포 분화과정에 이상이 생긴 질환(Ex. 백혈병) or 조혈모 세포의 수가 줄어들어 이상이 생긴 질환(Ex. 재생불량성빈혈)의 근본적 치료방법임

⇨ 조혈모세포는 골수에 존재하고 적혈구 · 백혈구 · 혈소판을 만들어 내고 자기복제능력과 혈구분화능력이 있어 계속하여 조혈기능을 함

⇨ 과거에는 골수에서 얻었으나 최근에는 말초혈액 or 제대혈에서도 얻음

- 대개 혈액암 환자에게 시행되는 치료방법임

＊ 조혈모세포 이식 전 처치

- 암 환자의 면역기능을 억제시켜 새로 주입되는 조혈모세포에 대한 거부 반응을 최소화하고, 환자의 암세포와 골수를 제거하여 새로운 조혈모 세포가 생착할 수 있는 공간을 확보하기 위해 시행함
- 이식 전 환자에게 고용량 항암요법과 전신방사선치료(TBI)를 시행함

⇨ 고용량 항암제 투여: 이식편의 생착을 돕고 환자의 면역기능 억제와 백혈병 세포를 제거하기 위해 4~5배의 고용량 항암제를 수일간 투여함

⇨ 전신방사선치료: 잔존해 있는 백혈병세포의 제거와 공여자 조혈모세포를 무사히 생착시키기 위해 면역기능을 억제하기 위해 투여함

+ 조혈모세포 이식 적응질환

동종 골수 이식	**백혈병**	급성골수성 백혈병, 급성림프구성 백혈병, 만성골수성 백혈병, 골수 섬유화증
	악성림프종	호지킨/비호지킨 림프종, 다발성 골수종, 골수이형성증, 고형종양
	비악성질환	중증재생불량성 빈혈, 발작성 야간혈색소뇨증
	선천성질환	면역부전증, 혈색소이상증, 판코니 빈혈, 선천성 대사이사증
	자가면역질환	전신홍반성낭창
자가 말초 조혈모 세포이식	**악성질환**	급성골수성 백혈병, 급성림프구성 백혈병, 다발성 골수종, 악성림프종
	고형암	유방암, 난소암, 소세포암, 소아종양, 신경모세포종, 윌림스종양, 유잉육종

+ 조혈모세포이식의 종류

1. 공급원에 따라 골수, 말초혈액, 제대혈 조혈모 세포이식으로 분류함

① 골수 조혈모세포이식

- 골수는 뼈 안에 존재하는 혈액세포를 생산하는 장소임

⇨ 골반뼈의 장골능에서 주로 조혈모세포를 채취하여 이식함

② 말초혈액 조혈모세포이식

- 화학요법 후 회복기 or 백혈구조혈성장인자(G-CSF/GM-CSF) 투여 후 말초혈액에서 조혈모세포 채취가 가능함

⇨ 본래 말초혈액에는 0.1% 미만의 조혈모세포만 존재하여 양이 부족함

③ 제대혈 조혈모세포이식

- 분만 후 태반이 박리되기 전에 제대 or 태반에서 조혈모세포를 채취함

⇨ 동종 조혈모세포이식에 많이 사용되고 보관을 위해 제대혈 은행도 설립됨

2. 공여자에 따라 자가, 동계, 동종 조혈모 세포이식으로 분류함

① 자가 조혈모 세포이식

- 암 환자 본인의 골수 or 말초혈액의 조혈모세포를 채취한 후 고용량의 항암제나 전신방사선 조사로 인해 골수부전 상태가 되면 조혈모세포를 주입하여 생착과정을 거쳐 새로운 자가면역체계를 구축하게 만듦

⇨ 조직접합성항원(HLA)이 일치하는 혈연 or 타인이 없는 경우에 시행함

⇨ 동종 조혈모세포이식보다는 생착이 빠르고 GVHD의 위험이 없음

⇨ But, 자가 조혈모세포 주입 시 백혈병 세포가 같이 주입될 수 있음

② 동종 조혈모 세포이식

- 혈연 or 타인간에서 조직적합성항원(HLA)이 맞는 공여자를 찾아서 조혈모세포를 공여받는 방법임

⇨ 건강한 공여자의 조혈모세포를 이식하므로 종양세포의 오염을 피함

⇨ 환자의 잔여 백혈병 세포를 면역학적 기전으로 제거 가능함

⇨ But, 면역계에서 공여자의 세포를 이식거부하는 반응이 나타날 수 있음

+ 동계 조혈모 세포이식

- 일란성 쌍생아의 조혈모세포를 이식하는 방법임

대개 조혈모세포이식을 받기 위해 환자는 중심정맥관을 삽입하며, 이식받기 며칠 전부터 무균병실에 입실하여 조혈모세포이식을 받게 된다.(젊은 환자의 경우 정자 or 난자를 미리 채취해두기도 한다.)

다음은 **'항암 화학요법에 관해 정리한 것'**이다.

❖ 항암 화학요법

- **암을 치료하기 위해 사용되는 약물 요법을 말함(일명 항암제 치료)**
- 전신에 퍼져 있는 암세포에 작용하는 **전신적인 치료방법**임

❖ 항암 화학요법의 목적

- 암의 종류와 병기(진행 정도)에 따라 다름

⇨ 암세포를 완전히 파괴하여 재발하지 못하도록 완치를 위해 투여함

⇨ 암의 성장 or 암세포가 퍼지는 것을 억제하여 생명 연장 및 최선의 삶의 질을 제공하기 위해 투여함(완치가 어려운 경우)

⇨ 암으로 인해 발생하는 증상(폐색 등) 및 통증을 완화하기 위해 투여함

⇨ 수술 전 종양의 크기를 줄이기 위해 투여함

⇨ 수술 후 잔존 가능성 있는 암세포를 없애 재발률을 낮추기 위해 투여함

❖ 항암 화학요법 치료방법

- 항암제는 단독으로도 사용하지만, 완치를 위한 적극적인 치료방법으로 사용할 때는 효과를 높이기 위해 수술 or 방사선 치료와 함께 사용함

1. **보조 항암 화학요법(Adjuvant Chemotherapy)**

- 국소 종양을 수술 or 방사선 요법으로 치료 후 눈에 보이지는 않지만, 체내에 남아 있는 미세한 암세포의 성장을 방지(재발 방지)하여 치유율을 높이기 위해 시행하는 항암 화학요법임

⇨ 유방암, 대장암 등의 환자에게 시행함

2. **선행 항암 화학요법(Neoadjuvant Chemotherapy)**

- 종양의 크기가 너무 큰 경우 크기를 줄여 수술을 쉽게 하기 위한 목적 or 방사선 치료의 범위를 줄여 부작용을 줄이고 효과적으로 방사선이 전달되도록 수술이나 방사선 치료 전에 시행하는 항암 화학요법임

⇨ 후두암, 항문암, 방광암, 유방암, 골육종 등의 환자에게 시행함

3. **동시 항암 화학-방사선 요법(Concomitant Chemoradiotherapy)**

- 국소 종양에 대하여 방사선 치료와 항암 화학요법을 동시에 시행하는 요법으로 항암 화학요법 고유의 전신적 치료 효고 외에도 국소 종양에 대한 방사선 치료의 효과를 높이기 위해 시행하는 항암 화학요법임

⇨ 식도암, 폐암, 항문암 등의 환자에게 시행함

4. **완화적/고식적 항암 화학요법(Palliative Chemotherapy)**

- 전이 or 재발 된 환자에게 완치보다는 질병의 완화, 통증 조절 등을 목적으로 시행하는 항암 화학요법임(다른 치료 방법이 없을 때 시행)

★ CCRT(동시 항암 화학 - 방사선 요법)

1. OP가 어려운 경우 or OP로 기능 손상이 치명적이 경우 많이 시행함

⇨ 후두암 환자에게 수술로 후두를 제거해버리면 음성기능을 상실하게 됨

⇨ 이 경우 CCRT를 한다면 후두를 보존할 수 있어서 음성 기능이 유지됨

➡ 두경부암 경우 외관상 얼굴의 모습을 보존할 수 있으므로 자주 이용함

➡ 직장암과 항문암의 경우 수술을 시행하게 되면 Colostomy를 시행함으로써 항문 기능이 상실되지만, CCRT는 Colostomy를 하지 않아도 됨

2. 항암화학요법과 방사선 치료를 동시에 시행하여 상승 효과를 기대함

⇨ 항암제는 방사선의 치료 효과를 높이기 위한 증감제로 사용함

- **항암과 동시에 진행하므로 항암 후 Condition 저하가 있을 때는 RT를 시행하기 어려우므로 카덱스에 RT 몇 회 시행하기로 하였는지 적어두고 시행 여부를 Count하면서 시행 못하는 날은 방사선학과에 연락해야 함**

⇨ 항암제 투여 중 or 투여 후 체내에 항암제가 고농도로 잔류된 상태로 방사선 치료를 받도록 함

+ CT Stimulation

*** 입체조형 모의치료(보통 모의치료 1~4일 후 방사선 치료 시작함)**

- 암에만 집중적으로 방사선을 조사하기 위해 시행하는 CT를 말함
- 신체의 단면을 영상으로 만들어내는 CT를 이용하여 얻은 영상을 갖고, 정상 조직과 치료 부위를 구분 표시하여 방사선이 조사될 치료 부위를 입체적으로 조준하기 위해 시행함(3D-CRT, IMRT, SRS, IGRT 가능함)

⇨ **입체적이고 정밀한 설계가 가능하며 치료 조준 시간을 단축시켜줌**

- 필요시 조영제를 사용 할 수 있어서 6시간 가량의 금식이 필요하기도 함
- **방사선학과 Dr.와 일정 조절이 필요함**(영상 보면서 조사 부위 조준함)

⇨ 모의치료를 하면서 방사선 치료를 몇 회 할 것인지 상의하면서 결정함

+ 방사선 치료 조준

*** 치료 조준**

- 방사선이 조준될 치료 부위를 결정하는 것을 말함
- 치료 부위를 결정하면 사진을 찍고 특수한 잉크로 몸에 표시를 함

⇨ 표시한 선은 방사선 치료가 종료될 때까지 or 치료가 변경될 때까지 절대로 지우면 안 됨(선이 흐려지면 알려달라고 교육해야 함)

다음은 **'항암 화학요법제의 종류에 관해 정리한 것'**이다.

❖ 1세대 항암제: 세포독성 항암제(= 화학 항암제)

- **암세포의 세포분열 주기 각 단계에서 필요한 DNA와 RNA의 합성과정 및 유사분열 방해 or DNA 분자 자체에 해로운 영향을 줌으로써** 암세포 증식을 억제하고 사멸을 유도하는 항암제임

⇨ 세포의 분화를 위해서는 DNA 복제가 필요한데, 세포독성 항암제는 DNA에 직접 결합하여 구조를 손상시킴 or DNA 복제와 세포 생존에 필요한 대사과정을 방해함 or DNA 합성에 필수적인 효소를 저해함 or DNA 복제과정에서 염색체 분리를 담당하는 미세소관을 방해하여 암세포의 DNA 복제를 방해하여 암세포 증식을 억제함

- 암세포와 함께 정상 세포도 영향을 받게 되므로 **심한 부작용이 나타남**

⇨ 호중구 감소증, 혈소판 감소증, 빈혈, 위장장애, 탈모 등

❖ 2세대 항암제: 표적 항암제(= 표적 치료제)

- 정상 세포보다 **암세포에 특이적으로 더 많이 발현된 효소 or 활성화된 효소를 표적으로 삼아 그 표적만 공격**하여 사멸을 유도하는 항암제임

⇨ 암이 발생하는 과정의 특정 인자만 선택적으로 억제하고 공격함

⇨ 암세포가 아닌 암세포가 성장하는데 필요한 원인을 억제하는 방식임

- 표적이 암세포의 생존과 증식에 많은 영향을 줄수록 항암 효과도 높음
- 암의 발생, 분화가 일어나는 작용기전과 관련된 효소를 표적으로 삼음

⇨ 세포 간 신호 전달 경로, 새로운 혈관 생성 등과 관련된 효소

- **세포독성 항암제에비해 부작용이 적은게 장점**이지만 심하게 전이된 상태에서는 항암 효과가 적고 적용 대상자가 제한적이며 일정 기간이 지나면 내성이 생겨 항암 효과가 감소하는 단점이 있음

⇨ 다른 정상 세포와 암세포가 표적을 공유하는 경우에는 부작용 나타남

❖ 3세대 항암제: 면역 항암제(= 면역 관문억제제)

- T세포의 정상 면역 기능을 방해하는 물질인 **면역억제 단백질을 차단함으로써 활성화된 T세포가 암세포를 공격대상으로 인식**하게 하여 암세포의 사멸을 유도하는 항암제임

⇨ T세포(면역세포)는 체내에 외부의 균이 들어오면 제거하는 역할을 함

- 암세포는 PD-L1이라는 면역억제 단백질이 발현되고, T세포는 PD-1 or CLA-4가 생성되며 이 물질들이 서로 결합하면 T세포가 암세포를 공격대상으로 인식하지 못하게 됨

⇨ PD-L1과 PD-1/CRLA-A 간 결합을 차단하는 방식이 면역 항암제임

+ 정상세포와 암세포

*** 정상세포와 암세포**

- 정상세포와 암세포 모두 일정한 세포 주기를 거쳐 유사 분열함

⇨ 체내의 정상적인 세포들은 일정한 방식으로 성장하고 소멸함

⇨ 암세포들은 비정상적으로 빠르게 성장하고 주위 조직으로 침투하며, 멀리 떨어져 있는 다른 조직이나 장기로 퍼져나가면서 성장함

+ 세포분열 주기(Cell Division Cycle)

*** 세포분열 주기(= 세포 주기)**

- 하나의 세포가 DNA 복제와 분열을 거쳐 두 개의 딸세포를 생산하는 것

휴지기	G0	세포주기를 벗어나 쉬는 상태 ⇨ 사멸하고 있는 세포 or 분화가 끝난 세포
간기	G1	세포 크기 증가: DNA 합성 준비함
	S	DMA 복제: 염색분체 복사본 만듦
	G2	세포 계속 성장: 세포 분열에 필요한 물질 합성함
분열기	M	세포 생장 멈춤: 세포 분열함

+ 4세대 항암제: 대사 항암제

*** 4세대 항암제: 대사 항암제**

- 암세포에 영양을 공급하는 대사 작용에 관여함으로써 암세포에 공급되는 에너지 공급을 차단하여 암세포를 굶겨서 사멸시키는 항암제임

⇨ 정상세포 95%가 미토콘드리아에서 산소를 흡수하여 ATP를 만듦

⇨ 암세포는 산소가 있음에도 에너지원인 ATP의 60%를 무산소로 만듦

- 암세포는 무산소 대사를 하므로 젖산이 분해되지 않고 분비가 많이 됨

⇨ 젖산은 암세포 표면에 작은 통로인 MCT를 통해 들어가고 나감

- 대사항암제는 통로인 MCT를 막아버려 암세포 내에 축적된 젖산으로 하여금 에너지 대사를 방해하게 만들어 암세포를 사멸시키게 만듦

⇨ 급성 골수성 백혈병 치료제인 아이드하이파(Idhifa)가 있음

5세대 항암제로는 암세포 변이를 일으킬만한 유전자를 찾아내어 제거하는 유전자 분석 기법을 도입한 것일 거라고 추측하는 추세다.

01 1세대 항암제: 세포독성 항암제

알킬화제: DNA에 직접 결합하여 구조를 손상시키는 항암제		
종류	**성분명**	**상품명**
백금 화합물	시스플라틴 (Cisplatin)	시스파틴 (Cispatin)
	카보플라틴 (Carboplatin)	네오플라틴 (Neoplatin)
	옥살리플라틴 (Oxaliplatin)	벨록사 (Belloxa)
니트로겐 머스타드계 화합물	사이클로포스파미드 (Cyclophosphamide)	엔독산 (Endoxan)
	메클로레타민 (Mechlorethamine)	무스타겐 (Mustargen)
	이포스파미드 (Ifosfamide)	홀록산 (Holoxan)
	멜팔란 (Melphalan)	알케란 (Alkeran)
	벤다무스틴 (Bendamustine)	심벤다 (Symbenda)
	클로람부실 (Chlorambucil)	류케란 (Leukeran)
니트로-소우레아계 화합물	카무스틴 (Carmustine)	비아이시엔유 (BiCNU)
	로무스틴 (Lomustine)	시이이엔유 (CeeNU)
	니무스틴 (Nimustine)	니드란 (Nidran)
에틸렌이민 & 메틸메라민계 화합물	티오테파 (Thiotepa)	테파디나 (Tepadina)
	알트레타민 (Altretamine)	헥살렌 (Hexalen)

<table>
<tr><td>알킬 설포네이트계 화합물</td><td>부설판
(Busulfan)</td><td colspan="2">부설펙스
(Busulfex)</td></tr>
<tr><td>트리아진계 화합물</td><td>다카르바진
(Dacarbazine)</td><td colspan="2">디티아이
(DTI)</td></tr>
<tr><td>메틸히드라진 유도체</td><td>프로카바진
(Procarbazine)</td><td>나추란
(Natulan)</td><td>미추란
(Matulane)</td></tr>
<tr><td>이미다조테트라진 유도체</td><td>테모졸로미드
(Temozolomide)</td><td colspan="2">테모달
(Temodal)</td></tr>
</table>

<table>
<tr><th colspan="4">DNA 회전효소 억제제: DNA 회전효소를 억제하는 항암제</th></tr>
<tr><th colspan="2">종류</th><th>성분명</th><th>상품명</th></tr>
<tr><td rowspan="2">효소 I 저해제</td><td rowspan="2">캄토테신 유도체</td><td>이리노테칸
(Irinotecan)</td><td>이노테칸
(Inotecan)</td></tr>
<tr><td>토포테칸
(Topotecan)</td><td>하이캄틴
(Hycamtin)</td></tr>
<tr><td rowspan="9">효소 II 저해제</td><td rowspan="8">안트라사이클린계</td><td>독소루비신
(Doxorubicin)</td><td>독소루빈
(Doxorubin)</td></tr>
<tr><td>다우노루비신
(Daunorubicin)</td><td>다우노신
(Daunocin)</td></tr>
<tr><td>에피루비신
(Epirubicin)</td><td>에피진
(Episin)</td></tr>
<tr><td>이다루비신
(Idarubicin)</td><td>이다루
(Idaru)</td></tr>
<tr><td>미독산트론
(Mitoxanthrone)</td><td>미트론
(Mitron)</td></tr>
<tr><td>닥티노마이신
(Dactinomycin)</td><td>코스메겐
(Cosmegen)</td></tr>
<tr><td>블레오마이신
(Bleomycin)</td><td>브레오신
(Bleocin)</td></tr>
<tr><td>미토마이신
(Mitomycin)</td><td>미토마이신씨
(Mitomycin C)</td></tr>
<tr><td>에피포도필로톡신계</td><td>에토포시드
(Etoposide)</td><td>에포신
(Eposin)</td></tr>
</table>

<table>
<tr><th colspan="4">대사 길항제: DNA 대사과정을 억제하는 항암제</th></tr>
<tr><th>종류</th><th>성분명</th><th colspan="2">상품명</th></tr>
<tr><td rowspan="9">피리미딘 유도체</td><td>플루오로우라실
(Fluorouracil(5-FU))</td><td colspan="2">5-에프유
(5FU)</td></tr>
<tr><td>카페시타빈
(Capecitabine)</td><td colspan="2">젤로다
(Xeloda)</td></tr>
<tr><td>독시플루리딘
(Doxifluridine)</td><td colspan="2">독시플루
(Doxiflu)</td></tr>
<tr><td>테가푸르
(Tegafur)</td><td>티에스원
(Ts-1)</td><td>유에프티이
(UFT-E)</td></tr>
<tr><td>시타라빈
(Cytarabine(Ara-C))</td><td colspan="2">싸이토사유
(Cytosar-U)</td></tr>
<tr><td>아자시티딘
(Azacitidine)</td><td colspan="2">비다자
(Vidaza)</td></tr>
<tr><td>젬시타빈
(Gemcitabine)</td><td>젬자
(Gemza)</td><td>젬타빈
(Gemtabine)</td></tr>
<tr><td>데시타빈
(Decitabine)</td><td colspan="2">다코젠
(DACOGEN)</td></tr>
<tr><td>에노시타빈
(Enocitabine(BHAC))</td><td colspan="2">에노론
(Enoron)</td></tr>
<tr><td rowspan="4">퓨린 유도체</td><td>클라드리빈
(Cladribine)</td><td colspan="2">류스타틴
(Leustatin)</td></tr>
<tr><td>클로파라빈
(Clofarabine)</td><td colspan="2">에볼트라
(Evoltra)</td></tr>
<tr><td>플루다라빈
(Fludarabine)</td><td colspan="2">플루다라
(Fludara)</td></tr>
<tr><td>메르캅토푸린
(Mercaptopurine)</td><td colspan="2">푸리네톤
(Purinetone)</td></tr>
<tr><td rowspan="3">엽산유도체</td><td>메토트렉세이트
(Methotrexate)</td><td colspan="2">엠티엑스
(MTX)</td></tr>
<tr><td>페메트렉시드
(Pemetrexed)</td><td colspan="2">알렉시아
(Alexia)</td></tr>
<tr><td>프랄라트렉세이트
(Pralatrexate)</td><td colspan="2">폴로틴
(Flotin)</td></tr>
</table>

<table>
<tr><th colspan="5">미세소관 저해제: 염색체 분리과정을 억제하는 항암제</th></tr>
<tr><th>종류</th><th>성분명</th><th colspan="3">상품명</th></tr>
<tr><td rowspan="3">탁센계</td><td>카바지탁셀
(Cabazitaxel)</td><td colspan="3">제브타나
(Jevtana)</td></tr>
<tr><td>파클리탁셀
(Paclitaxel)</td><td>탁솔
(Taxol)</td><td>파덱솔
(Padexol)</td><td>제넥솔
(Genexol)</td></tr>
<tr><td>도세탁셀
(Docetaxel)</td><td colspan="3">탁소텔
(Taxotere)</td></tr>
<tr><td rowspan="3">빈카
알칼로이드계</td><td>빈블라스틴
(Vinblastine)</td><td colspan="3">벨바스틴
(Velbastine)</td></tr>
<tr><td>빈크리스틴
(Vincristine)</td><td colspan="3">빈크란
(Vincran)</td></tr>
<tr><td>비노렐빈
(Vinorelbine)</td><td colspan="3">나벨빈
(Navelbine)</td></tr>
</table>

<table>
<tr><th colspan="3">기타</th></tr>
<tr><th>종류</th><th>성분명</th><th>상품명</th></tr>
<tr><td rowspan="2">효소계</td><td>하이드록시우리아
(Hydroxyurea)</td><td>하이드린
(Hydrine)</td></tr>
<tr><td>L-아스파라기나제
(L-Asparaginase)</td><td>로이나제
(Leunase)</td></tr>
</table>

+ 세포독성 항암제 치료기간 & 횟수

- 세포독성 항암제의 치료기간과 횟수는 **암의 종류·병기·항암제 종류·치료반응·부작용 여부에 따라 달라짐**(각 환자마다 다름)
- 항암 투여주기는 약 3~4주정도이며 대개 투여주기의 첫 주에 항암제가 투여되며 나머지 기간은 휴약기로 정상세포가 회복되는 것을 기다림

⇨ 치료기간은 환자의 상태와 치료 단계 등에 의해 달라지며 상태에 따라 투여되는 항암제의 종류를 바꾸거나 항암치료를 중단하기도 함

+ 세포독성 항암제 종류 Plus+

알킬화제	- DNA에 직접 결합하여 DNA 분자 자체를 파괴하고 DNA의 동일 나선 or 이중 나선 구조에 손상을 주어 암세포의 성장·분열·분화를 저해하는 항암제
DNA 회전 효소 억제제	- 토포소아이머라제는 DNA의 이중나선구조를 조절하는 효소로 토포소아이머라제의 작용을 방해하는 항암제 - DNA회전효소억제제를 토포아이소머라제 저해제라고도 함
대사 길항제	- DNA와 RNA의 구성성분인 피리미딘과 퓨린의 생합성 효소에 정상 대사물질들과 경쟁적으로 결합하는 항암제
미세소관 저해제	- 세포분열 과정 중 염색체 분리에 필요한 미세소관에 작용하여 세포 분열을 중지시키는 항암제
효소계	- 정상세포는 L-Asparagine[4]을 스스로 합성할 수 있음 - But 림프구성 백혈병 암세포는 스스로 합성하지 못함 ⇨ 성장에 L-Asparagine이 필요하면 외부에서 공급받아야 함 - L-Asparaginase는 L-Asparagine을 분해하므로 암세포로의 공급을 중단시켜 **암세포의 성장을 저해하고 사멸시킴**

+ 세대별 항암제의 용량 결정 Tip

- **1세대 세포독성 항암제**는 **BSA를 기준**으로 항암제 용량을 결정함
- **2세대 표적 항암제 中 저분자 화합물계 항암제**는 키 또는 체중과 상관없이 **고정된 용량**을 투여하는 경우가 많음
- **3세대 면역 항암제**는 **체중만 기준**으로 삼거나 **고정된 용량**으로 투여함

⇨ 용량은 환자 상태에 따라서 증·감량되며 변경 or 중단됨

+ 세대별 항암제 요약

- **1세대 항암제는 무분별하고 빠르게 분화하는 세포를 직접 공격함**

⇨ 비교적 IV로 투여되는 항암제가 많으며 부작용이 심함

- **2세대 항암제는 암의 성장과 분화에 관여하는 신호 전달을 차단함**

⇨ 대개 단클론 항체계는 IV로 저분자 화합물계는 PO로 투여됨

- **3세대 항암제는 인공면역 단백질을 투여하여 면역체계를 자극함**

4) L-Asparagine(엘-아스파라긴): 뇌·신경세포 대사기능 조절에 관여하는 비필수아미노산임

02 2세대 항암제: 표적 항암제

단클론항체(Monoclonal Antibody)
세포외부 or 세포표면에 존재하는 표적 부분에 작용하는 항암제

- 외부에서 어떠한 물질이 체내에 들어오면 면역반응에 의해 유입된 외부 물질(항원)에 특이적으로 결합하는 항체(일종의 단백질)을 생성함

⇨ 한 가지 종류의 항원에만 결합하는 항체를 **단클론 항체**라고 함

적용표적	성분명	상품명	적용 암
HER1, EGFR	세툭시맙 (Cetuximab)	얼비툭스 (Erbitux)	직장결장암 두경부암
HER2	트라스투주맙 (Trastzumab)	허셉틴 (Herceptin)	전이성유방암
CD20	이브리투모맙 (Ibritumomab)	제바린 (ZEVALIN)	비호지킨 림프종
	리툭시맙 (Rituximab)	맙테라 (Mabthera)	만성림프구성 백혈병·림프종
	토시투모맙 (Tositumomab)	벡사 (Bexxar)	비호지킨 림프종
CD30	브렌툭시맙 (Brentuximab)	애드세트리스 (Adcetris)	호지킨 림프종
CD38	다라투무맙 (Daratumumab)	다잘렉스 (Darzalex)	다발골수종
CD52	알렘투주맙 (Alemtuzumab)	렘트라다 (Lemtrada)	만성림프구성 백혈병
VEGF	베바시주맙 (Bevacizumab)	아바스틴 (Avastin)	폐암·대장암· 신장암·뇌종양 ·부인과암 등
	라무시루맙 (Ramucirumab)	사이람자 (Cyramza)	비소세포 폐암 ·진행/전이위암
	애플리버셉트 (Aflibercept)	잘트랍 (Zaltrap)	대장암
IL-6	실툭시맙 (Siltuximab)	실반트 (Sylvant)	다발성 캐슬만병

저분자 화합물계 中 단일표적 키나제 억제제 세포내부로 침투하여 세포 내 신호전달 과정에 작용하는 항암제			
적용표적	**성분명**	**상품명**	**적용 암**
BCR-ABL, PDGFR, c-KIT	이매티닙 (Imatinib)	글리벡 (Glivec)	만성골수성백혈병 ·위장관 기질종양
BCR-ABL, PDGFR, c-KIT	닐로티닙 (Nilotinib)	타시그나 (Tasigna)	만성골수성백혈병
BCR-ABL	라도티닙 (Radotinib)	슈펙트 (Supect)	만성골수성백혈병
EGFR	게피티닙 (Gefitinib)	이레사 (Iressa)	비소세포 폐암
EGFR	엘로티닙 (Erlotinib)	타쎄바 (Taseva)	비소세포 폐암 ·췌장암
EGFR	아파티닙 (Afatinib)	지오티닙 (Giotrif)	비소세포 폐암
EGFR	올무티닙 (Olmutinib)	올리타 (Olita)	비소세포 폐암
EGFR	오시머티닙 (Osimertinib)	타그리소 (Tagrisso)	비소세포 폐암
ALK	세리티닙 (Ceritinib)	자이카디아 (Zykadia)	비소세포 폐암
HER2, EGFR	라파티닙 (Lapatinib)	타이커브 (Tykerb)	유방암
JAK 1,2	룩소리티닙 (Ruxolitinib)	자카비 (Jakavi)	골수 섬유화증
JAK	토파시티닙 (Tofacitinib)	젤잔즈 (Xeljanz)	궤양성 대장염 · 류마티스 관절염

표적 항암제는 **신호 전달에 관련하는 효소인** Tyrosine Kinase에 결합하여 효소 작용을 방해하고, **혈관이 빠르게 생성되는데 필요한 요소인 혈관상피세포 성장인자** 등에 결합하여 암세포가 성장하고 증식하는 것을 방해한다.(적용표적이 이들과 관련되어 있음)

저분자 화합물계 中 다중표적 키나제 억제제 세포내부로 침투하여 세포 내 신호전달 과정에 작용하는 항암제			
적용표적	성분명	상품명	적용 암
BRAF	베무라페닙 (Vemurafenib)	젤보라프 (Zelboraf)	흑색종
VEGFR, PDGFR, c-KIT, FLT3	수니티닙 (Sunitinib)	수텐 (Sutene)	췌장암·신장암 ·위장관간질암
BRAF, VEGFR, EGFR, PDGFR	소라페닙 (Sorafenib)	넥사바 (Nexavar)	간암·신장암 ·갑상선암
VEGFR-1,2,3	엑시티닙 (Axitinib)	인라이타 (Inlyta)	신장암
VEGF, EGFR	반데타닙 (Vandetanib)	카프렐사 (Caprelsa)	갑상선수질암
PDGFR, c-KIT, BCR-ABL, SRC family	다사티닙 (Dasatinib)	스프라이셀 (Sprycel)	만성골수성· 급성림프구성 백혈병
EGFR, ALK	크리조티닙 (Crizotinib)	젤코리 (Xalkori)	비소세포 폐암
VEGFR-1,2,3 c-KIT	파조파닙 (Pazopanib)	보트리엔트 (Votrient)	신장암 연조직육종
VEGF	레고라페닙 (Regorafenib)	스티바가 (Stivarga)	간암 전이 위장관암

저분자 화합물계 中 기타 키나제 억제제 세포내부로 침투하여 세포 내 신호전달 과정에 작용하는 항암제			
적용표적	성분명	상품명	적용 암
mTOR	에베로리무스 (Everolimu)	아파니토 (Afinitor)	폐경 후 진행된 유방암
mTOR	템시로리무스 (Temsirolimus)	토리셀 (Torisel)	진행된 신장세포암

+ 호르몬 치료제

<table>
<tr><td rowspan="3">항안드로겐제
(Antiandrogens)</td><td colspan="3">- 남성 호르몬은 전립선 암세포의 성장을 촉진시킴
⇨ 남성 호르몬 작용을 억제하여 전립선암 치료에 사용함</td></tr>
<tr><td>플루타미드
(Flutamide)</td><td colspan="2">유렉신
(Eulexin)</td></tr>
<tr><td>비칼루타미드
(Bicalutamide)</td><td colspan="2">비카루드
(Bicalude)</td></tr>
<tr><td rowspan="4">항에스트로겐제
(Antiestrogens)</td><td colspan="3">- 항에스토로겐은 체내 세포 표면의 호르몬 수용체에 결합하여 에스트로겐 작용을 조절함
⇨ 호르몬 수용체 반응이 양성으로 진단된 유방 조직의 에스트로겐 작용을 저해하여 유방암 치료에 사용함</td></tr>
<tr><td>타목시펜 ★
(Tamoxifen)</td><td colspan="2">놀바덱스
(Nolvadex)</td></tr>
<tr><td>토레미펜
(Toremifene)</td><td colspan="2">화레스톤
(Fareston)</td></tr>
<tr><td>풀베스트란트
(Fulvestrant)</td><td colspan="2">파슬로덱스
(Faslodex)</td></tr>
<tr><td rowspan="3">황체형성호르몬
자극호르몬유도체
(LHRH Analogs)</td><td colspan="3">- 생식선 자극 호르몬의 방출을 억제하는 효과가 있음
⇨ 성호르몬 분비 저해하여 유방암/전립선암 치료에 사용함</td></tr>
<tr><td>류프로렐린
(Leuprorelin)</td><td colspan="2">로렐린
(Lorelin)</td></tr>
<tr><td>고세렐린
(Goserelin)</td><td colspan="2">졸라덱스
(Zoladex)</td></tr>
<tr><td rowspan="4">아로마타제[5] 저해제
(Aromatase Inhibitors)</td><td colspan="3">- 아로마타제를 억제하여 혈중 에스트로겐을 감소함
⇨ 호르몬 수용체가 양성으로 진단된 폐경 후 여성의 유방암 치료에 사용함</td></tr>
<tr><td>아나스트로졸
(Anastrozole)</td><td>아리미덱스
(Arimidex)</td><td>에이덱스
(A-dex)</td></tr>
<tr><td>레트로졸
(Letrozole)</td><td>레나라
(Lenara)</td><td>페마라
(Femara)</td></tr>
<tr><td>엑스메스탄
(Exemestane)</td><td colspan="2">아로마신
(Aromasin)</td></tr>
</table>

5) 아로마타제(Aromatase): 여성호르몬의 생성과정에서 안드로겐을 에스트로겐으로 전환시키는 과정을 돕는 효소로 폐경한 여성은 아로마타제의 도움으로 에스트로겐 대부분을 공급받음

스테로이드 호르몬 (Steroid Hormone)	- 면역세포인 림프구 기능을 억제하는 효과가 있음 ⇨ 급성 림프구 백혈병·악성 림프종 치료에 사용함	
	프레드니손 (Prednisone)	로도트라 (Lodotra)
	프레드니솔론 (Prednisolone)	소론도 (Solondo)
	덱사메타손 (Dexamethasone)	덱사메타손 (Dexamethasone)

03 3세대 항암제: 면역 항암제

종류	표적	성분명	상품명
면역관문억제제 (면역체크포인트 억제제)	CTLA-4	이필리무맙 (Ipilimumab)	여보이 (Yervoy)
		펨브로리주맙 (Pembrolizumab)	키트루다 (Keytruda)
	PD-1	니볼루맙 (Nivolumab)	옵디보 (Opdivo)
	PD-L1	아테졸리주맙 (Atezolizumab)	티쎈트릭 (Tecentriq)
	PD-L1	더발루맙 (Durvalumab)	임핀지 (Imfinzi)
면역세포 작용강화제	CD3/CD19	블리나투모맙 (Blinatumomab)	블린사이토 (Blincyto)

+ 생물학적 반응 조절제

인터페론 (Interferon)	세포막의 인터페론 수용체에 결합해서 여러 가지 단백질의 생산을 유도하여 항바이러스 작용·세포증식 억제 작용·면역 조절 작용함(Interferon-α·β·γ 사용함)
인터루킨 (Interleukin)	T-Cell의 분화를 촉진하며 암세포에 대한 면역 세포를 증식시켜 항암 작용함(Interleukin-2는 항암효과 있음)

다음은 **'항암 화학요법의 평가에 관해 정리한 것'**이다.

❖ **항암 화학요법의 평가**

- 얼마나 효과가 있는지 알아보기 위해 일정한 시기마다 평가함

⇨ 일반적으로 **항암 화학요법 2~3 Cycle 후에 평가함**

- 종양 크기 감소, 종양 표지자 소실, 골수 침범 정상화 등의 객관적인 지표로 평가함(통증 감소 및 증상 완화 같은 주관적인 증상도 중요함)

⇨ 혈액검사(종양 표지자), X-ray, CT, MRI 등을 시행하여 평가함

❖ **항암 화학요법의 반응에 대한 평가 기준**

- 암에 따라 다르나 고형암은 WHO 또는 RECIST Criteria[6]를 사용함
- **'항암제에 반응이 있음'은 완전관해 or 부분관해에 해당함**

⇨ 반응 결과에 따라 후에 현재의 항암을 유지 or 변경할지 결정함

1. **완전관해(CR, Complete Response)**

- W: 임상적으로 계측 및 평가 가능한 병변이 모두 소실되고 새로운 병변의 출현이 없는 상태가 4주 이상 지속된 경우
- R: 임상적으로 방사선 촬영상으로 모든 목표 병변의 소실이 있는 경우

2. **부분관해(PR, Partial Response)**

- W: 두 방향으로 계측 가능한 병변의 축소율이 50% 이상이면서 동시에 평가 가능 병변 및 종양에 의한 이차적 병변의 악화가 없고, 새로운 병변의 출현이 없는 상태가 4주 이상 지속된 경우
- R: 기준 총합과 비교하여 모든 병변의 총합이 30% 이상 감소한 경우

3. **안정상태(SD, Stable Disease)**

- W: 두 방향으로 계측 가능한 병변에서 병변이 50% 미만만 축소 or 25% 이내에서 증대되는 경우로 종양에 의한 이차적 병변의 악화가 없으면서 새로운 병변이 나타나지 않은 상태가 적어도 4주 이상 지속된 경우
- R: PD만큼 증가하지도 않았으나 PR만큼 감소하지도 않은 경우

4. **진행성 질환(PD, Progression of Disease)**

- W: 계측 가능 병변의 직경의 곱이 25% 이상 증가 or 다른 병변의 악화나 새로운 병변의 출현이 있는 경우
- R: 치료 전 or 그 이후에 기록된 총합 중 가장 작은 값과 비교하여 모든 목표 병변 총합이 20% 이상 증가, 5mm 이상 절대 증가한 경우

---

6) WHO, World Health Organization: 세계 보건기구, 편의상 W로 표기함
RECIST, Response Evaluation Criteria in Solid Tumor: 고형암 반응 평가 기준, 편의상 R로 표기함

+ REICST

*** 고형암 평가 방법**
- 기준 선 평가는 가능한 치료 시작 전에 실시함(최소 28일 이내)

*** CR, PR, SD, PD 평가**
- 최대 종합 반응 평가: 치료 시작 ~ 병의 진행까지 기록된 최상의 반응임
⇨ CR, PR: 첫 반응 평가 된 후 최소 4주 뒤에 2번째 반응 확인되야 함
⇨ SD: 치료 시작 후 최소 6주 후에 적어도 한 번 측정되면 인정함

+ 암의 치료 반응 요약

단계	WHO	RECIST
CR	항암제에 반응 있음: 완치	
	4주 이상 암의 증거 없음	방사선 상 암의 증거 없음
PR	항암제에 반응 있음: 치료 효과 있음(암 크기 감소 中)	
	50% 이상 크기 감소함	30% 이상 크기 감소함
SD	암 크기가 크게 감소하지도 증가하지도 않음 ⇨ 현재 투여하고 있는 화학요법제를 계속 유지하거나 계속적으로 유의미한 반응을 보이지 않는다면 종류 변경 고려함	
	CR, PR, PD에 해당 안됨	CR, PR, PD에 해당 안됨
PD	항암제에 반응 없음: 치료 효과 없음(암 크기 더 증가함) ⇨ 항암 화학요법제의 종류를 바꿔 투여하거나 치료계획 수정함	
	25% 이상 크기 증가함	20% 이상 크기 증가함

이때 **평가에서 PD 반응이 나오면 항암제의 종류를 바꾸곤 하는데, 이를 Line Chnage라고 표현**한다. '3 Line 4th Chemo'의 의미는 어떠한 이유로(PD 되었을 확률 높음 or 심한 부작용) **항암제의 종류가 바뀐지 3번째고, 이 항암제의 4차 투여**라고 해석하면 된다. 이 표현은 꼭 알아두길 바란다.(다음 장까지 읽어 본 후 '1-02 Chemo Regimen'에서 용어가 어떻게 사용되는지 살펴보길 추천함)

+ ECOG(Eastern Cooperative Oncology Group)

*** 미 동부 종양학 협력 그룹(ECOG)에서 만든 ECOG Score**
- 환자의 전신 활동도를 측정하여 일상생활능력, 적절한 치료 및 예후 등 전신 상태를 평가하는 데 사용함

⇨ **항암 치료 전 환자 상태를 점수화하여 항암 치료 여부를 결정함**

단계	ECOG 점수에 따른 환자 상태	항암 치료 여부
0	모든 활동 가능함 (제한 없이 병에 걸리기 전과 동일한 일 수행 가능함)	모든 치료 가능
1	신체적으로 힘든 일은 제한 있으나 거동이나 가벼운 일은 가능함	모든 치료 가능
2	거동이나 자가돌봄은 가능하나 어떠한 일을 수행하기 어려움 (깨어있는 시간의 50% 이상 일어나서 생활 가능함)	수술 권하지 않음
3	제한적으로 자가돌봄은 가능함 (깨어있는 시간의 50% 이상을 누워있거나 휠체어를 이용함)	증상 완화 목적의 치료 권함
4	완전히 무력한 상태 (어떠한 자가치료도 불가능함 대부분의 시간을 침대에서 보냄)	증상 완화 목적의 치료 하되, 적극적인 치료는 권하지 않음
5	사망함	-

- ECOG 0과 1을 구분하는 기준: 증상의 유무가 아님

⇨ 병에 걸리기 전에 할 수 있었던 모든 일을 할 수 있는지 여부로 구분함

⇨ 환자가 일상 생활은 물론 힘든일을 포함하여 발병 전에 할 수 있었던 모든 일이 가능하면 0단계이고, 일상 생활은 가능하나 힘든 일을 하는데 제한이 있다면 1단계로 평가함

위 두 반응 평가를 토대로 암 환자의 치료 계획을 계획한다. 만약 ECOG **4단계에 PD 반응이라면 증상 완화 목적의 치료를 권하고, 암의 병기는 높아도 ECOG 0~1단계이면서 PR이나 SD 반응인 환자라면 증상 완화보다는 적극적인 치료를 계획**하곤 한다.

1-02 '항암' 에러 친 신규간호사 '하아' 한숨 쉬고 있지 말자!(항암 편)

'Chemo Regimen' - BSA & 항암관련 물품 & Tip

임상에 나갔을 때, 병동 선생님들이 무척 강조했던 말이 있었다. **"Error가 있어서는 안되겠지만 너도 모르게 Error가 생길 수 있다. 그렇지만 항암·수혈·마약 Error 만큼은 절대 해서는 안된다. 인생 주옥된다고 생각하고 정신 똑바로 차리고 일해라."**라고 말할 정도로 중요히 여겨서 항암이 있는 날은 괜히 더 긴장됐었다.

처음 Chemo를 치던 날, Charge 선생님이 여러 장의 종이를 가지고 오셔서 **"이거는 항암 투여 순서를 적어놓은 'Chemo Regimen'인데, Chemo 치는 것을 너무 어렵게 생각하지 말고 다른 약물 투여하는 것처럼 투약시간에 맞춰서 정확한 양을 주면 돼"**라고 했었다.

그때 'Chemo Regimen'이라는 단어를 처음 들어봤으며, **Regime에 적혀있는 용어와 수치가 무엇을 의미하고 처방난 항암제의 용량을 어떻게 확인하는 지를 배울 수 있었다. 또한, 약물의 용량 결정에는 BSA가 기준이 되는 경우가 많은데 항암제 역시 BSA를 기준으로 Chemo Regimen의 용량이 결정**되므로 항암을 위해 입원한 환자의 체중 측정이 왜 중요한지를 알려주셨다.

여기서는 Chemo Regimen에 적응해보는 차원으로 병원마다 양식은 다르겠지만, 내용은 크게 다르지 않을거라 믿으며 다음 내용을 정리해두었으니 가볍게 읽어보길 바란다.

이와 더불어 **항암제 투여를 할 때 접할 수 있는 항암 관련 물품과 항암제 투여를 할 때 신경써야하는 Tip 아닌 Tip, 그리고 항암제 투여로 인해 나타날 수 있는 부작용에 관해서도 정리해두었으니 꼭 읽어보고 넘어가보길 바란다.**

다음은 **'항암과 BSA & Bwt의 관계를 정리한 것'**이다.

❖ **항암제 용량**

- **항암제(특히 세포독성 항암제)는 BSA를 기준**으로 용량을 계산함

⇨ 항암제는 다른 약물과 달리 치료영역(Therapeutic Range)이 좁음

⇨ 용량이 조금이라도 초과되면 부작용이 심하게 나타날 수 있음

- 최종 투여용량 결정은 나이, 영양상태, 과거 항암화학요법 or 방사선요법의 사용, 골수기능, 신기능, 간기능, 환자 상태 등을 고려함

⇨ **심한 부작용이 우려되는 경우에는 계산된 용량보다 줄여서 투여함**

⇨ 항암제 용량은 mg/m^2로 표현함

❖ **체표면적(BSA, Body Surface Area)**

- 인체의 표면적을 의미하며 투여할 약물의 용량을 결정할 때 주로 사용함

⇨ BSA는 체중보다 비정상적인 지방 양에 덜 영향을 받기 때문임

⇨ **소아 약물 용량 계산, 항암제 약물 용량 계산** 등에 사용함

- 키와 몸무게를 기반으로 구하기 때문에 정확하게 측정해야 함 ★

⇨ 항암 화학요법을 적용하는 날 **아침 공복 상태**에서 측정하도록 함

1. **Mosteller 계산식**(단, 단위는 BSA는 m^2, 신장은 cm, 체중은 kg)

$$BSA = \sqrt{\frac{\text{신장} \times \text{체중}}{3600}}$$

⇨ 가장 이용하기 편한 계산식임(기억해두길 바람)

2. **Haycock 계산식**(BSA는 m^2, 신장은 cm, 체중은 kg)

$$BSA = 0.024265 \times \text{신장}^{0.3964} \times \text{체중}^{0.5378}$$

3. **Gehan & George 계산식**(BSA는 m^2, 신장은 cm, 체중은 kg)

$$BSA = 0.0235 \times \text{신장}^{0.42246} \times \text{체중}^{0.51456}$$

⇨ 위의 계산식 외에도 Dubois, Boyd 등의 계산식도 있으나 프로그램을 이용하지 않고 직접 구하기에는 어려워서 생략함

4. **30kg 미만일 때의 이용가능한 계산식**(단, 단위는 체중은 kg)

$$BSA = 0.1 + \frac{\text{체중}}{30}$$

5. **노모그램(Nomogram)**

- 신장과 체중을 이용한 노모그램으로도 BSA 구할 수 있음
- 신장과 체중이 해당되는 곳을 자를 이용하여 줄 그어서 구함

다음은 'Chemo Regimen 이해를 위한 기본내용을 정리한 것'이다.

★ Chemo Regimen

- **모든 치료에는 프로토콜(Protocol)이 있음**
- 프로토콜은 언제 어떠한 약물을 얼마나 투여할지 등을 정해놓은 규칙으로써 **항암 화학요법에도 항암제와 다른 약물 투여하는 시기와 방법을 정해둠**
- 이를 항암 프로토콜(Protocol) or Chemo Regimen이라고 함

⇨ 병원에 따라 Regimen 양식이 다르고 투약 Work List를 사용하기도 함

⇨ 같은 항암화학요법이라하더라도 BSA와 환자 상태에따라 Regimen이 일부 변경될 수는 있지만 큰 틀은 대개 변하지 않음

01 D0, D1, D2 … 의미

- **항암요법 1Cycle 내에서 날짜를 세는 것**으로 Day0, Day1 의미함
- **항암제를 처음으로 투여하는 날이 D1임**(Day 1, 1일차)
- 항암제를 처음 투여하고 그 다음 날부터 D2, D3, D4로 표현함

⇨ 항암 화학요법 투여 주기에 따라 D1 기준으로 7일 뒤에 다음 항암제를 투여해야 해야 하는 것을 D8에 준다 해서 D8 Chemo로 표현함

- **D0에는 대개 항암제 투여 전 Pre Hydration을 시행함**

⇨ Pre Hydration도 Chemo Regimen에 포함되어 있으므로 1Cyle의 첫날을 D0이라고 표현하는 게 더 옳은 표현일 수 있음

+ #1, #2, #3 … 의미

- 한 항암 화학요법제의 **Cycle(투여된 주기 횟수)을 의미**하는 경우가 많음

⇨ 20X1. Nivolumab #1 ~ #3(PR), 20X5. Alimta #1 ~ #2(SD)의 의미는 20X1년에 Nivolumab을 3cyle까지 투여했으나 암이 더 커져서 20X5년에 Alimta로 바꾸어 2cycle까지 시행했고 안정 상태로 해석함

+ Line Change /( )Line( )Cycle

- **항암 화학요법제의 종류를 바꿨을 때 Line을 바꿨다고 표현함**

⇨ 20X1. Nivolumab #1~ #3(PR), 20X5. Alimta #1 ~ #2(SD), 이번에 Alimta #3 투여위해 Adm. 했다는 것을 2 Line 3 Cycle로 표현할 수 있음(Regimen에 나오는 표현이므로 알아두기)

02 Hydration(수화) 하는 이유

*** 신 기능 손상을 최소화 하기 위함(항암제 종류마다 이유는 다름)**

- Cisplatin 항암제는 신독성이 있어 1~4L 정도 Hydration을 시행함
- 신독성 유발이 적은 항암제는 1~2L 정도만 Hydration 함

⇨ 항암제의 종류에 따라 Hydration 필요하지 않기도 함

⇨ 항암제는 암 세포를 사멸시키고, 암 세포는 사멸하면서 독성 물질이 나오는데 이게 체외로 빨리 빠져나가지 않고 체내에 축적되어 있으면 해롭기 때문에 소변으로 배출될 수 있도록 Hydration 함

- 신기능이 저하되면 고칼슘혈증이 더 잘 유발되는 경향이 있음

+ Hydration 수액에 전해질을 Mix 하는 이유

*** Hydration의 또 다른 이유: 1. 고칼슘혈증 교정 목적**

- 암이 뼈로 전이되면서 뼈 속의 칼슘을 혈중으로 빠져나가게 하거나, 암세포가 분비하는 호르몬에 의해 혈중 칼슘 농도를 조절하는 시스템이 영향을 받아 **고칼슘혈증이 합병증으로 잘 발생함**
- 고칼슘혈증을 교정하기 위해 Hydration 하여 적절한 수분을 공급하여 체외로 배출되도록 하고, **고칼슘혈증은 저칼륨혈증과 저마그네슘혈증을 유발할 수 있어서 Hydration 수액에 KCL 또는 Mg을 Mix하여 투여함**

⇨ 혈액검사를 통해 필요한 경우에만 투여함(필요한 전해질을 투여함)

- 칼슘 배출을 돕고 수분 공급으로 인한 체내 수분 과다를 예방하기 위해 Furosemide 이뇨제인 라식스(Lasix)를 쓰기도 함

*** Hydration의 또 다른 이유: 2. 종양용해 증후군 예방 목적**

- 항암제를 투여하면서 세포가 융해되면서 신체가 산성화되어지는데 이를 예방하기 위해 Bicarbonate(비본, 탄산수소나트륨)을 Mix하여 투여함

⇨ 소변의 pH를 보면서 비본으로 알칼리화 되도록 교정함

★ 종양융해 증후군(TLS, Tumor Lysis Syndrome) ★

- 종양의 성장 속도가 매우 빠른 종양에서 자연적으로 or 항암 화학요법 시행 후 급속한 종양의 융해와 함께 발생하는 대사 이상 증후군임
- 고칼륨혈증, 저칼슘혈증, 고인산혈증, 고인산혈증, 고요산혈증, 신부전, 부정맥과 같은 이상 증상을 동반함

다음은 'EP Chemo Regimen을 정리한 것'이다.(BSA 이용)

EP(Lung Ca)

□ 주 상 병: SCLC　　□ 환자정보: 12345 이쁘니(M /70)

□ 신장: 160cm　　□ 체중: 65.5kg　　□ SA: 1.7

□ ECOG: 1　　□ 반응: SD

처방일자: 20XX-01-01　20xx-01-01 ~ 20XX-01-05(5일간)

D1 20XX-01-01

1	하푸솔주 1000mL	1000mL	(1bag)	#1 IV dropping
*	간호전달 3시간 동안 주세요			
1	염화칼륨주 20mL	20mEq	(1A)	#1 수액 내 Mix
2	하푸솔주 1000mL	1000mL	(1BT)	IV dropping
*	간호전달 4시간 동안 주세요			
2	시스플란주 10mg ★	18mg	(1.8V)	#1 수액 내 Mix
*		**40/BSA**		
2	시스플란주 50mg ★	50mg	(1V)	#1 수액 내 Mix
*		**40/BSA**		
2	염화칼륨주 20mL	20mEq	(1A)	#1 수액 내 Mix
0	20% 만니톨 250mL	125mL	(0.5BT)	#1 IV dropping
*	간호전달 Full drop			
0	라식스주 20mg	40mg	(2A)	#1 IV Side
0	덱사멕타손주 5mg	10mg	(2A)	#1 IV Side
3	하푸솔주 1000mL	1000mL	(1bag)	#1 IV dropping
	간호전달 4시간 동안 주세요			
3	염화칼륨주 40mL	40mEq	(1A)	#1 수액 내 Mix
3	시스플란주 10mg ★	18mg	(1.8V)	#1 수액 내 Mix
*		**40/BSA**		
3	시스플란주 50mg ★	50mg	(1V)	#1 수액 내 Mix
*		**40/BSA**		

0	20% 만니톨 250mL	125mL	(0.5BT)	#1	IV dropping
*	간호전달 Full drop 하여 주세요				
0	라식스주 20mg	40mg	(2A)	#1	IV Side
0	덱사멕타손주 5mg	10mg	(2A)	#1	IV Side
4	나제아주 0.3mg	0.3mg	(1A)	#1	수액 내 Mix
4	생리식염수주 500mL	500mL	(1BT)	#1	IV dropping
5	하푸솔주 1000mL	1000mL	(1bag)	#1	IV dropping
*	간호전달 4시간 동안 주세요				
5	염화칼륨주 20mL	20mEq	(1A)	#1	수액 내 Mix
6	생리식염수 500mL	500mL	(1BT)	#1	IV dropping
*	간호전달 1시간 동안 주세요				
6	이피에스주 100mg ★	170mg	(0.17V)	#1	수액 내 Mix
*		**100/BSA**			
0	멕쿨주 10mg	20mg	(2A)	#1	IV Side
*	6시간 마다				
0	멕쿨주 10mg	60mg	(6A)	#3	IV Side
*	6시간 마다				
0	하푸솔주 1000mL	1000mL	(1Bag)	#1	IV dropping
0	5% 포도당주 1000mL	1000mL	(1BT)	#1	IV dropping

Chemo Regimen은 병원마다 틀과 세부 내용이 다를 수 있지만, Regimen이 어떤 형식으로 생겼는지 간접적으로 느껴보길 바라서 근무했던 병원의 Chemo Regimen을 일부 각색하여 정리하였다.
(★은 항암제를 의미하고, **각 문구의 의미와 투여되는 약물은 어떤 부작용을 예방하려 한 것인지, 왜 투여했는지** 생각해보길 바란다.)

★ EP Chemo Regimen D1 해석

*** 약속: 약물 앞에 적힌 숫자는 함께 투여하는 약물 그룹으로 이해하기**
⇨ Mix하여 투여하는 걸로 이해하기(단, 0은 제외함)
- 키 160cm, 체중 65.5kg → BSA 1.7 = √{(160 ×65.5) ÷ 3600}

1. 염화칼륨주 20mL를 하푸솔주 1000mL에 Mix하여 3시간 동안 투여함
⇨ Pre Hydration 수액임(Chemo 전 Hydration 목적으로 투여함)

2. 하푸솔주에 1000mL에 Mix 되어진 시스플란주 68mg(50mg+18mg)과 염화칼륨주 20mL를 4시간 동안 투여함
⇨ 시스플란주 칸의 40/BSA의 의미는 40mg/m²용량 만큼 투여하겠다는 의미로 40(mg) × 1.7(BSA) = 68로 시스플란주 68mg이 나옴

0. 항암 부작용 예방과 치료 효능을 높이기 위한 약물인 20% 만니톨주는 절반만 Full Drop하고, 라식스주와 덱사멕타손주는 2A씩 투여함

3. 하푸솔주에 1000mL에 Mix 되어진 시스플란주 68mg(50mg+18mg)과 염화칼륨주 40mL를 4시간 동안 투여함

0. 다시 부작용 예방 및 치료 효능 증대를 위한 약물인 20% 만니톨주는 절반만 Full Drop하고, 라식스주와 덱사멕타손주는 2A씩 투여함

4. 생리식염수 500mL에 나제아주 0.3mg 1A을 Mix하여 투여함

5. 염화칼륨주 20mL를 하푸솔주 1000mL에 Mix하여 4시간 동안 투여함
⇨ Post Hydration 3-1 수액(Hydration 목적으로 투여함)

6. 생리식염수 500mL에 Mix 되어진 이피에스주 170mg을 1시간 동안 투여함
⇨ 100/BSA이므로 100 × 1.7 = 170mg임

0. 멕쿨주 2A은 1번에 투여해야야 함(6시간마다 투여)
0. 멕쿨주 6A은 3번에 나누어서 6시간 마다 투여해야 함
⇨ 첫 날(D1) 멕쿨은 총 8A #4로 6시간마다 2A씩 투여함

0. 하푸솔주 1000mL는 첫 날 항암이 끝나면 Hydration 위해 투여함
⇨ Post Hydration 3-2 수액으로 3-1이 다 못 들어갔으면 이 때 이어줌

0. 5% 포도당주 1000mL는 하푸솔주 다 들어가면 투여함(Hydration 목적)
⇨ Post Hydration 3-3 수액으로 D2의 항암제 연결 전까지 투여함

D2 20XX-01-02

1	생리식염수 500mL	500mL	(1BT)	#1	IV dropping
*	간호전달 1시간 동안 주세요				
1	이피에스주 100mg ★	170mg	(1.7V)	#1	수액 내 Mix
*		**100/BSA**			
0	하푸솔주 1000mL	1000mL	(1BT)	#1	IV dropping
0	5% 포도당주 1000mL	1000mL	(1BT)	#1	IV dropping
0	멕쿨주 10mg	20mg	(2A)	#2	IV Side
*	6시간 마다				
0	멕쿨주 10mg	20mg	(2A)	#2	IV Side
*	6시간 마다				

★ EP Chemo Regimen D2 해석

1. 생리식염수 500mL에 Mix 되어진 이피에스주 170mg을 1시간 동안 투여함
⇨ 100/BSA이므로 100 × 1.7 = 170mg임

0. 하푸솔주 1000mL는 둘쨋 날 항암이 끝나면 Hydration 위해 투여함
⇨ Post Hydration 2-1 수액임

0. 5% 포도당주 1000mL는 하푸솔주 다 들어가면 투여함
⇨ Post Hydration 2-2 수액으로 D3의 항암제 연결 전까지 투여함

0. 멕쿨주 2A은 2번에 나누어서 6시간 마다 투여해야 함
0. 멕쿨주 2A은 2번에 나누어서 6시간 마다 투여해야 함
⇨ 둘쨋 날(D2) 멕쿨은 총 4A #4로 6시간마다 1A씩 투여함
⇨ 10AM-4PM-10PM-4AM 식으로 시간을 정하여 투여함

항암 Regimen의 형식이 낯설 뿐 보는 방법만 이해했다면, 적혀진 투약 순서대로만 투여하면 돼서 큰 어려움이 없을거라 생각된다.
(뒷 내용은 Inj.에서 PO로 바뀌어 가는 것을 가볍게 보길 바란다.)

D3 20XX-01-03

1	생리식염수 500mL	500mL	(1BT)	#1	IV dropping
*	간호전달 1시간 동안 주세요				
1	이피에스주 100mg ★	170mg	(1.7V)	#1	수액 내 Mix
*		**100/BSA**			
0	하푸솔주 1000mL	1000mL	(1BT)	#1	IV dropping
0	5% 포도당주 1000mL	1000mL	(1BT)	#1	IV dropping
0	멕쿨주 10mg	20mg	(2A)	#2	IV Side
*	6시간 마다				
0	멕쿨주 10mg	20mg	(2A)	#2	IV Side
*	6시간 마다				

PC

0	나제아오디정 0.1mg	0.1mg	(1T)	#1	아침 식후 30분

★ EP Chemo Regimen D3 해석

1. 생리식염수 500mL에 Mix 되어진 이피에스주 170mg을 1시간 동안 투여함
⇨ 100/BSA이므로 100 × 1.7 = 170mg임

0. 하푸솔주 1000mL는 셋째 날 항암이 끝나면 Hydration 위해 투여함
⇨ Post Hydration 2-1 수액임

0. 5% 포도당주 1000mL는 하푸솔주 다 들어가면 투여함
⇨ Post Hydration 2-2 수액임(다음날 Fluid Confirm 필요함)

0. 멕쿨주 2A은 2번에 나누어서 6시간 마다 투여해야 함
0. 멕쿨주 2A은 2번에 나누어서 6시간 마다 투여해야 함
⇨ 셋째 날(D3) 멕쿨은 총 4A #4로 6시간마다 1A씩 투여함

0. PO Medi 나제아오디정 0,1mg 1T는 아침 식후 30분에 투여함
⇨ 주치의 Confirm 하에 점심 식후로 투여할 수도 있음

D4 20XX-01-04

0	멕쿨주 10mg	20mg	(2A)	#2 IV Side
*	6시간 마다			
0	멕쿨주 10mg	20mg	(2A)	#2 IV Side
*	6시간 마다			

PC

0	나제아오디정 0.1mg	0.1mg	(1T)	#1 아침 식후 30분

★ EP Chemo Regimen D4 해석

0. 멕쿨주 2A은 2번에 나누어서 6시간 마다 투여해야 함

0. 멕쿨주 2A은 2번에 나누어서 6시간 마다 투여해야 함

⇨ 넷째 날(D4) 멕쿨은 총 4A #4로 6시간마다 1A씩 투여함

0. PO Medi 나제아오디정 0,1mg 1T는 아침 식후 30분에 투여함

⇨ 약제가 아침~점심 사이에 약국으로부터 불출되어 아침 식후약으로 주기 어려운 경우 주치의 Confirm 하에 점심 식후로 투여 가능함

⇨ 응급처방하여 PO Medi를 주고 항암 Regimen을 반환해도 되지만, 항암 투약기록 경우, 항암 Regimen에서의 약물 반환이 까다로워서 상황에 따라 이런 방법도 사용함

D5 20XX-01-05

PC

0	나제아오디정 0.1mg	0.1mg	(1T)	#1 아침 식후 30분

★ EP Chemo Regimen D5 해석

0. PO Medi 나제아오디정 0,1mg 1T는 아침 식후 30분에 투여함

⇨ 주치의 Confirm 하에 점심 식후로 투여 가능함

+ 다른 형식의 Regimen-Onivyde, Lv, 5-FU Regimen

□ 주상병: Pancreatic Ca.	□ 환자정보: 98765 오예쁨(F /55)	
□ 신장: 150cm	□ 체중: 54kg	□ BSA:( )
□ ECOG: 1	□ 반응: SD	□ 투여: 1/1 ~ 1/3

항암 전 Lab	이전 항암 - 0 단계	이번 항암 치료
WBC: ANC: Hb: Plt: AST/ALT: Bun/Cr: Bilirubin:	Nadir[7]: WBC: ANC: Hb: Plt: 다른 Lab:	2 Line 3차 항암 0단계 다음 항암 예정일 ( )

Regimen(투여순서: ① ⇨ ② ⇨ ③, 2주마다 반복 투여함)				
①	Onivyde 1st Cycle만	50mg/m²/day	90분 동안 투여	D1
	Onivyde 2nd Cycle 후	70mg/m²/day	90분 동안 투여	D1
②	Leucovorin	400mg/m²/day	30분 동안 투여	D1
③	5-FU	1200mg/m²/day	CIV	D1,2

항암 화학요법 전에 Routine으로 사정하는 항목
Full CBC, Electrolyte(전해질), LFT, BUN/Cr, U/A EKG, Chest PA, Abd. CT, GFS(위내시경), Bone Scan
항암 화학요법 후 F/u 항목: 3번째 Cycle 완료마다 사정
Full CBC, Electrolyte, LFT, BUN/Cr, U/A, Chest PA, Tumor Marker

투여 방법: Hydration 필요 없음	D1	D2	D3
Onivyde( )mg/day + 5% DW 500mL/mix IV	○		
Leucovorin()mg/day + 5% DW 200mL/mix IV or 5% DW 50mL/mix IV by Accufuser(2회/2일)	○		
5-FU( )mg/day + 5% DW 1L/mix IV	○	○	
Naseron	1A	1T	1T
MPR	1A		
Dexa	8mg		

7) Nadir - 항암제 투여 후 체내 혈액세포(특히 백혈구 호중구)수가 가장 적어진 시기임

+ Onivyde, Lv, 5-FU Regimen 주요 부분 해석

☐ 주상병: Pancreatic Ca.	☐ 환자정보: 98765 오예쁨(F /55)	
☐ **신장: 150cm**	☐ **체중: 54kg**	☐ **BSA: 1.5**
☐ ECOG: 1	☐ 반응: SD	☐ 투여: 1/1 ~ 1/3
췌장암 환자의 BSA는 √{(150 × 54) ÷ 3600} = 1.5임		

항암제 종류를 바꿔 2번째로 선택된 이 항암제는 1/1~1/3일 투여되는데 이번이 3차 투여시기임 아래 Regimen에서 2주마다 반복 투여하므로, 다음 항암 예정일은 1/15일임	**이번 항암 치료**
	2 Line 3차 항암 0단계
	다음 항암 예정일 (1/15)

Regimen(투여순서: ① ⇨ ② ⇨ ③, 2주마다 반복 투여함)	
①	**Onivyde는 1차 항암만 하루 50mg/m² 용량으로 첫날 90분간 IV함** **Onivyde는 2차 부터는 하루 70mg/m² 용량으로 첫날 90분간 IV함**
②	**Leucovorin는 하루 400mg/m 용량으로 첫 날 30분간 IV함**
③	**5-FU는 하루 1200mg/m² 용량으로 첫 날과 그 다음날 CIV 함** CIV: 계속 들어가도록 속도 조정하고, 다음날 이어서 연결할 것

투여 방법: Hydration 필요 없음	**D1**	**D2**	**D3**
Onivyde **105mg/day** + 5% DW 500mL/mix IV	○		
3차 항암이고, 2차 항암 부터는 70mg/m²/day 용량으로 들어가므로 (70mg/m² = 70BSA) 70 × 1.5 = 105, Onvide 105mg 투여함			
Leucovorin **600mg/day** + 5% DW 200mL/mix IV or 5% DW 50mL/mix IV by Accufuser(2회/2일)	○		
Leucovorin 400mg/m² 용량으로 600mg 투여함(400 × 1.5 = 600)			
5-FU **1800mg/day** + 5% DW 1L/mix IV	○	○	
5-FU는 1200mg/m² 용량으로 1800mg 투여함(1200 × 1.5 = 1800)			
Naseron	1A	1T	1T
MPR	1A		
Dexa	8mg		

★ Chemo 전 Pre Medication 투여하는 이유

*** 항암 전처치 약물(Chemo Premedication)**
- 항암제가 유발 할 수 있는 부작용을 예방 or 최소화하기 위해 투여함
- 항암제의 효능을 증대시키기 위해서도 투여함
- 전처치약물은 투여되는 항암제의 종류에 따라 달라지며, 항암제 처방을 하는 Dr.에 따라서 사용할 수도 있고 사용안할 수도 있음

+ 전처치 약물 - 페르본 투여 이유

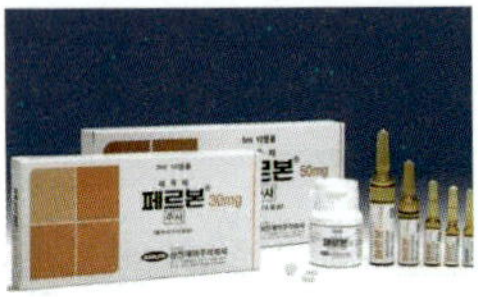

페르본(Ferbon)

*** 페르본(Folinic Acid 성분) ★**
- 5-FU 항암제의 효능을 높여주는 약물임

⇨ 5-FU는 DNA를 만드는 효소에 달라붙어 DNA가 생성을 저해하는 항암제로, 효소에 부착되어 작용하는 시간이 짧은데 페르본이 5-FU가 DNA를 만드는 효소에 오랫동안 붙어있게 작용해주는 효능이 있음

- Ferbon을 **Leucovirin** 이라고도 표현함 ★
- Leucovorin은 5-FU의 작용을 조절하여 Modulator라 하며 따라서 **5-FU보다 먼저 투여되어야 5-FU 항암제의 효능을 높여 줄 수 있음**
- 이외 **MTX 항암제의 독성을 경감해주므로 해독제로써 투여되기도 함**

+ 전처치 약물 - 폴산정과 액티나마이드주 투여 이유

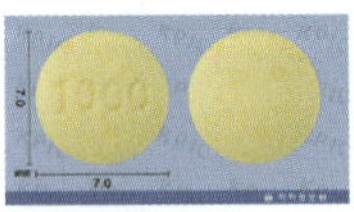

신일폴산정

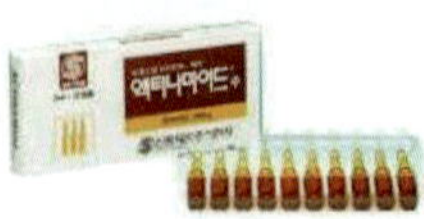

액티나마이드주 1000mcg

*** Anti-Folate 항암제의 부작용 경감 위해 투여함**
- 엽산 길항제 항암제는 엽산 대사 및 DNA 합성과 관련된 효소를 저해하여 항종양 효과를 나타내지만 **골수 억제 부작용 및 위장관 부작용을 유발함**

⇨ 부작용 감소를 위해 엽산과 Vit. B12를 투여함

- 엽산 저해 항암제에는 Pemetrexed(알림타주)와 Palatrexate(폴로틴주)가 있음

⇨ 폴산정은 엽산을 보충해주는 약물임

⇨ 액티나마이드주는 Vit. B12를 보충해주는 약물임

- 항암 Regimen에 맞춰서 정해진 날만 투여함

⇨ 항암제 투여 전에 투여해야함

+ 항암제별 부작용 예방을 위해 투여되는 전처치 약물

<table>
<tr><td>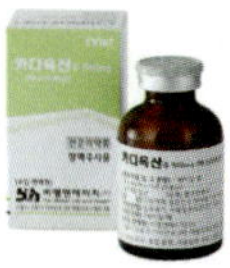
카디옥산주500mg</td><td>- Anthracycline계 항암제의 심독성 예방
⇨ 킬레이트화제로 Anthracycline의 심독성 기전으로 생각되는 철 매개성 자유라디칼 생성을 억제함
⇨ Doxorubin 또는 Epirubicin의 10배 용량을 항암제 투여 30분 전에 약 15분에 걸쳐서 IV함</td></tr>
<tr><td>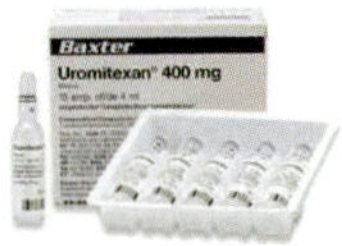
유로미텍산주</td><td>- Oxazaphosphorine계 항암제의 요로독성 예방
⇨ Ifosfamide와 Cyclophosphamide의 대사산물 중 요로상피에 독성있는 Acrolein과 결합해 불활성화함
⇨ 24시간 투여: 항암제 총 투여량의 20%를 IV 후 24시간 동안 100%, 12시간 동안 50% IV 함</td></tr>
<tr><td>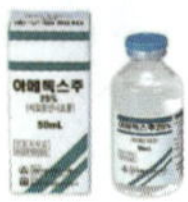
아메톡스주</td><td>- Cisplatin 항암제의 신독성 예방
⇨ 4g/m²을 Cisplatin 항암제 투여 바로 전에 IV하고 그 후 Cisplatin 초기 투여와 동시에 12g/m²을 6시간에 걸쳐 투여함</td></tr>
<tr><td>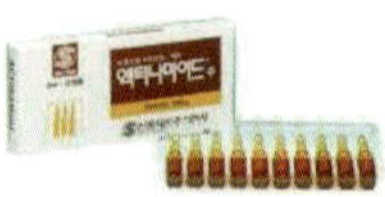
액티나마이드주</td><td rowspan="2">- Anti-Folate 항암제 골수 억제·위장관 부작용 예방
⇨ 알림타주: PO엽산을 350~1000mcg/day 항암제 투여 전 7일간 최소 5회 복용, 치료 전체 기간과 최종 투여 후 21일 동안 복용함
⇨ 알림타주: Vit B_{12} 1000mcg를 항암제 투여 전 1주 이내에 1회, 매 3cycle 마다 1회씩 IM함
⇨ 폴로틴주: PO엽산을 1~1.25mg/day 항암제 투여 10일 전~치료, 마지막 투여 후 30일까지 복용함
⇨ 폴로틴주: Vit B_{12} 1000mcg를 항암제 투여 전 10주 이내 및 투여 후 매 8~10주 마다 IM함</td></tr>
<tr><td>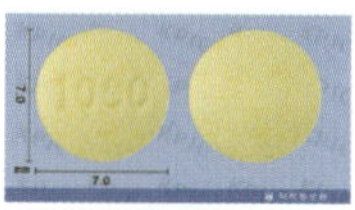
신일폴산정</td></tr>
<tr><td>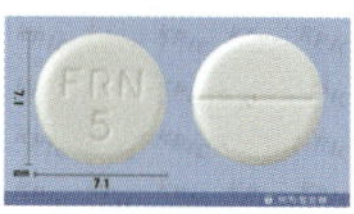
페르본정</td><td>- MTX(Methotrexate)의 독성 경감
⇨ PO, IM, IV로 15mg을 MTX 투여시작 24시간 후 투여 시작하여 6시간 마다 10회 투여함
⇨ MTX Level에 맞추어 용량 조절하기도 함</td></tr>
<tr><td>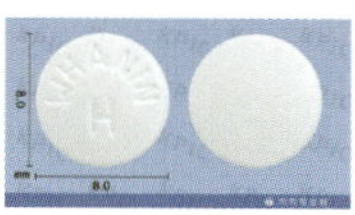
환인히단토인정</td><td>- Buslfan의 BBB 통과로 인한 경련 부작용 예방
⇨ Busulfan 항암제 투여 12시간 전 ~ 투여 종류 후 24시간 후 까지 투여함</td></tr>
</table>

다음은 'Nivolumab Chemo Regimen을 정리한 것'이다.(Bwt이용)

Nivolumab(Lung Ca)

□ 주 상 병: SCLC □ 환자정보: 56789 니별루(M /50)

□ 신장: 180cm □ 체중: 75kg □ BSA: 1.94

□ ECOG: 1 □ 반응: SD

처방일자: 20XX-01-01 20xx-01-01 ~ 20XX-01-01(1일간)

D1 20XX-01-01

1	생리식염수주 100mL	100mL	(1bag)	#1	IV dropping
*	간호전달 1시간 동안 주세요 무균, 비발열성, 저단백 결합성 0.2~1.2㎛ In-Line Filter 사용하여 단독투여				
1	옵디보주 20mg	25mg 3/KG	(1.25V)	#1	수액 내 Mix
2	옵디보주 100mg	200mg 3/KG	(2V)	#1	수액 내 Mix

+ Nivolumab(옵디보주) 용량 확인하기

*** 위 Regimen에서 용량 3/Kg의 의미**

- 균일용량 mg/Kg 칸에 적혀 있으므로 3mg/Kg을 주라는 뜻임

⇨ **1Kg 당 옵디보주 3mg을 투여하는 Regimen으로 해석하기**

- 환자의 체중은 75kg이므로 3mg × 75kg = 총 225mg 투여해야 함

⇨ 1번 옵디보주와 2번 옵디보주 용량의 총 합은 225mg으로 일치함

⇨ 즉, 위 Nivolumab Regimen은 NS 100mL에 75kg 환자에게 맞춰서 옵디보주 225mg을 Mix하여 만든 항암제로 1시간동안 주란 의미이고 하루만 투여하는 항암 화학요법으로 해석하면 됨

위 Nivolumab Regimen은 **체중 기준 용량**에 맞춰서 만들어졌으며, 체중 기준 용량이란 **환자에게 투여하는 용량을 환자의 체중을 기준으로 하여 계산하는 것**을 말한다. 이런 식으로 몇 Regimen에서는 BSA가 아닌 Kg만으로 항암제의 용량을 정하곤 한다.

다음은 **'항암과 관련된 물품에 관해 정리한 것'**이다.

01 케모포트(Chemo-port)

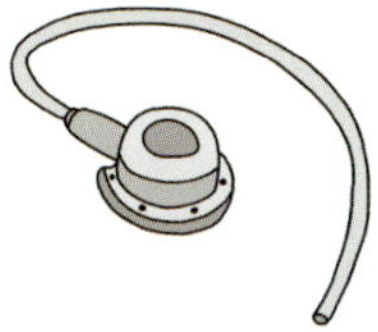

- 특징: 약물 주입(특히 항암제), 수술, 채혈을 위해 삽입하는 **정맥 접근 장치(VAD)임**

⇨ 대개 우심방 위 2cm 정도의 SVC 말단에 삽입함

⇨ 피부 밑 0.3~2cm 깊이에 Pocket을 만들어 넣음

- 특징: Chemoport의 Catheter은 방사선을 투과함
- 기타: Septum 부위에 Huber Needle 삽입함

⇨ 22G는 2000번, 19G는 1000번 정도 찔려도 견딤

- Tip: **Chemo 전 꼭 Patency(개방성) 확인하기**

02 휴버니들(Huber Needle)

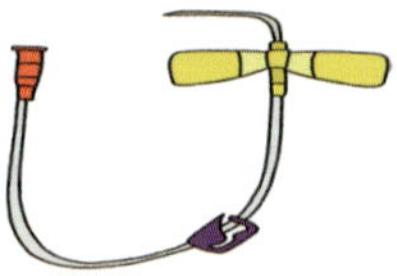

- 특징: **케모포트에 사용하는 전용 Needle임**
- 종류: Needle의 모양, Needle Gage로 구분함

⇨ 끝이 구부러진 Needle은 Septum 손상을 막고, 찢어지거나 새지 않게하여 지속 투여할 때 좋음

⇨ 19G는 고농도 수액, 22G는 저농도 수액에 사용함

- Tip: **Huber Needle은 7일 간격으로 교환함**

⇨ 드레싱: 거즈는 EOD, 필름은 7일 간격으로 시행함

- Tip 2: 퇴원 시 휴버니들만 제거하고 Locking 함

+ 항암제 말초 정맥 투여 시 22G로 Line 확보 추천함

- 일부 항암제는 18G로 투여하면 혈관통 호소함
- 일혈 예방하고 원활한 투여를 위해 22G가 좋음(24G도 가능함)

⇨ 금기 부위: 임파부종 있는 팔, 유방 절제술 받은 팔, 정맥염 있는 팔, 상대정맥 증후군이 있을 때는 팔 대신 다리에 Line 확보함

+ 상대정맥 증후군(SVC Syn. Superior Vena Caval Syndrome)

- 상대정맥이 외부로부터 압박을 받거나 혈전에 의해 협착이 생기게 되면, **심장으로부터 혈액 환류 장애가 발생하여 나타나는 증후군임**

⇨ 안면·경부·상지 부종과 표재성 정맥이 부풀어 오르는 증상 나타남

03 UV 차광세트(Light Sensitive Admin Set)

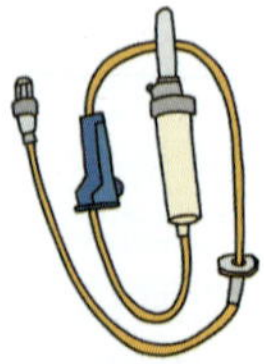

- 특징: 수액세트 Line에 노란색/주황색을 입혀서 **약물이 빛에 의해 변질되지 않도록 함**(차광기능)

⇨ 일부 약물은 200~800nm 파장의 빛에 노출되면 분자구조에 화학적 변화가 일어나 약물이 변질됨

⇨ 일부 항암제(5-FU, Doxorubicin 등) 또한 빛에 의해 성분변화가 일어나 항암 효능이 감소하게 됨

- Tip: 필터 기능이 합쳐져 나온 UV 차광 세트와 수액 Line을 더 길게 만들어주는 차광 Extension가 있으며, 두 개를 병행하여 사용하기도 함

⇨ 두 물품 모두 사용한 경우 수액세트 + Extenstion 둘 다 처방내기 ★

⇨ 차광세트가 없을 때 수액 Line에 은박지(호일)를 감싸 투여하기도 함

- Tip 2: 탁솔 항암제는 Non-PVC(탁솔세트) Line 사용하며, 차광 투여 시 두 기능이 합쳐진 Non-PVC 차광 세트를 쓰기도 함
- 기타: 수액 Line이 반투명하여 약물의 투여 상황 알 수 있음

+ 차광봉투/차광백(Light Sensitive Bag)

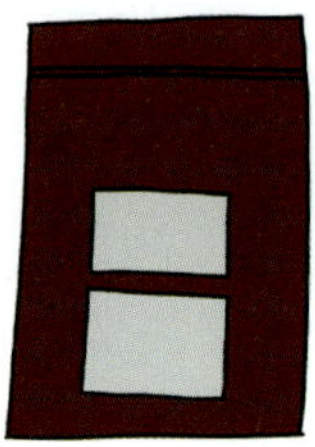

- 특징: 약물이 빛에 의해 변질되지 않게 하기 위해 고안된 **짙은 색(암갈색/회색)의 약물 봉투임**

⇨ 조제실로에서 항암 약물을 희석액에 Mix 할 때부터 항암제는 차광봉투에 담아져서 올라옴

- Tip: 항암제 투여 상황 더 자주 확인하기

⇨ 차광봉투에 가려져서 항암제 잔량 확인이 어려움

⇨ 확인 시에만 차광 봉투를 살짝 올려서 봄

암또 일화

어떤 Chemo는 Filter를 사용할 때가 있었다. 그렇지만 그거는 나의 유능한 Charge 선생님이 알아서 걸러서 챙겨 주시다보니 Acting일 때는 전혀 관심이 없었다. 그러다 이제 내가 Chemo Order를 걸러야 할 때가 되니, 'Filter는 무슨 Chemo일 때 쓴다 했더라?'하고 걱정이 되었다. 또, 우리병원은 물품을 신청하면 오후 2시~3시쯤 올라왔는데 항암제는 1시쯤 투여를 시작했기에 Chemo Filter가 필요할 때는 그 전날에 선행증을 써서 구매팀으로부터 미리 물품을 타와서 준비해줘서 Filter 사용하는 항암제를 모르면 다음 Duty에게 Chemo 준비를 제대로 해주지 않은 상황이 되므로 꼭 알아야만 했었다.

04 AEF Filter(Air Eliminating Filter, 0.2㎛ Filter)

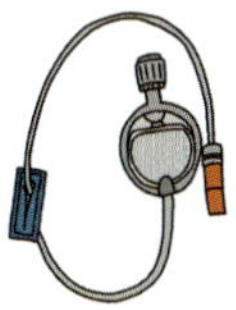

- 특징: 혼합 액상제 투여 시 **불필요한 미립자와 미세한 오염물질을 여과시켜 부작용 예방함**

⇨ 필터의 공극 크기가[8] 0.2㎛로 미세한 이물질(불순물 및 세균 등)을 걸러주며 배출구 부분을 통해 수액의 미세 공기를 배출함

+ 탁솔필터(Taxol Filter, Non-PVC Filter)

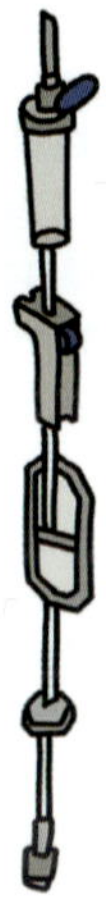

- 특징: **수액 세트 재질이 Non-PVC인 필터임**

⇨ 수액세트의 경우 PVC 재질로 만들어진 게 많음

- Paclitaxel 제제는 함유된 Cremophor EL 용매에 의해 약물과민반응이 잘 발생함(전처치 필요함)

⇨ Cremophor EL은 PVC로부터 DEHP를 용출시키고 DHEP는 암과 생식기능 장애 등을 유발함[9]

⇨ 일반 수액세트로 Paclitaxel 제제를 투여하게 되면 **약물과민반응이 나타나 Non-PVC 세트를 사용함**

- 기타: Paclitaxel은 공극이 0.2~0.22㎛ 필터로 투여하므로 **Non-PVC+0.2㎛인 탁솔필터가 많음**
- Tip: Cremophor EL 사용않는 Docetaxel(탁소텔), Nab-paclitaxel(아브락산)은 탁솔필터 사용안함

⇨ Paclitaxel 제제인 **탁솔·파덱솔·제넥솔**에 사용함

- Tip 2: **Non-PVC 수액세트를 탁솔세트**라고 함

+ 저단백 결합 필터(Low Protein Binding Filter)

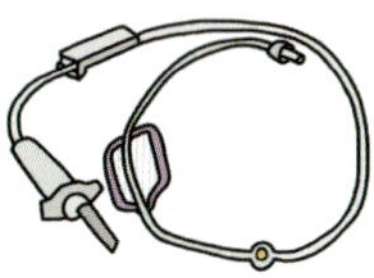

- 특징: 약물을 여과시키는 과정에서 약물 단백질과 필터 자체와의 결합을 최소화 시킨 필터임

⇨ 필터에 약물 단백질이 결합하지 않아 함암제의 약효 저하없이 환자에게 투여가 가능함

- 기타: PES(Polyehersulfone) 재질 필터가 많음

⇨ 면역항암제, 표적치료제 단백질 약물 투여시 사용함

---

8) 공극 크기(Pore Size) - 입자 사이의 비어 있는 틈의 크기

9) Cremophor EL - 약물 전달을 용이하게 해주는 피마자유를 폴리에톡시화 시킨 것
DHEP(Di-Ethyl Hexyl Phtalate) - 플라스틱 제품을 유연하게 해주는 가소제

+ AEF Filter 사용하는 항암제

*** AEF Filter**

- 투여 주의사항에서 0.2 또는 0.22㎛ 인라인 필터(비-단백질 흡착성)를 사용하여 투여하라는 문구가 있는 항암제에만 사용해야 함

⇨ **무균·비발열성·저단백결합 인라인 필터(0.2~1.2㎛)문구**에 가능함

① 세포 독성 항암제

- Paclitaxel(탁솔·파덱솔·제넥솔), Clofarabine(에볼트라), Cladribine(류스타틴), Cabazitaxel(재브타나), Thiotepa(테파디나) 등

⇨ 특히 **Paclitaxel은 탁솔세트 기능이 있는 필터** 사용해야 함

② 표적 항암제

- Ramucirumab(사이람자), Daratumumab(다잘렉스), Siltuximab(실반트) 등
- Trastuzumab + Emtansine(캐싸일라: 0.9% N/S 희석 시에만 사용)

⇨ 주의! Temsirolimus(토리셀)은 0.2~5㎛ 저단백결합 필터 사용하는데 제약회사에서 항암제와 필터를 같이 제공하므로 포함된 필터 사용해야 함

⇨ 따라서 토리셀은 항암 필터를 따로 하지 않음(약제팀에서 불출해줌)

③ 면역 항암제

- Nivolumab(옵디보), Ipilimumab(여보이), Durvalumab(임핀지), Blinatumomab(블린사이토), Pembrolizumab(키트루다), Atezolizumab(티쎈트릭) 등

위 종류 외에도 반드시 Filter를 사용해야 하는 항암제가 있으므로, 약학정보원 홈페이지에서 위의 항암제에 관해 검색해보면서 어느 부분에 Filter 사용하라는 문구가 있는지 확인하는 연습을 해보면 후에 실제 임상에서 이 항암제가 Filter 사용이 필요한지 안 한지 알아볼 수 있을 거라 생각된다.

암또 일화

노란 Filter(UV 차광세트) 탁솔 Filter는 항암제와 Hubber Needle에 바로 연결되게 쓰라는 말을 처음 들었을 때, 도대체 무슨 말인가 어리둥절했었다. 후에 직접 시범 보여주던 다른 선생님을 보면서 '이 Filter는 이렇게 하나보네'하고 넘어갔다가, 나중에서야 궁금해서 찾아보니 PVC 재질에 탁솔 항암제가 만나지 않도록이었다는 것을 보고 역시 모든 행위에는 이유가 있음을 느꼈다. 참고로 내 경우에 물품의 사용법, 특징, 적용 등이 궁금할 때는 물품 이름을 알아내고 그 물품을 판매하는 의료기 홈페이지의 정보를 참고했었다.

다음은 '항암제 투여 관련 Tip 아닌 Tip'이다.

01 항암 용량 확인: 키/체중은 식전에 잼

- **항암제는 Kg/BSA 기준으로 용량이 결정되므로 정확하게 키와 체중을 측정해야 함(체중은 공복을 기준으로 하는 것이 원칙임)**
- **입원기간이 긴 경우, Chemo Order에서 참고된 Kg/BSA가 입원할 때 측정한 키와 몸무게인 경우가 심심치 않게 있으므로 항암이 예정되면 꼭 투여하는 날의 Night 번은 공복 시에 키와 체중을 다시 측정하자**

⇨ 그리고 Chemo Order와 비교하여 사용된 BSA와 오늘 측정된 BSA 차이가 크다면 Dr.에게 Noti하여 새로 Chemo Order를 내릴 것인지 이정도의 오차는 무시하고 넘어갈 것인지 확인받아야 함 ★

02 항암 Regimen 확인 버튼은 확정되었을때만 누름 ★

- **항암 예정 환자에게 Chemo Protocol이 적힌 Chemo Regimen이 완성된 경우 Chemo Order가 들었는데 이때 확인 버튼을 Order가 들어왔다고 바로 누르면 큰일 남**

⇨ Order 확인 버튼은 반드시 항암을 진행한다는 게 명확한 경우에만 눌러야 함('Chemo 여부는 내일 회진 후에 확정합니다' 하는 식의 느낌이 조금이라도 있다면 누르지 않고 기다려야 함)

⇨ Order 버튼을 누르는 순간 약국 조제실은 항암제 조제를 시작하므로 후에 Chemo가 Hold되거나 D/C된다면 비용문제로 복잡해짐

- **항암 확정이 늦게난 경우에는 바로 확인 버튼을 누르고 약국 조제실로 전화해서 항암제를 조제가 지금 가능한지 문의해보자**

⇨ 병원마다 몇 시까지 연락하면 오전에 항암제를 불출해주고, 몇 시 이후로는 오후에 불출해주고 그 이후로는 당일은 안 된다 등의 지침이 있으므로 늦게 확정된 경우에 한 번 문의해보자 특별히 해줄지도 모름

⇨ 본인 병원의 항암 확정 전산시스템과 항암 불출 시간은 미리 알아두자

+ 항암제 종류가 변경되었다면 항암 동의서 새로 받아야 함

- **항암제 투여를 한다는 동의서는 무조건 필요함**

⇨ 기본적으로 항암제 종류가 변경되지 않는다면 처음 1회만 받아 두지만 투여되는 항암제 종류가 변경되었다면 항암제 동의서를 새로 받았는지 반드시 확인해야 함(생각보다 Loss 되는 경우가 꽤 있음)

03 다음 Duty에 항암 예정이라면 Regimen 준비함

- Night 근무인데 이 다음 Day 때 Chemo 예정이고 Chemo Order가 이미 다 나와있다면 Chemo Regimen을 확인해둬야 함

⇨ ANC에 맞춰서 항암제 용량이 맞게 처방되어 있는지, 필요한 물품이 있는지 등을 확인해두고 몇 시 경에 어떠한 약제가 처방되면 되는지 시간을 적어두고 필요한 투약 카드도 맞춰서 출력해 둠

⇨ Chemo 예정인데 Order가 없다면 Regimen 확인할 때 참고할 수 있는 과거에 다른 환자가 사용했던 Regimen이라도 준비해두자

+ 함께 투여하는 약물은 묶음 표시하고 선을 그어 표시함

- Chemo Protocol이 자세하게 적혀져 있는 경우 사용하면 좋은 방법임

⇨ 함께 Mix 되어 투여되는 약물들을 선으로 묶어주고 옆에는 몇 시부터 몇 시까지 투여되어야 하는지를 적어준다거나 묶음 단위별로 위·아래 선을 그어둠으로써 약물을 잘못 Mix 한다거나 하는 실수를 피하게 함

⇨ 또한 주의해야 하는 부분에는 형광펜으로 색칠해주면 더 좋음

04 기존 Regimen 확인: 더 챙길 게 있는지 확인함

- Chemo Regimen을 준비할 때는 병동에 Regimen 모음집이 있다면 그것을 참고하여 Regimen을 준비할 수 있어서 좋음

⇨ Pre Medication이나 Chemo Filter 등 추가로 필요한 내용이 적혀 있는 경우가 있음(Order가 아직 안 나왔다면 다음 날 지시사항으로 후에 처방되어서 놓칠 수 있는 부분들을 안 놓치고 준비할 수 있음)

05 투여 당일: 환자 상태, 혈액검사 수치 등 최종 확인

- Chemo Order도 Regimen도 다 준비되었다고 해도 정작 투여받아야 하는 환자 상태가 안 좋다면 Chemo는 Hold 되거나 D/C 됨

⇨ 현재 Chemo가 가능한 상태인지 확인하고(Fever 유무 확인하기) 혈액수치검사 특히 ANC 수치를 확인해둬야 함

⇨ 혹시라도 항암이 Hold 된다면 약국/조제실에 재빨리 알려서 항암제가 조제되지 않도록 알려야 함(일부 항암 병원의 경우 조제해야 하는 항암제가 많아서 지정 시간까지 연락하지 않으면 조제 시작한다고 함)

+ 종양 전문간호사

*** 종양 전문간호사(국내 기준)**

- 종양간호 분야의 전문교육과정을 통하여 특수한 지식과 기술을 습득 후에 법적으로 인정받고 암 환자를 대상으로 임상실무를 수행하는 간호사임
- 실무전문가로서 항암화학요법의 원리와 부위별 질병의 진행 정도와 환자 상태에 따른 치료방법(항암제)의 적절성을 확인하고 항암제의 약리작용을 기준으로 안정성·혼합·투여경로·주입시간 등이 결정되었는지를 확인하고 항암화학요법으로 인한 부작용 예방하고 간호함

⇨ 이외 교육자, 자문/협진자, 연구자, 변화주체자로의 역할도 수행함

+ 종양 전문간호사가 있는 병원의 Tip 아닌 Tip

*** IV로 투여되는 항암제 진행이 예정된 경우**

1. 종양 전문간호사가 항암요법이 예정된 환자의 Line 상태를 보러 옴
- 확인 후 Peri 투여가 적합하지 않다하면 케모포트 Insertion 시행함

⇨ 종양전문 간호사없는 곳은 주치의 판단하에 케모포트 Insertion 시행함

2. 종양 전문간호사가 주치의가 처방해준 항암제 용량을 확인해줌
- 종양 전문간호사가 용량을 확인해주기 전까지 병동에서는 기다림
- 항암 진행은 주치의, 용량 확인은 종양 전문간호사가 담당함

+ 항암제 조제 및 불출 Tip 아닌 Tip

*** 항암 확정이 되면 항암조제실에 연락하여 항암 조제 신청함**

- 오전 중 정규시간에 연락하게 되면 정규 항암제 불출 시간에 불출됨
- 항암제 투여가 늦게 투여될 예정인데 항암제의 유효기간이 짧은 경우 일부러 오후 조제해달라고 의뢰함(오후는 보통 3시~4시경에 불출됨)
- 5-FU와 같이 연속해서 들어가는 항암제의 경우 응급 불출을 의뢰함

⇨ 응급 불출하게되면 10시~11시경에도 불출됨(병원 지침에 따라 다름)

⇨ 항암제만 투여받고 퇴원하는 사람의 경우 응급 불출 신청하여 항암제를 빨리 연결하여 다 투여받고 다음날 오전에 퇴원할 수 있어서 시행함 ★

Regimen이 늦게 나오는 병동에서 처음 시행되는 Chemo인 경우, 주치의와 친밀한 관계일 때 주치의에게 'Regimen 1개만 주라고' 부탁하여 얻은 Regimen을 참고하여 인계하기도 한다고 했다.

06 중심 정맥관: 혈관 회귀 능력 확인하기 ★

- **항암 부작용(특히 일혈) 예방을 위해 혈액이 역류 되는지 확인함**

⇨ 연결된 Fluid를(항암제 아님) 삽입된 부위보다 아래로 내려서 중심 정맥관으로부터 혈액이 역류하는지를 확인함 ★

- **중심정맥관을 오래 사용한 경우 투여는 되는데 회귀가 안 될 때 있음**

⇨ Dr. Noti 후 이대로 사용할지 Confirm 받고 기록 반드시 남겨야 함

- **개방성을 확인할 때는 N/S 5cc 정도를 Shooting 해보거나 연결된** Fluid의 투여 속도를 Full Drop하여 잘 들어가는지를 확인함 ★

07 항암제는 단독 투여하기

- **일부 항암제는 다른 약물과 만나면 결정이 발생하여 혈관통을 유발함**

⇨ 반드시 다른 약물을 투여해야 한다면 Line을 따로 잡는다거나 지금 투여되고 있는 항암제를 중단시키고 적절한 수액을 이용하여 충분히 Flushing 해준 뒤에 투여해야 하는 약물을 투여하도록 해야 함

- **항암제 투여 전·후에는 수액 세트를 미리 생리 식염수로 채우도록 함**
- **일부 항암제는 N/S와 만나면 결정이 발생하므로 D/W나 다른 적절한 수액을 이용하여 수액세트를 채움(이를 Priming이라 함)**

⇨ 항암제를 바로 투여하면 환자나 간호사가 항암제에 노출 위험이 있음

+ 3Way를 연결하여 수액 준비하기

- 항암제와 다른 종류의 약물이 만나지 않도록 3Way를 중간에 연결해두면 Flushing을 하거나 부작용 발생 시 대처하기가 좋음

⇨ Pre-hydration 수액과 항암제가 만나도 상관없다면 3way 중 하나는 항암제, 다른 하나는 Pre-Hydration 연결하거나 적절한 수액을 연결함

08 다른 종류의 항암제가 연이어 들어갈 때는 섞이지 않게 함

- **Chemo Regimen에 의해 여러 종류의 항암제가 투여되는 경우에는 바로 1번째 항암제 투여가 끝났다고 바로 그 Line에 2번째 항암제를 바로 연결하지 않고 N/S나 D/W 등 적절한 수액으로 Flushing 해줌**

⇨ 항암제 별로 효능의 차이가 있고 섞이면 안 되는 약물들이 있음

- **항암제 투여가 종료된 후에도 적절한 수액으로 Flushing 해야 함**

⇨ Line에 채워진 항암제에 의해 피부에 노출되는 등의 위험이 있음

09 Infusion Pump를 이용하여 투여함

- 항암제는 투여 속도가 중요한 약제이므로 Infusion Pump로 투여함

⇨ 항암제 용량은 Kg/BSA로 결정되는데 항암제마다 최적효과로 발현 되는 시간이 다르므로 Regimen대로 정확히 들어가는 게 중요함

⇨ 처방된 투여속도가 없다면 다음 Connection 될 시간과 약물 용량을 계산하여 Infusion Pump에 Total Volume과 투여 속도를 설정함

⇨ 일부에서는 Regulatior를 이용하여 항암제를 투여하기도 함

10 Hydration 수액은 Pre/Post 나누어 구분해두면 좋음

- Chemo Regimen을 보면 Prehydration과 Post Hydration 수액의 종류가 비슷한 듯하면서도 약간의 차이가 있고 종류가 여러개 있음

⇨ 헷갈리지 않게 수액라벨에 표시 해두면 좋음(Mix 하라는 것 아님)

- 예시로 Prehydration으로 하푸솔 1L 2Bottle 투여해야 한다고 하면 처음 들어가는 수액은 Pre 2-1, 두 번째 들어가는 수액은 Pre 2-2 이렇게 수액 라벨에 매직으로 표시해둠(Post Hydration도 동일함)

⇨ 그러면 내가 아니더라도 다른 선생님이 지금 어떤 단계까지 투여되고 있는지 가늠할 수 있고 헷갈리지 않을 수 있음

+ Hydration 대체 수액

- 종종 환자가 영양제 처방을 원하는데 항암만 하기 위해 입원하는 경우에 처방된 영양제; 지질 수액에(TPN 수액) 추가로 KcL 등을 더 Mix 하여, Pre Hydration 2-1로 대체하거나 Post Hydration으로 주기도 함

⇨ Dr. Confirm 필요하며 이럴 경우 Chemo Regimen의 대체된 수액은 후에 항암 반환 처리를 하여 반환해야 함

11 항암 투여 중인 환자들은 I/O 할 때 체중 재주는 게 좋음

- 신독성 예방을 위해 투여되는 Pre/Post Hydration의 수액의 용량이 많고 항암제 용량도 많으므로 I/O가 Positive 될 확률이 상당히 큼

⇨ 투여되는 수액 양이 많은 만큼 이뇨제도 많이 사용하는데 Positive가 심하다면 추가로 이뇨제를 더 사용하므로 객관적인 비교를 위해 Bwt 재면 좋음

12 인계를 줄 때는 항암 현재 진행 상황도 인계해야 함

- **'○○○환자 오늘 ○○항암제 투여 중입니다. 부작용 없어요'하고 항암 인계가 끝이 아니다. 오늘 투여되고 있는 항암화학요법 중 현재 투여 되는 약물은 무엇인지, 어떤 특이사항이 있었는지도 인계해야 함**

⇨ 그래야 인계받는 사람이 본인은 무엇을 더 신경 쓰면 되는지를 알 수 있고 Chemo 진행을 더 쉽게 함(Regimen 같이 보면서 인계하자)

13 인계받은 후 Regimen과 투여 중인 항암제 확인하면 좋음

- **인계자가 의도치 않게 현재 들어가고 있는 약물을 잘못 말할 수도 있고, 듣는 내가 현재 들어가고 있는 약물을 착각할 수도 있음**
- **반드시 인계 후 환자에게 가서 Chemo Reigmen과 비교하면서 투여속도는 맞는지 투여되고 있는 약물은 맞는지 Chemo에 적힌 대상자 이름은 맞는지를 확인하도록 하자(부작용 여부는 무조건 확인하자)**

⇨ 인계자를 못 믿는 것이 아니라 혹시 모를 사고를 피하자는 의미임

⇨ Hydration 하고 있으니 Chemo 약을 달아주라는 것을 잘못 이해하고 Chemo가 들어가고 있다고 착각하는 일이 생길 수도 있음

14 투약기록: 당일만 들어가는 약물은 Item Setting 정리함

- **항암제 투여 중에는 정맥 내 유지침 유지 상태, 주사 주입 부위 피부 상태와 약제 연결 부위 등이 새는 곳이 없는지와 항암 부작용, 환자의 이상 증상 호소 여부를 확인해야 함**

⇨ 이를 잘 확인하였는지 간호기록에 정해진 시간마다 기록을 남기게끔 하는 병원도 있고, Item을 통해 점검 여부를 확인하는 병원이 있음

- **내가 일했던 병원에서는 임상관찰 기록지에 항암 화학요법 부작용과 일혈 발생 여부를 추가하여 점검 여부를 체크하게끔 했음**
- **또한 투여한 항암제 or Prehydration 수액이 다음 날에 투여되지 않는다면 I/O를 위해 Setting 했던 물품이 다음날에도 보이지 않게끔 종료시켜서 전산을 정리했음(다음 근무자를 위한 배려이자 Sense)**

⇨ 같은 이치로 하루만 들어가는 항암제라면 항암화학요법 부작용, 일혈 발생 여부 Item도 종료하여 전산을 정리했음(CMC 계열 전산)

⇨ 혹시 이런 식으로 본인이 근무하는 병원의 전산에서 특별히 추가하는 것은 없는지 알아보아 Sense 있는 사람이 되어보자

다음은 **'항암 화학요법 부작용에 관해 정리한 것'**이다.

❖ 항암 화학요법의 부작용

- 대부분의 항암 화학요법제는 **DNA에 직접 작용하여 암세포에 대한 세포독성을 나타내고, 정상 세포에서도 똑같이 작용하여 손상을 입힘**
- But 암세포와 정상 세포의 대사 사이에는 양적인 차이가 존재하므로 항암제는 정상 세포보다 암세포에서 더 독성을 나타냄

⇨ 암세포가 정상 세포보다 빠르게 분열하고 증식하기 때문임

- 정상 세포에서도 분열 및 증식이 빠른 골수에서 형성되는 **혈액세포, 구강**을 포함한 **위장관의 상피세포, 머리카락 세포** 등의 경우에는 항암제의 영향을 더 많이 받기 때문에 부작용이 발생하게 됨

⇨ 부작용으로 **탈모, 골수 기능 장애(감염, 빈혈, 출혈 등)**와 더불어서 **위장관계 부작용(오심, 구토, 구내염, 설사, 변비 등)**이 발생함

- 정상 세포에 대한 부작용은 시간이 지나면 대부분 회복이 됨
- 항암 화학요법제의 종류에 따라 부작용의 종류·빈도·정도는 다르고, 같은 항암제를 같은 용량으로 투여하여도 개인차가 존재함

❖ 항암 화학요법제의 종류에 따른 부작용

- 세포독성 항암제: 탈모, 골수 기능 장애 부작용(감염, 빈혈, 출혈 등), 위장관계 부작용(오심, 구토, 구내염, 식욕저하, 설사, 변비 등)
- 표적 치료제: 탈모, 골수 기능 장애 부작용, 위장관계 부작용

⇨ 정상 세포의 손상을 최소화하면서 선택적으로 암세포를 공격하므로 세포독성 항암제보다는 부작용이 적음

- 생물학적 반응 조절제: 감기 유사 증상(발열, 오한, 근육통 등)
- 호르몬 치료제: 안면 홍조, 성 기능 저해

❖ 주요 부작용의 발생 시기와 회복 시기

- 골수기능 장애: 항암제 투여 1~2주 후 WBC 및 PLT 수가 감소함
  RBC의 수명은 약 120일로 항암 화학요법 여러 주기 후 빈혈 발생함

⇨ 항암 화학요법 주기 3~4주째에 대부분 정상으로 회복됨

⇨ 골수의 조혈인자 관련 내용은 'Leukemia Care' 부분 참고 바람

- 오심 및 구토: 항암제 투여 1~8시간 후에 발생함

⇨ 항암 투여 1주 후까지도 나타나며, 항암 투여 전부터도 발생 가능함

- 점막염: 항암 화학요법 후 5~7일 후 증상 나타남

⇨ 항암 투여 1~3주 후에 완전히 회복됨

- 탈모: 항암 화학요법 후 1~2주 후부터 빠지며 2개월에 가장 심함

⇨ 항암 화학요법이 끝나면 1~2개월 후부터 다시 자람

★ 골수억제(Myelosuppression)

＊ 골수 기능 저하로 말초 혈액에 순환하는 혈액세포 수가 감소함
- WBC 생성 감소로 **호중구 감소증**이 유발되어 **감염 위험**이 있음
- PLT 생성 감소로 **혈소판 감소증**이 유발되어 **출혈 위험**이 있음
- RBC 생성 감소로 **빈혈**이 유발되어 피로감을 호소함

⇨ 항암제의 종류와 투여용량에 따라 골수 억제 정도의 차이가 있음
⇨ 대부분의 세포독성 항암제는 골수 억제를 유발함

+ 혈액세포의 수명(Blood Cell Life Span)

적혈구(Erythrocyte)	90~120일	혈소판(Platelet)	7~10일
호중구(Neutrophil)	1~3일	호산구(Eosinophil)	1~6일
호염기구(Basophil)	2~3일	비만세포(Mast Cell)	약 12주
단핵구(Monocyte)	약 1일	대식세포(Macrophage)	수 주 ~ 수 개월

01 호중구감소증(Neutropenia)

＊ 골수에서 혈구생성 능력이 감소하여 발생함
- 정상 호중구 수: 2,000~7,500/mm³(ANC: 절대 호중구 수치)
- **ANC 〈 1000/mm³인 상태에서 〈 500/mm³ 으로 감소하는 경우**와 **ANC 〈 500/mm³ 인 경우**를 호중구감소증으로 정의함
- 호중구 감소 정도가 심하고 기간이 길수록 합병증 위험이 증가함

＊ 항암 유발 호중구감소증(CIN, Chemotherpy Induced Neutropenia)
- 항암화학요법의 가장 흔한 부작용이며 항암제 종류와 용량과 관련됨
- 감염에 주의하며 ANC 수치에 따라 Leukemia Care와 역격리 시행함

⇨ 필요시 **골수성장인자 中 G-CSF제제 투여함**(다음 Chapter 참고)

+ Nadir(천저기간 / 최하기간)

- **항암제 투여 후 체내 혈액세포가 가장 적어지는 시기를 의미함**

⇨ 특히 백혈구 中 호중구 수치가 가장 떨어지는 시기를 의미 있게 봄

- **항암화학요법 후 7~10일**에 많이 발생함(1~2주간 지속함)

02 혈소판감소증(Thrombopenia)

*** 줄기세포(Stem cell)의 손상/파괴로 혈소판 생성이 방해되어 나타남**

- 정상 혈소판 수: 150,000~400,000/mm³
- **순환 혈소판 수 ≤ 100,000/mm³ 인 경우**를 혈소판감소증으로 정의함

⇨ Plt ≤ 100,000/mm³: 손상 or 수술 시 심한 출혈

⇨ Plt ≤ 20,000/mm³: 자연 출혈(Spontaneous Bleeding)

⇨ Plt ≤ 10,000/mm³: 중추신경계·소화기계·호흡기계 등 심한 출혈

- 출혈 위험성이 증가하므로 **혈압 하강 및 맥박 상승 여부가 중요함**
- 지혈이 잘 되지 않으므로 **출혈 여부 사정이 중요함**

⇨ 비강·구강·상처부위, Catheter 삽입 부위, Puncture 부위, 배액물 등

⇨ 출혈·새로 발생한 점상출혈·두통·의식변화가 있을시 알리도록 교육함

*** Plt. ≤ 50,000/mm³ 부터는 출혈 예방 중재 시작함**

⇨ 피부 통합성 유지위해 부드러운 칫솔, 전기 면도기 사용하도록 함

⇨ 점막 통합성 유지위해 예방적 대변 완화제는 투여해도 관장은 피함

⇨ 출혈 유발할 수 있는 Aspirin 제제는 투여하지 않음

⇨ 필요 시 **혈소판 수혈** or ITP는 **혈소판증식촉진인자(TPO) 투여함**

+ 혈소판증식촉진인자 中 Romiplostim

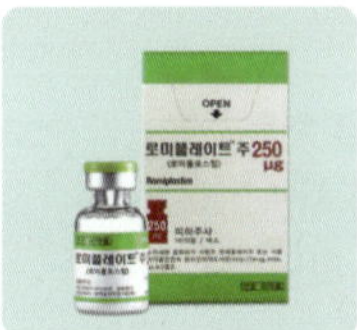

약학정보원

로미플레이트주

- 목적: **특발성 혈소판감소성 자반증(ITP) 치료**

⇨ 혈소판 수 정상화 시키기 위해 투여해서는 안 됨

⇨ 비장절제술·코르티코스테로이드·면역글로불린 투여에도 반응없는 만성면역 혈소판감소증 환자에게만 사용함

- 주의: **주 1회마다 피하** 투여함(간문맥 혈전증 주의)
- 기타: TPO 효능 펩타이드를 항체조각에 연결시켜 만듦

+ 혈소판증식촉진인자 中 Eltrombopag

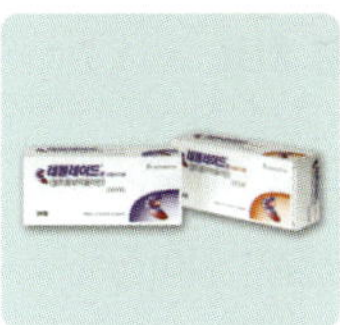

약학정보원

레볼레이드정

- 목적: **특발성 혈소판감소성 자반증(ITP) 치료**

⇨ 인터페론 치료 시작한 C형간염 환자의 혈소판감소증 치료에도 사용 가능함(단순 혈소판감소증에는 X)

- 주의: 투여 전·중으로 간기능 상태를 확인해야 함
- 기타: 저분자량의 **경구용** 비펩타이드 TPO수용체 효능제

03 빈혈(Anemia)

*** 골수기능 저하로 순환하는 적혈구가 감소되어 나타남**[10]
- 정상 혈색소 수치: 남자 → 13~17g/dL & 여자 → 12~16g/dL
- **남자 Hb < 13g/dL & 여자 Hb < 12g/dL** 인 경우 빈혈로 정의함
- 항암치료 환자의 60%, 방사선치료 환자의 70~90%에서 빈혈 나타남

⇨ Hb 10~11g/dL: 피로, 두통, 활동감소, 집중력 저하

⇨ Hb 8~10g/dL: 심계항진, 빈맥, 부정맥, 기면

⇨ Hb < 8g/dL: 청색증, 호흡곤란, 심전도변화, 저체온, 저산소증
- 저산소증 관련 증상 있는지 확인하며 SpO_2 < 90%이면 O_2 공급함

⇨ 필요시 항암 관련 빈혈에 **적혈구형성인자(EPO) 투여함**

+ 적혈구형성인자 中 Epoetin Alfa

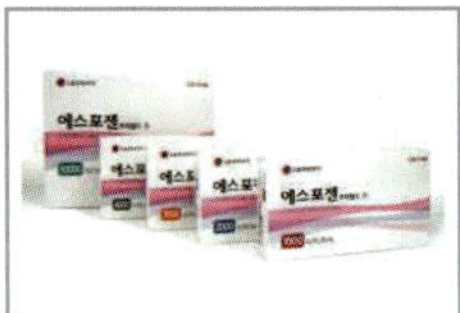

에스포젠 프리필드주

- 목적: **항암화학요법 받는 암환자의 빈혈 치료**
- 특징: 빈혈개선 목표치는 Hb 11g/dL 전·후

⇨ 11g/dL 이상 시 심혈관계 부작용·사망 위험 有
- 주의: **주 3회** 용법대로 **피하 or 정맥** 투여함

⇨ Alfa인 에포카인주, Beta는 리코몬주도 있음

+ 적혈구형성인자 中 Darbepoetin Alfa

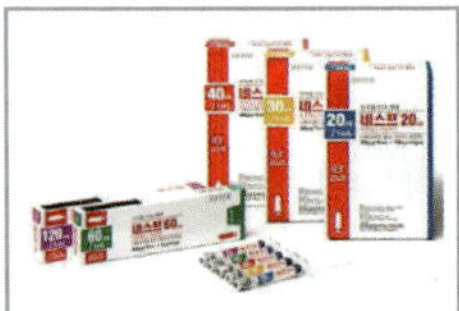

네스프 프리필드 시린지주

- 목적: **고형암의 화학요법에 의한 빈혈 치료**

⇨ 에스포젠·네스프 만성신부전 빈혈에 사용가능
- 특징: 투여 중에는 주마다 Hct 수치 확인함
- 주의: **주 1회** 용법대로 **피하 or 정맥** 투여함

⇨ 기존 EPO에 당화를 유도하여 안정성을 높임

+ 적혈구형성인자 中 Methoxy PEG Beta

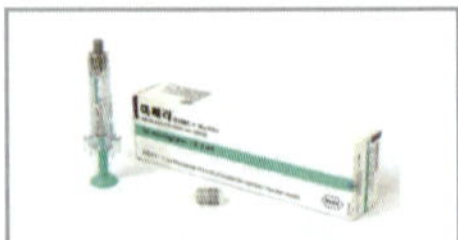

미쎄라 프리필드주

- 목적: **만성 신부전 환자의 증후성 빈혈 치료**

⇨ 항암화학요법으로 유발된 빈혈에는 사용허가 X
- 주의: **2주~4주 1회** 용법대로 **피하 or 정맥** 투여함

⇨ 기존 EPO에 PEG 중합체 연결로 반감기 길어짐

10) **빈혈**: 혈액이 조직 대사에 필요한 산소를 충분히 공급하지 못하여 나타난 저산소증이며, 적혈구의 Hb 수치로 판단함(임산부 <11g/dL, 6~16세 <12g/dL, 6개월~6세미만 <11g/dL)

+ 철분제 中 2가형 - 무기염 Dried Ferrous Sulfate

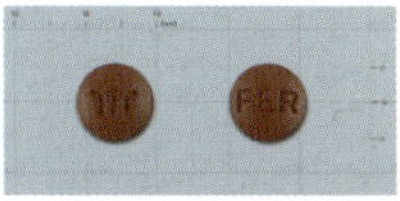 훼로바유서방정	- 목적: **철 결핍성 빈혈의 예방 및 치료** - 특징: 소장에서 **흡수 속도가 빠르며 흡수량도 많음** ⇨ 심한 빈혈에 흡수력이 좋은 훼로바유 처방이 권장됨 - 주의: 위장장애 및 변비를 잘 유발함(급여기준 X)

+ 철분제 中 3가형 - 단백질결합철 Iron Acetyl Transferrin

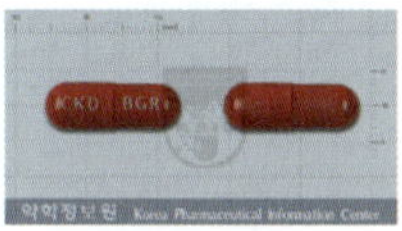 볼그레캡슐	- 목적: **철 결핍성 빈혈 치료** - 특징: 위산에서 철분이 유리되지 않아서 위장장애가 거의 없으며 효과도 좋음(But 흡수 속도는 느림) - 기타: 다른 경구형 철분제제 투여 시 위장장애가 있고 Serum Ferritin 급여 기준에 맞으면 급여 가능함
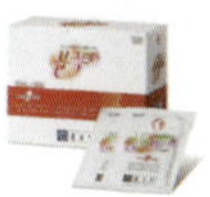 볼그레액	- 목적: **철 결핍성 빈혈 치료** - 기타: 20년에 액제형 철분제제의 급여기준이 완화됨 ⇨ 캡슐: Ferritin 〈 12ng/mL+위장장애 有(일반환자) ⇨ 액제: Ferritin 〈 30ng/mL+위장장애 有(일반환자)

+ 철분제 中 3가형 - 유기염 Ferric Hydroxide Sucrose Complex

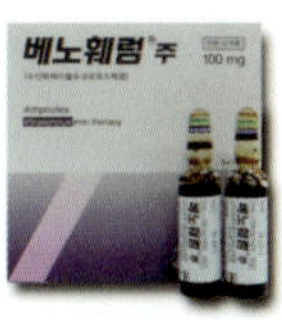 베노훼럼주	- 목적: **철 결핍 환자에게의 철 보급 치료** - 특징: 비이온성 복합체로 위장장애가 거의 없으면서 철 이온이 서서히 방출됨(But 흡수 속도는 느림) - 기타: Serum Ferritin·Hb·Hct·적혈구 지표를 통해 증상이 확인된 경우에만 철분 주사제 급여 가능함 ⇨ Hb≤10g/dL + 경구 곤란 + Ferritin 〈 30ng/mL ⇨ 단, 수술환자 or 출산한 산모의 기준은 다름

+ 철분제 中 3가형 - 유기염 Ferric Hydroxide Polymaltose Complex

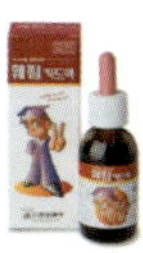 훼럼키드액	- 목적: **철 결핍성 빈혈 치료** - 특징: 1세 이하 영아에게도 투여 가능하게 만들어짐 - 기타: 8세 미만 소아에게 철결핍성 빈혈이 확인되면 1차 투여해도 급여 가능(미숙아는 예방투여도 인정)

04 탈모(Alopecia / Hair Loss)

*** 모낭세포(머리카락 세포)가 손상/파괴되어 탈모증이 나타남**

- 항암치료 환자의 65%가 탈모증을 경험함

⇨ 항암으로 유발된 탈모는 대체로 회복되지만, **마지막 항암제 투여 후 6개월이 지나도 회복되지 않으면 영구탈모증**으로 분류함

- 모낭은 성장기와 휴지기의 모발 주기를 평생 반복하는 재생기관임

⇨ 모낭줄기세포는 성장기 초기에 잠깐 증식하는 안정적인 성체줄기세포로 빠른 속도로 증식하는 세포를 공격하는 세포 독성 항암제에 영향받음

- 화학적 항암 치료로 모낭에 초기 손상이 가해지면 모낭 줄기세포가 손상된 조직을 회복하기 위해 일차적으로 안정 상태에서 반응성 증식을 함

⇨ 이 과정에서 DNA 손상에 취약한 상태로 전환됨

- 이후 연속적인 항암치료에 의해 DNA 손상이 비가역적으로 축적되면, 모낭성체줄기세포 풀(Pool, 공급원)에서 대량의 성체줄기세포를 사멸시킴

⇨ 손상된 유전자의 정보전달을 차단하는 것으로 추가 위험을 막기 위함임

- 모낭 줄기세포의 고갈과 조직 재생 능력의 비가역적인 손실로 영구 탈모 발생함

⇨ 이런 부작용 예방을 위해 표적항암치료제와 면역항암치료제가 사용됨

05 구내염 & 구강궤양(Stomatitis & Mouth/Oral Ulcer)

*** 구강의 상피세포의 새로운 생성을 방해하여 구내염이 나타남**

- 항암치료와 방사선 치료로 구내염이 발생하며 흔히 겪는 부작용임
- 항암치료 환자의 40~50%가 구내염을 경험함(혈액암 환자는 70%)

⇨ 항암 후 **5~7일에 구내염이 발생하고, 11~14일에 통증·궤양 심해짐**

- 구강점막은 5~7일 주기로 새로운 상피세포가 만들어짐

⇨ 항암제 성분이 새로운 구강 상피세포 생성 작용을 방해하여 구내염이 쉽게 발생하며, 본래 구강 내에 존재하는 박테리아에 대한 저항능력이 감소하여 구내염이 더 잘 발생함

- 구내염이 발생하면 입 안 또는 목 안의 점막이 빨갛게 부어올라서 침을 삼키기 어렵고 염증이 생겨서 통증이 유발됨

⇨ 입안이 마르거나 혀에 백태가 끼고 입맛이 변하는 이차문제가 나타남

⇨ 구내염 지속 시 음식 섭취가 감소하여 영양 결핍에 의한 체중감소와 2차 감염 위험이 증가함(구내염 증상 완화를 위한 중재가 필요함)

⇨ 식욕촉진제 관련 내용은 2권 中 1단원 '주요 Chemo 관련 약물' 참고

+ 구강 살균제

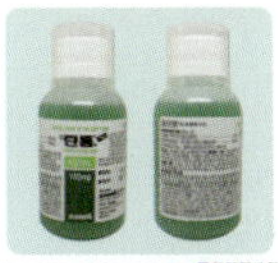 삼아탄툼액	- 목적: **구강질환의 염증 완화**(소염·진통 가글액) ⇨ 구내염·인두염·편도염·치은염 완화에 사용함 - 성분: Benzydamine Hydrochloride - 특징: 입안에 15~30초간 머금은 후 **뱉도록 함** ⇨ 1회 15mL 정도를 1일 2회~3회 가글함
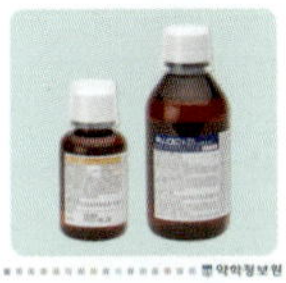 헥사메딘액	- 목적: **구강질환 염증 완화 및 구강 칸디다증 치료** - 성분: Chlorhexidine Gluconate Solution - 특징: 입안에 15~30초간 머금은 후 **뱉도록 함** ⇨ 1회 15mL 정도를 1일 2회~수회 가글함 - 기타: 의치로 인한 구내염은 의치를 담가 세척함
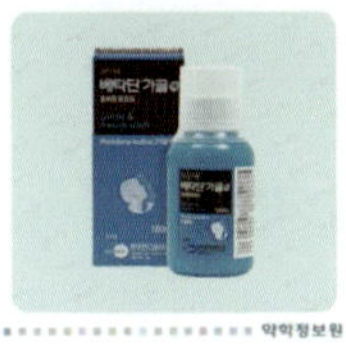 베타딘 가글액	- 목적: **구강질환(인두염·구내염)의 염증 완화** - 성분: Povidone Iodine(요오드 과민증 환자X) - 특징: 입안에 15~30초간 머금은 후 **뱉도록 함** ⇨ 1일 수회 원액을 15~30배 희석하여 가글함 - 기타: 시중의 일반 가글액은 알코올 성분에 의해 구강을 더 건조시키므로 구강 살균제를 사용케 함

+ 항진균제

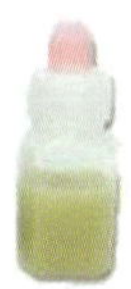 니스타틴 시럽	- 목적: **구강 및 소화관 칸디다증 치료** ⇨ 위·장 점막의 진균감염에도 사용하도록 만들어짐 - 성분: Nystatin(니스타틴에 감수성인 칸디다에 사용) - 특징: 1분가량 머금으면서 가글 후 **삼켜도 됨** ⇨ 구강 치료 시 뱉고, 소화관 치료 시 삼키게 함

+ 국소 마취제

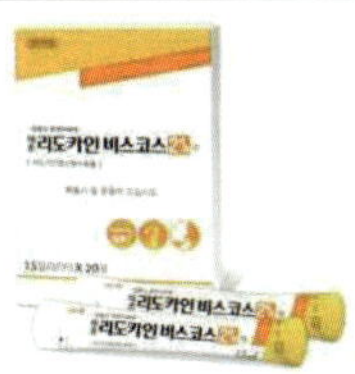 태준리도카인비스코스2%	- 목적: **구강·인두 점막의 자극 및 염증 완화** ⇨ 구내염으로 심한 통증을 호소할 시 사용됨 - 성분: Lidocaine(염증 시 국소마취 효능 有) - 특징: **구강 사용 시**에는 머금은 후 **뱉도록 함** ⇨ **인후 사용 시**에는 머금은 후 **삼키도록 교육함** - 기타: 투여 후 60분 동안 음식섭취 자제시킴

06 오심/구토(Nausea/Vomiting)

*** 위장관의 상피세포가 손상을 받아 위장관계 부작용이 나타남**
- 세포 독성 항암 화학요법 후 흔히 경험하는 위장관계 부작용임
⇨ 식욕부족, 체중저하, 영양결핍, 전해질불균형 등의 이차문제가 나타남
- 항암치료 환자의 70~80%가 적절한 예방적 중재를 미시행하면 경험함
- **오심/구토의 발생시기·빈도·강도 및 구토 시 양·색·냄새**를 확인함
⇨ Vomiting 있었으면 하고 끝이 아니라 양은 얼마나 했는지, 몇 번 했는지
⇨ 이상증상(토혈)은 없었는지, 지금도 오심이 있는지에 따라 처방이 달라짐
- 오심/구토가 심한 경우 **체액부족 여부 확인함(I/O·Bwt·피부긴장도)**
⇨ 필요시 **항구토제**와 전해질 및 체액 보충을 위해 수액 투여함
⇨ 항구토제 관련 내용은 2권 中 1단원 '주요 Chemo 관련 약물' 참고

07 설사(Diarrhea)

- **수분이 70~90%인 변을 매일 200g/하루 2~3g회 이상보면 설사라 함**
- 진행된 암 환자의 10%가 경험하는 위장관계 부작용임
⇨ 탈수, 전해질불균형, 수면장애, 피로 등의 이차문제가 나타남
⇨ **5-FU or Irinotecan(이노테칸) 항암제** 투여 시 자주 나타남
- 설사 **발생시기·빈도·강도·통증·양·색과 체액부족 여부 확인함**
⇨ 설사 유발하는 음식(유제품, 카페인 등) 섭취 여부도 확인하면 좋음
- 감염에 의한 설사인 경우에는 항균제 및 Stool Study 시행함
⇨ 필요시 **지사제**와 전해질 및 체액 보충을 위해 **수액** 투여함
⇨ 지사제 관련 내용은 1권 中 6단원 'Output 관련 Medication' 참고

08 변비(Constipation)

- **감소한 장운동과 줄어든 배변 횟수로 건조하고 단단한 변** 보면 변비라 함
- 암 환자의 50~90%가 경험하는 위장관계 부작용임
⇨ 통증, 복부 팽만감, 식욕저하 등의 이차문제가 나타남
⇨ **빈카알칼로이드계(벨바스틴·빈크란·나벨빈) 항암제** 투여 시 자주 나타남
- 항콜린성제, 마약성진통제, 항불안제, 이뇨제, 칼슘제의 투여도 영향 줌
⇨ 필요시 마약성진통제 교체 투여함(Morphine → Fentanyl Patch)
- 면역저하 환자는 관장 및 좌약이 금기되므로 예방적 중재가 중요함
⇨ 필요시 마약성진통제 투여 환자에게는 **완화제**를 예방적으로 투여함
⇨ 완화제 관련 내용은 1권 中 6단원 'Output 관련 Medication' 참고

09 과민반응(HR, Hypersensitivity Reaction)

＊ 같은 항암제라도 투여받는 환자에 따라 과민반응이 다르게 나타남

- 과민반응 예방을 위해 알레르기 병력과 기본 활력징후를 확인해야 함
- 과민반응 유발 가능성이 높은 약물 투여 시 전처치 약물 투여함

⇨ 항히스타민제(페니라민), 코르티코스테로이드제(덱사메타손) 등

- 응급상황을 대비하여 응급 약물 및 E-Cart가 비치된 곳에서 투여함
- 필요시 항암제도 AST 시행함⇨ L-Asparaginase(로이나제) 등

⇨ 일반 AST하는 것처럼 피내 투여 후 정해진 시간 동안 과민반응 확인함

- 필요시 본 항암제 투여 전 Test Dose(시험 용량) 먼저 투여한 후에 과민반응 없는 것을 확인한 후에 처방난 항암제를 투여함

⇨ Bleomycin(브레오신), Cetuximab(얼비툭스) 등

⇨ 수혈하는 것처럼 천천히 투여하고 과민반응 여부 주의 관찰함

+ 과민반응 발생 시 중재

＊ 국소 과민반응

1. 항암제 투여 중단하고 Dr. Noti 함
2. 과민반응 증상(두드러기, 홍반 등) 주의 깊게 관찰함
3. 처방난 항히스타민제 or 코르티코스테로이드제 투여함
4. 1시간 동안 15분간 V/S F/U하면서 환자 상태 관찰함
5. 증상조절 & V/S 안정 시 Dr. 처방에 따라 천천히 항암 재투여함

＊ 전신 과민반응: 대개 항암제 투여 5~30분 이내 발생함

1. 항암제 투여 중단하고 Dr. Noti 함
2. 과민반응 증상(기도부종, 호흡곤란, 순환상태 등) 주의 깊게 관찰함
3. 우선 생리식염수 or 다른 수액으로 IV Line 유지함
4. 처방난 응급 약물 투여하고 안정될 때까지 자주 V/S F/U함
5. 필요시 O_2 공급하고 기도 유지해야 함

암또 일화

항암제로 인해 많은 부작용을 호소하지만,그중에서도 제일 기억에 남는 것은 구내염이었다. 한 폐암환자는 그의 가족들이 그에게만 암이라는 것을 숨긴 체 항암제를 항생제라 말하면서 치료를 진행했었는데 구내염으로 아무것도 먹지 못하여 General Weakness가 너무 심해 항암을 중단했었다. 배우자는 괜히 자기가 치료하자고 했다며 자책하면서 눈물을 훔쳐서 내 마음이 무거웠었다.

10 일혈(Extravasation): 정맥내 유지침 관련 부작용

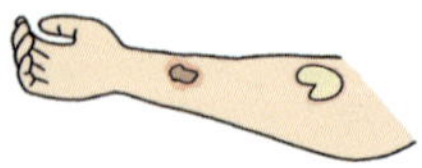

- 특징: 정맥으로 투여된 **항암제가 혈관 주위나 피하조직으로 주입 or 유출되면서 국소 조직에 침윤되어 조직의 손상과 괴사가 나타남**

⇨ 통증, 발적, 종창, 따끔거림, 화끈거림, 가려움, 수포, 피부궤양, 감각 이상 등 발생함

⇨ 혈관 외 유출된 경우 1/3 정도가 궤양 발생함

⇨ 심하면 피부괴사 초래하여 피부 이식이 필요함

- 기타: 근치적 유방절제술 or 액와 림프절 절제술로 정맥압 증가한 경우 주사 부위가 관절 근처 or 피하조직 적은 부위, 최근 정맥 천자한 경우 항암제 투여 전 주사 부위에 방사선 치료 받은 경우 일혈 가능성 높음

⇨ 방사선 회상(Radiation Recall): 주로 세포 독성 항암제 투여 시 과거에 방사선 조사를 받은 부위에 염증이 발생하는 현상임

11 플레어 반응(Flare Reaction): 정맥내 유지침 관련 부작용

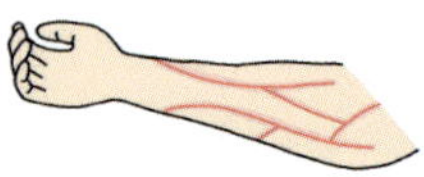

- 특징: 국소적 과민반응으로 **항암제 투여 즉시 혈관을 따라 홍반, 반점, 두드러기가 나타남**

⇨ 통증과 부종이 거의 없고 혈액 역류가 원활함

- 중재: **N/S 천천히 투여하여 혈관을 관류시키며** 플레어 반응이 완화되는지 관찰함

⇨ 완화되지 않으면 처방난 항히스타민제 투여함

- 플레어 반응이 사라지면 항암제 재투여 시도함

+ 과민반응 발생 시 중재

사정	일혈	플레어 반응
통증	주사 삽입 부위 심한 통증 및 화끈거림	없음
발적	주사 삽입 주변 붉은 반점 발생	주입 즉시 혈관 따라 홍반·반점·두드러기 발생
궤양	48~96시간 후	없음
부종	심한 부종 발생	가끔 혈관따라 팽진 발생
혈액역류	잘 되지않음	잘 됨

+ 일혈과 관련된 용어

- 일혈(Extravasation): 약제가 혈관 주위나 피하조직으로 유출되는 것
- 발포제(Vesicant): 일혈 발생 시 수포를 형성하고 심각한 조직손상 or 괴사를 유발하는 약제를 말함
- 자극제(Irritant): 일혈 발생 시 주사부위나 혈관을 따라 통증 or 정맥염을 유발하지만 조직 괴사는 유발하지 않는 약제를 말함

+ 일혈 예방

＊ 말초 정맥으로 투여 시

- 주사 부위는 양팔을 번갈아 가며 확보하도록 함(22G 추천함)
- 주사 부위로 관절부위는 피하고 삽입 부위가 보이게 안전하게 고정함

⇨ Angio 고정이 어려워 일혈 발생 확률이 높고 신경과 건의 손상 심함

- 항암제 투여 전 혈액 역류 시켜 개방성 확인 후 투여함 ★
- 항암제 투여 중 삽입 부위 주변에 통증·부종·염증 증상 여부 확인함

⇨ 항암제와 항암제 투여 사이에는 0.9% N/S로 관류함

- 항암제 투여로 인한 혈관 자극 완화를 위해 적절한 속도로 투여함

⇨ 혈관 자극 완화를 위해 0.9% N/S 투여함

⇨ 주의사항으로 N/S 대신 DW로 관류해야 하는 항암제는 DW로 관류함

＊ 중심 정맥으로 투여 시

- 항암 전 히크만 카테터 Tip or 케모포트에 삽입된 Needle 상태 확인함
- 항암제 투여 전 혈액 역류 시켜 개방성 확인 후 투여함 ★

⇨ 역류가 안 되면 Chest X-ray 상 중심정맥관 Tip 위치 확인함

- 0.9% N/S 관류하여 불편감 or 부종 여부 확인 후 항암제 투여함
- 항암제 투여가 끝나면 0.9% N/S로 중심정맥관 관류함

+ 항암 Spill Kit(일혈 Kit)

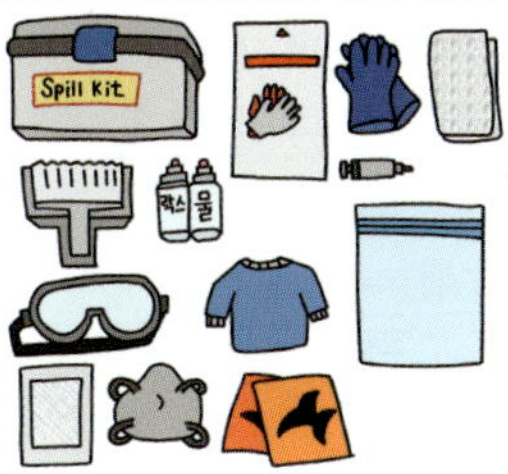

부직패드·부직가운·빗자루·쓰레받기·라텍스장갑·항암장갑·거즈·비닐 팩·방진마스크·마스크실드·종이타월 등

Kit 내용물

+ 일혈 발생 시 중재

1. 항암제 투여 즉시 중단하고 주사부위 확인함
⇨ 피부변색·팽창·압통 여부 확인함
2. IV Cannula 제거하지 않고 그대로 둠 ★
3. 필요한 물품 준비한 뒤 장갑을 착용함
⇨ 일혈Kit·주사기·알콜솜·드레싱세트·반창고·얼음주머니 or 따뜻한 물주머니

4. IV Cannula에 연결된 수액세트를 분리함
⇨ IV Tubing이나 주사기를 이용하여 남아있는 항암제와 혈액을 최대한 흡인함(흡인되는 경우에는 3~5mL 정도 흡인하여 잔여액을 제거함)
5. Dr. Noti 후 지침에 따라 처방된 해독제 투여함
⇨ 해독제가 없는 경우는 Cannula를 제거하고 약제별 적절한 처치함
6. IV Cannula를 제거하고 지혈 후 일혈 부위에 멸균 폐쇄 드레싱 함
7. 항암제 종류에 따라 냉요법 or 온요법 적용하고 일혈부위는 상승시킴
⇨ Anthracycline계는 냉요법 / Vinca alkaloids계는 온요법 적용함
8. 일혈 발생부위 발적·궤양·괴사·피부손상 여부 지속적으로 관찰함
⇨ ADR(Adverse Drug Reaction, 약물유해반응) 보고 프로그램을 통해 해당 항암제로 인해 어떠한 부작용이 발생하였는지 보고함
9. 필요시 피부과 or 성형외과 의뢰됨
⇨ 변연절제술 or 피부이식 시행되기도 함

+ 냉요법 / 온요법

냉요법	**1회 20~30분, 4회/일, 24~48시간 동안 적용함**
	Vinca Alkaloid계 제외한 모든 발포제에 적용함 Dactinomycin, Daunorubicin, Doxorubicin, Epirubicin, Idarubicin, Mitomycin, Mitoxane 등
온요법	**1회 30분, 4~6회/일, 24~48시간 동안 적용함**
	Vinca Alkaloid계에만 적용함 Etoposide, Vinblastine, Vincristine, Vinorelbine, Oxaliplatin, Docetaxel, Paclitaxel 등

병원 지침에 따라 일혈 등 항암제 부작용이 발생하면 부서장에게 보고 후 사건보고서를 작성하기도 하고, 부작용 정도에 따라 환자안전 보고체계대로 PI팀(안전관리팀)에 보고하기도 한다.

+ 항암제 노출 시 대처법

1. 장갑 or 가운이 항암제에 오염된 경우

⇨ 즉시 벗어서 장갑을 폐기하고 가운은 별도로 분리하여 처리함

2. 신체가 항암제에 직접 노출된 경우: 충분한 양의 물과 비누로 세척함

⇨ 피부에 직접 닿았을 경우: 즉시 다량의 흐르는 무로 헹군 후 비누와 물로 오염 부위를 세척함(포비돈 or 클로르 헥시딘 소독제 세척 금기)

⇨ 눈에 닿았을 경우: 즉시 다량의 흐르는 생리식염수를 이용하여 적어도 5분간 세척 후 의사에게 진료받도록 함(눈 세척 시 사용함)

+ 항암제 쏟았을 시 대처법

1. 오염된 장소에 사람이 접근하지 않도록 하고 도움을 요청함

2. 항암제 Spill Kit 사용하여 수습하도록 함

3. 오염된 구역에 거즈를 이용하여 항암제가 다른 곳으로 퍼지지 않게 함

⇨ 항암제가 손에 닿지 않게 거즈를 떨치도록 함

⇨ 액상제제는 흡습성 거즈를, 분말형 제제는 젖은 흡습성 거즈를 사용함

4. 라텍스 장갑을 착용하고 그 위로 항암 장갑을 이중으로 착용함

5. 멸균 가운과 방진마스크, 마스크 실드 착용함(순서 상관없음)

6. 부직패드를 편 뒤 항암제가 담겨있던 병의 깨진 유리조각을 빗자루와 쓰레받기를 이용하여 부직패드에 모음

7. 항암제를 닦은 거즈도 빗자루와 쓰레받기를 이용하여 모음

8. 항암제가 완전히 제거되도록 종이타월로 여러 번 닦아 냄

⇨ 물에 적신 거즈로 한 번 더 항암제가 오염된 곳을 닦아 부직패드에 모음

9. 사용한 모든 물품 및 폐기물은 부직패드로 감싸 비닐 팩에 담음

10. 항암 장갑도 벗어 비닐 팩에 담음

11. 큰 팩에 폐기물 비닐팩과 부직가운, 방진마스크, 마스크 실드를 넣고 밀봉한 뒤 항암 전용 폐기물 용기에 버림

12. 라텍스 장갑도 벗어 항암 전용 폐기물 용기에 버림

13. 물과 비누를 이용하여 손 위생을 다시 시행함

14. 해당 오염 구역에 일반 바닥 청소를 요청함

Plus+
'Leukemia Care' - ANC & G-CSF 주사

항암 화학요법 후에 면역력이 떨어지는 환자가 생각보다 많았었다. 그럴 때면 이분들이 **다른 질환에 걸리지 않도록 신경을 쓰면서 여러 주의사항을 교육해야 했고, 떨어진 면역력을 회복시키기 위한 중재를 했었다.**

이를 'Leukemia Care'라고 한다. 입사한 지 얼마 되지 않았을 때, 한 선생님이 "오늘은 집에 가서 Leukemia Care에 관해 공부해 와. 내일 공부했는지 물어볼 거야"라고 했었다.

솔직히 그때 Leukemia Care에서 Care만 제대로 들었었고 앞에는 무슨 말이었는지 못 들었는데, 되물어볼 타이밍을 못 잡고 퇴근해 버려서 인터넷 창에다 뉴케미, 르케 등등 비슷하게 들렸던 단어를 쳐서 나온 내용이 그날 있었던 일이랑 관련 있는지를 찾았었다.

그러다 역격리 간호로만 알고 있었던 내용아, ANC 수치에 따라서 행하는 중재가 달라지는 Leukemia Care가 있다는 것을 찾아냈고 이것을 말씀하셨다는 것을 깨닫고 나의 얕은 지식에 부끄러웠었다.

다음 날, 공부해간 것을 점검받은 후에 우리 병원에서 실제로 시행하는 중재는 어떠한 것들이 있고 이외에 더 신경 쓰면 좋은 것들에 관해서 배웠었다. 그러면서 **꼭 Leukemia Care는 ANC와 G-CSF 주사제와 연관 지어 더 공부하라고 했었다.**

솔직히 Leukemia Care에서 몇 가지는 이론으로만 있는 내용이지 않을까 했었는데, 병동에서 포비돈 좌욕도 실제로 하게 하는 것을 보면서 정말 알아야 하는 내용이었구나 하고 느꼈었다.

다음 내용에서 역격리 기준과 간호 중재, G-CSF 주사제 내용은 꼭 숙지해두고 넘어가길 바란다.(정말 중요하다.)

다음은 **'항암과 관련된 혈액검사에 관해 정리한 것'**이다.

❖ **항암 화학요법과 일반 혈액검사**[11] **(CBC, Complete Blood Count)**

- 항암제는 암세포 외의 빠르게 성장하는 정상 세포에도 영향을 주며, 특히 **골수** 부위가 영향을 많이 받아 제 기능을 하지 못하여 **혈액세포 생성이 감소**하게 됨

⇨ 혈액세포에는 백혈구(WBC), 적혈구(RBC), 혈소판(PLT) 등이 있음

- 항암 화학요법 중에는 **혈액세포가 감소 or 회복되고 있는지를 확인**하기 위해 정기적으로 혈액검사를 시행함

⇨ 혈액세포 수치의 변화만을 F/U 하고자 할 때는 Full Lab보다는 CBC Diff. Count 검체 1개가 처방이 많이 남

⇨ CBC(도 기본적인 일반혈액 검사가 있고 각 혈구의 분획을 보여주는 세분화 일반혈액검사(CBC with D/C; Differential Count)가 있음

⇨ 기본 일반혈액검사는 백혈구 5000/mm^3 으로만 기록되지만, 세분화 일반혈액검사는 호중구 60%, 호산구 5%, 호염구 1% 이런 방식으로 더 자세히 결과가 기록되어 항암 후에 혈액세포의 수치 변화를 보기 위한 Lab은 CBC Diff. Count로 처방 나는 경우가 많음

⇨ 결과에 따라 **항암제 용량 조절하거나 항암치료 지속 여부를 결정**함

❖ **혈액세포**

- 혈액세포에는 **백혈구(WBC), 적혈구(RBC), 혈소판(PLT)** 등이 있음

1. **백혈구: 외부의 균에 대항하는 혈액세포**

- 감소 시 세균에 대한 방어력이 약해져 감염의 위험이 커짐

⇨ 대개 항암 화학요법 치료 1~2주 뒤 혈구 감소 증상이 나타나고 3~4주 뒤 수치가 정상으로 회복됨(Leukemia Care ★)

⇨ 감염 증상인 오한 or 발열 등이 있는지 확인하며 특히 38℃ 이상의 열은 주의 관찰이 필요함(감염 예방 중요함)

2. **적혈구: 신체에 산소를 공급하는 혈액세포**

- 적혈구 감소 시 충분한 산소를 공급하지 못하여 빈혈 증상이 나타남

⇨ 창백한 피부, 피로, 어지럼, 두근거림, 호흡곤란 등이 나타날 수 있음

3. **혈소판: 지혈작용을 담당하는 혈액세포**

- 감소 시 **출혈 경향이 높아져** 작은 상처에도 쉽게 피가 나고 멍이 생김

⇨ 흑변(Melena), 지혈되지 않는 상처, 호흡곤란 등이 나타날 수 있음

---

11) 일반혈액검사: 혈액의 구성원인 혈장을 제외한 혈구의 구성분포와 숫자를 알아보는 검사

★ 혈액세포의 정상수치

구분	정상수치	의미
백혈구	4,000~10,000/mm³	감소 시 감염 위험 ↑
적혈구	남자: 13~17g/dL 여자: 12~16g/dL	감소 시 빈혈 증상
혈소판	150,000~400,000/mm³	감소 시 출혈 위험 ↑

+ 항암 화학요법과 혈액 응고 검사(PT/aPTT)

＊ 항암제는 혈액 응고에 영향을 주어 출혈 or 혈전 유발함

- 혈소판 감소증 or 혈액응고 인자의 결핍으로 출혈이 나타남
- 암세포에서 분비하는 사이토카인 영향으로 Clot이 정상인보다 더 잘생김

⇨ CBC 검사상 PLT의 현저한 저하와 함께 출혈 양상이 보이면 PT/aPTT Lab 검사를 하여 혈액 응고 장애 여부를 확인하기도 함

+ 항암 화학요법과 혈청 혈액검사(Serum)

＊ 혈청 혈액검사로 항암 전에 간 기능과 신기능 상태를 점검함

1. 항암제는 간에서 대사되므로 간 손상을 유발함

- 약물 대부분이 간에서 대사되듯이 항암제도 간에서 대사가 이루어짐

⇨ 항암 전·후로 간 기능 검사를 하여 항암이 가능한 상태인지 확인함

2. 항암제는 신장에 일시적이거나 영구적인 손상을 유발함

- 항암제에 의해 암세포가 급격히 깨지면서 암세포 속의 요산, 칼륨, 인 등이 빠져나오고, 암세포가 많거나 빨리 자라는 종류일수록 더 많이 빠져나옴

⇨ 제대로 조절되지 않으면 신장에 많은 손상을 주게 됨

⇨ 손상을 줄여주기 위해 물 섭취량을 늘리고 Hydration을 시행함 ★

- 암세포를 죽이기 위해 투여된 항암제가 제 역할 후 다른 정상조직에 미치는 영향을 줄이기 위해서도 Hydration을 충분히 시행해야 함 ★

⇨ 항암 전·후로 신기능 검사를 하여 항암이 가능한 상태인지 확인함

+ 항암 화학요법과 심초음파(Echo-cardiogram)

＊ 몇 가지의 항암제는 심 독성을 유발함
- 그동안 사용한 항암제의 양이 어느 정도 누적되면 심장에 독성을 유발함
- Chemotherapy Induced Cardio-toxicity 이름으로 외국에 발표됨

⇨ 소아의 경우 프로토콜에 따라서 일정 용량마다 F/U함
⇨ 항암 전·후로 심기능을 보기 위해 X-ray와 EKG, Echo를 시행하곤 함

+ 항암 화학요법과 X-ray

＊ 몇 가지의 항암제는 폐 독성을 유발함
- 그동안 사용한 항암제의 양이 어느 정도 누적되면 폐에 독성을 유발함

⇨ Chest CT를 시행하기도 함(항암제 효능 점검 목적이 더 많긴 함)

★ 항암 전·후 주요 혈액검사 항목

구분	항목	의미
Tumor Marker	Chapter 1-3 참고	암의 선별, 진단, 예후 결정, 치료 효과 평가, 재발 발견
CBC	WBC 中 ANC	항암 여부 결정 & 면역력 확인
	RBC 中 Hb + PLT	수혈 여부 결정(빈혈 위험)
PT/aPTT	Coagulation	출혈 or 혈전 위험 확인
Serum	LFT 中 TB, OT/PT	간 기능 확인(간 독성 위험)
	BUN/Cr	신기능 확인(신장 독성 위험)

암또 일화

내가 근무했던 병동은 간호사끼리 인계하는 Kardex 칸에 주의 깊게 보고 있는 Lab 수치를 적어놓고 인계를 했었다. Lab 수치는 최근 시행한 3회의 수치를 적고 비교하다 보니 칸에 비해 적어야 할 내용이 많아 수치를 간략히 썼었다. 예로, Plt은 150이라 적혀있어도 15만을 뜻하는 거였다. 그런데, 이게 익숙해지다 보니 인계 때 Plt을 백오십이라고 말한 적이 있는데 인계받던 선생님이 "너 이거 단위 제대로 알고는 있는 거지?" 하는데 순간적으로 '0이 3개 붙으면 지금 몇이지, 잠깐 0 3개는 맞는 건가?' 하면서 패닉에 빠졌던 날이 있었다.

다음은 'ANC에 관해 정리한 것'이다.

❖ **백혈구(WBC, White Blood Cell)**

- 백혈구를 다른 용어로 Leukocyte라고 함 ★
- 백혈구는 체내에 들어온 세균이나 바이러스 등에 대항하는 혈액세포며, 과립구(호중구, 호산구, 호염구), 림프구, 단핵구로 분류됨

1. **과립구(Granulocyte)**

1) **호중구(Neutrophil) ★**

- 세균과 곰팡이균에 대항하며 중성구라고도 함(감염의 첫 번째 대항자)

⇨ 전체 백혈구의 50~70% 차지하며, 정상수치는 2,000~7,500/mm^3임

2) **호산구(Eosinophil)**

- 기생충균에 대항하며 알레르기 반응을 조절함

⇨ 전체 백혈구의 0~7% 차지하며, 정상수치는 50~400/mm^3임

3) **호염구(Basophil)**

- 히스타민을 분비하며 염증 반응에 대항함

⇨ 전체 백혈구의 0~2% 차지하며, 정상수치는 25~100/mm^3임

2. **림프구(Lymphocyte)**

- 항체를 생산하고 바이러스에 감염된 세포나 암세포를 제거함

⇨ 전체 백혈구의 20~45% 차지하며, 정상수치는 1,500~4,500/mm^3임

3. **단핵구(Monocyte)**

- 침투한 병균 or 이물질을 포식 제거함

⇨ 전체 백혈구의 0.5~20% 차지하며, 정상수치는 100~500/mm^3임

❖ **절대 호중구 수치(ANC, Absolute Neutrophil Count)**

- 전체 백혈구 수치 中 호중구의 수치를 나타낸 지표임

⇨ 백혈구 수보다 호중구 수가 외부 병원균에 대한 면역력을 더 잘 나타냄

> ANC = WBC X Neutrophil(%) = WBC X Neutrophil/100 ★
> * Neutrophil = Polys(성숙 다핵호중구) + Bands(미성숙 띠호중구)
> * Neutrophil 수치 대신 Granulocyte만 있다면 이 수치를 이용함

⇨ Ex) WBC 1500/mm^3 Neutrophils(호중구) 40%인 경우

⇒ 1500 X 0.4 = 600 => ANC는 600임

⇨ 병원 EMR에 따라 WBC와 Neutrophils 수 or 퍼센트는 표기되어도 ANC 수치는 표기가 안 되기도 해서 이 공식은 알아두는 게 좋음

다음은 'Leukemia에 관해 정리한 것'이다.

❖ **백혈구 감소증(Leukemia)**

- **혈중 백혈구 수치가 정상수치 이하로 감소 된 상태를 말함**

⇨ 감염이나 약물에 의해 나타나며, 감염에 매우 취약한 상태가 됨

- 백혈구에서 호중구의 수가 차지하는 비율이 크기 때문에 Leukemia가 나타나면 호중구 감소증(Neutropenia)가 나타나는 경우가 많음

⇨ 과립구가 정상수치보다 감소하면 과립구 감소증(Granulocytopenia), 림프구가 정상수치보다 감소하면 림프구감소증(Lymphocytopenia), 과립구가 전혀 없는 백혈구 감소증은 무과립구증(Agranulocytosis)임

❖ **호중구 감소증(Neutropenia)**

- **ANC가 500/mm³ 미만 or 1000/mm³ 미만이고 2~3일 이내에500/mm³으로 감소할 것이 예상되는 경우**를 말함
- 골수 내에서 호중구 생성이 감소하여 발생함(Ex. 항암 환자 등)

⇨ 항암치료 후 저하된 ANC를 상승시키기 위해 G-CSF[12]를 투여함

- 골수가 새로운 호중구를 생성하는 것보다도 호중구가 빨리 소모되거나 파괴되어도 발생함(Ex. 비장 비대 환자 or 자가면역질환 환자 등)

⇨ 자가항체가 관여된 면역기전에 의해 백혈구 감소증이 생긴 경우에는 Steroid나 IVIG를 투여하여 치료할 수 있음

- **ANC가 500/mm³ 미만이면 환자를 보호하기 위해 역격리**를 하고, ANC 수치가 500/mm³ 이상으로 3일간 유지되면 해제함 ★
- 호중구 감소증 환자는 감염에 매우 취약하고, **감염질환이 발생해도 염증 소견이 발열 이외는 잘 나타나지 않아서 호중구 감소성 발열이 있는 환자의 초기 평가 및 치료가 중요함**

⇨ 기준 수치를 알아야 후에 Lab F/U 했을 때 역격리가 필요하다거나, G-CSF 투여가 필요하다는 것을 알 수 있음

❖ **호중구 감소성 발열(Neutropenic Fever)**

- 호중구 감소와 동시에 발열 증상이 있는 것을 말함
- 고막 체온계로 38.0℃ 이상 or 액와 체온계로 37.5℃ 이상 측정된 경우
- 구강 체온계로 한 번이라도 38.3℃ 이상으로 측정된 경우 or 발열이 38.0℃ 이상으로 1시간 이상 지속 되는 경우를 말함

⇨ 항암치료 후 호중구 감소성 발열이 예상되면 예방적 항생제의 사용 및 감염의 원인을 알기 위해 Blood Culture 및 Sputum Culture 함

12) G-CSF(과립구 세포군 촉진인자): 골수에서 백혈구 생성을 촉진해주는 인자

+ ANC 수치에 따른 단계

정상범위		〉 2500/mm^3	ANC 수치가 감소할수록 감염 위험성이 높아짐
항암 안전 범위		1000~2500/mm^3	
1단계	최소위험	〈 1500/mm^3	
2단계	저위험	1000~1500/mm^3	
3단계	중등도 위험	500~1000/mm^3	
4단계	고위험	〈 500/mm^3	

★ 역격리 ★

＊ 역격리
- 감염 감수성이 큰 환자를 격리하여 외부 감염으로부터 보호하는 것
- 대상: 질병 or 면역억제제로 감염에 대한 신체 방어력이 감소한 환자

⇨ 면역에 취약한 사람(AIDS, 암, 백혈병, 이식환자, 조산아, 화상환자 등)를 보호하기 위하여 일반인들로부터 환자를 격리하여 보호하는 것임

★ 면역이 억제된 환자를 역격리한 경우 ★	
기준	ANC ≤ 500/mm^3 + 담당의가 감염 위험이 있다고 판단한 경우
해제	ANC ≥ 500/mm^3 3일간 유지 or 감염 위험 소실 시 해제함
이식환자(조혈모세포이식 등)에서 GVHD 발생하여 역격리한 경우	
기준	Grade Ⅱ이상의 GVHD(급성 이식편대 숙주질환) 발생 시 역격리
해제	Grade Ⅰ까지 호전 시 해제함
AIDS 환자를 역격리한 경우	
기준	AIDS 환자(CD4+ 세포 〈 200/mm^{3}미만으로 보는 경향 있음)
해제	면역기능이 현저히 회복될 시 해제함

＊ 격리: 전염성 질환을 가지고 있는 환자를 격리하는 것
- 감염자, 보균자 or 감염이 의심되는 환자로부터 미생물이 전파되는 것을 방지하고 의료인이나 환자들에게 감염성 질병이 전파되는 것을 방지함

⇨ 옴, 수족구, CDT, Rota Virus, Noro Virus, TB 등

★ Leukemia Care(백혈구 감소증 간호) ★

ANC: 500~1000/mm³ 환자
1. 격리는 필요하지 않음
2. 손 씻기: 환자, 방문자, 의료인은 환자 접촉 전·후로 손 소독 시행함
⇨ 흐르는 물에 10초 이상 비누를 이용하여 손을 씻음
3. 조리된 음식만 먹도록 함(생식 금지, 식수도 끓여서 먹도록 함)
4. 감염성 질환이 있는 방문객 및 12세 미만 어린이는 방문을 제한함
5. 환자를 검사실로 이동할 경우 깨끗한 덧가운, 마스크를 착용하게 함
6. 환자 개인용 혈압기, 체온기, 토니켓을 구비하도록 함
7. 침습적 처치를 할 때는 마스크, 소독 장갑을 착용하고 무균술을 준수함
⇨ IV 시행 시 알코올과 포비돈으로 소독한 후 시행함
ANC: 500/mm³ 이하 환자
0. 위의 간호 지침은 기본적으로 준수함
1. 역격리함(Leukemia 환자들끼리의 코호트 역격리 가능함)
2. 손 씻기: 환자, 방문자, 의료인은 환자 접촉 전·후로 손 소독 시행함
⇨ CHD(클로르헥시딘)을 이용하여 15초간 손을 씻음
3. 의료진과 방문객은 병실 출입 시 마스크와 장갑을 착용함
4. 각종 침습적 처치는 자제함
ANC: 100/mm³ 이하 환자
0. 위의 간호 지침은 기본적으로 준수함
1. 역격리함
2. 1일 1~2회 병실 전체를 락스 소독함
3. 의료진과 방문객은 가운, 마스크, 장갑, 모자를 착용함
⇨ 마스크는 2시간마다, 가운은 1일 1~3회, 모자는 1회 교환함
4. 소독된 시트를 1일 1회 교환함
⇨ 속옷과 수건은 빨아서 말린 후 열소독 함
5. 멸균식사 제공함(생식 금지)
6. 1일 2회 좌욕 시행함(소독 대야, 좌욕용 포비돈, 멸균 생리식염수)
7. 1일 1회 소독 약제를 사용하여 목욕함(히비클렌, 포비돈 이용함)
8. 병실 내 사용하는 모든 물품은 소독하여 사용함

일부 혈액암 병동에서는 ANC 1000미만부터 격리를 시행하고, ANC **100미만이면(무균 코디네이터와 상의하여) 무균 병동으로 이실보내 Leukemia Care를 시행**하기도 한다.

다음은 'G-CSF에 관해 정리한 것'이다.

❖ **조혈(Hematopoiesis)**

- 혈액세포는 끊임없이 새로운 세포로 교체되고 또 필요에 따라 생성이 증가하는데 이를 조혈 or 혈액생성이라고 함

⇨ 조혈 과정은 여러 성장 촉진인자(Growth Factor)에 의해 조절됨

❖ **성장촉진 인자**

- 조혈모세포는 자신의 수를 일정하게 유지하는 능력과 특정한 성장 촉진인자의 영향으로 다양한 조혈 세포 및 림프구로 분화하는 능력이 있음

⇨ 모세포는 IL-3과 GM-CSF에 의해 각각의 BFU와 CFU로 분화되고, 성장 촉진인자인 G-CSF, CSF-1, Erythropoietin, Thrombopoietin의 작용으로 분화, 증식, 성숙의 단계를 거쳐 완전한 조혈 세포가 만들어짐

1. 골수성장인자: GM-CSF, G-CSF, CSF-1, IL-3 등

① 과립구대식구집락자극인자
(GM-CSF, Granulocyte-Macrophage Colony Stimulating Factor)

- 각 단계의 미성숙 전구세포에 작용하여 성장을 촉진함(G-CSF 보다 강함)
- 성숙 호중구, 호산구, 단핵구, 식세포의 기능을 증가시키고 호중구, 호산구의 반감기를 연장해줌

② 과립구집락자극인자(G-CSF, Granulocyte Colony Stimulation Factor)

- 호중구 전구세포의 분화 및 성숙에 관여하며 성숙 된 호중구의 기능을 증가시키며, 골수로부터 말초 혈액으로의 과립구 방출을 촉진함

③ 콜로니자극인자-1(CSF-1 or M-CSF, Colony Stimulating Factor-1)

- 단핵구와 식세포의 성장과 성숙에 관여하며 그 기능을 강화함
- TNF나 IL-1, Interferon 같은 Cytokine의 이차적 분비증가 효과 있음

④ 인터루킨 3(IL-3, Interleukin-3)

- 조혈모세포에 작용하며 림프계보다는 조혈계에 주로 작용함
- 조혈모세포에 대한 활성화 외에도 조혈 과정 각 단계에서 분화와 성숙을 촉진하고 성숙한 단핵구, 호산구, 호염기구의 수명을 연장함

2. 적혈구형성인자(EPO, Erythropoietin)

- 적혈구 생성의 일차적 조절물질로 CFU-E와 BFU-E의 활성화와 마지막 성숙단계에 작용하고, 골수로부터 망상적혈구의 방출도 촉진함

3. 혈소판증식촉진인자(TPO, Thrombopoietin)

- 거핵 세포 생성에 관여하여 혈소판 생성을 조절함(거핵구성장인자)

❖ **G-CSF 주사제**

- 암 환자는 항암 화학요법, 방사선요법, 조혈모세포 이식 등에 의하여, **골수기능 저하 or 치료 중 국소적 염증반응으로 인해 호중구 유출이 많아져 호중구 감소증이 자주 발생**함

⇨ 이를 교정치료 or 예방하기 위해서 항생제 or 항진균제를 투여하고 **성장 촉진인자인 GM-CSF or G-CSF를 투여함**

- 특히 유전자 재조합 G-CSF(과립구집락자극인자)를 많이 사용함

⇨ GM-CSF보다 G-CSF가 부작용이 더 적음

❖ **G-CSF & Filgrastim**

- G-CSF는 단구/대식세포, 내피세포 등에서 생산되는 체내 당단백질임
- 여기에 'E-coli - 재조합 DNA' 기술을 사용하여 **Filgrastim**을 만듦

⇨ Human G-CSF와 서열이 동일한 175개의 아미노산 단백질임

❖ **G-CSF 주사제(Filgrastim 제제)**

1. **1세대 제제**

- 호중구 감소증 발생 시마다 자주 투여가 필요함

⇨ 항암 화학요법 1주기 당 약 4~6회 정도 투여함

- **호중구 감소증의 교정 치료 목적**으로 주로 사용함

⇨ Ex. Filgrastim(그라신주, 류코스팀주 등), Lenograstim(뉴트로진주)

2. **2세대 제제**

- 체내에 G-CSF가 잔류하여 **반감기가 길어진 지속형 제제임**

⇨ 기존 Filgrastim에 PEGylation[13]를 추가하여 반감기가 길어짐

⇨ 항암 화학요법 1주기 당 1회 투여만으로도 효과가 나타남

- 앞으로 발생할 **호중구 감소증을 예방하는 목적**으로 주로 사용함

⇨ Ex, Pegfilgrastim(뉴라스타), Pegteograstim(뉴라펙), Tripegfilgrastim(듀라스틴), Lipegfilgrastim(롱퀵스)

❖ **G-CSF 주사제 주의사항**

- G-CSF 주사제 투여한다고 반드시 호중구 감소증이 치료되는 것은 아님

⇨ G-CSF 주사제를 투여하여도 호중구 감소증이 지속되는 경우에는 항암화학요법의 지연 or 항암화학요법제의 용량 감량 등을 고려함

- AML(급성 골수성 백혈병) 환자에게서의 사용은 신중히 고려됨

⇨ 골수세포의 성장을 촉진하기 때문에 오히려 상태가 악화할 수 있음

13) 페길레이션(PEGylation) 기술: 특정 위치에만 Polyethylene glycol을 붙이는 기술임
약물에 체내 잔존시간이 증가하고, 면역반응 억제 효과가 있으며 구조적으로 더 안정됨

다음은 '자주 쓰이는 G-CSF 주사제에 관해 정리한 것'이다.

01 Filgrastim

- 특징: 175개의 아미노산으로 이루어진 18KDa[14)]의 비당화 펩타이드임
- 용법: **항암화학요법 후 약 24시간 후** 1일 1회 SC or IV 투여함

⇨ 항암제의 독성에 의해 효능이 못나타날 수 있으므로 24시간 후 투여함

- 기타: **Filgrastim과 Lenograstim은 호중구감소증 치료제로 사용함**

⇨ 호중구 감소증 예방을 기대하기 어려워 성인에게서는 인정하지 않음
소아의 경우에는 호중구 감소증 예방 목적으로 투여가 가능함

- Tip: 그라신은 Needle이 들어있지 않으므로 Needle 챙겨야 함
- 주의: 뼈 통증을 유발할 수 있으므로 필요 시 진통제를 함께 투여함
아나필락시스, 피부발진, 호흡곤란, 저혈압 등의 과민반응 유발가능함

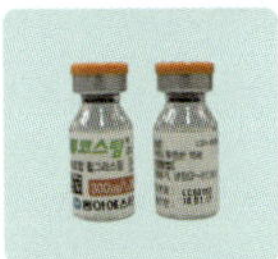	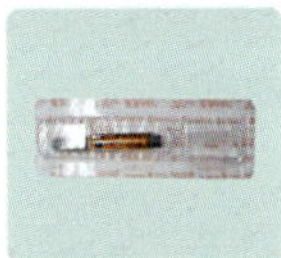	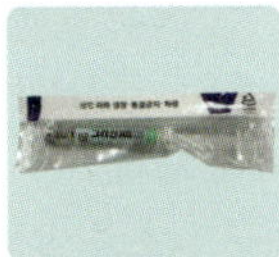
류코스팀주사액 300㎍	**류코스팀주사액 프리필드시린지(1mL)**	**그라신300프리필드시린지주**
이외 Filgrastim 성분 약물 생략함		

02 Lenograstim

- 특징: Filgrastim에 당(Glucose)을 접목시켜 만든 당화형태임
- 용법: **호중구 감소증 발생 시 1일 1회 SC or IV 투여함**

⇨ 항암화학요법: 2mcg/kg/day, 골수 이형성 증후군: 5mcg/kg/day, 골수 이식: 5mcg/kg/day, 재생 불량성 빈혈: 5mcg/kg/day, 면역억제요법: 2mcg/kg/day, HIV: 2mcg/kg/day 등

- 주의: 뼈통증, 관절통, 구역, 구토, 설사, 과민반응 등 유발가능함

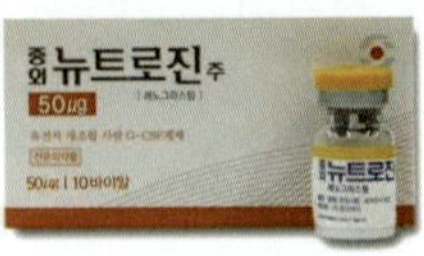	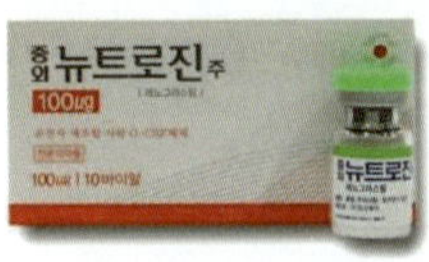	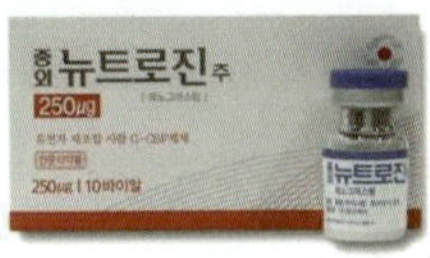
뉴트로진주50㎍	**뉴트로진주100㎍**	**뉴트로진주250㎍**

14) KDa(킬로달톤): Da(Dalton)은 분자량의 단위로 1달톤은 수소원자 1개의 질량을 뜻함

03 Pegfilgrastim(뉴라스타프리필드 시린지주)

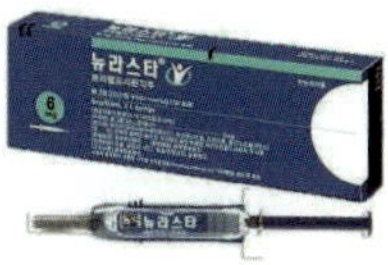

- 특징: 악성 종양에 대한 세포독성 화학요법을 투여받는 환자의 **발열성 호중구 감소증의 발생과 호중구 감소증의 기간을 감소**해줌

⇨ 만성골수성 백혈병, 골수이형성증후군에는 투여하지 않음

- 용법: **항암화학요법 이후 약 24시간 후 SC함**

- 기존 Filgrastim에 PEGylation를 추가하여 체내 반감기를 연장시킨 지속형의 G-CSF 제제로 **증상 발생 전에 투여하는 예방적 제제**임

⇨ 반감기가 연장되어 3주 간격 항암제의 경우 **주기당 1회**만 투여함

04 Pegteograstim(뉴라펙프리필드시린지주)

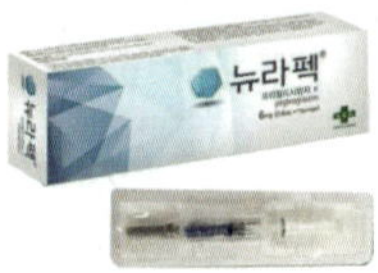

- 특징: 고형암 및 악성 림프종에 대한 세포 독성 화학요법을 투여받는 환자의 **중증 호중구 감소증 기간을 감소**해줌(PEGylation 접목 제제)
- 용법: 항암화학요법 이후 약 24시간 후 SC함

05 Tripegfilgrastim(듀라스틴주사액프리필드시린지)

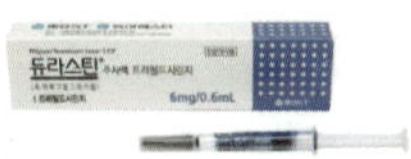

- 특징: 고형암 및 악성 림프종에 대한 세포 독성 화학요법을 투여받는 환자의 **중증 호중구 감소증 기간을 감소**해줌(PEGylation 접목 제제)
- 용법: 항암화학요법 이후 약 24시간 후 SC함

06 Lipegfilgrastim(롱퀵스프리필드주)

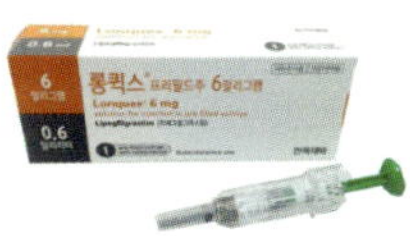

- 특징: 고형암 및 악성 림프종에 대한 세포 독성 화학요법을 투여받는 환자의 **중증 호중구 감소증 기간을 감소**해줌(예방적으로 투여함)
- 용법: 항암화학요법 이후 약 24시간 후 SC함
- 기타: Filgrastim에 GlycoPEGlation 적목시킴

⇨ PEG 접목제제보다 ANC 회복이 1일 더 빠름

+ G-CSF 가격 [2020년 기준]

류코카인주 300	41,541원	뉴라스타 프리필드시린지주	780,525원
류코스팀주 300	59,702원		
류코스팀주 300 프리필드시린지주	63,265원	뉴라펙 프리필드시린지주	576,230원
그라신 300 프리필드시린지주	104,468원	듀라스틴주사액 프리필드시린지	580,643원
뉴트로진주 250	92,310원	롱퀵스프리필드주	594,429원

+ 고형암 환자에서의 G-CSF 주사제와 Fever

*** 고형암 환자에서의 Filgrastim & Lenograstim 주사제 급여기준**

- 원칙은 ANC 500/㎣ 미만 ~ 1,000/㎣ 까지 투여하는 경우에 인정함
- But, 발열 동반 시 ANC 1,000/㎣ 미만 ~ 3,000/㎣ 까지 투여 인정함

⇨ ANC 1,000/㎣ 미만에서부터 G-CSF 주사제를 투여는 시키고 싶지만 급여기준이 안되어 환자가 전액 본인부담을 해야 할 때 알게 모르게 Pseudo Fever로 기록하게 하여 급여로 투여시키는 경우도 있다고 함

암또 일화

내가 근무했었던 병동은 G-CSF 주사제 그라신 프리필드 시린지주가 자주 처방이 났었다. 그런데 이 주사제는 Needle이 함께 동봉되어 있지 않아서 투여하기 위해서는 Dressing Kit에 그라신 프리필드 시린지주와 소독할 솜, Needle을 담아가서 환자에게 투여했었다.(내가 근무한 곳은 ANC가 떨어진 환자에게 투여하는 것이므로 멸균적으로 SC 투여하게 하여 이렇게 했었다.) 이를 몰랐었던 아주 초기에 그라신주를 투여하려고 들고 갔었다가 Needle이 없어서 어떻게 투여하는 건지 몰라서 무척 당황 했었다. 그러다가 느낌으로 Needle을 껴서 쓰는 건가 하고 Station에 돌아가서 "저 이거 처음 투여해보는데요. 혹시 Needle을 껴서 쓰는 건가요?" 하고 물어서 주의사항과 투여법을 배울 수 있었다. 사실 나는 이 그라신주가 혈액응고저지제인 크렉산주처럼 Needle이 합쳐져 있는 형태일 줄 알았었다. 다른 G-CSF 주사제를 더 보면서 크렉산주처럼 Needle과 주사제가 합쳐져있는 일체형도 있고 이렇게 부착해서 쓰는 형태도 있다는 것은 후에 알게 되었다. 그러다 다른 친구네 병원에서 G-CSF 주사제인 듀라스틴과 혈액응고저지제인 크렉산주를 신규가 착각하여 반대로 투여했다는 소식을 접하게 되었는데 두 주사제의 효능 차이가 크고, 금액적인 면도 클 텐데 하고 '만약 내가 그랬다면?' 하고 상상해보니 아찔했다.

Plus+

'주요 Chemo 관련 약물' - 항구토제 & 식욕 촉진제

항암화학요법을 받은 후에 많은 분들이 오심/구토를 호소하였고, 구내염이나 다른 요인에 의해서 식욕을 잃고 음식 섭취를 어려워 하는 분들이 많았었다.

그러면 **영양결핍이 생기지 않도록 하기 위해서 오심/구토를 줄이기 위해서 항구토제가 처방됐었고, 지속한 Vomiting으로 인해 식욕이 저하된 분들에게는 식욕 촉진제가 처방되곤 했었다.**

평소에는 오심/구토를 호소하는 환자에게 PO Medi로는 맥페란정, Inj.으로는 멕쿨주가 처방됐었는데 Chemo Regimen의 항구토제로 온단트정·나제아오디정·에멘드정이 포함되어 나오는 것을 보았었고 환자상태에 따라 Chemo가 D/C 되면 **에멘드정의 급여기준이 Chemo 치는 날에만 해당하므로 약국에 반환약으로 잘 내리라는 말을 들었었다.**

그때 항구토제가 처방 대상에 조건이 있는 것 같으니 알아두어야겠다는 생각을 했었고, **식욕억제제도 종류에 따라서 급여 대상이 다르다는 것을 알게 되면서 함께 공부했었다.**

다인실을 쓰는 암 환자가 메게이스를 먹고 나서 식욕이 좋아졌다고 하면 그 옆의 폐렴환자나 보호자가 본인들도 그 약을 처방해주라고 했었다. 이때, 무작정 메게이스 원한다고 처방해주라고 Noti 할 게 아니라 이분은 암 환자가 아니므로 약제 비용을 전액본인부담 해야한다는 언급을 해주는 게 후에 Complaint를 피할 수 있었다.

비용 부담을 해서라도 복용하고 싶은 분들은 계속 약을 안 준다고 Complaint를 했고, 비용 부담을 몰랐던 분들은 후에 Complaint가 있었다. 여기서는 항암과 관련하여 항구토제와 식욕억제제 내용을 정리하였으니 가볍게 읽어보고 넘어가길 바란다.

다음은 **'구토에 관해 정리한 것'**이다.

❖ 오심/구역(Nausea)

- 목이나 명치에서 구토가 급박한 불쾌한 상태 or 메스꺼운 상태를 말함
- 구토가 발생하기 전에 나타나거나 or 구토와 동반되어 나타남

❖ 구토(Vomiting / Emesis)

- 소화관의 내용물이 식도를 거쳐 입 밖으로 배출되는 것을 말함
- 뇌 연수 부분의 구토중추 or 화학수용체방아쇠영역(CTZ)[15]이 자극 받으면 오심 및 구토를 일으키며, 도파민·세로토닌·아세틸콜린·히스타민 등의 신경전달물질도 오심 및 구토를 일으키는 데 관여함

1. 멀미로 인한 구토

- 내이의 전정계에서 자극을 받거나 특정 내이 장애로 인해 멀미가 발생하면 구토 반응이 나타남(Ex. 미로염, 체위성 현기증)

⇨ 히스타민, 아세틸콜린이 분포하는 청신경 or 내이신경을 자극하게 됨

2. 외적자극에 의한 구토

- 교액반사(Gag Reflex)라고 하며 인후두벽, 구개 편도부, 설근부에서 자극을 받으면 삼차신경, 설인신경, 미주신경을 통해 자극이 전달되어 구토 반응이 나타남(Ex. 손가락 주입, 격한 칫솔질 등)

3. 화학요법 등 약물로 인한 구토

- 약물은 장내의 창자크롬친화세포(Enterocromaffin cell)에서 세로토닌에 의해 세로토닌 수용체를 자극하며 척수의 미주신경을 통해 연수를 자극하여 구토 반응이 나타남(Ex. 알코올, 모르핀, 항암제 등)

4. 스트레스 및 심리적 요인에 의한 구토

- 도파민 수용체를 자극하여 구토 반응이 나타남(Ex. 폭식증, 학교거부증 등)

5. 대사성 변경 or 전신성 질병에 의한 구토

- 위장장애 中 위점막 자극으로 인한 것(Ex. 독성물질, 부패물질 등)

⇨ 위장 구조적 문제로 인한 것(Ex. 심한 위염, 위궤양, 유문부 협착 등)

- 중추신경계 장애에 의해 구토 반응이 나타남(Ex. 편두통, 수막염 등)

⇨ 뇌압 상승하면 연수가 자극되어 구토 반응이 나타남(Ex. 뇌종양 등)

- 급성 간염, 조기 임신, 중증 당뇨, 간부전, 신부전 등 신체 대사 변화에 의해서도 구토 반응이 나타남

---

15) 화학수용체방아쇠영역(CTZ, Chemoreceptor Trigger Zone): 뇌의 연수에 위치하는 영역으로 화학물질, 유독물질 등의 자극을 받으면 구토중추에 그 자극을 전달함

다음은 **'항구토제에 관해 정리한 것'**이다.

❖ 항구토제/진토제(Antiemetics)

- 수술·화학요법·방사선 요법 등으로 유발된 오심/구토를 예방 or 치료하기 위해 사용되는 약물임(항암제와 관련하여 많이 사용함)
- 구토가 계속되면 탈수, 심한 대사 불균형, 영양 고갈 등을 초래하므로, 구토를 억제하는 항구토제(=진토제)를 사용하여 조절함

⇨ 항구토제는 신경전달물질의 작용을 방해하여 오심 및 구토를 억제시킴

- 연수가 자극을 받으면 위의 출구인 유문은 닫히고 위장의 입구인 분문이 이완되며, 횡격막이나 복근이 수축하여 위의 내용물이 식도를 통하여 구강으로 배출되어짐(즉, 구토가 일어남)

⇨ 연수의 자극을 감소시키면 위의 출구인 유문이 열리게 되어 위장 배출 지연 장애가 해소되므로 **항구토제를 기능성 위장장애에도 자주 사용함**

❖ 항구토제 병용요법

- 덱사메타손(Dexamethasone): 아직 정확한 기전은 밝혀지지 않았으나 고용량의 Metoclopramide, 5-HT_3 길항제(세로토닌 수용체 길하제), Benxodiazepine(벤조디아제핀류), Butyrophenone(부티로페논류), Phenotizaine(페노치아진류) 등을 병용 투여 시 항구토 효과가 증가함
- 항히스타민제: 아직 정확한 기전은 밝혀지지 않았으나 병용 시 항구토 효과가 있어 항구토제와 함께 사용함(특히, 멀미에 효과가 좋음)

❖ 항암 화학요법에 의한 오심·구토
(CINV, Chemotherapy Induced Nasea and Vomiting)

- 항암화학요법동안 나타나는 주증상인 오심/구토를 말함

⇨ 대부분의 항암제는 구토를 조절하는 뇌 연수의 구토중추와 위장관 점막에 영향을 미쳐 오심 구토를 유발함

- 항암 화학요법에 의한 오심/구토는 항암치료를 하는 환자들의 치료 순응성을 낮추는 가장 큰 요인이므로, 오심/구토 증상을 중재해줌으로써 적절한 치료를 지속할 수 있게 도와야 함

❖ 항암 화학요법에 의한 오심·구토 증상

- 대개 항암제 투여 후 1시간에서 길게는 8시간 후에 증상이 나타나며, 항암제 투여 후 1주까지도 오심/구토 반응이 있을 수 있음
- 일부 환자는 항암제를 맞으면 토할 것이라는 이전의 학습된 경험에 의해 항암제를 투여받기 전부터 오심/구토 반응이 있기도 함
- 특히 젊은 환자나 여자 환자에서 증상이 심하며 개인별 차이가 심함

+ 항암제와 오심/구토의 종류

1. **즉발성(급성) 오심/구토(Acute Nasea/Vomiting)**
- 항암제 투여 직후부터 24시간 이내에 발생하는 오심/구토를 말함
⇨ 5~6시간 후에 가장 심하고 24시간 이내에 사라짐

2. **지연성 오심/구토(Delayed Nasea/Vomiting)**
- 항암제 투여 24시간 이후부터 수일간 지속되는 오심/구토를 말함
⇨ 48~72시간 사이가 가장 심하고 7일간 지속될 수 있음
⇨ 잠깐 가라 앉았다가 다시 나타나는 특징이 있음

3. **예측성 오심/구토(Anticipatory Nasea/Vomiting)**
- 항암제에 관해 생각만 해도 오심/구토가 유발되는 것을 말함
⇨ 항암제 종류에 상관없이 학습 효과에 의해 발생하며, 심한 오심/구토의 경험으로 불쾌한 냄새, 맛, 시각적인 자극 등에 의해 발생함

4. **돌발성 오심/구토(Breakthrough Nasea/Vomiting)**
- 예방적으로 항구토제 투여했음어도 발생하는 오심/구토를 말함

5. **불응성 오심/구토(Refractory Nasea/Vomiting)**
- 항구토제를 투여해도 함암치료 동안 오심/구토가 지속되는 것을 말함

+ CINV에 많이 사용하는 항구토제 차이점[16)]

구분		즉발성 오심/구토	지연성 오심/구토
1세대 5-HT_3 길항제	Ondansetron	O	X
	Granisetron	O	X
2세대 5-HT_3 길항제	Palonsetron	O	O
부신 피질 호르몬	Dexamethasone	O	O

항암제별로 사용하는 항구토제가 종종 달라지는데 이는 CINV를 얼마나 유발하냐에 따른 차이로, 자신이 간호하는 환자의 항암제에 따라 오심/구토가 얼마나 힘겨울지 조금이나마 이해하기 좋은 자료가 있어 첨부하오니 가볍게 보고 넘어가길 바란다.(뒷장 참조.)

16) 출처 - 미국 보스턴 Cambrdge Medical Center 연구팀의 연구 결과로 NEJM에서 발췌함

+ CINV에 따른 항암제 4분류

Level 1	최소위험 〈 10%	Bevacizumab, Bleomycin, Busulfan, Cladribine, Fludarabine, Vinblastine, Vincristine, Vinorelbine
Level 2	저위험 10~30%	Bortezomib, Cetuximab, Docetaxel, Cytarabine(≤100mg/m^2 of BSA), Etoposide, Fluorouracil, Gemcitabine, Lapatinib, Lxabepilone, Methotrexate, Mitomycin, Mitoxantrone, Paclitaxel, Pemetrexed, Temsirolimus, Topotecan, Trastuzumab
Level 3	중등도위험 31~90%	Carboplatin, Cytarabine(〉1g/m^2), Cyclophosphamide(≤1.5g/m^2), Daunorubicin, Doxorubicin, Epirubicin, Idarubicin, Ifosfamide, Irinotecan, Oxaliplatin
Level 4	고위험 〉90%	Carmustine, Cyclophosphamide(〉1.5g/m^2), Cisplatin, Dacarbazine, Mechlorethamine, Streptozocin

+ 항암제별 항구토제 처방 지침 - 구제요법(Resue Theraphy)

CINV 분류	구토 유발률	항암제 투약 첫 날 항암제 투약하기전 투약하는 항구토제	항암제 투약 이후 투약하는 항구토제
Level 1	〈 10%	불필요 or 필요 시	불필요
Level 2	10~30%	Dexamethsone / Metoclopramide / Prochlorperazine	불필요
Level 3	31~90%	5-HT_3 길항제 + Dexamethasone	2~3일째 5-HT_3 길항제 / Dexamethasone 투약함
Level 4	〉 90%	5-HT_3 길항제 + Dexamethasone + Aprepitant(에멘드)	2~3일째 Aprepitant + 2~4일째 Dexamethasone 투약함

다음은 '자주 쓰이는 항구토제에 관해 정리한 것'이다.

01 도파민 수용체 길항제(DA 길항제)

- NK1 수용체를 차단하여 지연성 오심/구토 반응을 억제함
- 특징: 중등도~고위험의 구토를 유발하는 항암화학요법을 암 화자에게 자주 사용하며 즉발성 및 지연성 CINV를 예방해줌
- 주의: 와파린, 경구피임제 등의 약물 대사에 관여하므로 주의함

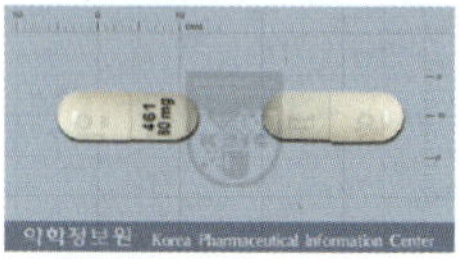	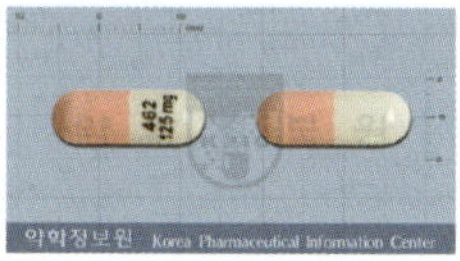	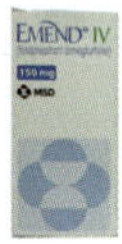
에멘드캡슐 80mg	**에멘드캡슐 125mg**	**에멘드IV주**
Aprepitant 성분		

02 도파민 수용체 길항제(DA 길항제)

- 상부 소화관 및 CTZ에서 도파민 수용체에 길항적으로 작용하여 구토를 유발하는 도파민의 작용을 차단하고 소화관의 운동 기능을 조절함
- 특징: 클로르프로마진, 페르페나진, 할로페리돌과 같은 정신신경용제도 도파민 수용체를 차단하므로 항구토제 약물로 이용할 수 있음
- 주의: 유방통증, 월경불순, 입마름, 추체외로장애(EPS) 유발 가능함

⇨ 아동과 청소년에서 근긴장 이상, 보행장애 등의 운동 장애 위험 있음

- **Domperidone**
- **Metoclopramide**

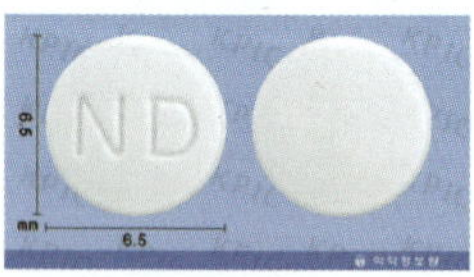	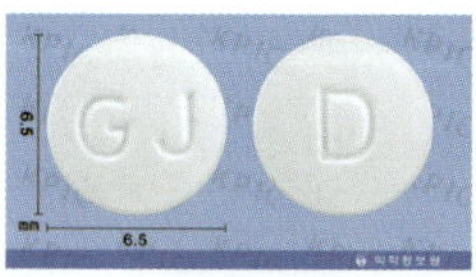	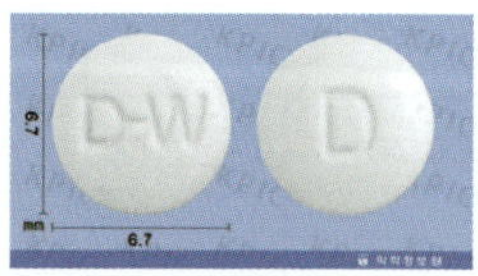
돔페린정	**돔프린정**	**돔피돈정**
이외 Domperidone 성분 약물 생략함		
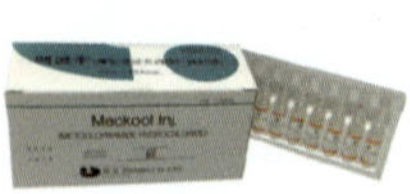	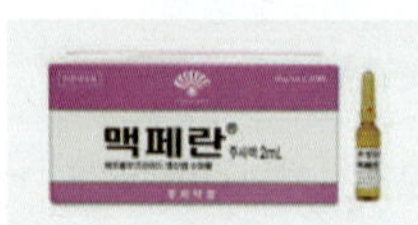	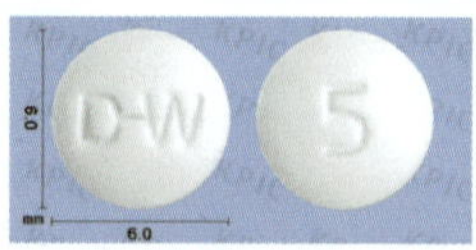
멕쿨주	**맥페란주**	**맥페란정**
이외 Metoclopramide 성분 약물 생략함		

03 세로토닌 수용체[17] 길항제(5-HT$_3$길항제)

- 말초적으로는 내장의 신경 말단에서 중추적으로는 CTZ에서 5-HT$_3$에 작용하여 오심/구토를 유발하는 세로토닌의 작용을 차단함
- 특징: 수술 후 구토 중재에도 유용하게 사용되며 작용지속시간이 길어 항암치료 및 방사선치료에 의해 유발되는 오심/구토 중재에 많이 사용함
- 주의: 변비, 간효소 수치 증가, 발진 등
- Ondansetron - Granisetron - Ramosetron - Palonosetron

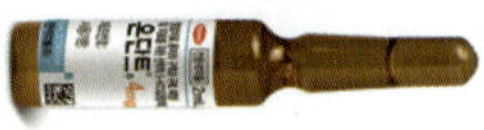	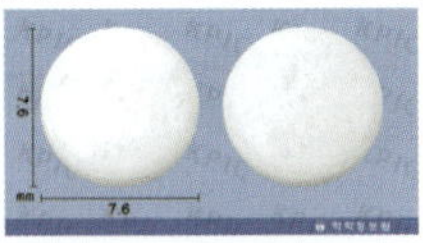	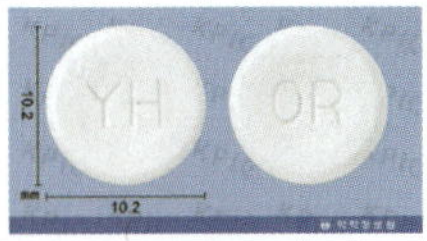
온단트주 4mL	온단트정 8mg	온세란정 8mg
이외 Ondansetron 성분 약물 생략함		
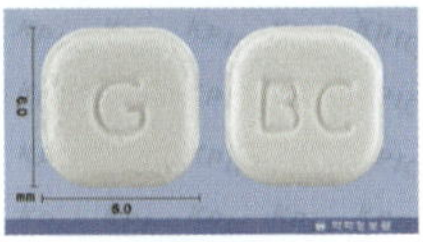	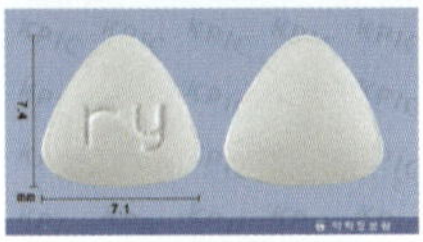	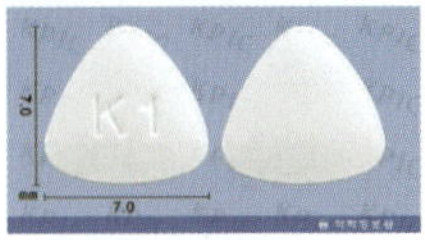
그라트릴오디정	카니트론정 1mg	카이트릴정 1mg
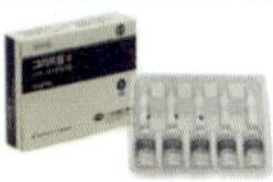	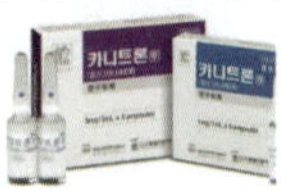	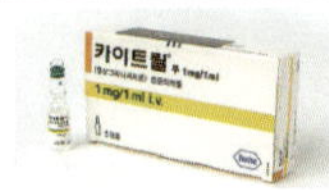
그라트릴주 1mL	카니트론주	카이트릴주 1mL
이외 Granisetron 성분 약물 생략함		
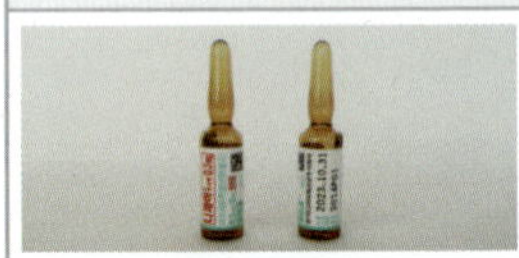	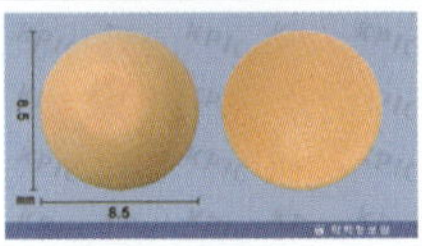	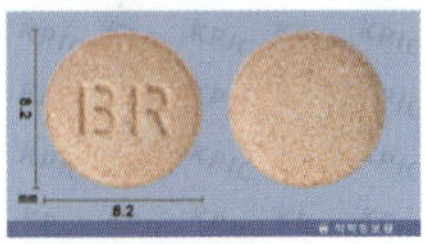
나제아주사액 0.3mg	나제아오디정 0.1mg	나제론오디정 0.1mg
이외 Ramosetron 성분 약물 생략함		
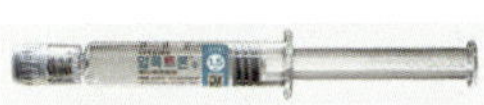	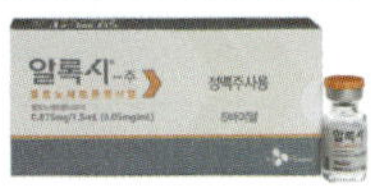	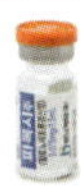
알록트론주 1.5mL	알록시주(1.5ml	파록시주(1.5ml)
이외 Palonosetron 성분 약물 생략함		

17) 5-HT: 세로토닌이라 하는 신경전달 물질로 뇌에 약 5%, 소화관에 약 95% 정도 존재하며, 5-HT1, 5-HT2, 5-HT3, 5-HT4 등의 여러 종류가 있으며 5-HT3, 5-HT4 수용체는 장의 운동 및 감각 조절에 중요한 역할을 함(5-HT4는 위장관 운동 촉진제에 사용됨)

04 항콜린제

- 전정핵으로부터 중추신경계로 들어오는 콜린성 신경전달과 망상체에서 구토 중추로의 콜린성 신경물질인 아세틸콜린을 차단해 줌으로써 부교감 신경 자극을 억제하여 오심/구토 반응을 억제함
- 특징: 장관 운동을 억제해주므로 기능성 위장장애에 많이 사용함
- 주의: 구갈, 변비, 시야흐림, 녹내장, 요정체 위험있음

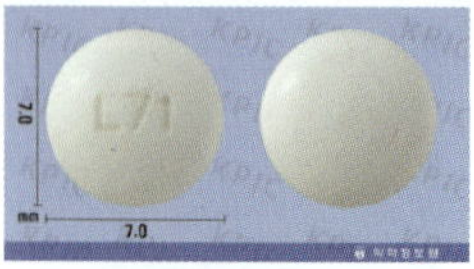	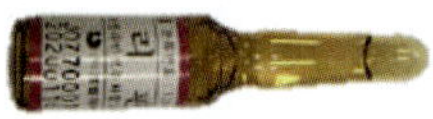	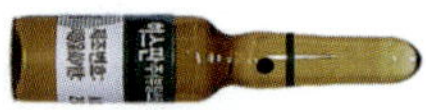
부스코판당의정	프리판주	히스판주
이외 Scopolamine 성분 약물 생략함		

05 항히스타민제

- 과자극된 전정기능을 억제하고 아세틸콜린에 대한 신경 흥분을 감소시켜 구토중추의 활성화를 억제하여 오심/구토 반응을 억제함
- 특징: 주로 멀미에 의한 오심/구토 중재에 사용함(진정, 졸음 주의)

⇨ 1세대가 주로 사용되고 2세대 항히스타민제는 중추신경계 작용이 적어 멀미 예방에 효과적이지 않아 잘 사용되지 않음

⇨ 구토를 감소시키는 피리독신과 졸음을 감소시키는 카페인 성분도 복합됨

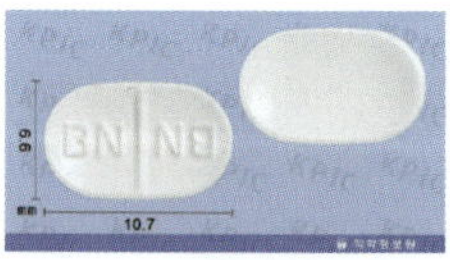	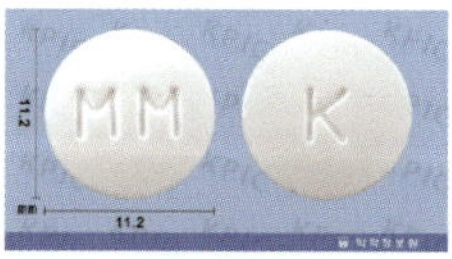	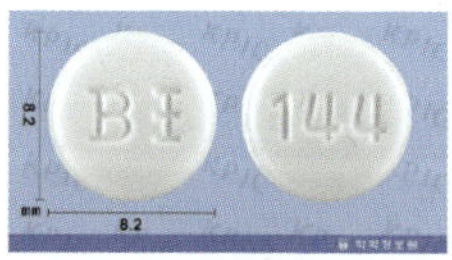
보나링에이정	키미테정	디멘정
Dimenhydrinate	Dimenhydrinate 포함 복합제 이외 생략함	
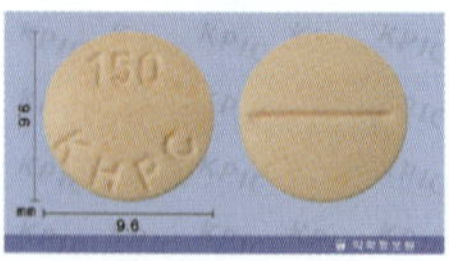	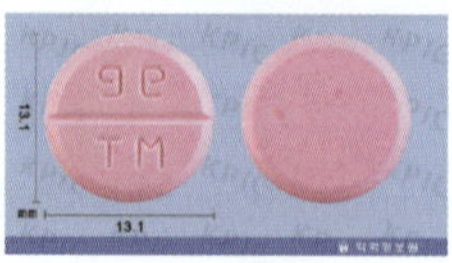	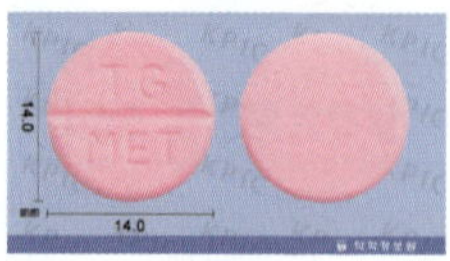
파비스염산메클리진정	트라밍엔정	메카인정
Meclizine	Meclizine 포함 복합제 이외 생략함	

+ 부신피질호르몬제 - 덱사메타손(Dexamethasone) ★★

＊ 암과 덱사메타손[18)]

- 직접적인 항암 작용 목적: 혈액암에서는 덱사메타손을 항암제로 사용함

⇨ 부신피질호르몬인 스테로이드는 염증을 치료하는데 사용하며, 암 환자가 암을 치유하는 과정에서 암 세포가 죽기 전에 병든 세포로 변하게 됨

⇨ 이때 인체 면역체계가 이런 병든 세포를 인식하여 공격하게 되어 환부에 염증이 생기고 붓게 됨(이런 염증을 치료하기 위해 덱사메타손 사용함)

- 항암제 투여로 인한 부작용 경감 목적: 일부 항암제의 경우 투여 후에 항암 중지를 해야 할 정도의 부작용이 심함(Ex. Taxen 계열: 탁솔 등)

⇨ 과민반응과 수분 저류를 방지할 목적으로 투여함

- 항구토 목적: 즉발성 구토의 경우 필요에 따라 항구토제와 함께 사용함 지연성 구토의 경우 단독 or 다른 위장관 관련 약물과 병용하여 사용함

⇨ 즉발성 구토에 대한 진토 목적으로 사용할 때는 대개 주사제를 사용함

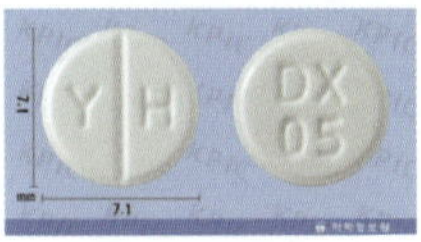	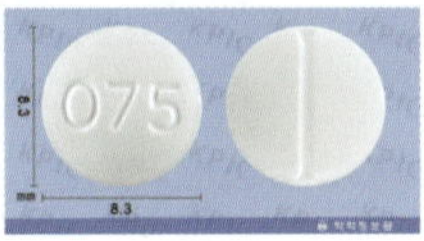	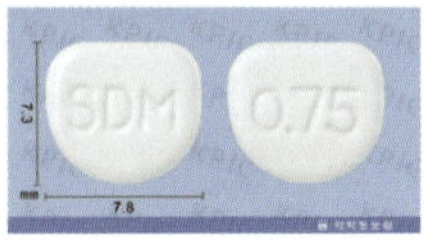
유한덱사메타손정	**부광덱사메타손정**	**신일덱사메타손정**
이외 Dexamethasone 성분 약물 생략함		

몇 항암 Regimen은 Chemo를 시작하기 전에 전처치 약물로 전날, 덱사메타손정을 8T를 복용하도록 해서 입원하는 날에 덱사를 복용했는지 확인하곤 했었다. 만약, 잊고 그냥 입원 오신 분들은 서둘러 주치의에게 연락하여 처방받아 복용시켰는데, 같은 항암제더라도 교수님에 따라 환자에게 덱사를 복용시키기도 했고 안 복용시키기도 했었다. 그래서 개인적으로 항암과 덱사메타손의 관계가 궁금했었다.

---

18) 서던캘리포니아대학(University of Southern California)에서는 화학요법의 부작용을 줄이기 위해 사용하는 덱사메타손과 라파마이신(rapamycin)을 병용하면 혈당이 증가하여 정상세포가 화합요법제에 민감하게 밝혀냈다는 연구를 발표하며 오히려 항암제 독성을 증가시킨다고 함

+ 항우울제 - 프로클로르페라진(Prochlorperazine)

- 페노티아진계(Phenothiazine)에 속하는 성분으로 항암제로 인한 메스꺼움 및 구토를 예방해줌(제2형 도파민성 수용체를 차단함)
- 특징: 조현병 증상을 완화하는 정형적 항정신성 약물이기도 함
- 주의: 졸음, 진정, 추체외로 증상 등의 부작용이 나타날 수 있음

⇨ 이외 항우울제 약물도 도파민 및 세로토닌 수용체에 길항작용을 하여 오심 및 구토를 감소시켜서 심한 위장관계 문제를 호소하는 환자들에게 2차적으로 항우울제를 추가하여 처방하곤 함

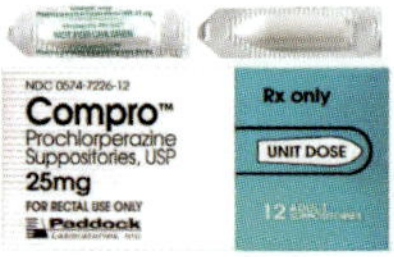	현재는 생산하고 있지 않음 But, 프로클로르페라진은 외국에서 다른 항구토제 성분만큼 진토 효능이 좋다는 임상연구 결과가 나오고 있음
콤프로 좌약	클로진정(한국유니온제약)

+ 항불안제 - 알프라졸람Alprazolam) & 로라제팜(Lorazepam)

- 예측성 구토는 항구토제가 잘 듣지 않아 항불안제 or 진정계통의 약물을 사용하여 중재함(첫 항암 시 오심/구토를 경험하지 않는 것이 중요함)

⇨ 예측성 구토의 경우 알프라졸람 or 로라제팜 0.5~2mg을 항암 치료 전날 밤이나 치료 당일 아침에 투여하면 효과가 좋다고 알려져 있음

⇨ 신경성으로 오심/구토가 심한 환자들에게도 처방됨 ★

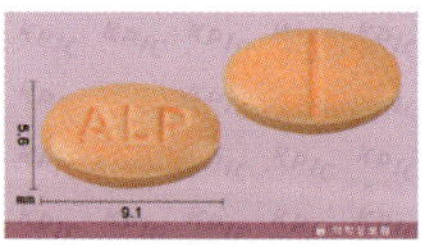	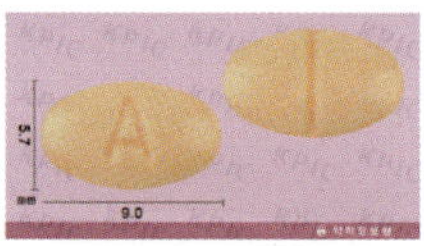	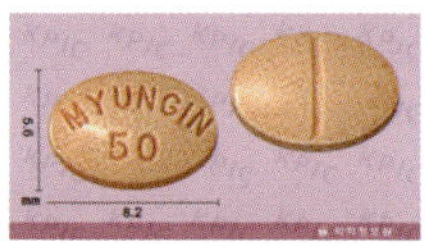
알프라낙스정 0.5mg	알프람정 0.5mg	자나팜정 0.5mg
이외 Alprazolam 성분 약물 생략함		

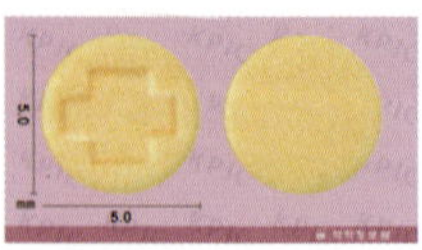	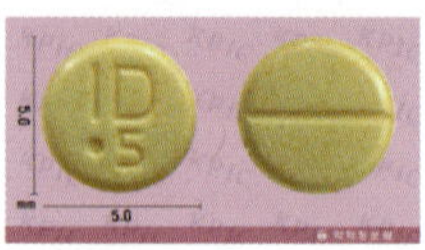	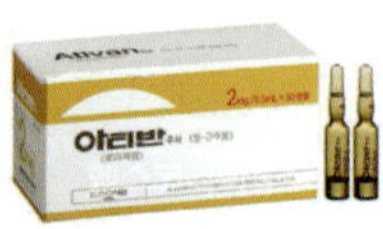
로라반정 0.5mg	아티반정 0.5mg	아티반주 0.5mL
이외 Lorazepam 성분 약물 생략함		

다음은 **'식욕부진에 관해 정리한 것'**이다.

❖ 식욕(Appetite)

- 음식에 대한 욕구로, **배고픔**으로부터 식욕이 나타나고 음식을 섭취하게 되면 **포만감**을 느끼게 되어 해소됨

⇨ 식욕은 섭식 활동을 유도하여 생존에 필요한 에너지를 만들게 함

- 뇌의 시상하부의 신경세포들은 신경전달물질 or 호르몬을 통해 우리 몸의 여러 부위에서 정보를 받아 식욕·배고픔·포만감을 조절함

⇨ 식욕억제물질: 렙틴(Leptin), 세로토닌(Serotonin) 등

⇨ 식욕촉진물질: 그렐린(Ghrelin), 신경펩타이드 Y(Neuropoptide Y) 등

❖ 식욕부진(Anorexia)

- 음식에 대한 욕구가 사라지는 것을 말함
- 위장 장애, 미각 장애(구강 건조 등), 정신적 스트레스에 의해 발생함

⇨ 암 환자는 수술 및 항암치료의 부작용과 후유증으로 식욕부진이 발생함

❖ 암 악액질 증후군(Cancer Anorexia Cachexia[19] Syndrome)

- 정상적인 영양지원으로도 **되돌릴 수 없는 암 환자의 현저한 체중감소와 지방 및 근육의 손실, 영양학적 대사 불균형을 초래하는 증후군임**

⇨ 종양세포에서 분비되는 염증을 매개하는 화학물질인 사이토카인에 의해 염증 반응이 심해지고 신진대사량이 증가하여 근육 단백질과 지방이 분해되어 나타나는 대사 장애로, 암 환자의 사망원인 1위임

⇨ 악액질에 의하여 체중 및 근육량이 감소하면 항암치료를 견디기 어렵고 삶의 질이 떨어지게 되며 기대 여명이 감소하게 됨

❖ 암 환자의 식욕부진 치료

- 구강 섭취가 불가능하면 경장 영양 or 정맥 영양을 시행함

⇨ 구강 섭취가 가능하다면 식욕이 더 떨어질 수 있고, 감염 등 위험성이 있으므로 포도당, 알부민과 같은 영양주사를 우선 고려하지는 않음

- 고열량, 고단백 음식을 권장하며 고지방 음식, 탄산음료는 피하도록 함
- 식전 가벼운 산책은 식욕촉진에 도움이 되고 장 움직임을 활발하게 함
- 통증으로 인해 식욕부진이 있는 경우 식전에 진통제를 복용하게 함
- 필요시에는 식욕 촉진제와 같은 약물 사용을 고려함

---

19) 악액질(Cachexia): 피골이 상접하는 고도의 전신쇠약증상을 말하며, 단순히 못 먹어서 체중감소가 나타나는 것이 아니라 질환에 의해 에너지가 만성적으로 필요 없는 곳에 소모되며, 잘 먹어도 영양분이 병소를 성장시키는 데 이용되어 심각한 영양 부족 상태가 되어 나타나는 증상임

다음은 **'자주 사용하는 식욕촉진제에 관해 정리한 것'**이다.

01 시프로헵타딘(Cyproheptadine)

- 특징: 항히스타민제이자 세로토닌 길항제로 식욕을 촉진시켜 줌
  - ⇨ 뇌의 시상하부에 있는 포만 중추에 식욕 억제 물질인 **세로토닌이라는 신경전달물질 대신 시프로헵타딘이 결합**하여 포만감을 덜 느끼게 함
  - ⇨ 음식을 더 섭취하도록 하여 건강한 식사를 유도하고 식사를 통한 균형잡힌 영양 공급을 도와줌(입맛이 더 돌게 하는 효능은 없음)
- 기타: 본래는 항히스민제로써 비염 및 알레르기 치료제로 사용했지만 현재는 식욕촉진제의 용도로만 사용되고 있음
- 주의: 항히스타민제 부작용으로 진정, 졸음 등 및 항콜린 부작용으로 구갈, 변비, 시야흐림, 녹내장, 요정체 등이 나타날 수 있음
  - ⇨ 항히스타민제는 항콜린제의 수용체와 구조적으로 비슷하여 복용하면, 히스타민 분비억제 효과와 더불어 항콜린 작용도 나타남

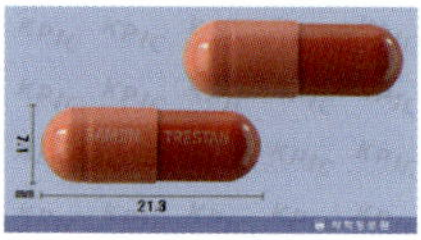	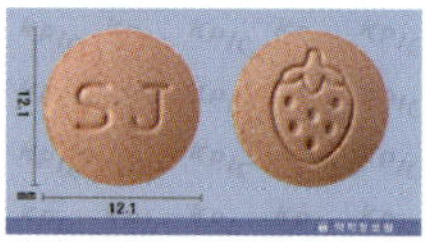	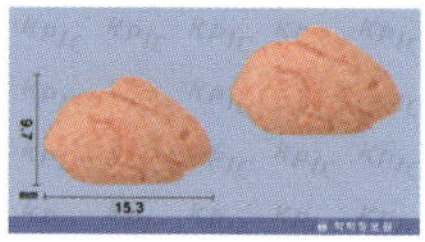
트레스탄캡슐	**트레스탄츄정**	**트레스오릭스휘트정**
이외 Cyphroheptadine 성분 약물 생략함		

02 메게스트롤 아세테이트(Megestrol Acetate)

- 특징: 합성 프로게스테론제로 식욕을 촉진시켜 줌
  - ⇨ 식욕억제를 일으키는 사이토카인의 과도한 분비를 억제하고, 시상하부의 식욕촉진물질인 신경펩타이드 Y 분비를 촉진하여 식욕을 증진시켜주며, 염증 수치가 줄어들고 지방 조직도 늘어나는 효과가 있음
- 기타: 식욕증가·체중증가의 효과가 있어 **식욕촉진제로도 사용**하게 됨
- 주의: 합성프로게스테론제이므로 임부가 사용하면 태아에게 유해하며, 남성에게서는 성기능 장애, 여성에게서는 질 출혈 등이 나타날 수 있음
  이외에도 혈전색전증, 장기 투여시 고혈당 및 당뇨가 발생할 수 있음

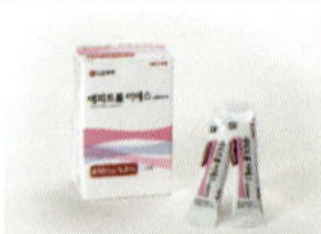	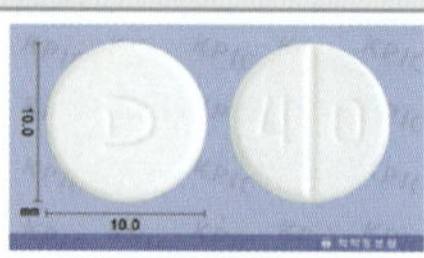	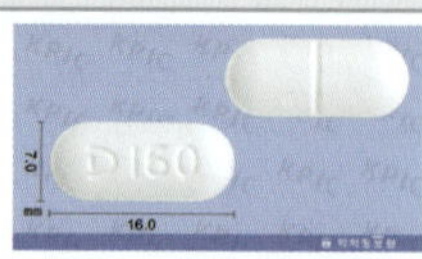
애피트롤이에스내복현탁액	**메게시아정 40mg**	**메게시아정 160mg**
이외 Megestrol Acetate 성분 약물 생략함		

+ 시프로헵타딘 vs 메게스트롤 아세테이트

	시프로헵타딘	메게스트롤 아세테이트
종류	트레스탄	메게이스, 애피트롤
의약품	**일반의약품**	**전문의약품**
	의사의 처방 필요없음	의사의 처방이 필요함
적응증	식욕부진	AIDS or 암 환자의 식욕부진
복용법	공복, 식전 복용 권장	식후 복용 권장
소아	소아도 복용 가능함 3~6세는 1/2 캡슐씩 1일 2회, 7~12세는 1캡슐씩 1일 2회	소아에게는 권장되지 않음 유효성, 안정성 확립되지 않음
급여	비급여 약물 (AIDS or 암 환자도 비급여)	AIDS or 암 환자만 급여 약물 (이외 환자에게는 비급여)
부작용	**항히스타민 부작용**	**합성 프로게스테론 부작용**
	진정, 졸음 등	혈전색전증 등
	항콜린성 부작용	**합성 스테로이드 부작용**
	구갈, 변비, 시야흐림 등	고혈당, 당뇨 등

암또 일화

입사한지 얼마 안되었을 때 한 환자가 내게 입맛 돋우는 약을 달라고 했었다. 독립 전 신규간호사 교육 중이었기에 그날 내 담당 선생님께 말을 전했어야 했는데, 그간의 눈치상 막연하게 말하는 것보다는 확실하게 어떤 약을 원하는 건지 알아내야 할 거 같았다. 하지만 그동안 그 환자가 복용했던 약 이름을 봐도 어떤 약인지를 잘 모르던 때라 약 이름을 알아낼 수가 없었다. 한편으론 식욕촉진제의 존재를 몰랐기에 진짜로 그러한 약이 있는건가 싶은 마음으로 담당 선생님께 "OOO환자분이 약간 레몬 맛이 나는 입맛 돋우는 약을 달라고 하는데 무슨 약인지는 모르겠어요."하고 눈치를 보면서 말을 전했었다. 그러자 선생님이 "음. 메게이스 말하나보다."하고 주치의에게 연락하여 처방받는 것을 봤었다. 그 뒤로 환자들이 입맛 돋우는 약을 원한다하면 메게이스를 생각하며 주치의에게 연락했었는데, 몇몇 환자는 암 환자가 아니어서 급여 조건이 안 맞는다며 처방을 자제하는 경우도 있었다. 그런데도 환자가 강력히 원하여 비급여로 처방할 때, 메게이스보다는 상대적으로 저렴한 트레스탄을 처방하는 것을 보면서 그때 약의 효능과 함께 금액적인 면을 생각해보게 되었다.

+ 위장관 운동 촉진제

- 목적: 암으로부터 발생한 위장관계 장애 치료의 보조요법으로 사용함
- 암 환자의 사용: 위장관계 장애(위의 운동 정체, 음식물의 위 배출 지연)는 만성 오심, 조기 포만감, 변비 등을 유발하여 식욕부진이 더 심해짐

⇨ 위장운동을 촉진함으로써 식욕부진을 일으키는 문제를 줄여줌

- 성분: Metoclopromide, Mosapride 등

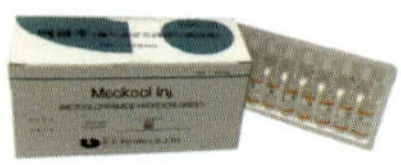	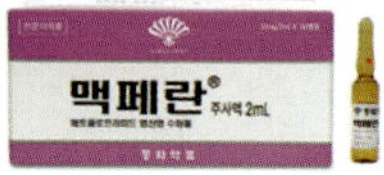	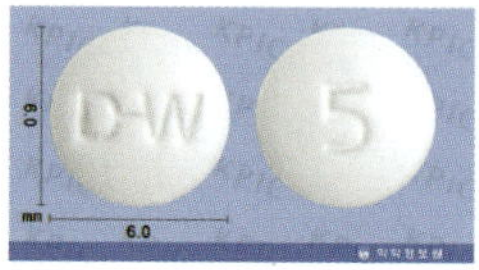
멕쿨주	**맥페란주**	**맥페란정**
이외 Metoclopramide 성분 약물 생략함		
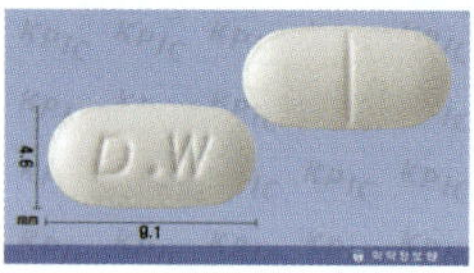	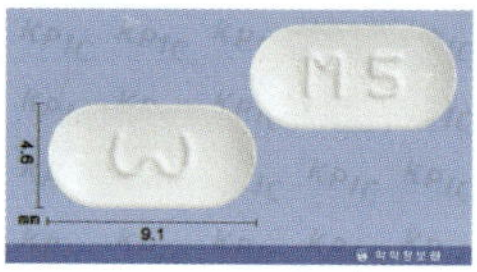	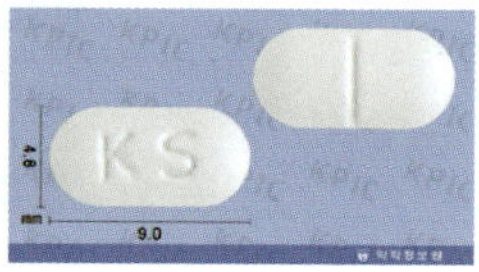
가스모틴정 5mg	**가스핀정**	**모사프린정**
Mosapride 성분 이외 약물 생략함		

+ 스테로이드제

- 목적: 암과 관련된 증상을 개선하기 위해 사용함
- 암 환자의 사용: **식욕촉진 목적**, 혈액암(백혈병, 림프종 등) 환자의 치료, 척추 or 뇌로 암이 전이된 환자의 전이 병소의 염증 및 부종 조절 목적, 암 환자의 항암치료 시 구토 억제 목적으로 사용함
- 주의: 장기간 복용하게 되면 **부신 기능 저하증**에 의해 오히려 식욕부진, 오심, 전신 쇠약과 같은 또 다른 부작용이 나타날 수 있음
- 성분: Prednisone, Hydrocortisone, Dexamethasone 등

⇨ But, 식약처에서 효능·효과로 정식 허가한 약품은 없음

+ 경관 영양식

- 경관 영양식은 건강 식품회사에서 생산 판매하는 영양식으로 뉴케어, 그린비아, 메디웰, 뉴트리웰, 케어웰, 메디푸드 등이 있음

⇨ 건강보험 적용이 되지 않아 엔커버에 비해 상대적으로 비쌈

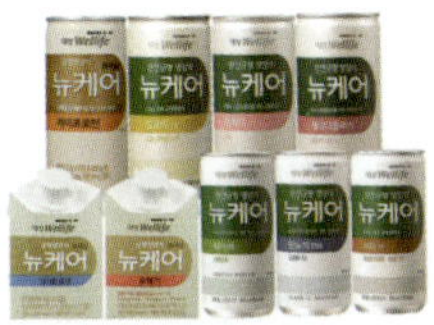

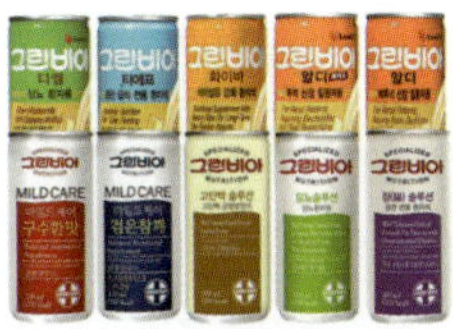

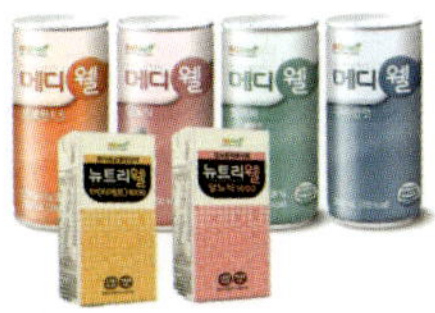

뉴케어	그린비아	메디웰
이외 종류 생략함		

+ 경장 영양제 ★

- 경장 영양제는 의사 처방을 통해서만 공급받을 수 있는 전문의약품으로, 엔커버, 하모닐란 등의 제품이 있음(IV Line으로 주지 않도록 주의 ★)

⇨ 경관 영양제는 치료 목적이기에 건강보험 적용이 되어 비교적 저렴함

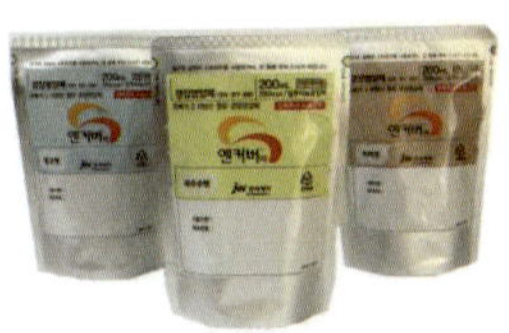

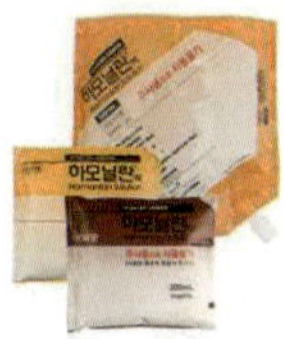

엔커버	하모닐란
이외 종류 생략함	

항암 부작용으로 인해 식욕부진이 심한 암 환자들이 삼키기 쉬운 죽 or 미음을 원하는 경우가 많은데, **상대적으로 열량이 부족하므로 이를 보충해주기 위해 고단백·고열량 쉐이크를 하루에 2~3병씩을 식사 중간에 조금씩 섭취하도록 권장했었다.** 이 중 경장 영양제인 엔커버의 경우 구강 섭취가 가능한 암 환자여도 악액질이 심하다면 영양분 보충을 위해 간식 개념으로 처방되곤 했었다.(L-tube나 PEG를 가지고 있지 않은데 처방되는 이유나, 어떤 제품은 Dr.에게 처방받고 어떤 제품은 시중에서 살 수 있는지 차이를 알아두면 좋다.)

1-03 '항암' 에러 친 신규간호사
'하아' 한숨 쉬고 있지 말자!(항암 편)

'기타 Chemo 관련 질문' - 종양 표지자

학부 시절에 성인간호학을 공부하면서 '다음 중 종양표지자와 관련 있는 암의 종류가 올바르게 연결된 것을 고르라'는 문제를 풀어본 적이 있었다. 그때는 국가고시에 합격하는 게 목표이니 암의 종류와 종양표지자를 연결해서 달달달 외우기만 했었다.

그래서 **'혈액검사를 통해 암을 의심해볼 수 있다' 정도는 알았지만**, 어느 수치를 얼마나 유의미하게 보는 건지 그런 것은 잘 몰랐었다.

또한 성인간호학 문제집에서 보던 것만큼 **종양표지자가 딱 1개의 암만 대표하는 지표가 아니어서 무슨 기준으로 어떤 암을 의심해야 하는 건지 궁금했었다.**

혈액검사 결과지에는 수치가 참고치보다 높다/낮다 정도만 나오니그 의미를 아는 것은 오로지 공부한 사람만 알 수 있었다. 모르는 사람은 '혈액검사 시행한 거에서 이 항목이 많이 높았네?' 정도로 끝나겠지만 **그 의미를 아는 사람은 '뭐야? 이 항목 왜 이렇게 높아? 이쪽 부위로 전이된 거 아니야? 그래서 여기 상태 본다고 CT/MRI 검사 낸 거 같은데?' 라던지 '폐 쪽이 Origin 아닌 거 같다고 하더니 이쪽 부위 의심하려고 이 항목 검사해 보는 건가? or 이쪽 부위로 전인 의심하는 거 같더니 높네' 하는 모습을 보였었다.**

지금은 심사과에서 일을 하는 사람으로서 심사를 하기 위해 의무기록을 보다 보면 환자가 호소하는 증상에 맞춰 필요한 검사를 통해서도 암을 찾아내지만, 검진 차원에서 시행하였던 혈액검사의 종양표지자 수치가 유의미하여 추가 검사를 통해 조기에 암을 찾고 치료를 받게 하는 것을 보면서 이게 진짜 의료인이라고 느꼈었다.

최소한 어떤 항목이 무슨 암을 의심하게 하는지라도 알아둔다면 더 좋은 의료인이 될 수 있지 않을까?(이 부분은 알아두길 바란다.)

다음은 **'종양 표지자에 관해 정리한 것'**이다.

❖ 종양 표지자(Tumor Marker)

- 종양세포에서 생성되어 분비되거나 암 조직에 대한 반응으로 주위의 정상조직에서 생성되는 물질임(Ex. PSA, CA 19-9, CEA 등)
- 혈액이나 다른 체액에서 측정하여 **암 조직의 존재 여부를 결정**하거나 **정상조직과 암 조직을 감별**하는 데 이용함
- 정확한 진단을 위해 **종양 표지자 검사 결과에 영상검사(CT, MRI 등) 및 조직검사 결과를 조합하여 해석**해야 함

❖ 종양 표지자의 목적

- **암의 선별, 진단, 예후 결정, 치료 효과 평가, 재발 발견** 목적으로 시행함

⇨ 무증상의 사람에게서 암을 선별하는 것과 증상을 보이는 사람에게서 감별 진단, 암의 임상적 병기 결정, 종양의 크기 추정, 종양 진행에 따른 예후 판정, 암 치료에 대한 성공 여부 평가, 암 재발의 발견, 암 치료에 대한 반응도 감시 등의 목적으로 이용함

❖ 이상적인 종양 표지자

- 쉽게 채취할 수 있는 체액에서 간단하고 비싸지 않게 검사할 수 있어야 함
- 알고자 하는 종양에서 반응을 보이는 **특이도**가 있어야 함
- 암 조직의 크기와 혈중 수치가 상관성을 가져야 함
- 다른 진단 방법으로는 알 수 없는 아주 작은 암 조직의 존재를 체액을 통해 알 수 있어야 하고, 체액 내의 수치가 사람마다 일정해야 함

⇨ 이상적인 종양 표지자는 **특이도** 및 **충분한 민감도**가 요구됨[20)]

- 암이 없는 정상인에게서 존재하는 물질이라면 암 환자의 수치보다 현저히 낮아서 정상인과 암 환자가 쉽게 구별되면 좋은 종양 표지자임⇨ 전립선암의 존재를 확인해주는 PSA가 있음

❖ 종양 연관성 표지자(Tumor Associated Marker)

- 이상 조건을 만족하는 종양 표지자는 일부에 불과하며 현재 사용하는 대부분의 종양 표지자는 **동일 조직의 다른 종양에서도 발견됨**

⇨ 주 호소 및 증상 등을 조합하여 종양의 위치를 찾아내게 됨

---

20) 선별검사(Screening): 증상이 없는 사람들을 대상으로 특정 질환이 있는지 알아보는 검사
진단검사(Diagnosic Test): 증상이 있거나 선별검사상 이상있을 때 특정 질환이 있는지 알아보는 검사
특이도(Specificity): 질환이 없는 사람들을 얼마나 잘 배제하는지를 나타내는 지표임
민감도(Sensitivity): 질환이 있는 사람들을 얼마나 잘 검출하는지를 나타내는 지표임
위양성(False Positive): 실제로 질환이 없지만 검사상 양성으로 나옴(민감도 ↑, 위양성 ↑)
위음성(False Negative): 실제로 질환이 있지만 검사상 음성으로 나옴(특이도 ↑, 위음성 ↑)

★ 종양 표지자의 사용

1. 종양표지자 검사로 암을 선별함

- 건강한 사람에게서는 종양 표지자가 거의 검출되지 않음
- 암 환자에서는 호르몬·효소·특수 단백 등 종양 표지자로 사용하는 지표가 혈중 농도 or 소변에서 검출되거나 상승되어 나타남

⇨ 검출 or 상승된 지표는 암세포가 체내에 존재 할 수 있음을 의미함

2. 확진은 추가검사(내시경·골수검사·조직검사 등)가 필요함

⇨ 매우 높은 수준의 특이도와 민감도를 가진 종양 표지자가 아니라면 종양 표지자 검사 단독으로 암을 확진하는 것은 무리임

⇨ 종양 표지자 검사 결과로 암의 병기를 추측하여 예후를 확인함

3. 암 치료 후 종양 표지자 검사를 통해 모니터링함

- 수술 or 항암 치료 후에 종양 표지자 검사를 정기적으로 시행함으로써 수치가 증가하지 않는지 확인함(암이 잘 제거된 경우 수치는 감소함)

⇨ 수치가 다시 증가하면 암의 재발 의심가능함

+ 종양 표지자 종류

*** 범종양 표지자(Broad Spectrum Tumor Marker)**

- 여러 암에서 수치가 상승되어 나타나는 표지자(Ex. CEA, TPA 등)
- 체내에 암 존재를 의심할 수는 있으나 구체적인 장기는 알기 어려움

*** 장기 특이적 종양 표지자(Organ Specific Tumor Marker)**

- 특정 장기에 특정 표지자를 범종양 표지자와 함께 조합하여 사용함

⇨ 간암 의심 시 AFP와 함께 PIVKA2 / ALP 조합하여 검사 시행함

- 암 진단 후 예후를 살필 때는 단독으로 사용가능함

암또 일화

처음 종양 표지자 검사에 관해서 공부할 때, 피검사로 암이 있는지 없는지를 대략은 알 수 있으니까 최대한 많은 항목을 한 번에 검사하면 되지 않나 하고 생각했었다. 그리고 종양 표지자 항목도 이렇게 다양하게 있는지도 몰랐었다. 후에, 검사 항목당 약 5만 원 전·후로 검사 비용이 비싸다는 것과 건강 보험상 급여로 시행할 수 있는 지표의 개수 제한이 있다는 것을 알게 되었다. 그래서 면역검사인 종양 표지자 항목과 함께 관련 있는 전해질 검사 항목이 적절하게 조합하여 검사하는 게 중요하다고 느낄 수 있었다.

★ 암 종류별 주요 종양표지자

1	두경부암		SCC 보조표지자: CEA, TPA, CA19-9, BFP
2	갑상선암		Thyroglobulin, Clacitonin 보조표지자: CEA, TPA
3	식도암		SCC 보조표지자: CEA, TPA
4	위암		**CEA, CA19-9**, STN
5	폐암	선암	**CEA** 보조표지자: SLX
		편평 상피암	**SCC** 보조표지자: NCC-ST-439
		소세포암	**NSE, CEA** 보조표지자: **SLX**, pro GRP, CYFRA 21-1
6	간암		**AFP, PIVKA-II** + 보조표지자: ALP 간 내 담관암 : CA19-9
7	췌장암		**CA19-9** + SLX, NSS-ST-439 + DUPAN-2, CEA POA, Elastase 1
8	담도계암		CEA, Elastase 1 + DUPAN-2, SPAN-1
9	대장암		**CEA, CA19-9**, STN
10	유방암		**CA 15-3, CEA**, NCC-ST-439, TPA CA 549, CA 27.29, HER-2, BRCA1/2
11	자궁암	경부암	**SCC**
		체부암	**CA-125** 보조 표지자: BFP, CA15-3, TPA
12	난소암		**CA 125, CA72-4,** SLX, LDH, HCG, He4 + AFP
13	전립선암		**PSA, PAP,** γ-SM
14	고환암		**AFP,** BFP, LDH, HCG
15	신장암		BFP, IAP
16	방광암		TPA, IAP
17	혈액암		β_2M, Ferritin

01 암태아성 항원(Oncofetal Antigens)

암배아 항원 (CEA)	* CEA, Carcino-Emryonic Antigen - 참고치(성인): **비흡연자 ≤ 2.5ng/mL, 흡연자 ≤ 5ng/mL** - 의심 가능 암: 소화기암(위암·**대장암★**) 등 - 특징: 2~6개월 태아의 소화기 조직에서 볼 수 있는 당단백 물질로 암이 발생하면 볼 수 있어서 **범종양표지자**로 사용함 ⇨ 10~29ng/mL: 암 존재 의심, 〉20ng/mL: 암 전이 의심 - 기타: 간 질환 ·폐 질환·염증성 질환에도 수치 상승함 ⇨ CEA만으로 암 확진은 어려움(예후나 추적검사에 이용함) ⇨ 대장암: 치료 전 중증도 결정·수술 후 경과관찰에 이용함 - Tip: 수술 후에도 수치가 증가되 있다면 악성종양을 완전히 제거하지 못함 or 다른 조직으로의 전이 or 재발을 의심함
염기성 태아 단백 (BFP)	* BFP, Basic Feto-Protein - 참고치(성인): **〈 75ng/mL** - 의심 가능 암: **소화기암·비뇨생식기암** 등 - 특징: 태아의 혈액 or 장 조직에서만 볼 수 있는 단백물질로 암 발생한 성인에게 상승된 수치로 측정되는 **범종양표지자**임 ⇨ 장기 특이성이 낮고 각종 암에서 비교적 일정한 양성률을 보이지만 CEA·AFP 만큼 위양성률도 높음 - 기타: 암 확진보다는 암의 경과관찰에 많이 사용함
알파 태아단백 (AFP)	* AFP, Alpha Feto-Protein - 참고치(성인): **≤ 7ng/mL** - 의심 가능 암: **간암**·배아세포암 등 - 특징: 태아혈청 당단백으로 태생기에 생성되고 생후에 감소하여 건강한 성인에게는 검출되기 어렵지만 암환자에게는 발견됨 ⇨ 특히 **간암**에서 상승하므로 **간암 선별검사 지표로 이용함** - Tip: 간 질환(간염·간경화)에서도 상승하는데 후에 간암으로 진행될 수 있으므로 간 질환의 조기발견 및 진단에도 유용함 - 기타: 배아세포암에서도 상승함(AFP·HCC 수치 모두 상승)
AFP-L3 (%)	- 참고치(성인): **AFP Total ≤ 10ng/mL, AFP L3 〈10%** - 의심 가능 암: **간암** 등 - 특징: AFP의 분획으로 간암에서 수치가 증가하여 **간암에 특이적인 종양표지자로 조기 진단에 무척 유용함**

편평 상피암 관련항원 (SCC)	* SCC, Squamous Cell Carcinoma related antigen - 참고치(성인): ≤ 1.5ng/mL - 의심 가능 암: **자궁경부암·폐암**·두경부암·식도암 등 - 특징: 자궁경부 편평상피암 조직에서 발견한 단백물질임 ⇨ 외음부·혀·인두·식도·폐 등 편평상피암에서 양성소견 보임 ⇨ 특정암 조기진단보다 전이·치료효과·재발여부에 이용함
췌장암 태아성 항원 (POA)	* POA, Pancreatic Oncofetal Antigen - 참고치(성인): 〈 15U/mL - 의심 가능 암: 소화기암(간암·담관암·**췌장암★**)등 - 특징: 태아의 췌장에서 추출된 항원성 물질로 췌장암 환자에게서 상승된 수치로 발견됨(췌장암 진단 및 경과관찰에 이용함)
조직 폴리 펩티드 항원 (TPA)	* TPA, Tissue Polypeptide Antigen(TPS) - 참고치(성인): 〈 75U/L - 의심 가능 암: 유방암·난소암·전립선암·소화기암 등 - 특징: 정상 조직에선 볼 수 없고 종양 조직에서 볼 수 있는 단백으로 암세포의 증식활성을 반영하는 **2세대 종양표지자**임 ⇨ 각종 암의 조기에 상승하고 수술치료에 따라 빠르게 감소함 ⇨ 암 이외 질환에서도 고농도를 보이지만 수치가 일시적으로 상승하지만 **암에서는 비교적 수치가 서서히 증가함**

+ 종양 관련 항원(TAA, Tumor Assosiated Antigen)

- 세포암화에 따라 발현하는 항원 中 암세포 특이적인 항원이 아닌 항원 ⇨ 성숙개체에는 존재하지 않지만 태생기에 발현하는 **암태아성 항원** ⇨ 정상세포와 비교하면 당사슬수식이 변화하는 항원(**탄수화물 항원**) ⇨ 대응하는 정상세포에도 **미량으로 존재하는 항원, 바이러스 항원** 등	
SLX	* SLX, Sialyl Lex-1 Antigen, SSEA-1 Antigen - 참고치(성인): ≤ 38U/mL - 의심 가능 암: **폐암**·난소암·자궁암·소화기암 등 - 특징 : 폐선암 등 선암 진단에 유용한 당쇄성 종양표지자임
STN	* STN, Sialyl Tn Antigen - 참고치(성인): ≤ 45U/mL - 의심 가능 질환: **난소암·자궁경부암**·소화기암 등 - 특징 : 악성종양에서 종양 표지 물질 항원으로 여러가지 **부인과 악성종양에서의 예후 관찰 종양표지자로 이용함**

02 탄수화물 항원(Carbohydrate Antigen)

CA 125	* CA 125, Cancer Antigen 125 - 참고치(성인): ≤ 35U/mL - 의심 가능 암: **난소암(장액성 낭포선암)**·자궁내막암 등 - 특징: 고분자 당단백 항원 물질로 종양 or 염증질환에서 많이 생성됨(특히 **장액성 난소암**에서 높은 양성소견 보임) - 기타: 다른 종류 암·자궁내막증·난소낭종·골반염에서도 상승된 수치를 보이므로 CA 125만으로 암 확진은 어려움 - Tip: 임신초기(12주)에 40~200U/mL로 오르기도 함
CA 602	- 참고치(성인): ≤ 63U/mL - 의심 가능 암: **난소암** 등 - 특징: 난소암 중 비교적 빈도가 높은 뮤신(Mucin)성 낭포성 선암에 양성율이 높으며 CA 125의 단점을 보완해 줌
CA 130	- 참고치(성인): ≤ 35U/mL - 의심 가능 암: **난소암**·자궁암·소화기암 등 - 특징: 난소암의 진단과 수술 후 치료경과 모니터링에 유용함
CA 72-4	- 참고치(성인): 〈 4U/mL - 의심 가능 암: **난소암·소화기암** 등 - 특징: B 72.3 or CC 49 항체인 종양관련 항원 물질임 - 기타: CA 125보다 점액성암·자궁내막증에서 위양성률 낮음 ⇨ 특히 위암에서도 높은 양성률을 보여 유용하게 이용함
CA 19-9	- 참고치(성인): ≤ 34U/mL - 의심 가능 암: 소화기암(위암·대장암·**췌장암★**) 등 - 특징: 위장관 선암에서 발견되는 당지질로 소화기암에서 높은 양성소견을 보여 **소화기암 종양표지자**로 많이 이용함 - 기타: 대장암에서의 CA 19-9 이용은 근거가 부족하고, 췌장암에서의 선별검사 이용은 민감도와 특이도가 떨어짐 ⇨ But **수술여부 판단과 재발여부 판단할 때 의미 있음**
CA 50	- 참고치(성인): ≤ 35U/mL - 의심 가능 질환: 소화기암(담도계암·**췌장암**) 등 - 특징: 췌장암 및 담도암의 선별검사 지표로 유용함 ⇨ 양성종양과 악성종양 감별진단을 목적으로 많이 사용함

CA 15-3	- 참고치(성인): ≤ 26.4U/mL - 의심 가능 암: **전이성 유방암** 등 - 특징: 유방선 상피조직에서 분비되는 뮤신의 항원 물질로 선암의 표면에서 과발현됨으로써 양이 증가하여 검출됨 ⇨ 비전이성 유방암은 양성률이 낮으나 **전이성은 유방암은 양성률이 높고 추적 지표로서 민감도와 특이도가 높음** ⇨ 유방암 치료평가· 경과관찰· 재발 및 전이 여부에 이용함 - 기타: Fibrinogen이 있으면 위음성 결과 나올 수도 있음
CA 27.29	- 참고치(성인): 〈 38U/mL - 의심 가능 암: **유방암** 등 - 특징: 뮤신 관련 항원 물질로 **15-3보다 민감도가 높음** - 기타: CA 15-3 or CA 27.29 中 1개만 할 가능성 큼
CA 549	- 참고치(성인): 〈 12U/mL - 의심 가능 암: **유방암** 등 - 특징: 유방암 진단을 위한 **새로운 종양 표지자**임 ⇨ 비종양성 질환 or 비유방암에서 CEA보다 특이도가 높고 진행성 질환에서는 민감도와 특이도 모두 높음
BCA 225	- 참고치(성인): 〈 160U/mL - 의심 가능 질환: **유방암** 등 - 특징: 2종류의 단세포군항체(Cu18과 Cu46)에 의해서 인지되는 고분자 당단백항원으로 **유방암 진단과 유방암 수술 후 추적관찰**에 유용하게 사용함

03 암 유전자(Oncogene)

인체표피 성장인자 수용체-2 (HER-2 /neu)	- 참고치(성인): 〈 15.2ng/mL - 의심 가능 암: **유방암**·난소암·폐암·위암 등 - 특징: 염색체 17번의 장완에 위치하는 원발암 유전자로 **유방암 세포의 생존· 증식· 혈관생성· 침습· 전이를 촉진함** ⇨ 유방암 환자에서 HER2 과다발현 여부로 예후 예측 및 항암화학요법, 항호르몬치료에 대반 반응을 예측함 - Tip: HER-2 표적치료제인 Trastzumab 투여 시 확인함

04 종양 억제 유전자(Tumor suppresor gene)

유방암 감수성 유전자 (BRCA1 BRCA2)	- 의심 가능 암: **유방암·난소암** 등 - 특징: 유전성 유방암 및 난소암 관련 **종양억제유전자임** ⇨ 돌연변이 유전자가 생기면 암 발병 확률이 매우 높아짐 - 기타: 돌연변이 유전자를 가진 60~80%에서는 유방암, 20~40%에서는 난소암이 발병함 ⇨ 발견 시 적극적 예방법(화학적 or 유방절제술) 시행함

05 효소(Enzymes)

ALP	* ALP, Alkaline Phosphatase - 참고치(성인): **20~140IU/L** - 의심 가능 암: 소화기암(**간암**·담도암) 등 - 특징: 뼈·간·담도·태반으로부터 나오는 효소임 ⇨ 골 전이가 일어난 경우나 간암 발생 시 수치가 상승함 ⇨ 백혈병·림프종·육종 등 골 관련 질환에서도 상승함 - 기타: 정상 성인에서는 간 or 담도로부터 효소가 나옴 ⇨ 담도폐쇄질환, 담즙 울혈에서도 ALP가 상승함
PIVKA II	* Protein Induced by Vitamin K absence or antagonists-II - 참고치(성인): **< 40mAU/mL** - 의심 가능 암: **간암** 등 - 특징: Vit.K 결핍 or 간질환 or 항응고제(헤파린 등) 투여 시 간에서 유도되는 비정상적인 프로트롬빈(혈액응고 관련 효소)임 ⇨ 혈청 AFP농도와 연관이 없어 간암 종양표지자로 유용함 ⇨ 혈청 AFP농도가 낮은 간암 종류 진단에도 예민도가 높으며 3cm 이하의 작은 간암에서도 높은 진단률을 보임
Pepsi-nogen (PG)	- 참고치(성인): **PG I <70ng/mL & PG I / II 비 ≤ 3 [양성]** - 의심 가능 암: **위암** 등 - 특징: 단백질 분해효소로 대부분 위 내에 분비되지만 1%는 혈중으로 유입됨(위축성위염과 위산 분비와 관련됨) ⇨ PG I 는 위기저선 세포, PG II 는 위유문선 세포에서 분비됨 - 기타: PG I / II 비율은 정상적인 위점막이 병적인 위축성 위염으로의 진행과 관련 있으며 위 질환 여부를 알 수 있음 ⇨ 낮으면 위암·위염·위궤양, 높으면 십이지장궤양 의심함

M2-PK	**＊ M2-PK, M2-Pyruvate Kinase** - 참고치(성인): **Negative** - 의심 가능 암: **대장암**·용종 등 - 특징: 대장암 or 용종의 증식세포에서 볼 수 있는 효소로 종양대사 과정에서 특이적인 역할을 함 ⇨ Positive가 나오면 암이 의심되므로 대장 내시경을 시행함 - 기타: 출혈과 무관하여 분변잠혈 검사보다 민감도가 높음
GT II	**＊ GT II, Galactosyl Transferase II** - 의심 가능 암: **대장암·췌장암** 등 - 특징: 대장암 진행·췌장암의 양성/악성 감별에 이용함 - 기타: CEA 보다 더 유용하다고 알려져 있음
DUPAN-2	- 참고치(성인): **≤ 150U/mL** - 의심 가능 암: **췌장암·담도계암·간암** 등 - 특징: 조기 선별 검사지표로 유용하며 치료 효과를 예민하게 반영하여 수술 후 및 치료 후 경과 관찰에 유용하게 사용함 - 기타: Lewis 항원 음성인 환자에서도 Dupan-2는 증가함 ⇨ CA 19-9는 Lewis 항원 음성인 환자에게서 상승하지 않음
SPAN-1	- 참고치(성인): **≤ 30U/mL** - 의심 가능 암: **췌장암·담도계암**·간암 등 - 특징: 췌장 및 담도계암에서 CA 19-9와 거의 동일한 양성률과 특이성을 보여 유용하게 사용함
Elastase 1	- 참고치(성인): **≤ 300ng/mL** - 의심 가능 암: **췌장암**·간암·식도암 등 - 특징: 암 특이성은 낮지만 조기 췌장암에서 높은 양성률을 나타내어 CA 19-9 종양표지자와 조합하여 자주 사용함 ⇨ CA 19-9는 췌장 미부암에서 양성률이 높음 ⇨ Elastase 1은 췌장 두부암에서 양성률이 높음 - Tip: 1,000ng/dL가 넘을 경우 췌장염을 의심함
Pancreatic Elastase 1 (Stool)	- 참고치(성인): **정상 〉 200μg/g(Elastase/Feces) 경미한 췌장 외분비기능 부전증: 100~200μg/g** **심각한 췌장 외분비기능 부전증: 〈 100μg/g** - 특징: 췌장의 선방세포로써 아밀라제·리파제·트립신 등 췌장 효소와 같이 분비되나 장내 세균에 의해 분해되지 않아 Stool에 안정적으로 존재함)

NSE	* NSE, Neuron Specific Enolase - 참고치(성인): ≤ **16.3ng/mL** - 의심 가능 암: **신경아세포종·소세포폐암(SCLC)** 등 - 특징: 당분해 효소로 신경조직과 신경내분비계 세포에 존재함 ⇨ 소세포폐암 진단에 있어서 민감도와 특이도가 매우 높아서 **폐암의 감별 진단** 및 병기 진단·예후 판단에 이용함 - 기타: 갈색세포종·갑상선수질암·흑색종 등에서도 상승함
PAP	* PAP, Prostatic Acid Phosphatase - 참고치(성인): 〈 **3ng/mL** - 의심 가능 암: **전립선암** 등 - 특징: 전립선암 초기단계에서 상승된 수치로 검출됨 ⇨ 10ng/mL 이상 시 전립선암을 의심함(수치↑ 중증↑) 100ng/mL 이상 시 전립선암이 전이되었을 확률 높음 - 기타: 정상 전립선 및 BPH에서도 상승된 수치 나옴 ⇨ 전립선암 선별검사보다는 **진행암의 추적검사로 더 이용함**
PSA	* PSA, Prostate Specific Antigen - 참고치(성인): ≤ **4ng/mL** - 의심 가능 암: **전립선암** ★ - 특징: 전립선 상피세포에서 합성되는 세린단백 분해효소로 전립선암 민감도가 높으며 **병기 및 종양 크기를 잘 반영함** - 기타: 급성전립선염·양성전립선비대증에서도 수치 상승함 ⇨ Free PSA 측정치 비율 이용하여 BPH와 감별진단함 ⇨ Free PSA는 PSA 중에도 아무것도 붙지 않고 효소적으로 불활성화되어 있는 비복합체 구조로 존재하는 PSA임 - TiP: 이상 수치 시 직장수지검사, 전립선초음파 등 시행함
LDH	* LDH, Lactate De-Hydrogenase(**젖산탈수소효소**) - 참고치(성인): **140~280U/L** - 의심 가능 암: 혈액암(비호지킨림프종)·고환암·난소암 등 - 특징: 당 분해 과정에 관여하는 효소로 고형암의 부피와 상관관계가 있으며 예후 판단에 유용하게 사용함 ⇨ 생식세포종양의 병기·예후·치료평가 판단에 이용함 ⇨ **비호지킨림프종(NHL)·급성백혈병·신경아세포종** 등의 종양 발생 시 수치가 상승하여 진단·재발에 사용함

06 호르몬(Hormone)

부신피질 자극 호르몬 (ACTH)	- 참고치(성인): **10~60pg/mL(오전), 6~30pg/mL(오후)** - 의심 가능 암: **뇌하수체 종양** 등 - 특징: 뇌하수체 전엽에서 분비되는 호르몬임 ⇨ 뇌하수체 종양·쿠싱증후군·Addison병 등에서 증가함 ⇨ 뇌하수체 기능 저하증 등에서는 수치가 감소함
칼시토닌 (Calcitonin)	- 참고치(성인): **남자 〈 1~1.8pg/mL, 여자 〈 1~4.8pg/mL** - 의심 가능 암: **갑상선수질암·내분비종양** 등 - 특징: 갑상선의 여포세포(C-cell)에서 주로 생성되는 호르몬으로 여러 작용으로 혈중 칼슘 농도를 감소시킴 ⇨ 갑상선수질암과 다발성 내분비종양II형에서 수치 증가함 - 기타: 칼시토닌 양성세포는 신경조직·흉선·폐에 존재함 ⇨ 신경모세포종·유암종·크롬 친화세포종 등 진단 도움됨
프로가스트린 유리펩타이드 (ProGRP)	* pro GRP, Pro Gastrin-Releasing Peptide - 참고치(성인): **≤ 65pg/mL** - 의심 가능 암: **폐암(소세포폐암)** 등 - 특징: GRP의 전구체로 소세포폐암 진단에 사용함 ⇨ 비소세포폐암과 소세포폐암을 감별진단하는데 유용하며, 소세포폐암의 질병 진행을 예측하고 치료점검에 사용함
인간 융모막성선 자극호르몬 (β-HCG)	- 참고치(성인): **〈 5mIU/mL(비임신)** - 의심 가능 암: **난소암·자궁경부암·유방암·고환암** 등 - 특징: 융모에서 생산되는 호르몬으로써 융모 기능을 평가하는 지표로 사용함(융모성질환, 치료모니터링 등) - 기타: 자궁외임신·유산에서는 HCG 수치가 감소하며, 임신·포상기태·융모성 종양·암에서는 수치가 상승함

+ 호르몬 수용체(Hormone Recepteor)

에스토르겐 & 프로게스테론 수용체 (ER & PR)	* ER, Estrogen Receptor / PR, Progesterone Receptor - 특징: 유방암 호르몬 치료 및 예후 표지자로 사용함 ⇨ 두 수용체 모두 양성이면 호르몬 치료 반응이 좋음 - 기타: ER 또는 PR 중 하나라도 양성이면 수술 후에 보조요법으로(항암 상관없이) 호르몬 치료를 고려함 - Tip: 동결 or 파라핀 처리된 조직을 염색하여 확인함

07 단백질(Protein)

Cyfra 21-1	* Cyfra 21-1, Cytokeratin 19 Fragment - 참고치(성인): ≤ 3.3ng/mL - 의심 가능 암: **폐암(폐편평상피암)** 등 - 특징: 기관지의 단순상피세포에서 발현되는 단백물질로 비소세포성 폐암의 진단·예후·수술 후 감시에 사용함 - 기타: 폐섬유화·만성폐쇄성폐질환에서도 수치가 상승함
NCC-ST -439	- 참고치(성인): **남자** 〈 4.5U/mL 〈 **50세 여자** 〈 7U/mL, ≥ **50세 여자** 〈 4.5U/mL - 의심 가능 암: **폐암(소세포암)**·유방암 등 - 특징: 인간 위암을 이종이식하여 얻어진 단클론항체로 인식되는 당단백물질로 폐암 종양표지자로 많이 사용함 - 기타: 유방암에서 CEA, CA15-3보다 예민도가 좋음 ⇨ 초기 유방암의 선별검사와 수술 후 재발 감시에 사용함
S-100	- 의심 가능 암: **말초신경초종·흑색종** 등 - 특징: 성상 세포와 멜라닌 세포에서 주로 합성되는 칼슘 결합 단백물질로 신경성기원종양·내분비성종양·흑색종 등의 진단 및 치료 약제 결정과 예후 판단에 사용함 ⇨ 세포가 발현하는 특이 항원에 대한 항체 반응을 이용하여 종양세포의 종류와 기원을 확인함
Chromo -granin A (CgA)	- 참고치(성인): 〈 108ng/mL - 의심 가능 암: **신경내분비종양(유암종·신경아세포종)** 등 - 특징: 신경내분비세포에서 분비되는 단백물질로 암진단 및 재발여부 판단, 치료 모니터링하는데 유용함 - 기타: 전립선암 or 소세포폐암 중 암세포가 신경내분비 분화를 보이는 경우 CgA 수치가 증가함
Thyro- glubulin (Tg)	-참고치(성인): 3.68~64.15ng/mL - 의심 가능 암: **갑상선암** 등 - 특징: 갑상선 여포강 내에서 갑상선호르몬(T4·T3)의 합성·저장·방출에 영향을 주는 갑상선 특이적 당단백 물질로 여포세포 파괴 시 혈중 농도가 증가함 ⇨ 갑상선암의 보조진단·수술 후 경과관찰·재발·전이, 방사선옥소 치료 후 재발 진단 등에 종양표지자로 사용함

Ig	* Ig, Immunoglobulin - 참고치(성인): **M단백 〈 3g/dL, 클론성 형질세포 〈 10%** - 의심 가능 암: **혈액암(다발성골수종)** 등 - 특징: 단클론 면역글로불린은 다발성 골수종 표지자로 사용되며 예후 및 치료 반응 정도를 확인할 수 있음 - 기타: 단일 형질세포에서 만들어내는 비정상적인 단백을 혈청이나 소변에서 관찰가능한데 이를 M단백이라 함
β2M	* β2 Microglobulin - 참고치(성인): **0.61~2.37mg/L** - 의심 가능 암: **소화기암·혈액암(다발성골수종)** 등 - 특징: 11.8kDa의 작은 분자량의 단백물질로 모든 유핵 세포의 세포표면에 정상적으로 존재하지만 소화기암이나 B세포 증식성 종양(다발성골수종·비호지킨림프종 등)이 발생하면 수치가 증가함(혈청 or 소변 검체 이용함) ⇨ 다발성골수종에서 높은 양성률을 보여 치료모니터링에 사용함
Ferritin	- 참고치(성인): **남자 10~190ng/mL, 여자 5~80ng/mL** - 의심 가능 암: **폐암·유방암·소화기암·백혈병** 등 - 특징: 철 저장 단백물질로 간·비장·췌장·골수·신장 등에 존재하고 3가 철을 많이 함유하고 있음 ⇨ 만성염증·감염·암이 생기면 수치가 증가함
PSTI	* PSTI, Pancreatic Secretory Trypsin Inhabator - 참고치(성인): **5.9~22.7ng/mL** - 의심 가능 암: **췌장암** 등 - 특징: 트립신의 단백분해작용에 의한 자가용해를 방지하는 단백물질로 췌장염 및 췌장암 진단에 사용함
He4	* He4, Human Epididymis Proten 4 - 참고치(성인): **〈 40세 ≤ 60.5pmol/L 40-49세 ≤ 76.2pmol/L, 50-59세 ≤ 74.3pmol/L, 60-69세 ≤ 82.9 pmol/L, ≥ 70세 ≤ 104pmol/L** - 의심 가능 암: **난소암** 등 - 특징: 상피성 난소암 조기 진단과 치료 모니터링에 사용함 - 기타: 골반부 종괴가 있는 환자에게 CA 125와 함께 보완적으로 난소암 진단을 위해 시행함

NMP22	* NMP22, Nuclea Matrix Protein 22 - 참고치(성인): ≤ 10U/mL [소변 검체 이용함 ★] - 의심 가능 암: **방광암** 등 - 특징: 핵유사분열장치(NUMA)의 구성 요소로서 정상 요로상피세포에 비해 방광암 세포에서 25배가량 세포 내 농도가 증가하는 종양표지자임(소변검사로 시행함) ⇨ 육안적 혈뇨에 대한 위양성률이 높아 방광암 진단을 위한 스크리닝 검사보다는 방광암 재발 추적 관찰에 유용함 - 기타: 채뇨 즉시 NMP22 전용용기의 Fill Line까지 채움
IAP	* IAP, Immunosuppressive Acidic Protein - 참고치(성인): 〈 500μg/mL - 의심 가능 암: **방광암·신장암** 등 - 특징: 면역 억제 산성 단백물질로 면역 억제반응에 억제 작용을 나타내고 암환자의 면역기능을 반영하는 지표임 ⇨ 암에 대한 치료효과 판정과 재발 모니터링에 사용됨
γ-SM	* γ-SM, γ-Seminoprotein - 참고치(성인): 〈 4ng/mL - 의심 가능 암: **전립선암** 등 - 특징: 전립선 유래단백으로 전립선암의 종양표지자로 사용되며 전립선 비대증에도 수치가 상승함

+ 종양 표지자 검사와 다른 검사의 장·단점

영상검사 (CT·MRI)	장점	암의 크기 및 경계를 확인할 수 있음
	단점	영상에서 확인 가능할 정도로 암이 자라야 함 조영제 부작용 가능성 있음(고형암 위주임)
내시경 검사	장점	장기 상태를 직접 볼 수 있으며 검사와 동시에 의심되는 종양을 제거할 수 있음
	단점	내시경 거부감 및 천공 등 부작용 가능성 있음
유전자 검사	장점	선천적인 위험(가족력) 요소를 확인할 수 있음
	단점	생체 기능적 특성 파악이 어려움
종양표지자 검사	장점	혈액암 및 초기 고형암 진단을 할 수 있음 비교적 간편하고 안전함
	단점	장기를 특정하기 어려움(추가검사 필요함)

Plus+

'IVIG Master' - 가와사키 질환 & IVIG

항암요법과 관련하여 IVIG(면역글로불린)도 사용한다는 말을 들은적이 있었다. **혈액암 중에서도 백혈병을 앓는 환자에게 사용한다는 내용이었는데 항암화학요법 후 IVIG를 투여하거나 조혈모세포이식 후에 IVIG를 투여하기도 한다고 했었다.**

그러나 나의 경우 호흡기 내과가 Main이고 임상경력이 짧은 터라 혈액암 환자에게는 IVIG를 투여해 본 적은 없었다. 기껏 가와사키를 앓던 소아 환자에게 투여해본 경험이 전부였었다.

그래서 이 부분을 제할까 고민을 하다가 **최근 자가면역질환자에게 IVIG 투여가 늘어나는 추세이기도 하고,** 항암제처럼 시간에 맞춰 투여하면 된다고는 하는데 공부하려 해도 참고할 자료가 부족했던 이 부분을 내가 알고 있는 내용이라도 잘 정리해둔다면 누군가에게 조금이라도 도움이 되지 않을까 하여 다음 내용을 준비했다.

IVIG는 여러 자가면역질환자에게 사용될 수 있지만 비교적 쉽게 접하는 질환이 가와사키인 것 같고, 이 질환은 나도 접해보아 알고 있기에 가와사키와 연관지어 IVIG를 정리하였다. **IVIG를 투여하는 방법의 차이가 처음 투여를 시작하는 투여 속도와 증량하는 투여 속도 정도로 크게 다르지 않다고 알고 있다. 그러니 다음 내용을 참고하여 무엇을 어떻게 신경 쓰면 좋은지 알아가길 바란다.**

참고로 나는 IVIG를 투여속도에 맞춰 주면 된다고 해서 일반 Dosi-Flow(Regulator, 수액유량조절기)를 써도 되는 줄 알았었다. 그러다가 Charge 선생님께 **"IVIG 엄청 고가약이고, 투여속도 맞춰 정확히 줘야 하니 Infusion Pump 사용해서 투여해야 해"**하는 말에 무척 당황했던 적이 있었다. 쉽게 접할 수 있는 약제가 아니라면 이럴 수 있으니 이번 기회에 조금이라도 익숙해지길 바란다.

다음은 '가와사키 질환에 관해 정리한 것'이다.

❖ **가와사키 질환(Kawasaki Disease)**
- 아동에게서 나타나는 원인불명의 **급성·열성·발진성 혈관염**임
⇨ 전신에 림프절염, 동맥염, 맥관염, 점막염, 피부염 등이 나타남
- 혈관염에 의해 **심각한 합병증인 심장 관상동맥류와 심장염**을 유발함
⇨ 세동맥과 세정맥 및 모세혈관에 염증을 유발하고, 관상동맥 및 심장의 염증으로 진행되면서 혈전을 형성하고 혈관에 상흔을 남겨 협착됨
- **점막하림프절증후군(MCLS, Mucocutaneous Lymphnode Syndrome)**라고도 함
- 원인은 아직 밝혀지지 않았지만 5세 이하의 영유아에서 잘 발생하며, 여아보다 남아에서 1.5배 더 잘 발생하고, 아시아계에서 더 잘 발생함

❖ **가와사키 질환의 증상**
- 나이, 중증도에 따라 증상의 차이는 있으나 일반적인 증상은 다음과 같음
⇨ 전신통으로 보채고 관절통, 기침, 복통, 구토, 설사 등 호소 가능함

1. **급성기(발병 후 1일~14일)**
- 염증이 혈관에 침투되면서 국소적 or 전신적으로 발적이 나타남
① 해열제 or 항생제를 투여해도 **고열(38℃)이 5일 이상 지속됨 ★**
② **다양한 모양의 발진**이 전신에 나타남
⇨ 피부 표면에 사포 모래알같이 오돌토돌한 피부 발진이 나타남
③ 사지 말단 부위인 **손과 발바닥에서 발적**이 나타나고 부어오름
⇨ 특징적으로 BCG 접종 부위에서 발적이 나타남
④ 비화농성으로 **목의 한쪽 or 양쪽의 림프절이 크게 부어오름**
⇨ 팔꿈치, 팔목, 무릎, 발목 등의 림프가 있는 관절도 부어오름
⑤ **입술이 붉어지고 갈라지며 구강 점막에서 발적**이 나타남
⑥ 빨갛고 **혓바닥이 붉은 딸기 모양**으로 오돌토돌해짐
⑦ 비화농성으로 **두 눈이 빨갛게 충혈됨**

2. **아급성기(발병 후 14일~28일)**
- 열이 내리고 염증이 감소하면서 전신의 발적이 사라지고 피부가 벗겨짐
⇨ 항문주위 및 **손가락 or 발가락 끝의 피부 표면이 얇게 벗겨짐**
- 혈소판 수의 증가로 관상동맥 혈전 및 심근 기능 부전의 위험이 있음
⇨ 심초음파를 하여 관상동맥 합병증 및 판막을 관찰해야 함

3. **회복기(발병 후 28일~60일)**
- 모든 증상이 사라지고 **임상 검사 수치가 정상화 됨**
⇨ ESR 수치가 정상화되고 손톱에 가로줄의 굴곡(보우선)이 나타남

+ 가와사키 질환의 특징적인 증상

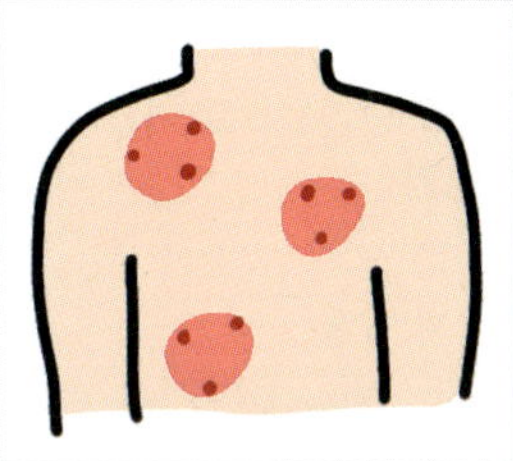
피부 발진

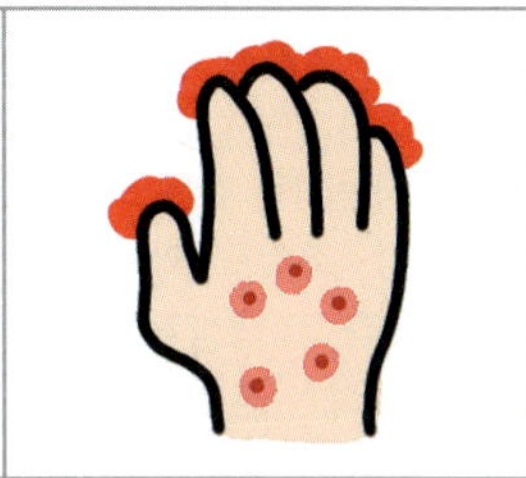
사지 말단의 낙설

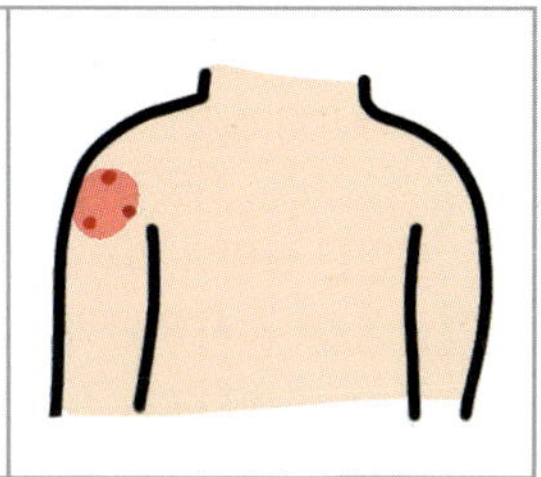
BCG 접종 부위 발적

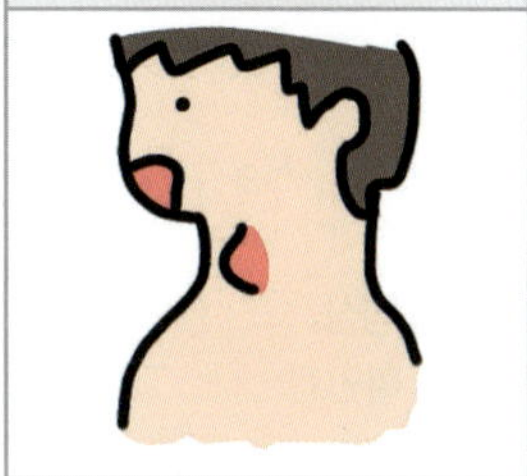
경부 림프절 비대

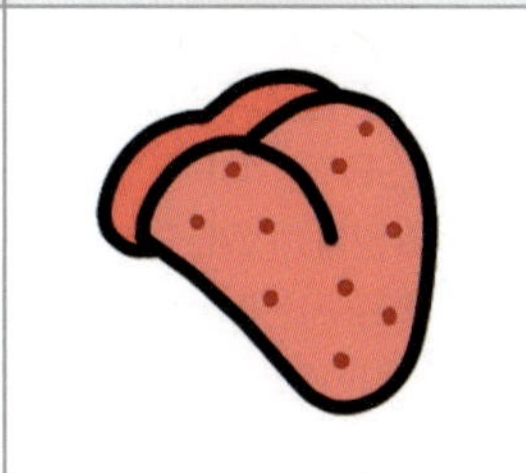
딸기 모양 혀

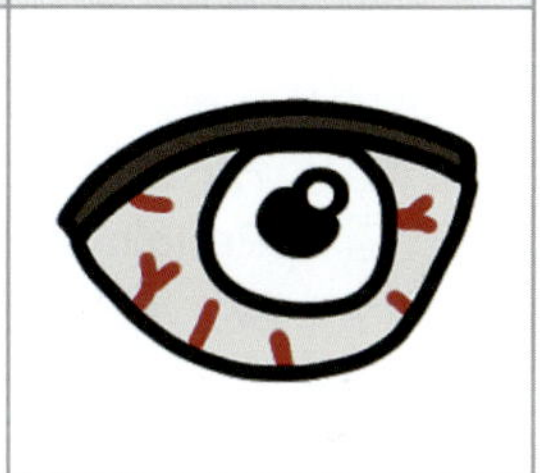
결막 충혈

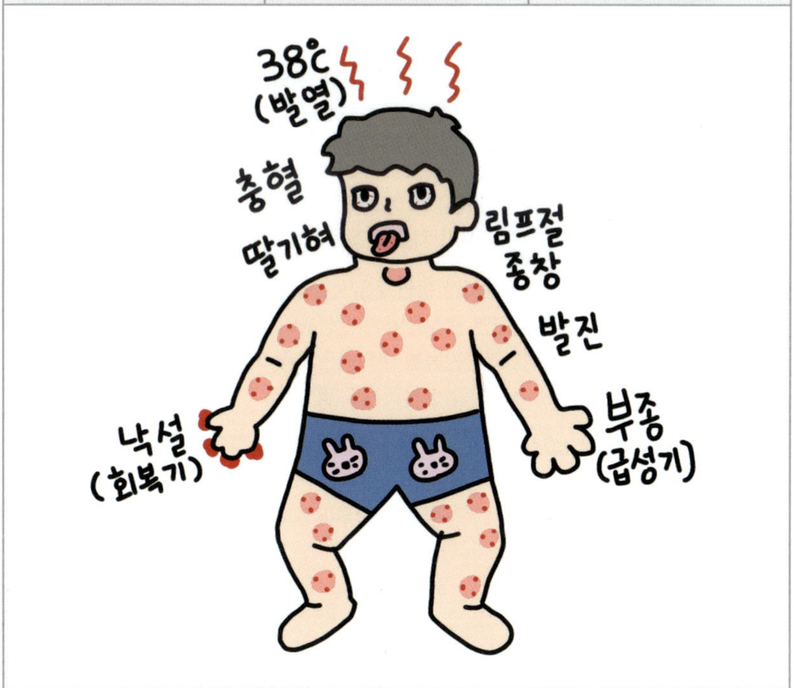

가와사키 질환의 임상 증상

+ 가와사키 질환의 진단

＊ 5일 이상 지속되는 발열 + 다음 中 4가지 이상의 증상 존재 시 진단
- 단, 4가지 이상의 항목 증상이 나타나면 발열 4일 째에도 진단가능하고 가와사키 질환에 대한 치료경험이 많은 의사는 4일 전에도 진단 가능함

① 다양한 모양의 피부발진: 출혈점, 소수포, 대수포 제외
② 급성기: 사지 말단의 부종 및 홍조, 아급성기: 사지 말단의 낙설
③ 급성기: 비화농성 경부 림프절 비대(1.5cm 이상)
④ 입술 및 입안의 변화: 입술의 홍조 및 균열, 딸기 혀, 구강 발적
⑤ 비화농성 양측성 결막 충혈

＊ 진단검사 – 특이적인 검사 소견은 없으나 참고는 할 수 있음
- 혈액검사: Hb ↓, WBC ↑, ESR ↑, CRP ↑, AST/ALT ↑, Na ↓
- 소변검사: Protein +(단백뇨 확인함), WBC +(농뇨 확인함)
- 뇌척수액 검사: WBC +(특히 림프구), Protein/Glucose 정상
- 영상검사: EKG, X-ray, 심초음파(Echo)- 관상동맥 문제 확인함

+ 가와사키 질환의 치료

＊ 정확한 원인이 밝혀지지 않아 증상 및 징후를 조절하는 대증치료 함
- 관상동맥 손상을 예방하고 줄이는 방향으로 치료함
- 2시간마다 Fever 측정(V/S), I/O 사정, 피부 상태 등을 사정함

＊ 급성기 치료: IVIG(면역글로불린) + 아스피린 투여함
- 가와사키 발병 10일 이내에 급성기 치료 시작

1. Ig(면역글로불린)를 10~12시간 동안 2g/Kg의 용량으로 IV 투여함
- 7~10일 이내에 Ig을 투여하면 관상동맥류 발생률이 약 5% 감소함
- 저혈압, 빈맥, 오한, 오심, 과민반응을 주의하면서 투여함
- 프레드니솔론(Prednisolone)과 병용하기도 함

2. 하루에 아스피린을 80~100mg/Kg의 용량으로 PO 투여함
- 해열 및 항염작용과 항혈소판 작용을 이용하여 고용량을 투여함
- 처음은 80~100mg/Kg/Day 용량으로 하루에 4회에 걸쳐 투여함

⇨ 통증, 열 등의 증상이 사라질 때까지 투여함
- 열이 떨어지면 혈전 예방 용량인 3~5mg/Kg/Day 용량으로 감량하여, 하루에 1회 6~8주까지 투여함(혈소판 수 정상화하여 혈전 예방 위함)

다음은 'IVIG에 관해 정리한 것'이다.

❖ **면역글로불린(Ig, Immunoglobulin)**

- 항원에 대한 면역반응으로 만들어지는 **항체작용을 하는 단백질**임

⇨ B-림프구 계열의 세포에서 분화하여 성숙한 형질세포에서 분비됨

- Ig의 구조에 따라 IgG, IgA, IgD, IgM, IgE 등으로 세분됨

⇨ IgG는 전체 Ig의 70%를 차지하며 특이적인 면역반응에 있어 중요함

❖ **정맥주사용 면역글로불린(IVIG, IVIg**[21]**)**

- 사람의 혈장에서 얻은 **IgG를 IV용으로 만든 것을 IVIG라 함**

⇨ Human Immunoglobulin G를 IV용으로 만든 것을 IVGV라고도 함

- 헌혈 혈장에서 추출한 **IgG는 면역 결핍성 질환, 자가면역질환, 감염질환** 혹은 다른 질환에서 예방 및 치료 목적으로 사용함

❖ **IVIG의 효능**

- IVIG를 통해 **항감염, 항염증, 면역조절 등**의 효과를 기대함

1. **항감염 효과**

- 항체 수치를 정상화하여 정상적인 체액성 면역이 이루어지도록 함

⇨ 체내에 들어온 감염성 병원체(바이러스, 세균, 진균 등)에 결합하여, 이동능력을 떨어뜨리고 서로 응집시켜 무력화를 유도하거나 병원체가 표적 세포에 부착하는 것을 방해하며 식균 작용이 더 잘 이루어지게 함

- NK세포와 골수 대식세포의 기능을 높이고, 염증성 사이토카인 농도를 낮춰주어 세포성 면역도 높여줌

2. **항염증 효과**

- 사이토카인 연결을 조절하고 보체 매개에 의한 손상을 줄여줌

⇨ 염증성 사이토카인(인터루킨-1, 과립구 대식구 집락자극인자, 인터페론-α)을 중화시키거나 생산을 억제하는 항체가 IgG에 있어서 염증 반응이 감소함

⇨ 보체가 표적의 표면에 결합함으로써 손상을 줄어 염증 반응이 감소함

- IgG에는 세균 독소에 대한 중화 항체도 포함되어 있음

3. **면역조절 효과**

- 자가항체에 대한 항유전자형 항체가 포함되어 있어 면역력이 조절됨

⇨ 항제8인자형을 포함하여 항타이로글로불린, 항내인자, 항DNA 항체 등의 여러 자가 항체와 결합하여 자가면역을 억제해주는 효과가 있음

21) IM용 IgG는 IMIG, SC용 IgG는 SCIG라 함

★ IVIG 투여방법

＊ 정확한 용량이 들어가도록 Infusion Pump 이용하여 투여함
- 반드시 처방난 스케줄에 맞춰 정확한 속도로 주면서 증량해야 함
- 단독라인으로 투여해야 하며, 투여 전후로 DW로만 Flushing함

⇨ IVIG 희석액으로는 5~10% DW만 가능함(N/S 혼합 X)

⇨ 무균실에서 제조하며, 개봉 후 1시간 이내 사용해야 하며 보존제가 포함되어 있지 않으므로 잔액은 폐기함(냉장 보관함 실온 보관X)
- 투여 전, 투여 시작~증량 시마다, 투여 종료 시마다 V/S 측정함

1. 전처치 약물 투여함: 부작용(쇼크) 예방 위함
- 항히스타민제(Ex. 페니라민주 1A or 푸라콩주 1A IV)
- 부신피질호르몬제 中 Hydrocortisone(Ex. 코티소루주 1V IV)

2. 30분마다 V/S 측정: 부작용 없으면 시간당 투여량 증량함
- 단, 소아는 15분마다 측정마다 V/S 측정함(BP 및 Fever 중요★)

⇨ 30분 동안 50ml/hr로 투여 후 부작용이 없으면 100ml/hr로 증량함

⇨ 30분 동안 100ml/hr로 투여 후 부작용이 없으면 150ml/hr로 증량함

⇨ 30분 동안 150ml/hr로 투여 후 부작용이 없으면 200ml/hr로 증량함
- 단, 최대 용량은 200ml/hr로 제한하며 필요시 V/S은 계속 F/U함

⇨ 나이가 어리거나 위중할 경우 EKG Monitoring하면서 투여함

＊ 투여 시 주의사항
- IgA 결핍증 환자는 아나필락시스 발생위험 있음
- 심혈관계 및 혈전문제 과거력 있는 환자는 특히 주의 관찰함
- 신기능 저하의 위험이 있어 투여 후 7일 이내에 신부전 발생위험 있음

⇨ I/O(소변배출량★)&BUN/Cr 수치 보면서 신기능 주의 관찰함

+ IVIG 사용하는 주요 부서와 관련된 질병

1. 감염내과: 원발성 면역결핍증, 소아의 후천성 면역결핍증(AIDS) 등
2. NICU+소아과: 저체중아의 감염 예방 및 치료제, 가와사키 질환 등
3. 신경과: 길랭-바레 증후군, 만성 염증성 탈수초성 다발성 신경병증 등
4. 혈액종양내과: 특발성 혈소판 감소증(ITP), 만성 림프구성 백혈병(CLL)

⇨ 특히 골수이식(조혈모세포 이식) 후 면역증강 목적 등으로 많이 사용함

5. 류마티스내과: 쇼그렌증후군, 전신 홍반성 루프스(SLE) 등

+ IVIG 용량

질환	용법 및 용량
저/무 감마 글로불린혈증	3-4주간격으로 400mg/kg 투여 혈중 IgG 정상하한치는 400mg/dL 이상 유지하도록 함
갈렝바레증후군	① 400mg/kg/Day 5일간 투여 ② 1g/Kg/Day 2일간 투여
만성 염증성 탈수초성 다발성 신경병증	① 400mg/kg/Day 5일간 투여 ② 2g/Kg/Day 4~5회 분할투여
중증패혈증	1g/Kg/Day 2~3일간 투여함
신생아 패혈증	1g/Kg 투여
특발성 혈소판감소증	① 400mg/Kg/Day 5일간 투여 ② 1g/Kg/Day 2일간 투여 or 2g/Kg/Day 1일간 투여
가와사키	2g/Kg/Day 1일간 투여 or 500mg/Kg/Day 4일간 투여
골수이식	500mg/Kg/Day
급여조건 불충족시에는 전액본인부담으로 투여되며 약 1kg 당 1만원 정도임	

암또 일화

어느 날, 소아과로 고열의 한 초등학생이 입원을 왔었는데 해열제를 아무리 써도 열이 잡히지 않았었다. 며칠 뒤, 소아과 회진을 따라갔었는데 소아과 교수님이 "가와사키인 거 같습니다. IVIG 치료법을 사용하려고 합니다." 라고 말하는 것을 듣는 순간 내 심장은 쿵쾅거렸었다. 보호자는 IVIG 금액적인면도 동의했고 소아과 교수님은 1년차 주치의에게 뭔가를 한참 설명하고 떠났었다. 이윽고 1년차 주치의는 나에게 IVIG를 어떻게 투여하면 되는지 아주 자세히 알려줬는데, 본인이 직접 무균 조제실에 내려가서 조제해서 내게 줄 것이며 받는 즉시 Dr.가 지시한 투여속도대로 주다가 30분마다 V/S을 F/U하고 이상 없으면 투여 속도를 증량하여 최대 투여 속도에 도달하게 하여 계속 주라는 내용이었다. 그런데 내일 또 투여할 시간에 비하여 전해 받은 IVIG의 용량이 많아서 약간 찜찜했었다. 하지만, 주치의가 종이에 쓰면 설명해줬었고 다시 확인도 받은거라 투여 방법으 확실했었다. 그렇지만 괜히 뒷 Duty번인 Night 선생님도 IVIG는 처음이시라는데, 이 선생님 뒤에 Day번으로 오는 선생님은 소아과부서에서 로테되어 오신 분이라 '혹시라도 내가 잘못 알았으면 어떡하지?' 하는 생각에 Eve 퇴근 후 Night가 Day에게 인계를 하고 1시간 뒤 시간까지 잠을 못이뤘었다. 가와사키와 IVIG 논문을 찾아보면서 소아과병동 동기들에게 IVIG 투여방법을 물어보면서 출근하는 순간까지 걱정했던 날이 있었다.

임상 NOTE 2

CHAPTER 02

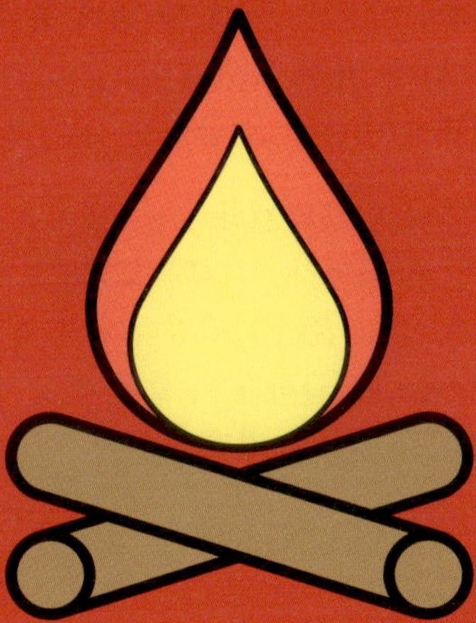

‘수혈’ 에러 친 신규간호사
‘주여’하며 좌절하지 말자!

(수혈 편)

2-01 '수혈' 에러 친 신규간호사 '주여'하며 좌절하지 말자!(수혈 편)

'수혈 전' - Lab & 동의서

학부 때, 지겹도록 반복했던 핵심 간호 술기에 수혈요법이 있을뿐더러 대학 병원에서의 직무적성 면접을 볼 때도 수혈과 관련된 질문은 자주 출제되었다. **그만큼 수혈과 관련된 지식과 술기는 아주 기본이면서도 중요하게 여기는 것** 같아서 입사 전에 다시 꼼꼼히 보고 갔었다.

Acting을 할 때 내 시각에서의 수혈은 그저 Lab(혈액검사)을 하고, Lab 결과상 Hb 떨어지면 빨간 피(Ex. PRC)를 주고, PLT 떨어지면 노란 피(Ex. PC)가 처방 나는데, **처방 난 혈액 종류를 보면서 그에 맞는 Gage의 Line 잡은 뒤에 자주 Rounding 하면서 부작용은 없는지 살피면서 2~4시간 이내에 수혈을 잘 끝내는 것만 보였었다.**

그러다 **Primary가 되니까** 생각보다 Dr. 들이 Lab 결과를 제때제때 보지 않는다는 것을 알게 되었다. 그분들도 해야 할 다른 일들이 많다 보니 Lab 결과 확인을 잊고 Skip 되었다가 후에 알게 돼서 뒤늦게야 혈액 처방이 나서 Night 때 급하게 수혈할 때도 있었고, "못 봤다고, 언급이라도 해주시지" 하는 반응을 겪게 되었다.

그래서 '아, 혈액 수치가 많이 이상한데 처방 안 냈으니까 하고 그냥 넘어가지 말고, Notify를 해주는 게 필요하겠구나!' 하는 생각을 하게 되었다. 그러자 그 뒤에 **'그럼, Lab 수치상 어느 정도 수치일 때 Noti를 해줘야 하는 걸까?'** 하는 고민이 생겼다.

그래서 **'수혈을 시작하는 기준'**에 대한 자료를 찾아보게 되었고, 다시 **'수혈'**에 관해 공부하기 시작했다. **수혈 처방이 나면 '수혈 전 검사'는 시행되었는지를 확인하는 데 이런 검사는 무엇인지와 '수혈동의서'를 받으면 이 동의서로는 몇 번까지 가능한지, 일정 기간이 지나면 다시 동의서를 받아야 하는지와 같은 부분들에 관해 정리해두었으므로, 가볍게 보고 넘어가 보길 바란다.**(병원마다 다소 차이가 있음)

다음은 **'수혈에 관해 정리한 것'**이다.

❖ 수혈(T/F, Transfusion)

- 환자에게 부족한 혈액의 혈구 성분과 혈장 성분을 타인으로부터 공급받아 보충해주는 과정(혈구 성분 수혈을 일종의 장기이식으로 여기기도 함)
- 적혈구: 산소 공급, 백혈구: 면역체계 유지, 혈소판: 지혈 작용해 줌

⇨ 혈액: 혈관 내를 채우고 있는 물질을 총체적으로 부르는 것

⇨ 혈구: 혈액을 구성하는 세포(적혈구, 백혈구, 혈소판)

⇨ 혈장: 혈액에서 혈구 성분을 제외한 나머지 액상 성분

❖ 수혈의 목적

- 질병이나 손상으로 인해 **손실된 순환 혈액량을 보충**하기 위함
- **부족한 혈액 응고인자 및 결핍성분을 보충**하여 혈액을 교정하기 위함
- 빈혈이 있는 대상자의 **산소 운반능력을 증가**시키기 위함

❖ 수혈 시 준비사항

- 수혈 동의서,(수혈 검사 시행 위한) 수혈 검체, 혈액 준비 요청(전산)

⇨ 수혈 검체에 채혈자 서명 후 혈액은행에 보내야 함

- 처방된 혈액제제, 수혈 세트 or 혈소판 세트(prn 백혈구 제거용 필터)
- IV Catheter, 알콜솜,(수혈 부작용 예방을 위한) 전처치 약물

⇨ IV Line: 적혈구 성인-20G 소아-22G 이상, 혈소판 24G 이상 [1)]

+ 수혈 전 검사 종류

*** 공혈 혈액검사(선별기준 검사)**

- ABO/Rh 검사(혈액형 검사), VDRL(매독 검사), Anti-HIV(에이즈 검사)
- HBsAg(B형 간염 검사), Anti-HCV(C형 간염 검사), SGPT(간 기능 검사)

*** 수혈 전 검사**

- ABO/Rh Test, AST(Anti Screening Test), Cross Matching Test

*** 수혈 전 검사(EMR 상 처방 명칭 - 병원에 따라 다를 수 있음)**

- ABO/Rh Typing
- Ab Screening Test(불규칙 항체 검사- 선별)
- Cross-Matching(교차시험- Unit 당)

1) 근무하는 병원 지침에 따라 **적혈구제제는 18G or 20G 이상, 혈소판제제는 22G 이상만 허용**하는 병원도 있으므로, 본인이 근무하는 병원의 지침을 따르길 바람

다음은 '수혈 전 검사에 관해 정리한 것'이다.

❖ **수혈 전 검사**

1. ABO & Rh D Type 2. Antibody Screening 3. Cross-matching

❖ **ABO & Rh D Type(혈액형 검사)**

- ABO식 혈액형은 적혈구 표면의 항원과 혈액 속 항체 유형으로 구분됨
- Rh식의 혈액형은 적혈구와 Rh D 항체를 반응시켜 응집 여부로 구분됨

⇨ 불일치 혈액이 수혈되면 용혈 반응이 나타남

⇨ ABO식은 IgM이 관여하고 Rh식은 IgG가 관여함

❖ **Antibody Screening(= AST, 비예기 항체 선별검사)**

- 수혈자의 혈청 내에 적혈구 비예기 항체의 유무를 검사함

⇨ 검사 전에는 알 수 없는 본인이 가지고 있지 않은 항원에 대한 항체를 '비예기 항체'라고 하며 수혈 부작용을 유발할 수 있음

⇨ 임신, 수혈, 이식 등의 이력이 있는 환자는 비예기 항체 생성률이 높음

- Positive 결과가 나오면 항체 동정검사(Antibody Identification Test) 실시하여 항체에 대한 대응 항원이 없는 혈액을 찾아서 공급해야 함

❖ **Cross-matching(= X-matching, 교차 적합 검사)**

- 공혈자와 수혈자의 혈액을 서로 교차 시켜 응집 반응 여부를 검사함

⇨ 수혈자의 혈액 속에 존재하는 원인 항체에 대한 대응 항원이 공혈자에게 있으면 '부적합'하고, 대응 항원이 공혈자에게 없으면 '적합'하다 함

⇨ 가장 적합한 혈액을 선택하여 용혈성 수혈 부작용을 줄이기 위함임

- 부적합 결과가 나오면 수혈자 혈청에 관해 항체선별검사를 시행하여, 항체 존재 여부 확인하고 Positive 결과가 나오면 항체 동정검사 시행함

+ 적혈구 성분 혈액 출고 시 - 교차 시험 단계

*** 수혈자의 혈구형 혈액형 검사 실시**

- Cell Type 확인을 위해 수혈자의 혈액을 1방울씩 떨어뜨리고 넓게 펴주고 Anti-A, Anti-B, Anti-D 시약을 1방울씩 떨어트린 뒤 Mix 함

⇨ 응집 여부를 확인하여 혈액형을 확인함(응집이 생기면 항원을 가진 것)

*** 수혈자의 혈청(Serum)형 혈액형 검사 실시**

- Tube에 A·B형을 적고 각 Tube에 수혈자의 혈청을 2방울 떨어뜨린 뒤, A·B형의 혈구 부유 액을 Tube에 써놓은 유형에 맞게 2방울씩 떨어뜨림

⇨ 3,00rpm/30s로 원심 분리한 뒤 응집 여부를 확인하여 혈액형을 확인함

+ 적혈구 성분 혈액 출고 시 - 주교차 시험 단계

*** 교차 시험 준비**
- 수혈자의 혈액형과 맞는 수혈 Bag의 돼지 꼬리 같은 Line을 떼어냄
- Tube에 가장 농축된 부분의 혈액을 2방울 떨어뜨리고 Saline 이용하여 혈구 부유액을 만듦(혈구 부유 액은 Saline을 이용하여 3번 세척함)

*** 1단계(Saline 단계, 실온생리식염수법)**
- 목적: 수혈자와 수혈 Bag의 혈액형 적합성을 확인하기 위함
- 혈구 부유액 1방울과 수혈자의 혈청 2방울을 떨어뜨린 뒤 원심분리함

⇨ 응집 반응 여부를 확인하고, 응집 반응이 없으면 2단계로 넘어감

⇨ 응집 반응이 있으면 ABO 부적합이거나 실온에서 반응하는 항체를 지닌 것이므로 혈액형 검사를 다시 시행하여 혈액형을 재확인하거나 다른 수혈 Bag을 이용하여 다시 1단계를 진행함

⇨ 1단계에서만 응집 반응 보이고 2, 3단계에서는 응집 반응이 없는 경우 Cold Antibody(한랭항체) 보유 가능성 큼 => Warmer기 사용 권장

*** 2단계(Albumin 단계, 37℃ 알부민법)**
- 목적: 37℃에서 반응하는 항체 존재를 확인하기 위함
- 1단계 진행한 Tube에 22% Albumin 2방울을 떨어뜨림
- Tube를 15~30분간 37도로 가온한 뒤 원심 분리하여 응집 반응 확인함

⇨ 응집 반응 없다면 3단계로 넘어가고, 3단계로 넘어가기 전에 Tube에 존재하는 Albumin을 제거하기 위해서 총 3번의 세척과정을 실행해야 함

⇨ 세척 시에 사용하는 Saline도 가온하여 사용함

*** 3단계(Indirect Anti-globulin 단계, 항글로불린법)**
- 목적: Anti-Rh, Duffy, Kell, Kidd 등의 항체 존재를 확인하기 위함
- Tube에 항글로불린 2방울을 떨어뜨린 뒤 원심 분리시키고 Mix 시켜줌
- 3단계는 현미경을 이용하여 응집 반응을 확인하므로 Slide에 3단계 검체 1방울을 떨어뜨리고 Cover Slide를 덮어준 뒤, 현미경 X400에서 확인함

⇨ 응집 반응 없다면 해당 수혈 Bag으로 수혈이 가능하다고 판단함

*** 혈액 출고**
- 항글로불린법을 포함한 주교차 시험이 권장되지만 비예기항체 선별검사를 시행하여 음성인 경우는 생리식염수 교차시험만 시행하고 출고하기도 함
- ABO·RhD 혈액형 재확인하고, 적혈구 성분 수혈 시 비예기항체 선별검사 시행하지 않으면 항글로불린법을 포함한 주교차 시험이 필수적임

다음은 **'응급 수혈'**에 관해 정리한 것이다.

❖ 응급 수혈

수혈이 늦어지면 심각한 결과가 초래될 수 있는 환자에게 수혈 전 검사를 충분히 시행하지 못한 상태로 긴급하게 시행하는 수혈을 의미함

❖ 응급상황 시 수혈 전 검사

- 응급상황에서 혈액형 검사, 비예기 항체 선별검사, 교차시험 검사를 모두 시행하면 신속한 수혈이 어려워 수혈 전 검사의 일부 or 전부를 생략함

⇨ 수혈 전 검사를 일부 or 전부 생략하고 혈액을 출고한 후에도 시행하지 못한 수혈 전 검사를 모두 완료하고 그 결과를 기록해야 함

- ABO/RhD 혈액형 검사 결과가 없는 환자는 원칙상 혈액형 검사를 위한 검체 채혈과 교차시험을 위한 검체 채혈을 각각 해야 함(총 2회 채혈)
- 응급상황에서 1회 채혈로 ABO/RhD 혈액형 검사와 1단계 교차시험을 할 수는 있으나 부작용 위험이 있으므로 응급상황에만 사용해야 함

1. 환자 채혈이 가능한 응급상황 시 혈액 출고 방법

- 응급 정도에 따라 다음 2가지 중 1가지 방법을 선택하여 수혈 전 검사를 간소화하여 시행한 후 혈액을 출고함

① 검사시간이 비교적 오래 소요되는 비예기 항체 선별검사와 교차시험의 2, 3단계를 생략하고 ABO/RhD 혈액형 검사와 1단계 교차시험만을 실시한 후 혈액형이 일치하는 혈액을 출고함

② 비예기 항체 선별검사와 교차시험의 모든 단계를 생략하고 ABO/ RhD 혈액형 검사만 시행한 후 혈액형이 일치하는 혈액을 출고함

2. 환자 채혈이 불가능한 응급상황 시 혈액 출고 방법

- 교차시험을 포함하여 모든 수혈 전 검사를 생략하고 혈액을 출고함

⇨ 이 경우 'Universal Blood'를 사용해야 함

❖ Universal Blood(만능 혈액 / 범용 혈액)

- **O형 적혈구제제, AB형 혈장과 혈소판제제**가 있음
- 응급상황에서 교차시험을 포함한 수혈 전 검사를 하지 않고 수혈하여도 응집이나 용혈 반응이 생길 확률이 적은 혈액제제를 의미함

⇨ O형 전혈은 혈액에 함유된 항-A형과 항-B항체로 인해 용혈 반응의 위험성이 있어 'Universal Blood'로 권장되지 않음

- 수혈 전 검사(특히 교차시험 中 3단계 항글로불린법)를 완료하지 않은 Universal Blood는 응급상황에서만 사용해야 함

+ 상황에 따른 수혈 전 검사 단계

상 황	수혈 전 검사 단계	혈액제제	비 고
일 반	- ABO/RhD 혈액형 검사 - 비예기항체검사 - 차시험(1,2,3단계)	Group Matched Cross Matched	비예기항체검사 음성 시 1단계 교차시험도 가능
아응급	- ABO/RhD 혈액형 검사 - 교차시험(1단계)	Group Matched Cross Matched	환자 검체 채혈 가능한 경우
응 급	- ABO/RhD 혈액형 검사	Group Matched Uncross Matched	환자 검체 채혈 가능한 경우
초응급	- 모두 생략	Universal O type RBCs Uncross Matched	환자 검체 채혈 불가능한 경우
응 급 or 대량수혈	- 모두 생략	Universal O type RBCs AB type Platelets AB type FFP Uncross Matched Universal	환자 검체 채혈 불가능한 경우 MTP 적용 시

+ MTP(Massive Transfusion Protocol)

*** 대량수혈**

- 성인에서 24시간 이내에 8~10단위의 적혈구제제가 수혈되는 것 or 1시간 이내에 4~5단위의 적혈구제제가 수혈되는 것을 의미함

*** 대량수혈 프로토콜(MTP)**

- O형 농축 적혈구 6 Unit, AB형 신선동결 혈장 6 Unit 혈액제제 출고 및 AB형 성분 채혈 혈소판 1 Unit 또는 농축 혈소판 6 Unit를 동시 출고함

*** 혈액의 가온**

- MTP 적용처럼 대량수혈이 단시간에 이루어지는 경우 혈액 가온 장치를 사용을 권장함(온열기 사용 시 혈액 온도는 42℃ 넘지 않도록 함)

01 AST(Antibody Screen Test)

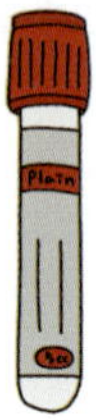

- 목적: **적혈구 비예기 항체의 유무 확인 위함**
- 특징: 검사 유효기간 3일(72시간)

⇨ ABO 및 AST 유효기간을 몇 병원에서는 첫 수혈 시, 반복적으로 수혈하는 경우 월 1회로 보는 곳도 있음

- Tip: Daily로 T/F 중인 환자의 AST 기간이 만료되었고 F/U 혈액 수치를 보기 위한 정규 채혈 시 2~3cc 정도 AST용으로 나갈 것을 미리 확보해두면 좋음

02 ABO

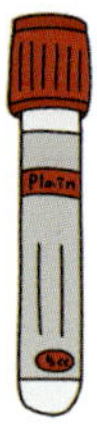

- 목적: **혈액형 확인 목적 & 적합성 검사 확인 위함**
- 특징: 입원 중 최초 수혈인 경우, 'ABO' 검체를 내리면 환자 혈액형이 전산에 나오게 됨
- Tip: 최근 EDTA Tube로 ABO 검사까지 가능해짐 병원에 따라 좀 더 짧은 Plain Tube 이용하기도 함

⇨ AST용 Plain Tube보다 더 짧은 Plain Tube임

⇨ 최초 수혈: ABO 검체 + 보관검체 총 2개 필요

03 보관검체(ABO Sample)

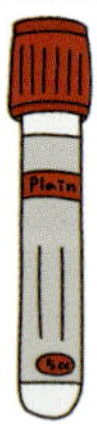

- 목적: **혈액형 확인 목적 & 적합성 검사 확인 위함**
- 특징: 검사 유효기간 3일(72시간)
- Tip: 입원 중 최초 수혈이 아닌 경우, 환자의 혈액형이 나와 있는 '보관검체 바코드'를 출력하여 채혈 후 내림

⇨ 혈액형 인정 유효기간 내 수혈: 보관검체 1개 필요

04 EDTA(CBC F/U+AST+ABO 검체)

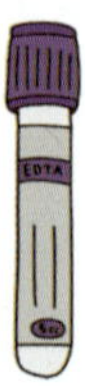

- 목적: **AST 검체 & ABO 검체 검사 목적**
- 특징: 최근 EDTA Tube로도 위 검사가 가능해짐
- Tip: AST용 1개, ABO용 1개씩 총 2개가 필요함

⇨ 검사 유효기간은 동일하게 3일(72시간)임

⇨ 수혈 안전선 강화로 Daily로 시행하는 곳도 있음

다음은 **'혈액 검사 상 수혈 기준에 관해 정리한 것'**이다.

❖ **수혈과 관련된 주요 혈액 검사 항목**

- Hb, PLT, 응고 검사 中 PT-INR, 응고인자 中 Fibrinogen 등

❖ **pRBC(적혈구제제)**

- 환자의 임상 증상, **혈색소(Hemoglobin, Hb) 수치**

⇨ 관상동맥질환 여부 및 Blood Loss 속도에 따라 투여 여부 판단함

- **Hb 〈 7~10g/dL 시 투여함**(1 Unit 투여 시 Hb 약 1g/dL 상승)

⇨ 필요시 Anemia Study(빈혈 검사)를 시행하여 빈혈을 교정함

⇨ Hb 감소 시 인체는 보상 작용으로 심박출량 증가, 혈액 점성 감소, 말초혈관 확장에 따라 조직으로의 산소 운반능력을 유지하려고 함

⇨ 이 단계에서는 수혈이 필요한 것은 아니지만 내과 질환이 있는 환자 or OP 전 · 후의 환자의 Hb 수치가 10g/dL 이하 시 고려됨

❖ **Platelets(혈소판제제)**

- 환자의 임상 증상, **혈소판(Platelet, PLT) 수치**
- **PLT 〈 50,000~100,000/uL** 이면서 **지속적인 출혈 경향 시 투여함**
- Platelet Pheresis 1 Unit 투여 시 PLT 수치 약 50,000/uL 올라감

⇨ 항암성 유도성 저혈소판증 환자는 20,000/uL 까지는 obs 하기도 함
다른 장기 문제가 동반되지 않으면 5,000~10,000/uL 까지도 obs 함

❖ **FFP(혈장 성분 제제)**

- 환자의 임상 증상, 혈액 응고 검사(PT-INR 또는 PTT) 수치
- **PT INR 또는 PTT 〉 정상 범위의 1.5배 연장 시 투여함**

⇨ 특히 출혈 경향이 있는 중증 간 질환 환자의 INR 늘어지면 고려됨

❖ **Cryoprecipitate(혈장 분획 제제)**

- 환자의 임상 증상, 혈액 응고 인자(Fibrinogen) 수치
- **Fibrinogen 〈 80~100mg/dL 시 투여함**

⇨ 10 Unit 투여 시 Fibrinogen 약 50mg/dL 올라감

심사평가원에서 인정하는 급여 기준과 실제 임상에서 수혈을 고려하고 시행하는 수치는 차이가 있으나(특히, 혈소판제제) 본 책은 임상 실무에 초점을 맞춰 수치를 기재하였다. 이와 관련하여 2002년도 자료지만 대한수혈학회의 'Guideline for National Blood Transfusion' 수혈지침의 수혈 제제 사용기준을 정리해 둔 부분이 이해하기 좋으므로 다음 내용을 덧붙이니 가볍게 읽어보고 넘어가길 바란다.

01 가이드라인에 따른 적정 수혈률(적혈구제제)

구 분		대한수혈학회	미국(CAP)	일본(적십자사)
적정 수혈률		81.1%	58.4%	41.0%
사용 기준	통상 수혈	- 급성 실혈(전체 혈액량 中 15% ↑) - 만성 빈혈 (Hb 7.0 ↓)	- 급성 실혈(전체 혈액량 中 30% ↑) - 만성 빈혈 (Hb 8.0 ↓)	- 급성 실혈(전체 혈액량 中 20% ↑) - 만성 빈혈 (Hb 7.0 ↓)
	임상적 고려 요인	- 만성 빈혈에서 임상 요인 고려 (Hb 7~10 고려) - 신생아(6개월 ↓) 고령자(65세 ↑)	- 급성 실혈에서 임상 요인 고려 (Hb 6~10 고려) - 신생아(미숙아)수혈 기준 포함	- 만성 빈혈에서 임상 요인 고려 X - 급성 실혈에서 임상적 요인에 Hb 10 ↑ 유지

02 가이드라인에 따른 적정 수혈률(혈소판 제제)

구 분		대한수혈학회	미국(AABB)	일본(적십자사)
적정 수혈률		97.8%	50.0%	51.3%
사용 기준	통상 수혈	Plt 5만 ↓	Plt 2만 ↓	Plt 2만 ↓
	특정 만성질환	별도 규정 X	Plt 1만 ↓	Plt 5천 ↓
	수술 시	Plt 10만 ↓	Plt 5만 ↓	Plt 5만 ↓
	임상적 고려요인	응고계 이상 및 응급 시	출혈 예방 목적 수혈 제한함	출혈 예방 목적 수혈 제한함

03 가이드라인에 따른 적정 수혈률(혈장성분제제 - FFP)

구 분	대한수혈학회	미국(AABB)	일본(적십자사)
적정 수혈률	81.9%	52.5%	28.8%
사용기준	- 응고 인자 활성 72% ↓ - 중증 간질환 및 DIC 등 출혈이 없어도 가능	- 응고인자 활성 30% ↓ - 중증 간질환 및 DIC 등 출혈이 있을 때만 가능	- 응고인자 활성 30% ↓ 면서 중증 간질환 및 DIC 등 출혈이 있을 때만 가능

★ 수혈 적응증 기준

*** 수혈 적응증 기준**

1. RBC: Hb 〈 8g/dL + 호흡곤란, 피로 증상
2. PC or SDP: Plt 〈 20,000 + 출혈, 점상 출혈, 멍 증상
3. WBC 中 Granulocyte 〈 500 + 패혈증
4. FFP: 〉 INR 1.6(PT 지연 - INR 증가)
5. Cryo: 응고인자 VII, VIII 결핍 + 혈우병, 출혈 지속 증상

+ 수혈 기대 효과

1) RBC: 1 Unit 당 Hb 약 1g/dL 상승 & Hct 3~4% 상승
2) PC: 1 Unit 당 PLT 약 5,000μℓ 상승
3) SDP: 1 Unit 당 PLT 약 30,000 ~ 60,000μℓ 상승
4) FFP: PT 약 3% 상승
5) Cryo: 1 Unit 당 Fibrinogen 약 50~75mg/dL 상승

수혈 여부를 결정하는 건 주치의이기에 수혈 가이드라인과 진료 지침을 토대로 정리하였어도 이 범위에서 벗어날 가능성은 크다.

그래도 혈액 검사상 결과를 보고 아예 생각도 못 하는 간호사는 되지 않았으면 해서 대략의 기준과 효과는 알고 있는 것이 좋지 않을까 싶다.

논문, 진료 지침서, 가이드라인을 보고 정리한 위의 내용을 빼고 나의 짧은 임상 경험만 본다면 **RBC의 경우 Hb 8점대 초반부터 수혈을 고려했고, Hb 7점대부터는 대부분 수혈 처방이 났었다.**

PC는 가이드라인은 2만 미만부터라고 하지만, **거의 5만 밑부터 수혈을 고려했으며 너무 잦은 수혈인 경우에만 2만 밑부터 수혈 처방이 났었다.**(SDP는 PC 6~8개의 효과로 가능한 SDP를 주고 싶어 하지만, 수량이 부족해서 PC를 많이 줬었다.)

FFP는 특히 간 질환 환자에게서 혈액응고인자가 너무 낮을 때에 수혈 처방이 났으며, Cryo 역시 혈액 질환 환자나 간 질환 환자의 출혈 경향이 심할 때 처방이 났었다.(환자의 질환명을 잘 보자.)

+ Anemia Study(빈혈 검사)

*** 빈혈(Anemia)**

- 적혈구의 숫자나 적혈구 내의 혈색소(Hb)가 정상치보다 낮아진 상태임

⇨ 종류: 철 or 비타민 결핍성, 재생불량성, 용혈성, 만성질환, 골수질환 등

⇨ 증상: 피로, 창백, 어지러움, 호흡 가쁨 호소

⇨ Lab 특징: CBC 中 Hb ↓ [d/t 수혈 시 Anemia Study 처방 나옴]

*** 빈혈 검사(Anemia Study) 항목**

1. Fe/TIBC/UIBC/Ferritin	[철/철결합능/불포화철결합능/페리틴]
2. Resticulocyte Count	[망상 적혈구 수 ; 미성숙 RBC 수]
3. PB Smear	[말초 혈액 도말 검사]
4. Vitamin B_{12}	[코발라민, 비타민 결핍성 빈혈 中 악성빈혈]
5. Folate	[엽산(폴산) ; 비타민 B 복합체 중 하나]
6. Stool Occult Blood	[잠혈 검사]

⇨ CBC 상 수치를 보고 출혈로 인한 것인지, 빈혈로 인한 것인지 구분함

⇨ Iron Study 항목(1번 항목)으로 철 결핍성 빈혈인지 판별 진단함

⇨ 비타민 & 엽산 항목으로 비타민 결핍성 빈혈인지 판별 진단함

+ Anemia Study 진단

*** 1단계: CBC, Reticulocyte Count(망상 적혈구 수) 확인**

- RPI(Reticulocyte Production Index, 망상 적혈구 생산지수) 계산

⇨ RPI 2.5 이상: 출혈 or 용혈 의심

⇨ RPI 2.5 미만: 적혈구 형태 확인 필요

*** 2단계: 적혈구 형태 및 MCHC(평균 적혈구 헤모글로빈 농도) 확인**

- 크기: Normocytic, Macrocytic, Microcytic 확인함
- 색소성: Hypochomic, Mormochromic 확인함

- 철 결핍성 빈혈, 골수 질환 관련성 빈혈, 감염, 신장 질환

⇨ Normocytic Normochromic

- 엽산 결핍성 빈혈, 비타민 결핍성 빈혈, 철 적아구성 빈혈

⇨ Macrocytic Microcytic

다음은 **'수혈 동의서 유효기간에 관해 정리한 것'**이다.

❖ **수혈 동의서**

- 수혈 전에 Dr.가 직접 환자 및 보호자에게 설명하고 받는 것이 원칙임
- 최종 수혈일로부터 **60일 이상 경과 시** 수혈 동의서 다시 받아야 함
- 외래의 경우 수진별 1회씩 받으므로 동일 진료과의 경우 수혈 동의서의 유효기간이 6개월이지만, 진료과가 변경 될 경우 새로 받아야 함

⇨ 병원 지침에 따라 수혈 동의서 유효기간을 1년으로 보는 곳도 있음

- 긴급 수혈 시 해당 사유를 기록하고 후에 환자/보호자에게 설명해야 함
- 응급 수혈 시 교차시험 미완료 응급혈액 출고요청서 작성해야 함

❖ **수혈 동의서 유효기간**

- 입원: 입원 수진 별로 1번만 받음
- 외래: 동일 질료과 수진별로 1회 받음
- 응급실: 수진별로 1회 수혈 동의서 받음

+ 기타 동의서 별 작성 시점과 고려사항

진정 동의서	- 매 시행 시 동의서 작성 - 검사, 시술 동의서에 진정이 포함된 경우 함께 설명 (단, 진정 내용이 없을 시 별도 진정 동의서 작성)
마취 동의서	- 매 시행 시 동의서 작성 - 수술, 시술, 검사 동의서에 포함되어 설명 - 환자 상태에 따라 별도 마취 설명 가능
수술, 시술, 검사 동의서	- 매 시행 시 동의서 작성
조영제 동의서	- 검사, 시술 동의서에 포함되어 함께 설명
항암 동의서	- 항암 치료 첫 시행 시 - 약제가 변경될 시
중환자실 입실 동의서	- 중환자실 입실 전 동의서 작성 - 심혈관 조영실 경유하여 시술받고 단기 체류는 제외
특수 치료실 입실 동의서	- 특수 치료실 입실 전 동의서 작성 - 대상: 집중 치료실, 공기 매개 격리실, 무균실, 고위험 산모태아 집중치료실, 방사서 옥소 치료실

+ 혈액 불출 요청 및 확인서

혈액 불출 요청 및 확인서[2)]

환자 ABO/Rh
AB +

환자명	주암또	등록번호	130246
성별/나이	F/27	병동	7서
진료과	호흡기내과	병실	0709

<table>
<tr><th colspan="2">혈액정보</th><th>혈액백스티커</th></tr>
<tr><td>일련번호</td><td>98765</td><td rowspan="6">
<table>
<tr><td colspan="6">AMDDO'S HOSPITAL BLOOD BANK ★</td></tr>
<tr><td>혈액번호</td><td colspan="3">012345678</td><td>98765</td><td rowspan="2">공혈자
AB+</td></tr>
<tr><td>등록번호</td><td colspan="4">130246</td></tr>
<tr><td>성 명</td><td colspan="2">주암또</td><td colspan="2">F/27
MN/ERBD</td><td rowspan="2">수혈자
AB+</td></tr>
<tr><td>교차시험</td><td>적합</td><td colspan="3">PRC 400 ml</td></tr>
<tr><td>의료인
확인</td><td>1</td><td></td><td>2</td><td></td><td>20XX/0X/0X
11:15:14</td></tr>
</table>
</td></tr>
<tr><td>ABO/Rh</td><td>AB+</td></tr>
<tr><td>검사자</td><td>이OO</td></tr>
<tr><td>혈액
처방명</td><td>PRC(Packed RBC) 400mL</td></tr>
<tr><td>혈액번호</td><td>012345678</td></tr>
<tr><td>전달사항</td><td colspan="2"></td></tr>
</table>

혈액은행으로부터 혈액을 수령해 올 때 위와 같은 혈액 불출 요청서가 필요했는데, 위 요청서를 EMR 전산상에서 출력하게 되면 처음에는 혈액백 스티커 부분(★)이 비어 있는 요청서로 출력된다. 이 '요청서'와 혈액을 담아올 '혈액 보관용 Box'를 가지고 혈액은행에 가면 그곳에서 수령자(사원 or 간호사)와 혈액은행 직원이 '혈액 요청서'와 '혈액'을 비교하여 정보가 맞는지 확인 후 혈액백 스티커를 붙여주게 된다.

병동에서는 다시 이 혈액백 스티커가 붙여진 혈액요청서와 수령해온 혈액을 의료진 2인(간호사-간호사 or 의사(인턴)-간호사)이 확인 후 의료인 확인 칸에 본인 이름을 기재한다. 이때 혈액 백 용량을 확인하면서 용량을 확인했다는 뜻으로 동그라미를 쳐가면서 보는 게 좋다. 그 후 이 요청서는 OCR 반납을 반드시 해야 한다.(버리면 큰일 남)

2) 혈액 불출 요청서 예시로 병원마다 서식과 내용이 다소 상이 할 수 있음

★ 혈액은행

- 혈액제제에 대한 수혈 전 검사 및 혈액 관리를 담당함
- 백혈구 여과 제거 혈액, 방사선 조사 혈액 등 특수 혈액제제를 공급함
- 수혈 예정인 환자의 혈액형 검사와 불규칙 항체 선별검사를 시행하여 안전하고 신속한 혈액을 공급하는 부서

+ 혈액 관련 부서

＊ 혈액 검사실

- 현대식 자동 혈구 측정기 및 자동 응고 분석기를 이용하여 일반 혈액 검사(적혈구, 백혈구, 혈소판 등), 골수검사, 혈액 응고 검사 등을 실시하는 부서

＊ 성분 헌혈실

- 일반헌혈, 자가 헌혈 및 지정헌혈자로부터을 헌혈 및 성분 채집을 시행함
- 치료적 성분 채집술(혈장 교환술 등)을 시행하며, 말초 혈액 조혈모세포 채집에 필요한 설비를 갖추고 있는 부서

암또 일화

내가 일했던 병원에서 병동의 경우 Night 근무를 두 명이 함께 했었다. Night 근무 때는 병동의 업무를 도와주는 병동 자체 소속인 사원 선생님이 없었고, 전 병동을 도와주는 당직 사원 선생님만 계셨다. 그래서 Day 나 Eve 때는 혈액을 사원 선생님이 타다 주시지만, Night 때는 간호사인 우리가 직접 원내 혈액은행에 가서 혈액을 타와야만 했었다. 더욱이 Night 때는 불 꺼진 병실 안에서 환자의 Line을 확인하기도 어렵고, 혹시라도 다른 사고가 발생할 수도 있기에 되도록 유효시간을 지키면서도 Night에게 수혈이 넘어가지 않게 하자는 말을 자주 들었었다. 그러던 어느 날, 혈액 처방이 늦게 나서 Eve 근무 중반에 PRC 2 unit의 첫 번째 수혈을 시작했었다. 잘만 하면 Night 번 근무 시작 전에 수혈이 끝나거나 마무리만 부탁드릴 수 있을 것 같은 시간이었다. 그러나 결국 Night 인계가 시작할 무렵에 4시간을 꽉꽉 채우면서 첫 번째 수혈을 끝내게 되었다. Night 선생님의 기분이 좋지 않아 보여서 긴장감 속에서, 제발 어서 사원 선생님이 두 번째 혈액을 가져다주시길 바라며 애타게 call을 했었다. 그러자 선생님들이 이 시간엔 우리가 타와야 하는 거 모르냐고 모두 나를 바라보셨다. 눈치만 보고 있던 와중에 퇴근하던 Evening 사원 선생님이 어딘지 알려주겠다며 나를 데리고 가주신 덕에 그날 혈액은행도 처음 가보고 혈액을 어떻게 타오는지도 알게 되었다. 생각보다 간호사가 혈액을 직접 타오는 병원이 꽤 있으므로 위치를 알아두자.

+ 전반적인 수혈 과정

0. Dr. & 환자: 수혈 여부 결정

⇨ Lab 수치 or 증상으로 수혈 적응증 확인

1. Dr. order: 혈액 처방

⇨ 환자에게 수혈 동의서 받음(주로 인턴, 해당 과의 저연차 Dr.)

2. 간호사: 혈액 처방 확인

⇨ 혈액 불출 관리화면의 입력 사항을 확인함

3. 간호사 2인: 혈액 검체 채취

⇨ ABO&Rh 검사용 Tube, 항체 선별검사용 Tube와 바코드를 가지고 병실로 가서 대상자 확인 후 혈액 채취함

⇨ 원칙: 채혈한 자리에서 바코드를 부착 후 서명하여 혈액은행으로 보냄

4. 사원(보조 사원이 없는 병원- 간호사): 혈액 검체 접수

⇨ ABO&Rh Sample, 항체선별검사용 Sample을 혈액은행에 접수함

5. 혈액은행 - 수령자(사원 or 간호사), 임상병리사: 혈액확인

⇨ 사원과 임상병리사는 함께 혈액 스티커와 수령 받을 혈액을 확인함

⇨ 수령자(사원 or 간호사)의 ID를 입력함

⇨ 확인 내용: 부서, 주민등록번호, 이름, 나이, 성별, 병실, 혈액 번호, ABO&Rh형, 혈액 종류, 수량, 방사선 조사 유무

6. 간호사실 - 간호사 2인: 혈액확인

⇨ 담당 간호사는 불출된 혈액을 다른 간호사(Co-sign) 1인과 함께 확인함

⇨ 혈액과 혈액 불출 요청서에 부착한 혈액백 스티커 확인함

⇨ 확인 내용: 부서, 주민등록번호, 이름, 나이, 성별, 병실, 혈액 번호, ABO&Rh형, 혈액 종류, 수량, 방사선 조사 유무, 유효기간 및 채혈일

⇨ 매 혈액 백 스티커마다 2명의 간호사가 확인함. 혈액형에 동그라미 표시와 서명함(PDA 이용하는 병원도 있음)

7. 병실- 간호사: 대상자 확인(이중 확인)

⇨ 개방형 질문으로 이름과 등록번호 또는 주민등록번호 확인함

8. 수혈 준비: 적혈구 18G~22G, 혈소판 24G 이상 IV line 확보

⇨ 수혈의 필요성, 목적 설명, V/S 측정, 부작용 교육, 수혈 전 처치 시행

9. 수혈 시작: 간호사

⇨ 처음 15분간 15~20gtt/min 천천히 수혈 시작함

⇨ 수혈 시작 15분 후 V/S 이상 없을 시 50~80gtt/min 수혈속도 조정

⇨ 병원 지침에 따라 수혈을 인턴이 하는 곳도 있음

10. 수혈 기록 및 정리(본 Chapter 2-3 참고)

⇨ 방사선 조사 여부, 백혈구 제거 여부, 수혈전 처치 여부, 수혈 V/S 등

Plus+

'수혈 관련 지식1' - 수혈 종류 & 수혈 관련 물품

임상에서 몇몇 환자의 경우 수혈을 해도, 혈액 수치가 오르지 않아 다음날도, 그다음 날은 물론 일주일 아니 한 달 내내 수혈을 받는 경우를 심심치 않게 볼 수 있었다.

환자들은 계속 혈액이 필요하지만, 전국적으로 계속 혈액이 부족한 상황이다 보니 **수혈을 시작하는 기준을 낮추는 방법과 함께 미리 특정한 환자를 위해 헌혈해 둔 혈액을 그 환자에게 수혈하는 '지정수혈' 방법을 사용했었다.**

의사 지시 처방으로 'PLT 〈 5만 미만 시 PC 8개 or SDP 1개 준비되는 거로 수혈합니다.'에서 'PLT 〈 2만 미만 시 수혈 진행합니다.'로 바뀌고 '환자와 보호자에게 지정 수혈하도록 권유합니다.' 지시가 들어오면 후에 환자분이나 보호자가 종종 이런 질문을 했었다.

"오늘은 혈액 수치가 몇이에요? 어? 그런데 왜 오늘은 수혈을 안 하죠? or "아까 주치의 선생님이 무슨 수혈을 하라고 하던데, 자식한테 다시 말해주려고 하는데 뭐를 하라고 했죠?" 이때, 지정수혈이 무엇인지 모르면 버벅거리기 쉽다.

또한, 성분 수혈에서도 **혈액제제의 종류가 생각보다 훨씬 다양하게 있어서 처음 보는 수혈 처방이 나면 이건 어떻게 몇 시간 동안 줘야 하는지 뒤늦게 찾아보고 있으면 업무가 밀리므로 미리미리 공부해 두었으면 좋겠다.**(내 경우 FFP 수혈을 처음 하는 날 헤맸다.)

더불어서 **수혈하기 쉽게 도와주는 물품과 부작용을 방지하기 위해 사용하는 물품**들이 있는데, 처음 보는 물품을 들고 수혈을 하려면 많이 헤매기 때문에 조금이나마 도움이 되길 바라며 다음 내용을 정리해두었으므로 잘 읽어보길 바란다.(제발 혈액제제만이라도 잘 공부해두었으면 좋겠다.)

다음은 **'수혈 종류에 관해 정리한 것'**이다.

1. 자가수혈(Autologous Transfusion)
- 자신의 혈액을 모아 다시 자신에게 재수혈하는 것
- 동종면역, 면역 중개 수혈반응, 질병 전파 위험 감소시켜줌

⇨ 주로 수술에 대비하여 자신의 혈액을 해당 병원에 미리 채집하여 혈액 보존제를 섞어 보관해 둠(감염에 취약한 환자에게 사용 고려됨)

⇨ 수술 종류, Hct 유지 능력에 따라 결정하며 혈액 요구량이 많은 수술 직전에 수집하여 수술 중에 재수혈함(수술 5주 전부터 수혈 계획함)

2. 동종 수혈(Homologous Transfusion / Allogeneic Transfusion)
- 자발적인 공혈자의 혈액을 채집하여 수여자에게 수혈하는 것
- 공혈자로부터 채집된 혈액은 9가지 검사를 통해 감염이 없음을 확인 후 수혈에 사용할 수 있음(가장 일반적으로 사용하는 수혈 방법임)

3. 직접 수혈(Directed Transfusion)
- 특정한 수여자에게 수혈하기 위해 특정한 공혈자가 혈액을 제공하는 것

⇨ 지정수혈: 수혈을 받을 사람을 미리 지정하고 그 사람을 위해 헌혈함

4. 성분 수혈(Blood Component) ★
- 전혈의 주요 성분인 혈장, 혈소판, 적혈구, 백혈구를 분리하여 환자에게 필요한 혈액 성분만 모아서 수혈해주는 것
- 1 Unit 전혈로 1명에게 사용하는 것보다 성분 수혈을 하면 여러 환자에게 사용될 수 있으며 경제적임(성분들이 농축된 상태로 높은 치료 효과 있음)
- 성분별로 분류하여 수혈함으로써 수혈자의 순환계 부담을 감소시킴
- 불필요한 성분을 함께 수혈함으로써 발생할 수 있는 부작용을 예방함

⇨ 세척 적혈구 수혈 시 혈청 바이러스 간염의 발생을 감소시킴

⇨ 백혈구 제거 적혈구 수혈 시 면역과 관련된 부작용 발생 위험을 감소시킴

+ 혈액제제 = (혈액 성분 제제 + 혈액 분획 제제)

- 혈액 성분 제제: 혈액은행에서 제공하는 혈액의 특정 구성 성분으로 이루어진 제제로 전혈, 농축 적혈구, 방사선 조사 적혈구, 세척 적혈구, 백혈구 제거 적혈구, 신선동결혈장, 동결 침전 제제, 농축 혈소판 등
- 혈액 분획 제제: 혈장에서 추출된 혈청 알부민, 혈액 응고 제 Ⅷ인자, 혈액 응고 제 Ⅸ인자, 사람 면역 글로불린, 사람 피브리노겐, 사람 항 트롬빈 Ⅲ 등

★ 혈액제제

<table>
<tr><td colspan="9">전혈(WB, Whole Blood)</td></tr>
<tr><td colspan="2">농축 적혈구
(PRC, Packed Red Cells)</td><td colspan="6">혈소판 풍부 혈장
(PRP, Platelet Rich Plasma)</td><td rowspan="4">농축 백혈구
(LC, White Blood Cells)</td></tr>
<tr><td rowspan="2">백혈구 제거 적혈구</td><td rowspan="2">동결 적혈구</td><td rowspan="3">농축 혈소판
(PC, Platelet Concentrate)</td><td colspan="5">신선동결혈장
(FFP, Fresh Frozen Plasma)</td></tr>
<tr><td rowspan="2">혈액 응고 인자 제제</td><td rowspan="2">동결침전제제
(Cryo, Cryoprecipitate)</td><td colspan="3">동결혈장</td></tr>
<tr><td>세척 적혈구</td><td>해동 적혈구</td><td>알부민</td><td>혈장 단백 제제</td><td>면역 글로불린</td></tr>
</table>

+ 혈액 성분 제제

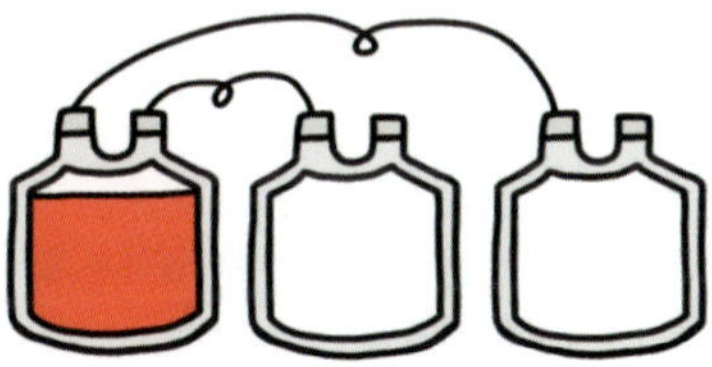

WB

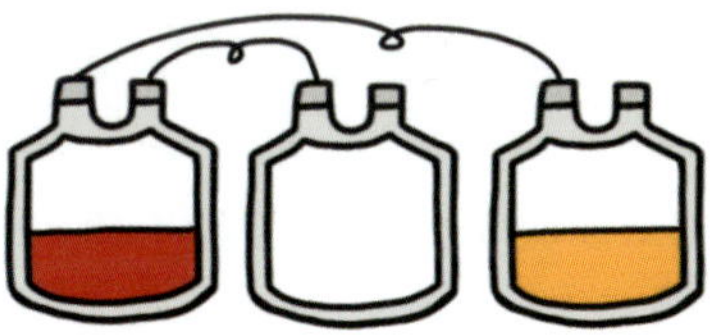

PRC | PRP

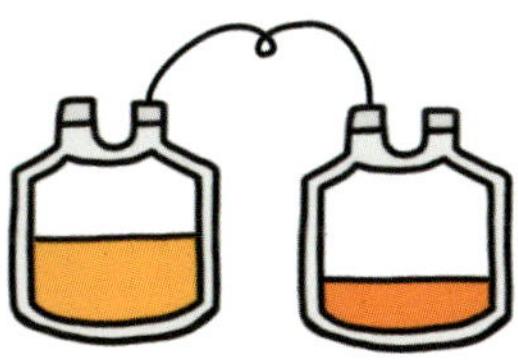

FFP | PC

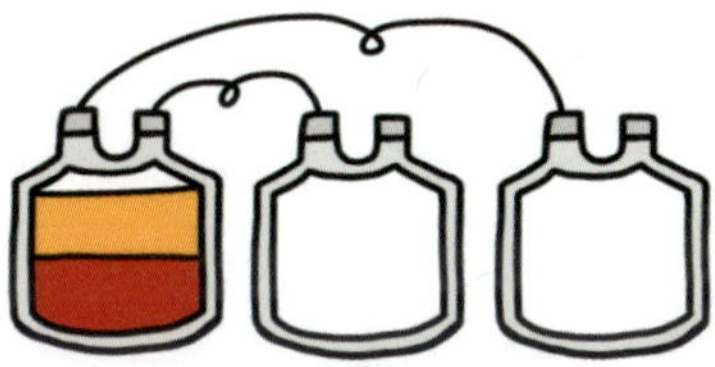

PRP ⇨ FFP & PC 분리함

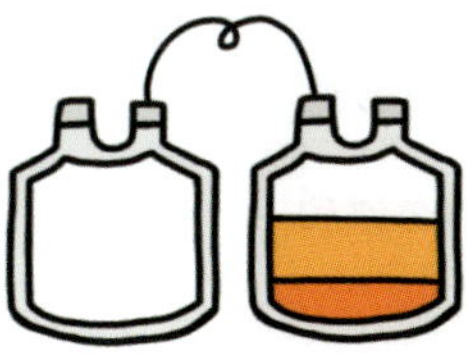

PRP ⇨ FFP & PC 분리함

01 전혈 - 저장 혈액(Stored Blood)

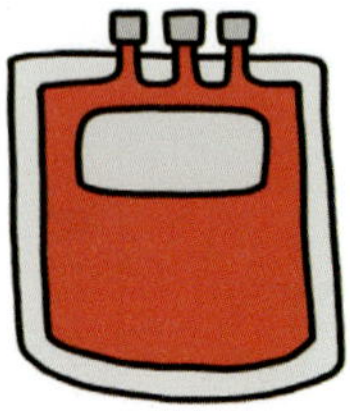

- 특징: CPDA-1 항응고보존제가 들어있는 혈액을 채혈하여 냉장 보존한 것으로 적혈구, 백혈구, 혈장, 혈소판 성분 모두를 수혈할 수 있음
- 적응증: 다량 출혈 및 수술 시 출혈로 혈액량이 부족한 환자 or 산소 운반능력이 부족한 환자

⇨ 산소운반능력 및 혈액 확장량이 동시 요구되는 경우

- 유효기간: 1~6℃에서 보관, 약 28~35일까지 가능

⇨ 실온에 30분 이상 노출된 경우 사용하지 않음

- Tip: **1 Unit 당 2~4 hr 이내 투여함**

02 전혈 - 신선 혈액(Fresh Blood)

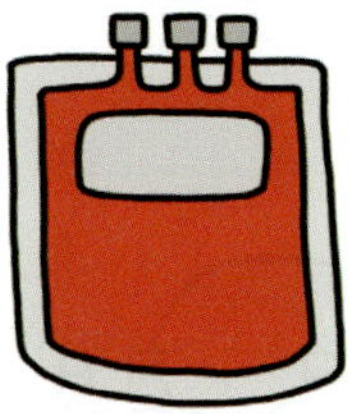

- 특징: 혈액의 전 성분을 신선한 상태로 수혈 가능함
- 적응증: 계속하여 다량의 수혈이 필요한 환자, 출혈 경향 or 최소의 출혈로 인한 빈혈 있는 환자, 체외순환방법을 이용하여 심장 수술하는 환자
- 유효기간: 채혈 후 약 1~3일 이내까지 가능
- 기타: 전혈 보관 시 미세 응괴 등이 발생할 수 있어서 **혈액 필터가 부착된 일반 수혈 세트** 사용함

03 적혈구제제 - 적혈구 농축액(PRC, Packed Red Cells)

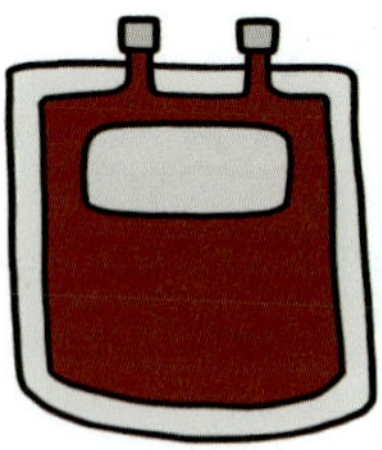

- 특징: 전혈을 원심분리하여 혈장 성분을 80% 이상 제거하여 만든 혈액제제(Hct 70% 정도 됨)

⇨ 소량의 혈장 · 혈소판 · 백혈구가 포함되어 있으나 기능은 거의 소실됨

- 적응증: Hb 7mg/dL 이하 수혈, 만성 빈혈 환자, 수술 or 외상으로 총혈액량의 15% 이상 출혈 환자, 순환 혈액량 증가 없이 산소운반능력 향상만 목표로 함

⇨ 혈성 심부전증 동반한 빈혈, 유아의 수혈 등

- 유효기간: 1~6℃에서 보관, 약 35일까지 가능
- Tip: **1 Unit 당 2~4hr 이내 투여함**

04 적혈구제제 - 세척 적혈구(WRC, Washed Red Cells)

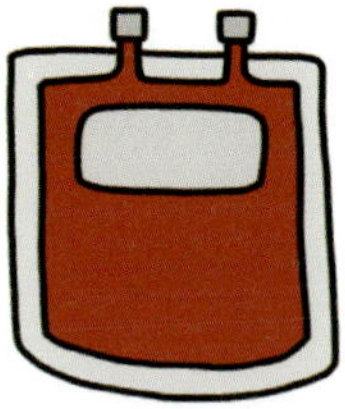

- 특징: PRC와 같은 양의 0.85% N/S를 넣어 2~3회 세척한 혈액제제(적혈구 이외의 모든 성분이 제거됨)
- 적응증: WB or RBC 수혈로 심한 알레르기 반응 보인 환자 [수혈용 과민성 물질(Allergen) 있는 환자] 신생아 or 자궁 내 태아에게의 수혈, 백혈구와 혈소판 항체를 가진 환자, 수혈이 필요한 장기이식 환자
- 유효기간: 세균 오염을 막기 위해 24시간 이내 사용

- 기타: 멸균 N/S를 이용하여 PRC를 세척하고, 부유시킨 혈액제제 세척 과정에서 혈장 대부분이 제거되지만, 림프구는 생존하여 수혈 후 GVHD는 발생할 수 있음(백혈구 · 혈소판 · 세포찌꺼기는 제거됨)

05 적혈구 제제 - 동결 해동 적혈구(Frozen Deglycerolized RBC)

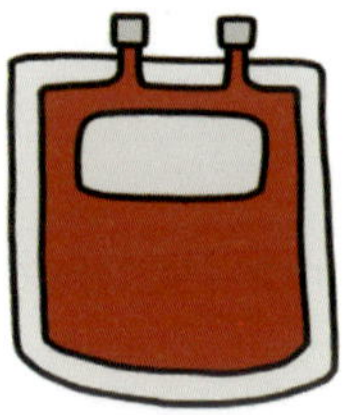

- 특징: 글리세롤을 적혈구에 첨가하여 동결시킨 후 −85℃에서 저장하며 수혈 전에 해동한 뒤 세척하여 글리세롤을 제거한 뒤 사용하는 혈액제제임
- 적응증: Rh 음성 or 희귀혈액의 장기 보존과 장기간 자가수혈을 위해 보관하기 위해 사용함
- 유효기간: 1~6℃에서 보관, 약 24시간 이내 사용

⇨ 채혈 후 10일 내의 것으로 제조해야 함

06 백혈구 제제 - 공여자 백혈구(Donor Granulocyte)

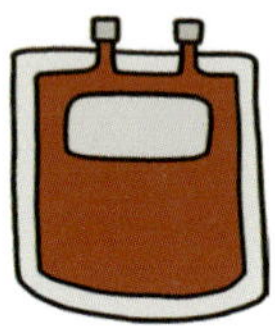

- 특징: 원심분리하여 얻은 백혈구 혈액제제임
- 적응증: 혈액 질환 환자(심한 감염으로 WBC가 500/mm³ 이하 or 감염 예방 및 치료 목적 사용)
- 유효기간: 제조 후 4시간 이내 사용

- 기타: 백혈구 성분 요법에는 백혈구 풍부혈장과 농축 백혈구 혈장이 있음 전혈을 원심 분리하여 얻어지는 혈장으로 혈소판이 포함되어 있음

⇨ 농축 백혈구는 재생 불량성 빈혈로 심한 감염상태, 급성 백혈병 or 화학요법, 방사선 치료 중에 백혈구 감소증이면서 항생제 투여에도 반응이 없는 심한 감염을 동반한 경우 수혈함

07 혈소판제제 - 혈소판 풍부 혈장(PRP, Platelet Rich Plasma)

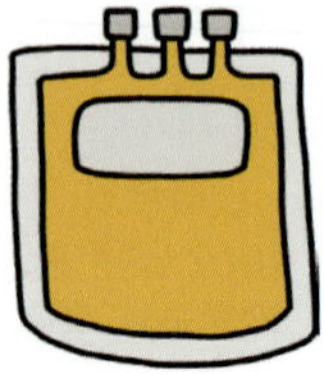

- 특징: 전혈을 원심분리하여 얻은 혈소판이 많이 함유된 혈장 혈액제제(전혈엔 혈소판이 80~90% 포함됨)
- 적응증: 점상 출혈, 자반증, 정맥 출혈, 비출혈 환자 화학요법 등에 의해 발생한 혈소판 감소증 환자
- 유효기간: 20~24℃에서 보관, 6시간 이내 사용

08 혈소판제제 - 혈소판 농축액(PC, Platelet Concentrate)

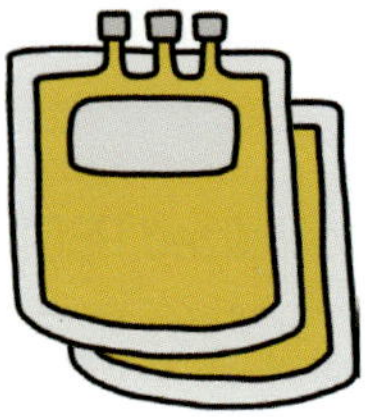

- 특징: 소량의 혈장에 다량의 혈소판 포함됨
- 적응증: 혈소판 감소증 or 혈소판 기능 장애 환자, 백혈병 or 재생불량성 빈혈, 항암제 치료 등으로 PLT 수가 20,000/uL 이하로 감소한 환자
- 유효기간: 20~24℃에서 보관, 약 5일 이내 사용
- Tip: **1 Unit 당 20~30 Min 이내 투여함**
- 기타: **백혈구 제거 필터 사용 여부 확인하기 ★**
  1회 6~8 Unit을 수혈함

09 혈소판제제 - 성분 채집 혈소판(SDP, Single Donor Platelets)

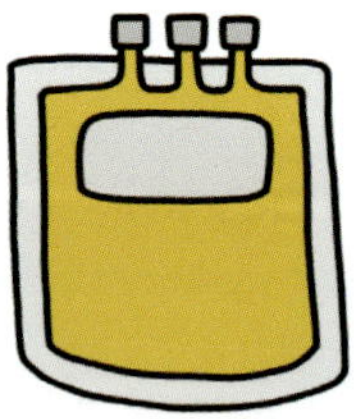

- 특징: 2시간 동안 공혈자에게서 얻은 혈소판 농축액
  ⇨ 혈소판과 소량의 혈장만 채집하고 나머지 성분은 공혈자에게 다시 되돌려 줌(백혈구 제거하여 채집)
- 적응증: 혈소판의 기능 이상이 있는 환자
- 유효기간: 20~24℃에서 보관, 약 5일 이내 사용
- Tip: **SDP 1 Unit = PC 6~8 Unit ★**
- 기타: Platelet Pheresis 라고도 함(필터 사용 X)

+ PC와 SDP의 차이점 ★(빈출 질문!!)

- **PC는 전혈에서 원심분리하여 얻은** 혈소판 혈액제제임
  ⇨ PC를 Random Donor Platelet RDP라고도 함(여러 명에게서 채집함)
  ⇨ 6~8 Unit의 공혈자가 전부 다를 수 있음(RDP 보다는 SDP 선호함)
- **SDP는 단 1명의 공혈자로부터 채집**한 혈소판 혈액제제임

10 혈장 성분 제제 - 동결 혈장(Frozen Plasma)

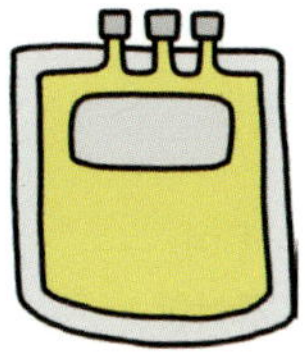

- 특징: 채혈 후 21일 이내에 분리 · 동결시킨 혈액제제
- 적응증: 쇼크 · 화상 · 뇌부종 · 저단백혈증 환자
  수술 or 외상 시 혈압 유지를 위한 수혈
- 유효기간: -15℃에서 보관, 약 3년 이내 사용

⇨ 용해 후 2시간 이내 사용해야 함

11 혈장 성분 제제 - 신선 동결 혈장(FFP, Fresh Frozen Plasma)

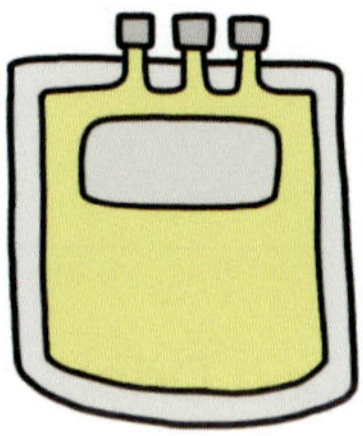

- 특징: 채혈 후 4시간 이내의 전혈로부터 혈장을 분리하여 동결시킨 혈액제제(혈액 응고 인자 포함 함)
- 적응증: 간 질환, 응고인자 보충이 필요한 환자, 체액을 즉시 보충시켜야 하는 응급상황, DIC 등
- 유효기간: -18℃ 이하에서 보관, 약 1년까지 가능
  해동 후 즉시 사용해야 함(4시간 이내 권장)
- Tip: **1 Unit 당 15~45분 이내 투여함**

12 혈장 성분 제제 - 신선 액상 혈장(FLP, Fresh Liquid Plasma)

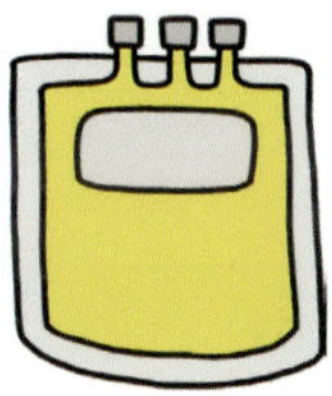

- 특징: 채혈 후 6시간 이내에 분리한 혈장 혈액제제
- 적응증: 혈액응고인자 보충이 필요한 환자, 출혈에 의한 혈액량이 감소한 환자, 간 질환 등에 대한 여러 응고인자 결핍 있는 환자, 쇼크, 화상, 저단백혈증 등
- 유효기간: 1~6℃에서 보관, 제조 후 12시간 내 사용

13 혈장 분획 제제 - 동결 침전 제제(Cryoprecipitate)

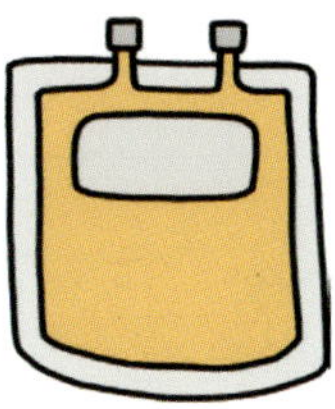

- 특징: 신선동결혈장 1 Unit을 4℃에 녹여서 제조함
- 적응증: 혈우병, Von Willebrand's 병, DIC 환자, 응고인자 Ⅷ, XII, Fibrinogen 결핍한 환자 등
- 유효기간: -20℃ 이하에서 보관, 약 1년까지 가능
  해동 후 즉시 사용(1시간 이내 권장)
- Tip: **1 Unit 당 15~30분 이내 투여함**

14 혈장 분획 제제 - 가열 혈장 단백 혈청 알부민(Albumin)

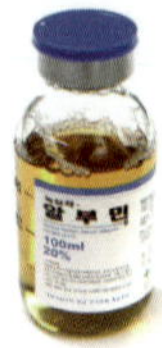

- 특징: 혈장 내에 함유되어 있는 혈장 단백질
- 목적: 혈관 내의 혈량을 보충 및 저단백혈증 환자의 심박출량을 유지하기 위해 사용함
- 유효기간: 2년, 3년(ABO · Rh 상관없이 투여)
- Tip: **1Bottle 당 4~6시간 이상 천천히 투여함**

+ 혈장 분획 제제 - 감마글로불린(γ-Globulins)

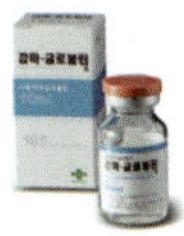

- 목적: 저감마글로불린혈증 및 각종 감염 예방 및 치료
- 유효기간: 2년
- 종류: 감마-글로불린주(녹십자)

+ 혈장 분획 제제 - 건조 파이브리노겐(Fibrinogen Dried)

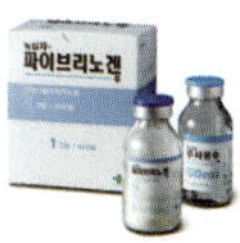

- 목적: 저피브리노겐혈증, 섬유소용해항진증에 사용함
- 유효기간: 3년
- 종류: 파이브리노겐주(녹십자)

+ 혈장 분획 제제 - 항D면역글로불린

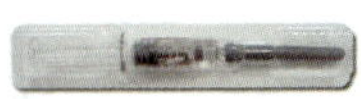

*** Anti-D Immunoglobulin Antibody**
- 목적: Rh(-) 모(母)의 항 D 항체에 의한 면역방지
- 유효기간: 6개월
- 종류: 파토불린 SDF주(2025년 기준 유통 X)

+ 혈장 분획 제제 - 건조 항혈우병 글로불린

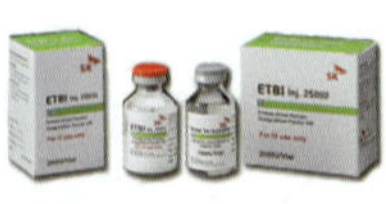

* Anti Haemophilic Globulin
- 목적: 혈액 응고 제 Ⅷ 인자 결핍증에 사용함

⇨ 혈우병 A 및 Von Willebrand's Disease
- 유효기간: 1년
- 종류: 에트비트주(2025년 기준 유통 X)

+ 혈액제제 유효기간 및 보관 온도

* **유효기간 원칙**: 혈액제제 Open 후 24시간 이내
* **보관 온도 원칙**: 적혈구제제 냉장 보관, 혈소판제제 실온 보관

혈액제제	유효기간	보관 온도	얼음 필요
전혈	35일	4~6℃	O
농축적혈구	35일	4~6℃	O
세척적혈구	24h	4~6℃	O
백혈구제거적혈구	24h	4~6℃	O
신선동결혈장	1년	-18℃	△
동결침전제제	1년	-20℃	△
동결해동적혈구	10년	-63℃	△
농축혈소판	5일	20~24℃	X
백혈구제거혈소판	24h	20~24℃	X
농축백혈구	24h	20~24℃	X
성분채집백혈구	24h	20~24℃	X

+ 수혈 주의 사항

* **혈액 불출 후 30분 이내 수혈 시작해야 함**
- RBC와 혈소판은 4시간 이내 수혈 마쳐야 함
- FFP는 해동 후 3시간 이내 수혈 마쳐야 함
- Cryo는 해동 후 1시간 이내 수혈 마쳐야 함

+ 혈액제제 수령 시 주의 사항

* **얼음이 필요한 혈액제제**
- WB(전혈), PRC(농축 적혈구)

* **얼음이 필요하지 않은 혈액제제**
- PC(농축 혈소판), SDP(성분 채집 혈소판), Cryo(동결침전제제)

다음은 '수혈 관련 물품에 관해 정리한 것'이다.

01 일반 수혈 세트

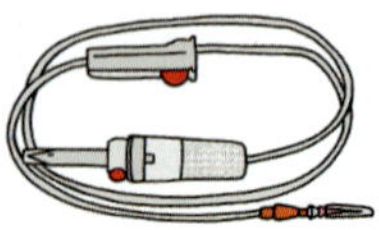

- 목적: 농축 적혈구 수혈 시의 **색전증 예방**
- 특징: 혈액 bag 내의 미세혈전, 덩어리 등을 걸러 주는 170 microns의 표준 혈액 필터가 있는 세트

⇨ 소량 수혈 시 혈액 백에서 혈액을 직접 빼지 않고 반드시 수혈 세트를 통해서 혈액을 추출해야 함

- Tip: PRC 2 unit 이상 수혈 시 세트 내의 필터 능력이 떨어지므로 **1 Unit마다 교환하여 사용함**

02 혈소판 수혈 세트

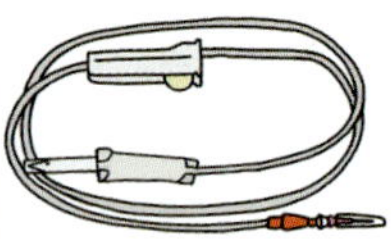

- 목적: 혈소판제제 혈액을 수혈하기 위함
- 특징: 210~260 microns의 혈소판 수혈용 필터 있음
- Tip: 혈액제제에 맞는 수혈 세트를 사용해야 함

⇨ SDP, PC, H-PC는 혈소판 세트 사용함 ★

⇨ PRC, FFP, Cryo는 일반 수혈 세트 사용함

⇨ DGI(공여자 백혈구)는 PRP 세트 사용함

03 백혈구 제거 필터(Leukocyte Depleted Filter)

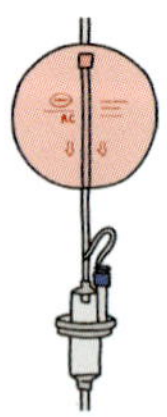

PRC Filter

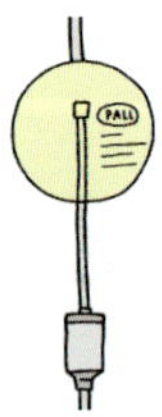

PC Filter

- 목적: 백혈구로 인한 수혈 부작용을 예방하기 위해 사용함
- 주의: PRC용 필터는 2 Unit 당 1개, PC용 필터는 8 Unit까지 1개 사용함

⇨ PRC 수혈 시 필터를 사용하지 않고 일반 수혈 세트를 사용하는 경우에는 1 Unit 당 1개씩 사용함 ★

⇨ WB에는 약 10^9, PRC에는 약 10^8~10^9개, PC에는 약 10^7~10^8, SDP에는 약 10^6~10^8개의 많은 양의 백혈구가 포함되어 있음

⇨ 백혈구 제거 필터를 사용하면 혈액제제의 백혈구를 99.9% 이상 제거함

⇨ 비용혈성 발열성 수혈반응, HLA 동종면역, CMV, HTLA-1 감염 전파 예방함

- Tip: 혈액 질환자 경우 백혈구 제거 필터 사용할 가능성 99%임

+ 수혈 시 Chamber 채우기

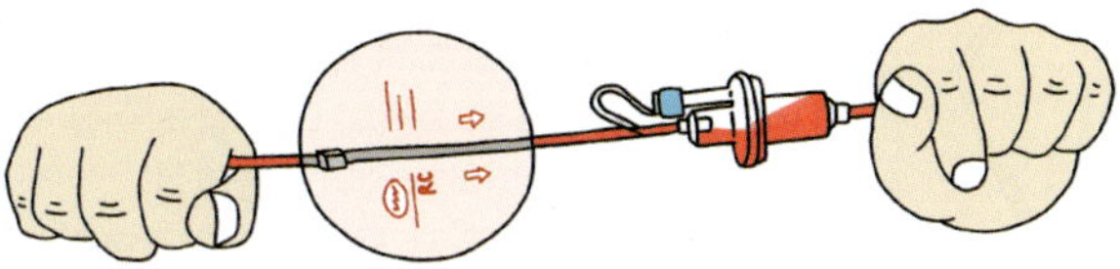

＊ 수혈 세트의 Chamber는 2/3~3/4 이상 채움: 용혈 예방 목적

- Tip: Chamber를 채울 때는 Cell이 깨지지 않도록 Chamber를 눌러서 채우지 않고 수혈 세트 or 백혈구 제거 필터를 혈액제제에 연결한 뒤에, 가로로 눕혀서 혈액이 Chamber에 자연스럽게 채워지도록 함

⇨ Chamber에 적당량 채워지도록 가로로 눕혀서 시소 놀이하듯이 세트를 위-아래 올렸나 내렸다 하면 Chamber에 혈액이 채워지게 됨

⇨ 백혈구 제거 필터의 경우 Chamber가 단단해서 어떻게 채우는지 모르는 분들이 많은데 이와 같은 방법으로 채우면 Cell도 안 깨지고 채울 수 있음

⇨ 수혈 세트는 적혈구의 용혈을 예방하기 위해 N/S로 준비하며 백혈구 제거 필터를 사용하는 경우 N/S를 미리 한번 여과시켜보라는 병원도 있음

+ 백혈구 제거 필터 사용하지 않는 혈액제제 ★

＊ SDP(= Pheresis)

- 이미 백혈구가 제거된 상태로 채집된 혈액으로 Filter 사용하지 않음
- **PC는 혈소판용 백혈구 제거 필터 사용함** ★(실수 진짜 많이 함!)

＊ 신선동결혈장(FFP), 동결침전제제(Cryo)

- 백혈구제거 필터를 사용할 필요 없음 + 방사선 조사 필요 없음

+ 방사선 조사 열액제제(Irradiated Blood Components)

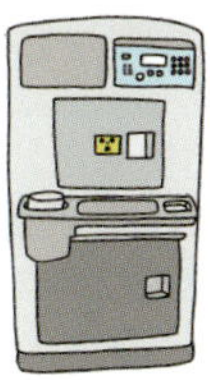

방사선 조사기

- 목적: **GVHD(이식편대숙주병) 예방하기 위함**
- 특징: 혈액제제 내 림프구(CD8+T세포)를 제거해줌

⇨ 전혈·적혈구제제·혈소판제제·백혈구제제 방사선 조사함

⇨ 적혈구제제: 감마선 조사 후 28일간 사용 가능함 혈소판제제: 본래 유효기간 내에 조사하고 사용함
백혈구 제제: 수집되는 즉시 조사하고 바로 수혈함

- 적응증: HIVD, 급성 백혈병, 악성종양, 호지킨병 등

04 혈액 수집 백(Blood Collection Bag)

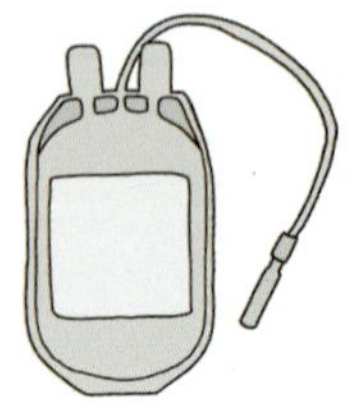	- 목적: 혈액제제를 모아서 한 번에 수혈하기 위함 - 특징: 크기에 따라 혈액 백 종류가 다양하게 있음 - Tip: 6~8 Unit PC 처방이 나면 혈액 수집 백을 이용하여 모아서 한 번에 수혈하는 것이 가능해짐 - 혈액 수집 백 미사용 시 5~10분 간격으로 PC를 이어서 연결해줘야 함(없는 병원이 꽤 있음)

+ 혈액 수집 백 이용 Tip 아닌 Tip

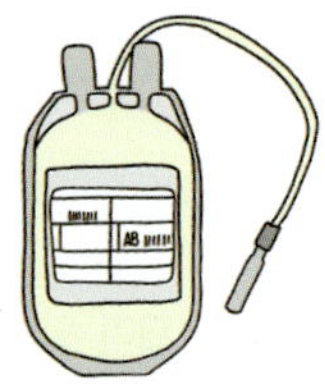	**＊ 원칙: 혈액 백에 모은 혈액의 혈액 스티커 부착하기** - 안전한 수혈을 위하여 혈액 수집 백으로 모았던 기존 혈액 백의 혈액 스티커를 혈액 수집 백에 붙이기 ⇨ PC 6 Unit 처방이 났다면, 대상자 등록번호 등이 적혀있는 PC Bag에 붙어있는 '혈액 스티커' 중 1개를 떼어내서 혈액 수집 백에 붙이라는 의미임
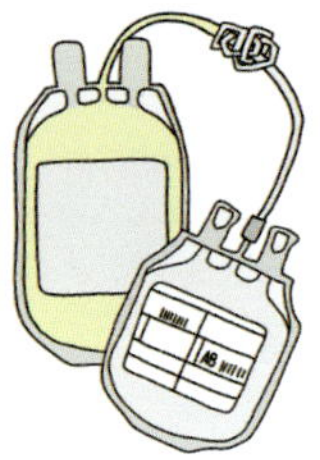	**＊ Tip: 마지막으로 모은 혈액을 떼어내지 않기** - 혈액 수집 백의 Line을 이용하여 PC 혈액을 옮긴 후 혈액 Bag의 스티커를 떼어내는 대신 혈액 수집 백의 Line을 2~3번 묶어내서 혈액 수집 백의 혈액이 다시 PC 백으로 옮겨가지 못하도록 한 뒤 그대로 수혈함 ⇨ 혈액 스티커를 안 옮겨 붙여도 되고 어떠한 혈액 제제를 모은 것인지 한눈에 보기 편함

암또 일화

SDP 수혈 처방이 난 어느 날, 딱 1개만 환자에게 달아주면 되고 금방 끝나는 수혈이라서 여유로움이 가득했었다. 혈소판 수혈 세트를 빼서 SDP 혈액 Bag 입구에 딱 꽂았는데 뭔가 잘못되었다는 걸 안 봐도 알 수 있었다. 혈소판 수혈 세트로 혈액 Bag의 입구를 찢어 버려서 혈액이 밖으로 뚝뚝 떨어지는 상황이 눈앞에 펼쳐졌다. 사고를 치다 못해서 이제는 수혈 Bag까지 찢어먹는 나구나 하면서 이걸 어떻게 수습해야 할지 앞이 깜깜했었다. 그러다 혈액 수집 백이 생각나 거기로 SDP 혈액을 옮겨 담아서 간신히 수혈을 끝마칠 수 있었던 날이었다. 수혈 Bag 입구가 생각보다 수혈 세트를 잘못 꽂아서 찢어진다는 말을 듣긴 했었는데, 설마 찢어지겠어 하던 일이 정말로 일어난다는 걸 경험했으므로 부디 여러분은 조심하길 바란다.

05 온열기(Blood Warmer)

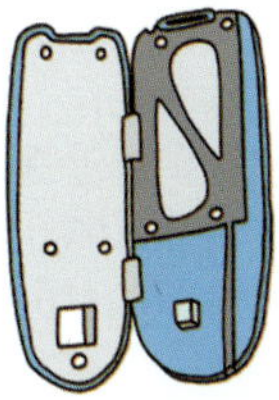

- 목적: 수혈의 기대효과를 높이고 부작용은 낮추기 위함
⇨ 차가운 혈액을 빠른 속도로 주입하면 심장에 부담됨
- 특징: 혈액 온도 42℃ 넘기면 안 됨(38℃ 이내 유지) 혈액 1 Unit을 4시간 이상 가온하지 않도록 해야 함
- Tip: **1~3 Unit 혈액제제를 수 시간에 걸쳐 천천히 수혈하면 혈액 가온을 굳이 사용하지 않아도 됨**

- 적응증: 한랭 응집소(Cold Agglutinin)를 가진 환자에게 수혈하는 경우
중심정맥도관(Central Catheter)으로 빠르게 수혈하는 경우, 교환 수혈
성인: 시간당 50mL/kg 이상의 빠른 속도로 대량 수혈하는 경우
소아: 시간당 15mL/kg 이상의 수혈이 요구되는 경우

+ 한랭 응집소 & 냉식 항체

*** 한랭 응집소(Cold Agglutinin)**
- 체온(37℃) 이하의 한랭조건에서 적혈구를 응집하는 항체

*** 냉식 항체(Cold Antibody)- 온열기 필요함 ★**
- 적혈구 항체의 반응양식에 의한 명칭, 20℃ 이하(특히 4℃)에서 잘 반응함
⇨ 혈액은행에서 Cold Antibody 있으면 온열기 사용하라는 연락이 옴

+ 혈액 가온 목적(기대효과 ↑ & 부작용 ↓)

1. 수혈로 인한 저산소증을 예방하기 위함
⇨ 어떠한 이유(출혈, 수술로 인한 실혈 등)로 환자의 감소 된 체온과 함께 낮은 온도로 수혈되는 혈액이나 투여되는 용액에 의해 조직으로 전달되는 산소량이 감소하면 조직에서 저산소증 유발할 수 있음
- 수혈 시 농축 적혈구를 사용하며 약 30℃ 이상 가온시킨 혈액을 사용함
⇨ 수술실에서 Warm Blood(pRBC) 투여하는 이유
⇨ 응급실에서 수혈 전 Warm Normal Saline 투여하는 이유

2. 대량수혈로 인한 저체온을 예방하기 위함
⇨ 혈액제제는 보통 체온보다 낮은 4~6℃ 정도에서 보관함
⇨ 혈액제제를 가온하지 않고 투여할 시 저체온증 유발할 수 있음
⇨ 32℃ 이하: A-Fib 발생 / 30℃ 이하: V-Fib 발생 할 수 있음

06 혈액 압력기(Blood Pumping Set)

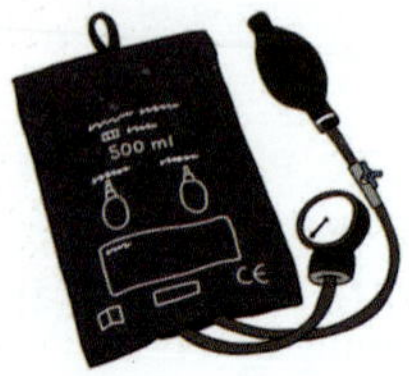

- 목적: 혈액을 효율적으로 수혈하기 위함
⇨ 혈액 주입 속도가 느려서 혈액이 다소 굳어버린 경우 or 대상자의 순환기능이 안 좋아서 수혈이 잘 안 될 때 압력기를 사용하여 유효시간 내에 수혈 마칠 수 있음
- Tip(1): 혈액이 잘 안 들어간다면 N/S Flushing, 수혈 세트 교환, 혈액 압력기를 사용하면 좋음

- Tip(2): 혈액 Pumping기가 없다면 혈압계를 감아도 좋음
⇨ 수액 폴대는 가능한 한 높이 올리고 혈압계로 혈액을 감아 압력을 주면 혈액 압력기를 사용하는 것만큼 잘 들어감(터지지 않도록 주의하기)
⇨ 압력을 너무 혈액 백의 중간 부위만 줘서 막아버리면 안 들어가게 됨
⇨ 높게 올린 폴대로 인해 낙상사고 일어나지 않도록 주의
⇨ 수혈할 때 혈압계 이용하게 되면 다음 Duty 번이 물카 할 때 알려주기
혈압계 찾느라 병동을 배회하고 있을 가능성이 큼

+ 혈액 출고

*** 혈액 성분에 따라 지정된 Unit만큼 출고 가능함**
- 전혈, 적혈구 1 Unit 씩 출고 가능함
⇨ PRC 2 Unit 처방 난 경우 한 번에 1개씩만 출고하여 받을 수 있음
- FFP와 PC는 처방된 혈액 모두 출고 가능함
⇨ PC 6~8 Unit 처방 난 경우 모두 한 번에 출고하여 받을 수 있음
- 혈액 출고 준비물: 혈액 출고요청서 or 혈액 수령증
- 혈액 출고 시 1번에 1대상자의 혈액만 출고 가능함
⇨ 같은 병동의 A 환자 PRC 1개, B 환자 PRC 1개 동시에 출고 불가능

암또 일화

수혈하다 보면 너무 혈액이 안 떨어져서 문제인 날도 있지만, 생각보다 혈액이 너무 빨리 들어가서 문제인 날도 많았다. 처음 15분 동안, 천천히 수혈하면서 부작용 없는 것을 확인한 후에 나름대로 떨어지는 속도를 생각해서 조절했는데 잠시 후에 와서 환자 분이 조절기를 손댔다거나, 내 생각보다 더 잘 들어가고 있는 그런 상황이 다가오면, 남아있는 혈액을 최대한 느리게 주려는 또 다른 소리 없는 전쟁이 펼쳐진다. 빠른 수혈로 인한 부작용 문제도 있고, 전산에는 혈액을 출고한 시간이 남기 때문에 2시간의 텀을 두기 위한 전쟁을 치르곤 했었다.

2-02 '수혈' 에러 친 신규간호사 '주여'하며 좌절하지 말자!(수혈 편)

'수혈 중' - 전처치 약물 & 수혈 Tip

혈액 Filter를 사용하여 수혈할 때, 두 번째 혈액 연결을 재빨리 연결해줘야 하는데 **혈액이 다 들어가고 한참 뒤에 두 번째 혈액을 연결하게 되면 초반에는 문제가 없는 것처럼 보이지만, 한참 뒤에 Filter 사이에 들어가 있던 air들이 수혈 Line에 나타났었다.**

또한, Line에 문제가 생겨 수액이 잘 안 들어가면 Chamber에 수액이 역류해서 가득 차는 것처럼, 혈액 Filter Chamber에도 혈액이 가득 차버리는 일도 있었다. **문제는 이렇게 Chamber 가득 차버린 혈액은 무슨 수를 써도 아래로 내려가지도 않았고, 조금 내려간다고 해도 Chamber 곳곳에 빨간 혈액이 묻어버려 혈액이 잘 떨어지고 있는지 알 수가 없었다.**

이러한 상황에서 두 번째 수혈을 선임들이 이어서 하게 된 경우, 정말 작살이 났었다. 그러면서 이렇게 되기 전에 어떤 것을 봐야 했는지와 이렇게 해주면 문제가 안 생긴다면서 본인들의 Tip을 알려주셨다.

더불어서 **수혈을 시작하기 전에 환자 상태에 따라 수혈을 조금 있다 진행하기도 했고, 주치의에게 Noti 후 다른 약물을 투여한 후에 바로 수혈을 진행**하기도 했는데, 무턱대고 수혈 처방 나왔으니까 지금의 환자 상태도 살피지 않고 혈액을 타와서는 Charge 선생님께 혼나지 않기를 바라는 마음으로 몇 가지 상황을 예시로 정리해두었다.

이 부분과 관련하여 **'수혈 전 처치 약물'에 관해서도 간단히 정리해두었으니 가볍게 읽어보면서, 수혈하는데 이 약물은 왜 투여하는 건지 아는 간호사가 되었으면 좋겠다.**

다음은 '수혈 전처치 약물에 관해 정리한 것'이다.

❖ **수혈 전 처치 약물(T/F Pre-medication)**

- 수혈 부작용을 예방하기 위해 보통 처방된 **'항히스타민제'**를 투여함

⇨ Dr. order에 따라 IV로 투여할 수도 있고 IM으로 투여할 수도 있음

- 병원에 따라 사용되는 항히스타민제(페니라민주, 아빌주, 푸라콩주 등)는 다를 수 있으나, 전처치 약물로 **'페니라민주'**를 가장 많이 사용함

⇨ 과거 경한 수혈 부작용(Ex. 두드러기)이 있었던 경우 **'덱사메타손'**을 추가로 처방해주기도 함(병원에 따라 애초에 2개 처방하기도 함)

- 수혈 전 처치의 적응증은 논란이 많고 임상적 근거가 부족하다는 이유로 수혈 가이드라인에서는 적극적으로 권장하지는 않음

⇨ 그래도 필요하다면 **경구투여는 수혈 30분 전에 복용하도록 권고하며, 정맥투여는 수혈 10분 전에 투여하도록 권고**하고 있음

+ Fever 있는 환자 - 수혈 전 처치 약물

*** Fever가 있는 환자에게서의 수혈**

⇨ 수혈 전부터 발열 반응이 있는 경우 Dr.에게 보고한 후 수혈을 미룰지 진행할지 확인하는 게 좋음(특히, 고열은 무조건 보고해야 함)

⇨ 수혈 부작용으로 발열 반응이 나타난 것인지 D.D가 어려워짐

*** 고열이어도 수혈이 즉시 필요한 경우**

- 전 처치 약물로 '해열제' 투여 후 수혈을 시작하기도 함

⇨ 타이레놀(PO) or 데노간주(IV) 등의 처방된 약물을 투여함

⇨ 수혈 후 체온이 더 올라가는 경우가 많으므로 주의 관찰이 필요함

+ 전 처치 약물 설명 Tip

*** 수혈 전 처치 약물 투여 목적과 부작용을 함께 설명하면 편함**

- 수혈 중 **발열, 가려움, 두드러기, 호흡곤란, 쇼크 등의 부작용**이 나타날 수 있어서 이를 예방하기 위한 약물을 투여하겠습니다.
- 혹시라도 수혈 중에 이러한 이상 증상이 있다면 바로 말씀해주세요.
- 다시 한번 성함이 어떻게 되시죠, 네, 약물 투여하겠습니다.

⇨ 수혈동의서 작성 시 이미 수혈 부작용에 대한 설명을 들었다 할지라도 수혈 전 처치 약물을 주고 수혈을 시작하는 것은 '나'이기에 환자에게 다시 한번 수혈 부작용에 관해 언급해주는 게 좋음

01 페니라민주 Chlorpheniramine Maleate

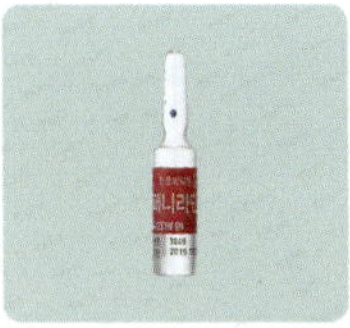

약학정보원

- 분류: 항히스타민제
- 특징: 수혈 전 처치 약물로 자주 사용함
  ⇨ 두드러기, 소양성 피부질환, 알레르기성 비염에 사용
- 부작용: 졸음, 입 마름, 배뇨 곤란, 기도 건조감 등
- Tip: 투여 전·후로 N/S Flushing 해줌(IV 용법)
  ⇨ 수혈 Line이 아닌 다른 혈관으로의 투여만 허용하거나 IM으로 주는 병원도 있음(지침 따르기)

02 덱사메타손주 Dexamethasone Disodium Phosphate

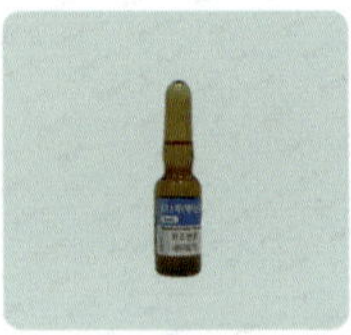

약학정보원

- 분류: 부신 호르몬제(Steroid)
- 특징: 항염 or 면역 억제 약물로 자주 사용함
  ⇨ 과도한 염증이나 알레르기 등을 제어하는 데 사용
  ⇨ 수혈 전 처치 약물로 Main 페니라민 Sub 덱사 느낌임
- 부작용: 식욕 변화, 혈당 상승, 부종 등

+ 데노간주 Propacetamol Hydrochloride

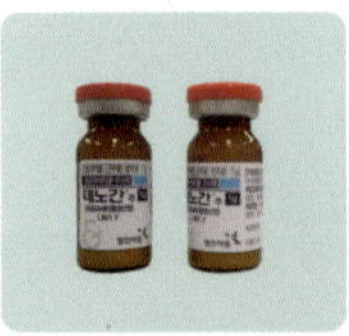

약학정보원

- 분류: 해열·진통·소염제
- 특징: 해열진통제 약물로 자주 사용함(소염 작용 X)
  ⇨ 통증이나 고열 증상을 단기간에 치료하는 데 사용
- 부작용: 간 장애, 간 독성 등
- 기타: 이외에도 해열제로 권장되지는 않지만 종종 트리돌(Tramadol)이 처방되기도 함

+ 타이레놀정 Acetaminophen

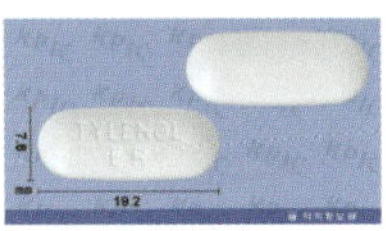

타이레놀8시간이알서방정

- 분류: 해열·진통·소염제
- 특징: 해열진통제 약물로 자주 사용함(소염 작용 X)
- 부작용: 간 장애, 간 독성 등
- Tip: 수혈 전 고열 보고 후 처방난 경우 즉시 줄 것
  ⇨ 혈액 타오기 전 '약 먼저 타와서 복용시키기' ★

다음은 '수혈 시 Tip 아닌 Tip'이다.

01 수혈 위한 Line 잡으면서 Lab 무조건 함께 하기

*** Line 따로 Lab 따로 하면 No Sense 잼이 + 환자분은 예민함**

- 18~20G Line을 잡느라 고생한 환자분에게 추가로 Lab[3)]을 나가야 한다고 또 찌른다고 하면 **환자는 왜 한 번에 안 하냐고 할 수 있음**
- 설상가상으로 Line도 여러 번 만에 성공했다면 환자는 더 화를 낼 것임

⇨ 18G처럼 굵은 Gage는 Jelco의 끝을 눌러도 피바다를 만들기 쉬움

⇨ 앉아달라고 한 뒤 침상 탁상 위에 팔을 올려놓고 하는 게 피가 묻더라도 범위를 최소화 할 수 있고 침대 시트에 안 묻어서 시트 교체를 도와주는 시간을 줄일 수 있음(탁상 위에만 물티슈로 닦거나 하면 되니까!)

⇨ 또한, Stylet 빼기 전에 Jelco 밑에 휴지 몇 장을 깔아두는 게 좋음

02 F/U Lab 할 때는 수혈 가능성 생각해보기

*** 며칠간 연속으로 수혈받고 있는 환자(혈액 질환 환자★)**

- 수혈받아도 혈액 수치 상승이 미미하여 연속으로 수혈을 받는 환자는 전날 수혈을 받았어도 다음 날 F/U Lab[4)] 혈액 수치가 낮을 가능성이 큼

⇨ 다음날에도 수혈 처방 날 가능성이 있음

⇨ F/U Lab 처방으로 CBC 1개만 처방이 나 있는데, AST or 보관검체와 같은 수혈 전 검사에 필요한 검체의 유효기간이 끝났다면 2~4cc 정도 추가로 더 채혈하여 검사실에 내려보낼 수 있게 여유분 만들면 좋음

⇨ 안 그래도 피가 부족 한데 계속 피 뽑아간다고 예민한 환자와 보호자가 정말 생각보다 많음, 상황을 보고 미리 준비해두면 Sense 있다 함

⇨ AST 유효기간이 전날 끝난 것을 확인 후 F/U으로 CBC만 처방 났지만 여유 있게 2~3cc 정도 더 채혈해서 남은 혈액은 AST용 Bottle에 담고 환자성명이 적힌 바코드를 Tube에 붙여놓았다가 F/U Lab 수치 결과상 오늘도 수혈 처방이 확정된 경우 검사실로 내리면 편해짐

⇨ "인계 줄 때도 혹시 몰라서 준비는 해놨는데 필요하면 내리세요." 하면 Sense 있다 소리를 듣곤 그랬는데, 하지 말라는 부서와 지침도 있음

⇨ 원칙은 처방이 있을 때만 채혈하고 혹시라도! 섞일 수 있다는 문제가 있다는 명목으로(관리지급) 되도록 지양하는 방법이기도 함

---

3) 수혈 전 Lab은 수혈 전 검사를 위한 AST, ABO, 보관검체 확보를 위해 시행하는 Lab임

4) 수혈 후 F/U Lab이란 수혈을 받음으로써 혈액 수치의 변화를 보기위해 시행하는 Lab임
보통 CBC를 보기 위해 EDTA 1 bottle이 처방남(PT 보는 경우에는 Citrate 1 Bottle 처방남)

+ 중심정맥관이 있으면 수혈 Line 잡을 필요 없음

*** 중심정맥관으로 수혈 가능함**

- Sub-clavicle Line과 같은 중심정맥관이 있으면 18G 잡을 필요 없음
- 수술 들어가기 전에 C-Line 잡고 하는데 수혈 가능성 있다면서 18G를 말초에 따로 잡으려고 준비하는 Sense가 부족한 분들이 있음

⇨ 경정맥이나 쇄골하정맥으로 진짜 수액이든 혈액이든 세상 잘 들어감

+ 수혈을 자주 하는 항암 환자의 경우 19G Chemoport 준비

*** RBC 제제는 18~20G 수혈 Line 필요함**

- Chemoport 19G는 RBC 제제와 혈소판제제 수혈 모두 가능함
- Chemoport 22G는 RBC 제제 수혈 불가능, 혈소판제제 수혈 가능함

⇨ Needle 교체 시 수혈이 잦은 환자라면 19G로 준비하는 게 센스있음

암또생각

Chemoport 경우 RBC 제제는 18~20G 정도의 Line을 확보해야만 혈구가 깨지지 않고 수혈을 할 수 있다고 배웠는데, 최근 논문에서는 Medicut(Angio) 22G로 수혈을 해도 혈구가 깨지지 않아 소아는 24G, 정말 혈관이 없는 사람은 22G Line 잡아도 된다는 내용을 접했다. 그래서 Chemoport도 22G로 RBC제제 수혈을 해도 되지 않을까 싶지만, 통상적으로 RBC 제제는 18~20G만 허용한다는 지침이 깔려 있기에 Chemoport 22G 사용은 지양하는 것 같다.(혈소판제제 수혈만 인정함)

+ Function 잘 안되는 Chemoport라면 그냥 Line 따로 잡기

*** Function 잘 안되는 Chemoport는 수혈이 잘 안 됨**

- 일반 Fluid조차 들어가는 게 영 시원찮은 Chemoport를 가진 환자들 경우, 이 Chemoport로 수혈을 하게 되면 진짜 안 들어감을 경험할 수 있음
- 대개 Chemoport 한지 좀 오래된 분들인데 유효시간 내에 수혈을 끝내려고 계속 Rounding 해야 하고 환자분도 신경을 많이 씀(Chemoport를 가지고 있다는 것은 항암 환자로 항암, 수혈에 민감하신 분들이 많음)
- 수혈 유효시간도 잘 알고 계셔서 4시간 이내에 딱 끝내야 한다고 강조하심

⇨ 따로 18~20G Line을 잡을 수 있을 것 같으면 환자의 의견을 물어보고 Line 잡는 게 정신 건강에 이로울 때가 많음

⇨ 오래된 PICC도 진짜 잘 안 들어가지만, 따로 Line 잡기가 어려울 것임

+ 수혈 가능성 큰 환자에게 Lab 할 때

*** 입원하는 환자에게 기본 혈액검사만 처방 났으나 수혈 가능성 큰 경우**

- 출혈로 인해 수혈 진행할 가능성이 정말 큰 경우
- 만성 빈혈 + 지난번 입원 시에도 수혈했었고 이번 입원에서도 수혈하고 안정 취하다 갈 거라고 하는데 우선은 기본 혈액검사만 처방 난 경우

⇨ Tip 아닌 Tip 2번처럼 수혈 가능성이 클 때 필요한 추가 Lab을 생각해서 조금 더 여유 있게 채혈해두면 후에 마음도 여유롭고 좋음

⇨ 역시 이를 금지하는 때도 있음(눈치껏 병동 분위기 파악하길 바람)

⇨ 이 같은 Tip을 사용하기 위해서 수혈 전 검사로 어떤 검사가 나가고 어떤 검체로 나가는지 알아둬야 할 필요가 있음

03 혈액 타오기 전에 환자에게 알고 있는 혈액형 미리 물어보기

*** 생각보다 본인 혈액형을 모르거나 잘못 알고 있는 환자들이 많음**

- 정말 말로 표현할 수 없을 정도로 당황스러움
  분명히 환자분의 혈액형은 A형인데 본인은 B형으로 알고 있다고 함
  Bedridden 환자의 가족이 보호자로 있을 때도 종종 이런 일이 있었음
- 문제는 이런 상황이 수혈하기 위해 이미 혈액도 타왔고 수혈 전 확인차 "알고 계신 혈액형이 어떻게 되신가요?" 단계에서 발생하면 당황하게 됨
- 본인은 평생을 혈액형을 B형으로 알고 있었다고 했는데, 내가 아니에요! 환자분은 A형이에요! 하고 우기고 수혈을 했는데 만약에 진짜 검사에서 문제가 생겼던 거였고 환자의 혈액형은 B형이어서 부작용이 발생했다면, 그 책임은 누구에게 있을까? 당연히 의료진인 나에게 있음!
- 출고된 원칙상 혈액은 30분 이내에 수혈되어야 하는데 혈액 연결 직전에 이런 상황이 발생하고 많은 업무가 밀려있는 상황이면 무척 당황하게 됨

⇨ 알고 있는 혈액형이 다른 경우 우선 혈액은행에 이 사실을 알리고 다시 혈액형 검사를 요청한 뒤에 나온 결과를 환자와 보호자에게 알린 후에, 검사상 나온 혈액형으로 수혈을 진행할 것인지 다시 확인한 뒤에 혹시 모르니 간호기록에 자세히 남겨 주는 게 좋음

⇨ 혈액 타오기 전에 꼭! 혈액형을 미리 확인해두는 게 마음 건강에 이로움 연결되지 못한 채 실온에서 30분 가까이 방치되어가는 혈액을 보면서 혈액은행의 전화만 기다리고 있는데 주변 선생님들이 연결 안 할 거냐는 걱정과 함께 미리 확인 좀 하자는 말에 마음은 더욱 초조해지게 됨

04 혈액 타오기 전에 환자에게 수혈 시작할 것임을 미리 알리기

*** 혈액 타왔는데 환자가 사라져버리는 경우가 꽤 있음**

- 처음에는 잠깐 화장실 간 건가 싶다가 5분, 10분이 지나도 자리에 오지 않는 환자를 애타게 기다리는 본인을 발견할 수 있음
- 개인 전화로 "수혈한다고 했는데 어디 가셨어요!! 빨리 자리로 오세요." 외치면서 연결되지 못한 채 실온에 있는 혈액 백 덕분에 초조한 본인과 달리 잠깐 아는 사람이 왔다 해서 휴게실에 좀 다녀왔다, 매점에 갔었다, 담배 피러 밖에 나갔다 등의 말을 하며 여유로운 환자를 보면 속이 탐
- "언제 할지 몰라서 잠깐 얼른 다녀오려고 했지" 하는 환자분들이 많은데 생각해보면 환자분은 언제 수혈받는지는 모르고 침상에만 누워있기에는 따분해서 움직이는 건데 왜 돌아다니냐고 성낼 일이 아님

⇨ **혈액 타오기 전에 V/S 측정하고 나서 이상 없음을 확인한 뒤에, 바로 수혈 시작할 거니까 자리에 있어 달라고 말해주면 갑자기 환자가 사라져 찾으러 다니는 일은 없게 됨**(1층, 야외로 나간 경우가 정말 많음)

⇨ 혹시 잠깐 어디 갈 거라면 얘기해주라고 요청해도 좋음

+ 수혈동의서의 내용은 미리 읽어보기

*** 목적 및 부작용 등의 전반적인 내용이 쉽게 적혀있음**

- 동의서는(인턴) 의사가 받지만 가끔 못 들었다거나 못 보던 보호자가 와서 다시 설명해주라는 때도 있는데, 이때 가서야 당황하지 말고 미리 동의서를 읽고 숙지해두면 도움 됨(동의서는 비교적 풀어서 쓰여있는 경우가 많음)
- 수혈뿐만 아니라 시술, 수술, 검사 동의서의 경우에도 쉽게 적혀있으므로 공부할 때 참고하기 좋은 자료임(꼭 한 번씩 읽어보길 바람)

암또 일화

Acting이던 어느 날, 수혈 처방이 났고 Line 확보도 문제없이 준비되어서 편안한 마음으로 수혈을 하러 갔는데 환자분이 본인이 알고 있는 혈액형과 준비된 혈액의 혈액형이 다르다고 했었다. 이를 Charge 선생님께 알렸는데 선생님도 당황해하며 우선 혈액은행에 추가로 보관 검체를 내리고, 기존 수혈 기록과 수술을 위해 나갔던 혈액형 검사에서의 혈액형을 확인했었다. 확인 결과 이날 검사상 나온 혈액형과 일치해서 이를 환자분에게 알렸더니 그럼 그게 맞는 거 같다고 본인이 사실 계속 헷갈린다며 웃으셨는데, 나와 Charge 선생님은 전혀 웃지 못했던 날이었다.

05 혈액 처방 나면 혈액 준비 언제 되는지 혈액은행에 전화하기

*** 혈액은행에 전화해보면 혈액 대략 언제쯤 준비되는지 알려줌**

- 기본적으로 혈액 접수는 하고 혈액은행에 전화하길 바람
- 9AM은 지나고 전화하길 바람(혈액은행도 모른다고 할 가능성 큼)

⇨ 수혈 처방 확인 후 동의서 받고, Line 확보 및 수혈 전 검사 시행 뒤에 혈액 접수 신청을 하고 혈액은행에 OO 병동인데 지금 OOO님 앞으로 수혈 처방 나서 혈액 접수했는데 준비 언제쯤 될까요? 하고 물어보기

⇨ 혈액 재고량이 부족하여 늦게 준비될 수 있다, 오늘 힘들 수도 있다, SDP는 없어서 PC로 준비해주겠다 등의 상황을 알려줌

⇨ 준비 예정 시간을 알게 되면 그때까지 처치를 끝내야겠다고 생각할 수 있고, 계속 혈액 준비가 되었는지 전산 확인하러 왔다 갔다 안 해도 됨

⇨ 다음 Duty 번으로 수혈이 넘어가게 될 때 "이때쯤 준비된다고 해요" 하는 식으로 수혈 내가 해보려고 최대한 노력했다는 티도 낼 수 있음

06 처치해야 하는 약물 있으면 먼저 처치하기(+검사)

*** 수혈과 처치 시간이 겹치면 우선 처치 먼저 하고 수혈 진행하기**

- 수혈을 하는 Line으로는 N/S를 제외한 그 어떠한 약물도 안 줌

⇨ 항생제 줄 시간이 수혈 시작하려는 시간과 30분 정도 차이가 나면, 항생제를 조금 더 빨리 땅겨 주든지 아니면 수혈을 조금 더 있다 하기

⇨ 위장보호제 등 다른 약물 경우에도 처치할 약물이 있다면 먼저 준 뒤에 수혈 시작하기(수혈 중간에 줘야 한다면 다른 Line 잡아서 줘야 함)

- X-ray와 같은 검사도 수혈 시작하기 전에 할 수 있다면 하는 게 좋음

⇨ 검사 보내놨는데 거기서 수혈이 다 들어간다거나, 부작용이 일어나거나 혈액 백과 분리되는 상황이 일어날 수도 있기 때문임

⇨ 특히, Bedrriden 환자는 Bed에서 Bed로 옮기다가 분리사고 잘 일어남

암또생각

수혈 중간에 다른 약물을 주기 위해서는 꼭 다른 Line(양 Line)을 잡아야 하는지에 관해 혹자는 수혈을 하고있는 Line으로도 줄 수 있다고 했다. 단, 수혈을 멈추고 그 중간에 N/S를 충분히 투여하여서 혈액 제제와 섞이지 않게만 하면 중간에 다른 약물을 투여해도 된다고 했다. 그러나, '수혈 가이드라인 및 보건복지가족부 질병관리본부 수혈학회'에서는 혈액제제에는 그 어떠한 약물도 투여하지 말라고 하고 있다. 확실치 않은 방법은 후에 책임이 따른다는 것을 잊지 말자.

07 어떤 혈액제제부터 줄지 순서 정하기

＊ 각 혈액제제별로 주입시간이 다 다름

- 수혈해야 할 혈액제제 종류가 여러 개고 모두 동시에 준비가 된다면, 1 Unit 당 투여속도가 짧은 것부터 투여하는 게 효율적임

⇨ PRC 2 Unit + PC 6 Unit + 알부민 1 Bottle 처방 났다고 가정하면 (2~4 hr X2) +(10~30m in X1) + (4~6 hr X1) [예정 소요 시간] 단, PC는 혈액 수집 백으로 모아서 준다고 가정함

⇨ 최소 필요 시간: 약 8시간 10분, 최대 필요 시간: 약 14시간 30분임

⇨ 모든 혈액제제는 부작용이 발생하였을 때, 어떤 제제에 의해 발생했는지 알 수 있도록 같은 Line에 동시 투여하지 않음

⇨ 처방 난 혈액제제를 내 근무시간 8시간 동안 최대한 투여하기 위해서는 우선 빨리 줄 수 있는 PC를 먼저 주고 그 뒤 PRC를 2시간에 맞춰서 2 Unit을 주고 그 뒤에 알부민을 달면 가능함

⇨ 알부민 먼저 달게 된다면 내 근무시간 내내 알부민 1개만 간신히 주고 다음 근무자에게 PRC와 PC가 넘어감(넘어가는 개수가 많아지게 됨)

+ 혈액제제 투여속도 & Angio 크기

혈액제제	1U 당 투여속도	수혈 Line
PRC	2~4 hr/Unit	18~19G 보다 굵은 Gage
PC	10~30 min/Unit	22~24G 보다 굵은 Gaze
FFP	15~45 min/Unit	22~24G 보다 굵은 Gage
Cryo	15~30 min/Unit	22~24G 보다 굵은 Gage
Albumin[5)]	4~6 hr/Bottle	24G 보다 굵은 Gage

임상에서는 심장 부담이 예상되는 소아·간 경화·심부전 등의 환자 경우에는 주치의와 논의 후 천천히 투여하며, 1U 당 투여속도도 병원 지침마다 다소 차이가 있다.(PRC 1.5~3시간, PC 5~10분, SDP 30분~1시간, FFP 30분 이내 투여 권고하는 병원이 많으므로 본인 병원의 근무지의 지침을 따르길 바람)

5) 알부민의 경우 각 병원마다 주입시간이 2시간 이상만 되면 된다는 곳도 있고, 8시간 동안 아주 천천히 투여하라는 곳도 있음(본인 병원에서 알부민을 얼마동안 줘야 하는지 알아보길 바람)

08 혈액 타오기 전에 V/S 확인하기★ (특히, 체온★)

＊ 원칙: 출고된 혈액은 30분 이내 수혈!

- 혈액을 타왔는데 당장 환자에게 수혈할 수 있는 상황이 아니면 난감해짐

⇨ 갑작스럽게 고열, SpO_2 저하, 저혈압 등의 상황 일어날 수 있음

⇨ 수혈 시작도 안 했는데 이상 V/S 측정된 경우, 수혈 시작한 후에 V/S 더 흔들릴 수 있음(ex. 열이 더 남, 산소포화도가 더 떨어짐)

- 이상 V/S 측정되면 주치의에게 우선 상태 보고를 하고 추가로 약물을 더 주거나 환자 상태를 더 지켜보다가 수혈하자며 보류할 수도 있음

⇨ 이미 혈액을 출고해온 경우라면 상황이 많이 복잡해짐

- '수혈 전 V/S - 수혈 시작 후 15분 후 V/S - 수혈종료 후 V/S' 외에 '혈액 출고 전 V/S' 하는 것을 모든 신규간호사에게 강력히 추천함

⇨ 수혈을 이제 시작할 것이니 멀리 다른 곳에 가지 말라는 말도 전하고, 환자의 혈액형도 미리 한 번 더 확인해보고, V/S도 괜찮은지 확인하기

+ 수혈 시작 전부터 V/S 이상한 경우의 수혈

＊ 전처치 약물 추가(Ex. 덱사메타손주, 데노간주, 타이레놀 등)

⇨ 대개 처방 난 혈액제제의 첫 수혈 시작에만 전처치 약물 처방이 있는데, 안 좋으면 수혈을 다시 시작할 때마다 전처치 약물을 주는 일도 있음

⇨ PRC 2 Unit 처방이면 첫 번째 PRC 줄 때 페니라민 + 덱사메타손 주고 두 번째 PRC 줄 때도 페니라민 한 번 더 주라고 할 수 있음

＊ 심한 경우 수혈 보류(다음 근무 번 or 다른 날이 될 수도 있음)

⇨ 이상 V/S에 대한 처치 후 환자 상태 보고 수혈 진행함

＊ 수혈을 진행할 때는(4시간을 다 채울 정도로) 아주 천천히 하라고 함

암또 일화

내가 Primary를 하고 있던 어느 날, 내방이 아닌 다른 방에서는 4년 차 선생님이 Charge, 신규 선생님이 Acting을 하고 있었다. 무척 여유 있던 상황은 아니었지만, 옆 팀을 도와줘야 할 것 같아서 혈액을 타왔다는 사원님의 말을 듣고 내가 연결을 해줄 테니 그동안 밀린 다른 일을 하라고 했었다. 그리고 환자에게 가보니 얼굴이 발갛고 Fever도 38.5℃ 가까이 측정되어서 Charge 선생님께 저분 Fever 높은 거 알고 있는지 물었었다. 급하게 Charge 선생님이 Dr.에게 Noti 하고 타이레놀 응급 처방받아서 복용시킨 뒤에서야 수혈을 시작했는데 안 그래도 바쁜 상황에서 더욱 시간에 쫓겨서 할 일이 늘어나서 분위기가 마냥 좋지는 않았던 그런 날이 있었다.

09 수혈 외 Fluid 유지할 건지 Confirm 받기

*** 기존 Main Fluid 수혈 시 잠시 Stop 할 것인지 확인하기**
- 확인하면 좋은 환자: 과용량 순환이 무리가 될 수 있는 환자
⇨ 소아, 고령, 심질환 환자, 폐 질환 환자, 신부전 환자 등
⇨ '수혈 시 Main Fluid는 잠시 Stop 합니다' 지시가 들어오는 이유임
- 이외 들어가는 수액이 많은 환자도 Stop 할 것인지 확인할 수 있음
⇨ 기본 N/S Fluid + 영양제(뉴트리, 콤비 등)가 들어가는 환자의 경우 수혈하는 동안에는 영양제 Stop 할까요? 하고 물어볼 수도 있음
⇨ I/O Strict 하게 보는 환자도 Main Fluid Cut 할지 물어볼 수도 있음
- 영양제 경우 혈액제제와 같은 Line에 주면 안 돼서 Line이 더 필요함 양 Line으로 환자가 불편해하여 할 때도 물어볼 수는 있음

+ 수혈할 때 함께 줄 수 있는 Fluid ★ (단골 질문)

*** 원칙: 0.9% 생리식염수(NS, Normal Saline)만 가능함**
- **플라즈마 솔루션(PS, Plasma solution) 제조사: 가능하다고 함**
⇨ NS가 등장성 용액은 맞지만, 삼투압(Osm)이 체액보다 조금 더 높음 삼투압 변화로 이상을 일으킬 정도로 높지는 않음, 등장성 용액 맞음
⇨ PS는 등장성 용액이면서 pH를 비롯해 Osm이 체액과 가장 비슷함 칼슘이온도 포함하지 않아서 혈액제제와 함께 투여해도 되는 용액임
⇨ 삼투압: 일반 혈장- 290, 0.9% NS- 308, PS- 295 정도임
- **이외 포도당 용액(DW), 하트만 용액(HS)은 불가능함**
⇨ 5% or 10% DW: 혈장보다 Osm이 낮아 삼투압 차이로 인해 용혈됨
⇨ HS: 용액 내의 칼슘이온이 혈액제제 내 함유된 항응고제 효과를 낮춰 혈액을 응고시키므로 수혈할 때 동시에 줄 수 없음
- **요약: 혈장과 비슷한 삼투압, 칼슘이온 포함 안 된 용액만 가능**

암또생각

수혈 시 함께 들어갈 수 있는 용액과 관련한 질문은 몇 년이 지나도 명확한 답을 못 찾았다. 혹자는 함께 들어갈 수 없는 용액을 같은 혈관이 아닌 다른 Line을 통해주면 가능하다는 사람이 있고, 또 혹자는 어느 Line으로 주든 같은 시간에 주는 것 자체가 안 된다는 사람도 있다. 그래서 이에 대한 부분은 내가 이렇다. 라고 확실히 정리하기가 어렵지만, 모두가 동의하는 내용이 '혈액제제가 들어가는 Line에 N/S 외에는 주지 않는다' 였다. 되도록 영양제를 Stop 할 수 있다면 하는 게 좋지 않을까.

10 3-way와 N/S 100mL Fluid 준비하기

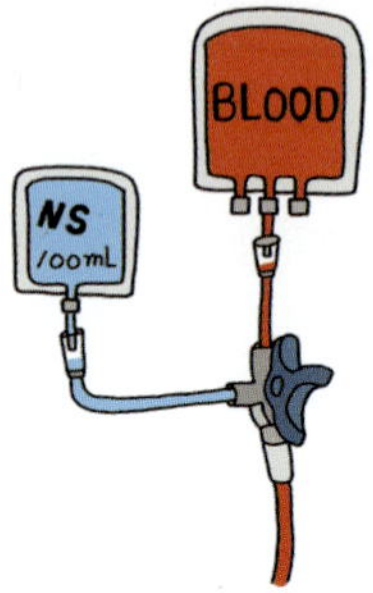

＊ Extension Line - 3-way - 수혈 세트 연결

- 3-way에는 N/S 100mL와 혈액제제 연결하기
- N/S 100mL를 달면 좋은 이유

⇨ 여러 개의 혈액제제를 연속해서 수혈하는 경우 다음 혈액제제를 타올 때까지 N/S를 줌으로써 Line이 응고되지 않게 해줌

⇨ 혈액을 주던 Line 이어서 들어가는 게 없으면 응고가 금방 됨(Heparin Cap 다시 했다가, 혈액 타오면 다시 연결하는 것은 비효율적임)

- 처음 수혈 시작 전에 연결한 N/S를 조금 투여해주고 확보된 Line에 전처치 약물을 투여하고 다시 N/S를 조금 투여해준 뒤에 혈액제제 연결함
- 이외에도 중간에 N/S를 연결해두고 혈액이 잘 안 들어갈 때, Flushing 하는 목적으로 쓸 수도 있음(3-Way를 사이에 연결해 둬야 편함)

+ 수혈 중간에는 잘 안 들어갈 때 Tip 아닌 Tip

1. 수액 폴대를 높게 올려주기(높이 차이로 인해서 잘 들어가게 됨)
2. 혈액 백에 Blood Pumping 기계 or 혈압계 감아서 압력 높여주기
3. 10cc Syringe에 N/S 재서 연결해둔 3-way를 통해서 수혈 Line에 Flushing 해주기(주의! 먼저 Regurge 해본 뒤에 Flushing 하기 잘 안 들어간다고 무작정 Flushing 했다가는 Extension Line의 고무 부위가 분리되어 피바다, 피의 지옥을 볼 수 있음)

11 수혈종료 지점에 맞춰서 다음 연결할 혈액 타오기

＊ 수혈종료 V/S- 다음 수혈 시작 V/S 한 번에 할 수 있음

- 혈액이 거의 다 들어갈 즈음에 맞춰서 다음 혈액을 타온 뒤에 수혈 시작 위한 확인 사항을 체크 하는 동안 기존 혈액이 다 들어가면 종료 V/S 함
- 그리고 바로 수혈 시작하면 좀전의 V/S 시작 V/S 될 수 있음

⇨ 수혈하는 중간에 Full V/S까진 아니어도 체온은 자주 확인하길 바람

⇨ 다음 혈액 준비를 위한 시간에 기존 혈액이 다 들어가 버렸으면 연결해둔 NS 100mL를 조금씩 주고 있어도 되므로 조급하지 않기

+ 실전! 수혈 Notify Case(1)

<table>
<tr><td colspan="2">〈Case 1〉
702호 M/58 김각혈 환자 – 진단명: Hemoptysis
ER 통해서 BAE(Bronchial Artery Embolization, 기관지동맥색전술)시술 받고 입원 온 환자의 Lab, Hb 7.2g/dL로 확인되어 PRC 400mL 2 Unit 처방 남
혈액 불출 전 V/S 측정하러 간 상황</td></tr>
<tr><td>사정</td><td>V/S: 80/60-116-8⁶-18(98%)
얼굴 발갛게 보이며 약간 쳐져 보임, Chilling Sign +
"환자분 지금 열이 많이 나는데 많이 힘드세요?" By. 간호사
"네. 기운도 없고 많이 추워요." By. 환자</td></tr>
<tr><td>EMR</td><td>Prn 처방 없음, PRC 400mL 2 Unit + 페니라민 1V IV</td></tr>
<tr><td>과거 중재</td><td>None
(수혈 부작용 None / Fever 경험 None)</td></tr>
<tr><td colspan="2">〈Notify 전 Catch 사항〉
① V/S 이상 수치, BP 80/60, Pulse 116, Fever 38.6
② 환자 이상 반응, Chilling Sign +
③ 수혈 전 처치 약물은 페니라민은 있으나 고열 증상 중재해 줄 약은 없음
⇨ Fever Control 위해 해열제 줄 것인지 물어볼 수 있음
⇨ Fever Study 진행하고 항생제 시작할 수도 있음
⇨ 수혈로 인해 열이 더 오를 수 있으므로 전처치 약물 한 번 더 줄 것인지 물어봐도 좋음(까칠 주의 – 오지랖으로 생각할 수도 있음)</td></tr>
<tr><td colspan="2">〈Notify〉</td></tr>
<tr><td>초기본</td><td>7층 서병동인데요. 702호(58세 남자) 김각혈 Hemoptysis 환자분
지금 Fever 38.6℃에 Chilling Sign 호소하면서 많이 힘들어하시는데 뭐 주실 거 있나요? BP도 80/60으로 좀 낮아요.</td></tr>
<tr><td>기본</td><td>PRC 수혈 아직 안 했는데 혹시 해열제 주실 건가요?
(해열제 처방이 난 경우 – 환자 상태가 많이 안 좋으면, 해열제 투여 후 상황 조금 지켜보다가 수혈할지도 물어볼 수 있음)</td></tr>
<tr><td>발전</td><td>혹시 Fever Study는 따로 안 하실 건가요?
두 번째 수혈할 때 페니라민은 더 안 주실 거죠?</td></tr>
</table>

2장 수혈편

+ 실전! 수혈 Notify Case(2)

<table>
<tr><td colspan="2">〈Case 2〉
706호 F/66 이소양 환자 – 진단명: Septic Pneumonia
오늘 아침에 시행한 Routine Lab에서 Hg 7.8g/dL로 확인되어 PRC 320mL 2 Unit 처방 남, 환자와 보호자에게 수혈동의서를 받은 인턴이 다음과 같이 말한 상황
"전에 수혈받을 때 전신이 가렵고 숨찬 증상이 있었다네요."</td></tr>
<tr><td>사정</td><td>V/S: 120/80-98-6^{6}-18(96%)
"환자분 저번 수혈 때 숨차고 그러셨어요?" By. 간호사
"어, 그때 두드러기 나면서 가렵고 숨이 탁 막히더라고" By. 환자
"혹시 그때 그러면 수혈 중단하신 거예요?" By. 간호사
"아니 무슨 약 하나 주면서 천천히 수혈한다고 하더라고 약 먹고 천천히 피 맞으니까 괜찮기는 했어. 오늘도 그러면 어쩌나 싶어. 그런데 어떻게 해 피 수치 낮아서 피 맞아야 한다던데." By. 환자</td></tr>
<tr><td>EMR</td><td>Prn 처방 없음 , 수혈 전 처치 약물 페니라민 1V IV</td></tr>
<tr><td>과거 중재</td><td>과거 수혈 부작용 발생하여 페니라민 1V IV + 덱사메타손 1V IV
O_2 2L Via Nasal Canunla 제공함</td></tr>
<tr><td colspan="2">〈Notify 전 Catch 사항〉
① 이전 수혈 부작용 반응, 두드러기, 소양감, 호흡곤란
② 과거 수혈 부작용 중재, 페니라민 1V IV & 덱사메타손 1V IV 투여함
③ 현재 처방 난 수혈 전 처치 약물, 페니라민 1V IV
⇨ 이번 수혈에서도 부작용 발생할 가능성이 큼
⇨ 수혈 부작용 발생 위험 주치의에게 알리면서 전처치 약물로 다른 것을 더 줄 것인지 확인하면 좋음(God 신규 자질)
⇨ 수혈 진행한다고 할 때 혹시 모르는 상황에 대처하여 O_2 Setting 하기</td></tr>
<tr><td colspan="2">〈Notify〉</td></tr>
<tr><td>초기본</td><td>7층 서병동 706호(66세 여자) 이소양 Septic Pneumonia 환자분
저번 수혈할 때 Urticaria, Itching, Dyspnea 반응 있으셨다는데요.
혹시 수혈 그대로 진행할까요? 아니면 뭐 더 주실 건가요?</td></tr>
<tr><td>기본</td><td>저번에는 페니라민이랑 덱사 1V IV씩 주고 괜찮았다고 하네요.</td></tr>
<tr><td>발전</td><td>혹시 두 번째 수혈할 때 페니라민은 더 안 주실 거죠?</td></tr>
</table>

Plus+

'수혈 관련 지식2' - 부작용 & 폐기방법

아마 많은(신규) 간호사분들에게 **"수혈 부작용을 알고 있나요?"**하고 물으면 "어느 정도 알아요"라고 하지 않을까 싶다. 시험 문제로 자주 출제되는 내용이기도 하고, 수혈 전에 **"호흡곤란, 가려움, 발열 등의 부작용이 나타날 수 있어요."**라고 설명을 해주므로 대표적인 부작용은 거의 다 알지 않을까 싶다.

그러면 **환자에게 수혈 부작용이 나타났을 때, "환자에게 해줘야 하는 처치는 어떤 것이 있나요?"**라는 질문의 답으로 "우선 수혈을 중지하고 V/S 측정 및 주치의에게 알려야 해요."라는 답 외에 다른 대답을 하는 간호사는 몇이나 될까 싶다.

내가 아는 지식은 저게 전부였다. **숨차거나 열나거나, 가렵거나 하면 수혈 중지하고 V/S 재면 된다만 머릿속에 남아 있었지. 중단한 혈액은 병동에서 폐기해야 하는지. 아니면 어디로 보내야 하는지. 보고서를 써야 하는지와 같은 지식은 아무것도 없었고, 생각해 본 적도 없었다.**

어느 날, 출근했는데 동기가 "오늘 완전 대박이었잖아. 우리 맨날 수혈하던 최OO 수혈하는데 갑자기 BP랑 Saturation 떨어지고 완전 난리였잖아. 나랑 Charge 선생님이랑 뭐 해야 하냐 하고 완전 난리였어." 하는 말을 들은 순간, 그제야 수혈 부작용 대처법이 궁금해졌다.

계속 수혈을 받던 사람에게도 부작용이 생길 수 있는데. 그때 어버버 하면 엄청나게 혼날 것 같았기에 그제야 궁금해졌다. 그래서 동기에게 들은 내용과 더 공부해보면서 '아! 혈액 백의 그 길쭉한 Line이 이유가 있었구나.' 하면서 깨달은 게 많았었다.

다음은 수혈 부작용에 관해 정리한 내용으로, 다음과 같은 상황에서 간호사인 나는 어떻게 해야 할지를 중점으로 읽어보기를 바란다. 자주 발생하는 상황은 아니지만 필요한 내용이므로 알아두길 바란다.

다음은 '**수혈 부작용에 관해 정리한 것**'이다.

❖ 수혈 부작용

- 혈액은 단백질이므로 항원항체 반응이 나타나 수혈 부작용 나타날 수 있음

⇨ 수혈 혈액에 존재하는 항체와 백혈구가 원인이 되는 경우가 많음

- 혈액형과 교차반응 결과가 적절한 경우에도 수혈 부작용 발생할 수 있음
- 부작용은 경할 수도 있고 Anaphylaxis를 유발할 만큼 중할 수도 있음
- 환자가 수혈을 받는 횟수가 많을수록 혈액이나 혈액 성분에 대한 항체 형성의 위험도 점점 더 커짐(수혈 부작용 일어날 가능성이 커짐)

❖ 초기반응(급성 수혈 부작용)

- 초기반응은 수혈 중, 수혈 직후 1~2주의 단기간에 나타남

1. 면역학적 부작용

- 혈액형 부적합수혈에 의한 용혈성 수혈 부작용, 비용혈성 발열 반응, 두드러기, 아나필락시스 반응, 저혈압 반응, 수혈 관련 급성 폐 손상

2. 비면역학적 부작용

- 구연산중독, 고칼륨혈증, 심부전, 순환 과부담, 공기 색전증, 혈관염

❖ 후기반응(지연성 수혈 부작용)

- 후기반응은 수혈 후 수일, 수주~수개월 후에 시간이 지나서 나타남

1. 면역학적 부작용

- 비예기 항체에 의한 지연성 용혈 반응, 수혈 후 이식편대숙주질환(PT-GVHD), 동종 항원 감작에 의한 혈소판 수혈 불응증, 항혈소판에 의한 혈소판 감소증, 면역 변조: 수술 후 감염증, 암의 재발

2. 비면역학적 부작용

- 바이러스 감염증(HBV, HCV, CMV, EBV, HTLV-Ⅰ, HIV 등)
- 세균감염(톡소플라스마 원충, 예르시니아 엔테로콜리티카균 등)
- 원충 감염(말라리아 등)

+ 수혈 부작용 　 용혈성 부작용 vs 비용혈성 부작용

*** 용혈성 부작용은 수혈된 적혈구가 파괴되면서 나타남**

⇨ 혈액형 검사, 비예기 항체 선별검사, 교차시험으로 다소 예방 가능함

*** 비용혈성 부작용은 감염성 부작용, PT-GVHD 등이 나타남**

⇨ 혈장 내 물질과 백혈구(면역 담당)를 수혈용 혈액으로부터 제거하거나 불활성화시키면 다소 예방 가능함(백혈구 제거 필터 사용하는 이유)

01 초기 부작용 반응 - 급성 용혈(Acute Hemolytic)

＊ 증상

- 적혈구가 파열되어 헤모글로빈이 혈장으로 방출되는 현상임

⇨ Rh 인자 부적합 시 용혈 반응이 지연되어 나타날 수도 있음

- 작열감, 발열(40.6℃ 이상의 체온 상승), 오한, 흉통, 발작성 호흡곤란, 저혈압, 안면홍조, 두통, 요통, 쇼크, 심정지 등

＊ 처치 - 간호

- 수혈 중단함(혈청 검사를 위한 혈액채취, 소변 채취)
- 처방에 따라 산소 공급, Epinephrine 및 Fluid 공급함
- 필요하면 처방된 승압제로 혈압을 유지함(시간당 소변량 모니터링)
- 신부전 시 투석 고려됨

02 초기 부작용 반응 - 알레르기(Allergic)

＊ 증상

- 특이적인 알레르기 항원에 접촉함으로써 일어나는 과민반응 현상임
- 경증: 안면홍조, 소양감, 두드러기(= 담마진, Urticaria) 등
- 중증: 폐부종, 성문 부종(Glottic Edema), 아나필락틱 쇼크, 심정지 등

＊ 처치 - 간호

- 수혈 중단함(증상이 가볍고 일시적이면 수혈 천천히 다시 시작함)
- 처방된 항히스타민 or 해열제 투여함
- 필요하면 처방된 승압제, Epinephrine 및 Corticosteroid 투여함

03 초기 부작용 반응 - 발열(Febrile)

＊ 증상

- 시상하부의 체온 조절 중추 작용으로 체온이 정상 범위를 넘어 상승하는 현상임
- 발열, 오한, 두통, 안면홍조, 빈맥, 전신 권태감 등

⇨ 수혈 시작 1시간 정도 후부터 증상이 나타나 8~10시간 동안 지속됨

＊ 처치 - 간호

- 수혈 중단함
- 처방된 항히스타민제 or 해열제 투여함(혈소판 감소에는 아스피린 안 줌)

04 초기 부작용 반응 - 세균성 패혈증(Sepsis)

*** 증상**

- 미생물에 감염되어 전신에 염증 반응이 나타나는 현상임
- 오한, 열, 저혈압, 건조하고 홍조된 피부, 복부 및 사지의 동통, 구토, 혈액이 섞인 설사 등

*** 처치 - 간호**

- 수혈 중단함
- 남은 혈액의 배양검사 시행함(남은 혈액 검사실로 보냄)
- 처방된 광범위 항생제를 즉시 투여함
- 소량의 수혈도 중독 현상 발생으로 사망 초래할 수 있음

⇨ 혈액 전용 냉장고 외에 보관되었던 혈액으로 나타남

05 초기 부작용 반응 - 순환 과부담(Circulatory Overload)

*** 증상**

- 급격한 혈류량의 증가로 심장에 부담이 생긴 현상임
- 흉부 압통, 호흡곤란, 마른기침, 폐 기저부의 나음(Rales), 폐부종 등

*** 처치 - 간호**

- 수혈 중단 or 천천히 주입함(V/S 모니터링)
- 환자를 앉힌 자세에서 수혈함(직립 자세 or 좌위 가능)
- 필요하면 사지에 토니켓 묶어 순환 혈액량을 일시적으로 줄여줌

⇨ 이론에는 나와 있는 '윤번 지혈대' 기법이나 실제 사용은 거의 못 봄

06 초기 부작용 반응 - 공기 색전증(Air Embolism)

*** 증상**

- 공기가 동맥이나 정맥을 따라 순환하다가 혈관을 막는 현상임
- 청색증, 호흡곤란, 쇼크, 심정지 등

*** 처치 - 간호**

- 수혈 중단함
- 대상자의 머리를 낮추고 왼쪽으로 눕힘

⇨ 공기를 우심방으로 모아 폐 쪽으로 내보내기 위함

01 후기 부작용 반응 - 이식 편대 숙주 질환

*** 이식 편대 숙주 질환(GVHD, Graft Versus Host Disease)**

- 수혈된 림프구가 면역 기능이 저하된 숙주를 공격하여 나타나는 질환임

⇨ 면역 활성이 있는 T림프구가 원인이 되어 면역 저하자나 혈연자에게 수혈 시 GVHD 발생 확률이 높음

*** 증상**

- 피부발진, 간 수치 상승, 중증 범혈구 감소증, 사망 등

*** 예방**

- 방사선 조사가 된 혈액으로 수혈함

02 후기 부작용 반응 - 매독 감염

*** 매독(Syphilis)**

- 매독균(Spirochete 中 Treponema pallidum)에 의해 신체 전반에 걸친 감염 증상이 나타나는 염증성 질환임

*** 증상**

- 3일 이상 냉장한 저장 혈액의 수혈로는 감염되지 않음

⇨ 신선 전혈 수혈에서 수혈자는 감염될 수 있음

- 잠복기: 4주~4개월 반(평균 9주~10주)
  잠복 기간이 지나면 전형적인 2기 매독으로써 피부 변화가 나타남

*** 예방**

- 공혈 혈액에 대한 VDRL 검사 시행
- 4~6℃ 냉장고에서 72시간 이상 저장된 혈액으로 수혈함

⇨ 매독균(Spirochete) 생존이 어려움

03 후기 부작용 반응 - 원충 감염 　말라리아

*** 말라리아(Malaria)**

- 말라리아 원충에 감염되어 발생하는 급성 열성 전염병

*** 증상**

- 오한, 발열, 구토 설사 등(몇 주 또는 몇 년의 잠복기 뒤에 나타남)

04 후기 부작용 반응 - CMV 감염

*** 거대세포바이러스(CMV, Cytomegalovirus)**
- 헤르페스 바이러스과(Herpesviridae)에 속하는 바이러스
- BMT or 면역저하 환자, 미숙아, 임산부, 장기이식 환자는 감염 가능성 큼

*** 증상**
- 거대세포바이러스 단핵구증: 발열, 권태감, 비장 종대 등
- 수혈 후 경한 발열 반응과 함께 관류 후 증후군이 나타날 수 있음

*** 예방**
- 백혈구가 제거된 혈액으로 수혈함(백혈구 제거용 Filter 사용함)
- 선별검사(Screening Test) 시행 및 혈구 세척 수혈 방법 사용함

⇨ 검사법: IFA, IHA, CF, FIA, ELA

+ 관류 후 증후군(Post-perfusion Syndrome)

*** 관류 후 증후군**
- 체외 순환에서 혈액이 이물질과 접하여 아나필락시스 유사반응을 나타내는 증후군을 말하며 주로 인공심폐에서 나타남
- 심장 수술 후 40일경의 발열은 관류 후 증후군이라고 함

⇨ 원인은 CMV 감염으로 추측함

*** 처치**
- 레피네필린, 항히스타민약제, 스테로이드약제, 아프로티닌 등 투여함

05 후기 부작용 반응 - HBs Ag 감염

*** HBs Ag**
- B형 간염 바이러스 표면 항원(hepatitis B Surface Antigen의 약자)

*** 증상**
- B형 간염으로 인한 염증성 간 질환 증상

⇨ 피로감, 쇠약감, 식욕 부진 황달 등

*** 예방**
- HBs Ag 음성인 혈액으로 수혈함(검사법: CIEP, RPHA, RIA)

06 후기 부작용 반응 - 헤모시데린 침착증

*** 헤모시데린(Hemosiderin)**
- 간을 비롯한 많은 조작에서 볼 수 있는 철을 함유하는 당단백질

*** 증상**
- 대량의 혈구 붕괴, 용혈성 빈혈, 대량수혈, 철 흡수 이상 항진 시 나타남
- 피부 이상 착색(청동색), 당뇨병, 간경변증, 순환장애 나타남
- 수혈 Unit 당 철 225mg 함유되어 과잉 축적으로 혈전증이 발생하게 되면 사망에 이를 수 있음

07 후기 부작용 반응 - 기타

*** 신선 혈액 수혈**
- 에브시타인-바르 바이러스(Ebstein-Barr Virus) 감염 가능성 있음
- 엔테로바이러스(Enterovirus) 감염 가능성 있음

*** 수혈 혈액으로 감염될 수 있는 것**
- 사상충증(Filariasis), 감염성 단핵구증(Infectious Mononucelosis)
- 브루셀라병(Brucellosis), 샤가스 병(Chagas Disease)
- 톡소플라스마 원충(Toxoplasmosis) 등

*** 수혈 후 발생할 수 있는 감염**
- C형 간염(Non-A, Non B Hepatics ⇨ C형 간염이란 뜻)

+ 수혈 부작용 대처법 ★

1. 수혈 즉시 중단함 & Dr. Notify 함 & V/S 측정함
2. 0.9% N/S 투여함 ⇨ 혈압과 신기능을 유지하기 위함
3. 5분마다 V/S 측정함(Urine Output 확인 & CPR 가능성 생각하기)
4. 혈액은행에 수혈 부작용 알림 ⇨ 또 다른 수혈 사고 예방하기 위함
5. 소변 검사물 채취함
   ⇨ ABO 부적합 혈액 수혈일 경우 용혈에 대한 검사 시행함
   ⇨ Coomb's Test, Haptoglobulin Urine Analysis 등 시행함
6. 혈액 Bag에 남아 있는 혈액에 '수혈 부작용'이라고 표기한 후 혈액은행에 보내 폐기함(혈액 폐기 요청서 작성하여 보냄)

다음은 '**수혈 부작용 시 폐기하는 방법에 관해 정리한 것**'이다.

❖ **혈액 반납**
- 사용하지 않은 혈액은 **'혈액 반납 요청서'**를 작성하여 혈액은행에 반납함
- 전혈과 RBC는 실온 보관 시 불출 30분 이내에만 혈액은행에 반납 가능함
⇨ 전혈과 RBC는 혈액 냉장고 보관 시 3시간 이내까지 혈액 반납 가능함
- FFP는 12시간까지 혈액 냉장고 보관은 가능하나 반납은 불가함
⇨ 혈소판과 혈장 혈액제제는 반납이 안 되므로 폐기해야 함
- 혈액은행으로부터 혈액 불출 전에는 연락하여 반납 처리함
⇨ 전화로 혈액 불출 취소가 가능하면 따로 요청서 작성하지 않아도 됨

❖ **혈액 폐기**
- 환자에게 사용되지 않은 혈액 중 반납 불가한 혈액은 폐기 처리함
- 담당 주치의와 담당 간호사 서명 후 혈액은행으로 보냄
⇨ 폐기 시 **'혈액 폐기 요청서'**와 혈액을 혈액은행으로 보내서 폐기함
⇨ 혈액 백에 있는 스티커를 떼어 요청서에 부착하여 보냄
⇨ 병원 지침에 따라 수혈 요청서 or 혈액 출고전표에 붙여서 보내기도 함

❖ **농축 혈소판(PLT)**
- 보존 기간이 짧아 환자가 사용하지 않으면 대부분 혈액 폐기 처리함
- 혈액 출고 전에 D/C 처방이 나면 혈액은행에 즉시 연락하여 혈액 반납이 가능한지 확인해야 함(이미 혈액이 출고된 후에는 반납이 불가함)

❖ **보관**
- 불출된 혈액을 보관할 때는 혈액 백의 스티커를 요청서에 부착하여 보냄
⇨ 병원 지침에 따라 수혈 요청서 or 혈액 출고전표에 붙여서 보내기도 함
⇨ 혈액 보관 냉장고가 있는 부서(혈액은행 or 혈액의학부 등)만 보관 가능함
⇨ 혈액 보관 냉장고가 없는 병원은 혈액을 폐기해야 함

+ 혈액 불출 신청 & 혈액 불출

* **혈액 블츨 신청**
- 원내 혈액은행 부서에 처방받은 혈액을 불출 신청을 하는 것
- 혈액 재고 부족으로 혈액 준비가 되지 않으면 혈액 불출 불가함

* **혈액 불출**
- 원내 혈액은행 부서에서 혈액원에 혈액 보유량을 확인 후 발주하여 공급받은 혈액을 신청한 부서에 불출해 주는 것

2-03 '수혈' 에러 친 신규간호사 '주여'하며 좌절하지 말자!(수혈 편)

'수혈 후' - 기록 & 확인 사항

수혈을 깔끔하게 끝마치려고 노력 다해놓고 기록을 깔끔하게 제대로 하지 않았다고 한 소리 들으면 괜히 아쉬웠다.

일이라는 게 당연히 해야 하는 것이어서 잘 끝내도 잘했다는 칭찬은 없지만, 잘 못 끝내면 지적받는 게 있다 보니 깔끔하게 끝마치고 서로 웃으면서 인계하고 퇴근하고 싶었다.

'알부민 1 Bottle, PC 8 Unit, PRC 2 Unit' 처방이 나면 다음 번에게 넘어가는 일이 최소한 되도록 PC를 먼저 주고, 그 뒤에 PRC를 준 후 알부민을 연결해서 떼는 일만 넘겨야겠다 하고 한껏 머리를 굴리고, 이 계획대로 되도록 수혈이 순탄하게 이뤄지도록 Rounding도 열심히 갔었는데 수혈 간호기록이나 다른 기록이 제대로 되어 있지 않아서 "오늘 바쁜 건 알겠지만 이것도 신경 써줘." 하는 말을 들으면 슬펐었다.

기록만 조금 더 신경 썼으면 "오늘 바빴겠는데? 수고했어." 하는 말을 들을 수도 있었을 텐데 하고 아쉬웠다. **근무 내내 열심히 Rounding 하던 거에 비하면 진짜 어려운 것도 아닌데, 마무리가 깔끔하지 못해 오늘 온종일 노력한 게 인정받지 못한 기분이어서 아쉬웠다.**

수혈뿐만 아니라 다른 술기를 할 때도, 온종일 노력한 게 기록이 깔끔하게 마무리되지 않아서 혼나면 아차 싶었고 아쉬웠었다. 평가하려면 기록으로밖에 따질 수 없으니 그런 것은 알지만, 그래도 내가 온종일 땀 흘리고 환자분의 비위도 맞춰가면서 노력했던 모든 것들이 날아간 기분이 들어서 기록 마무리를 더 신경을 썼었다.

다음은 수혈 후에 조금 더 신경 써줬으면 하는 부분에 관해 정리해 둔 것으로 가볍게 읽어보고 넘어가길 바란다. 수혈하느라 고생한 노력이 물거품이 되지 않도록 마무리까지 확실하게 하고 가자.

다음은 '수혈 후 기록에 관해 정리한 것'이다.

❖ **수혈 후 기록 사항**
- 혈액정보 및 환자 정보(성명, 혈액형) 확인 여부
⇨ 혈액정보: 혈액 번호, 혈액 종류, 투여한 수혈 1 Unit 당 용량 등
- 수혈에 사용된 혈액의 가공 여부(Ex. 방사선 조사, 백혈구 제거 등)
- 수혈 전 부작용 예방을 위한 노력(전 처치 약물 투여, 이중 확인 등)
- 수혈 시작 시각 및 시작한 의료진(간호사) 이름
⇨ 수혈 시작 시 이중 확인한 의료진(간호사) 이름도 기재함
- 수혈 종료 시각 및 종료한 의료진(간호사) 이름
- 수혈 V/S: 시간, 수치, 측정한 간호사 이름
⇨ 수혈 시작 전, 수혈 15분 후, 30분 간격 F/U, 수혈종료
- 수혈 부작용 발생 여부와 대처
⇨ 발열/오한, 호흡곤란, 오심&구토, 두드러기, 쇼크 등
- 수혈 지체되었다면 지체 사유

+ 수혈 혈액 폐기 요청서

□ 20XX/XX/XX

혈액 번호	2020170246	혈액명	PRC(Packed RBC)
수혈시작일시	20XX-XX-XX	수혈종료일시	20XX-XX-XX
수혈시작간호사	주암또	수혈종료간호사	주암또
수혈부작용	없음	이중확인간호사	김핑키
부작용기타	N	전달사항	-
폐기여부	N		
수혈중단사유	-	사유 기타	-
수혈기록	환자 혈액형 확인함 AB+ 의료인 2인이 이중 확인 시행함(RN 주암또, RN 김핑키) 수혈의 필요성과 부작용 설명함 수혈 전 투약함: 페니라민 1A IV		

EMR의 수혈 기록지 외에 간호 기록지에도 '출혈 위험성'과 같은 간호진단을 넣어 수혈 기록을 남겨 주는 것이 좋다.

★ 수혈 - I/O 입력 용량 6)

종류 및 용량	I/O 용량	종류 및 용량	I/O 용량
PRC 400mL	250mL	PRC 320mL	190mL
LC 300mL	60mL	LC 200mL	50mL
PC 400mL	50mL	PC 320mL	40mL
FFP 400mL	145mL	FFP 320mL	120mL
Cryo 400mL	40mL	SDP	백에 표기된 용량

+ 수혈 Bag에 적혀있는 용량과 실제 입력하는 용량의 차이

*** 혈액 공여자가 약 400mL의 혈액을 한 번에 제공할 경우**

- 원심분리하여 농축 적혈구제제, 농축 혈소판제제, 신선 동결 혈장으로 각각 분리하여 필요한 환자에게 제공함

*** pRBC에 400mL 라벨이 붙어있지만 250mL 입력하는 이유**

- 400mL의 전혈에서 250mL의 RBC를 추출했다는 의미임

⇨ 남은 150mL Serum은 PLT, FFP 등과 같은 또 다른 혈액제제를 만듦

⇨ pRBC 320mL: 320mL의 전혈에서 190mL의 RBC를 추출했다는 의미

- I/O는 실제 투여한 용량을 입력하기 때문에 이러한 의미를 모를 경우 수혈 Bag에 적혀있는 용량과 실제 입력하는 용량의 차이를 모름

암또 일화

학부 때 실습을 하면서 항상 왜 수혈 Bag는 400mL라고 적혀있는데 선생님들은 I/O에 250mL라고 적는 건지 궁금했었다. 실습하면서 궁금한 거 있으면 질문을 하라 해서 물어보았지만, 답을 들은 적은 없었다. 이런 거 말고 술기나 검사에서 궁금한 것은 없었냐면서 이론적 근거나 다른 이론을 역질문을 받은 적도 있어서 더는 물어보지 않았었다. 그러다 어느 날, PC가(I/O 입력상) 40mL 1종류만 알았는데 다른 종류도 있다고 해서 찾아보다가 수혈 가이드라인이 있다는 것을 알게 되었는데, 여기서 혈액백에 적힌 용량과 실제 용량의 차이가 발생하는 이유라든지 다른 혈액 제제의 실제 용량에 관해 알 수 있었다. 수혈에 관해 더 궁금한 분들이 있다면 수혈 가이드라인을 참고하여 공부하면 좋을 것 같다.

---

6) 수혈 가이드 라인 제4판을 참고한 용량으로 오차 값이 있어서 병원마다 입력하는 용량의 차이가 있을 수 있음(본인 병원에서 합의하에 정한 용량을 확인하길 바람)

다음은 '수혈 후 확인 사항과 관련한 Tip 아닌 Tip'이다.

01 I/O - Item Setting & Setting 삭제 [7)]

＊ 수혈 용량을 I/O 올리는 병원 경우

- 병원에 따라 수혈 용량은 I/O에 포함 안 하는 곳도 있음

⇨ 본인 병원의 전산 시스템을 파악하고 포함하는지 안 하는지 확인해보기

- 수혈 Item이 따로 있다면 꼭 Setting 해서 잘 올려두기

⇨ 내가 일한 병원 경우 item에 수혈 item setting 해놔야만 수혈 기록이 연동되어 I/O에 용량이 올라갔음

⇨ 이런 식으로 Item을 Setting 해서 올리는 경우 수혈이 끝나면 Item도 삭제해주고 가기(수혈뿐 아니라 내 근무 때 Hold 된 약물 or 기구가 Item을 Setting 해두는 거라면 꼭 Hold 시 Item도 삭제해주기)

02 투약기록 - 전처치 약물(Pre-medication)

＊ 전처치 약물을 수혈 한 시간에 맞춰서 기록하기

- 당연한 내용이고 기본적인 원칙이지만 마음이 급해서 처방 난 시간에 그대로 투약하는 경우가 많음
- 수혈한 시간에 맞춰서 전처치 약물(예. 페니라민)의 투여시간을 변경하고 기타 특이사항으로 Pre-medication / Pre 이런 식으로 기록해도 좋음
- 간호기록 or 수혈 기록에 투여하였다고 쓰는 것도 좋음

⇨ 내가 나를 지키기 위해서라도 기록을 제대로 하는 것은 중요함

03 I/O - Bwt 측정

＊ 수혈로 인해 I/O Positive 되는 경우가 많음

- I/O Positive가 많이 된 경우 몸무게(Bwt.) 잴 수 있다면 재는 게 좋음
- 수혈로 인해 Positive가 많이 된 경우 대개 Observation 할 가능성 큼

⇨ '우선 Observation 할게요.'라 했을 때 후에 비교 지표 만들기 위해서 잴 수 있다면 재는 게 좋음(수혈 때문인지 아닌지 D.D 할 수 있음)

- I/O Notify 할 때도 수혈량이 많았다면 가볍게 말해주고 넘어가도 좋음

---

7) 1번 및 2번은 CMC(Catholic Medical Center) 병원의 전산에만 해당하는 내용일 수 있음
CMC 전산 - Item Setting - '혈액' Item을 누르면 됨

04 Line 정리

＊ 다음 날도 수혈할 가능성 크면 Line 제거하지 말기

- 수혈을 위한 굵은 Gage의 Line 잡기는 환자나 간호사나 둘 다 힘드니까 봐서 수혈 빈도가 잦다면 다음 날 혈액검사 수치를 보고 Line 제거하자는 의견은 어떤지 물어보고 환자고 좋다고 하면 남겨두는 것이 좋음
- 환자를 위한 배려이기도 하고, 다음 근무자를 위한 배려이기도 함

⇨ 인계하면서 "이분 수혈 거의 Daily로 하는 분이어서 오늘 수혈 끝나고 왼쪽 팔에 Line 안 빼고 Cap 해놨는데 봐서 내일 필요 없으시면 제거해주세요."라고 말하고 넘어 가주면 좋음(센스 Good!)

05 혈액 백 - 의료폐기물 전용 용기 : 합성수지 / 골판지 상자

＊ 혈액 백은 의료폐기물 전용 용기에 버려야 함

- 다 쓴 항암 백, 혈액 백, 일반 의료폐기물은 버리는 용기가 다 다름

⇨ 수혈백의 혈액을 완전히 사용하여 혈액을 흘릴 위험이 없으면 골판지 상자

⇨ 수혈백의 혈액이 다소 남아있어 흘릴 수 있어 액체상태로 본다면 합성수지

⇨ 근무하는 병원 지침에 따라 폐기함(과거 근무한 곳은 합성수지 용기에 버림)

+ 의료폐기물

구분			내용	재료	유효기간
의료폐기물	격리의료폐기물		전염병으로 격리된 사람의 의료행위에서 발생한 폐기물	합성수지	7일
	위해의료폐기물	조직물류	인체 · 동물의 조직, 장기, 기관, 신체의 일부, 동물의 사체 등	합성수지	15일
		병리계	시험 · 검사 등에 사용된 배양액, 배양 용기, 폐시험관	골판지	15일
		손상성	주사 바늘 · 봉합 바늘 · 수술용 칼날 등	합성수지	30일
		생물화학	폐백신, 폐항암제 등	골판지	15일
		혈액오염	폐혈액백, 혈액투석 시 사용된 폐기물 등	골판지	15일
	일반의료폐기물		혈액, 체액, 분비물, 배설물이 묻은 탈지면, 붕대, 거즈, 일회용 기저귀, 일회용 주사기, 수액세트 등	골판지	15일
	단, 액체상태 의료폐기물은 합성수지 사용함				

Plus+
'기타 수혈 관련 질문' - 수액 요법 & 알부민

개인적으로 간호 술기를 할 때 가장 궁금했던 게 많았던 부분이 수혈이었다. 특히, **알부민과 PRC or PC 같은 혈액제제를 투여할 때 어떤 글에서는 알부민도 혈액제제이므로 부작용이 어떤 것에 의해 나타난 것인지 모르므로 함께 투여하면 안 된다고 했었다.**

그런데 **또 다른 글에서는 알부민은 혈액제제와 함께 투여해도 되므로 같이 줘도 된다고 해서 이 '알부민'이라는 약물이 참 궁금했었다.**

때때로 알부민에 이뇨제를 Mix 해서 주는데 이유가 있는 건지, 너무 빨리 투여하면 안 되는 이유는 대강 알겠는데 너무 느리게 투여해도 안 되는 건지, 다른 약물과 차이점은 무엇인지 등등이 궁금했었다.

그렇게 궁금한 내용을 좇아 약물들과의 차이점과 관련성을 찾아 공부하다 보니 우선 '수액 요법'부터 다시 공부해야겠다고 느꼈었다.

그렇게 공부한 내용을 다음과 같이 정리해두었는데 알부민의 경우 기전을 알아야 이해할 수 있으므로, 내용이 조금 어렵다고 넘어가지 말고 잘 읽어보고 넘어가길 바란다.

몇 환자들은 알부민을 비싼 영양제라고 알고 있어서 무턱대고 알부민을 처방해주라고 하는데, 주치의가 다른 영양제 수액을 처방하고 알부민은 처방 안 해줘서 성내는 환자들을 응대할 때도 도움이 되고, 복수가 찬 환자에게 알부민을 투여할 때 비싸다고 들었는데 왜 이걸 맞아야 하냐고 묻는 환자에게도 잘 설명해 줄 수 있기에 꼭 알아두길 바라는 내용이다.

01 수액 요법은 무엇일까?

*** 결정질 용액(Crystalloid Solution)**
- 물과 전해질을 섞은 용액으로 혈관 벽을 자유롭게 투과할 수 있음
- 투여된 용액은 25%만 머물고 75%는 세포 내로 이동함(4:1 비율)

⇨ 실혈량의 3~4배 양 투여 함(Ex. 실혈량 100mL면 결정질 용액 400mL 줌)

⇨ **출혈량이 많아 수혈이 필요한 경우: 혈액이 준비되기 전까지 따뜻한 결정질 용액(Ex. Warm N/S)으로 실혈량의 3~4배 양 투여하며 기다림 ★**
- 비용이 저렴하며 심각한 부작용이 거의 없음
- 종류: 생리식염수(N/S), 플라즈마 용액(P/S), 하트만 용액(H/S) 등

⇨ 혈관 내 반감기: 약 20~30분

*** 교질 용액(Colloid Solution)**: 고분자량의 물질로 구성된 용액
- 교질 삼투압에 의해 투여된 용액 대부분을 혈관 내에 머물게 함

⇨ 실혈량만큼 보정 함(Ex. 실혈량 100mL면 교질 용액도 100mL만큼 줌)

⇨ **결정질 용액보다 혈장용적의 증가를 오래 유지해주는 장점**이 있음
- 알부민은 비용이 비싸며, 합성 교질 용액은 부작용을 유발 할 수 있음

⇨ 합성 교질 용액은 아나필락시스, 항응고작용, 신부전 유발 가능함
- 종류: 알부민(Albumin), 볼루벤(Voluben), 볼루라이트(Volulyte) 등

⇨ 혈관 내 반감기: 약 합성 교질 용액- 3~6시간, 알부민- 16시간

+ 볼루벤주(Voluben)

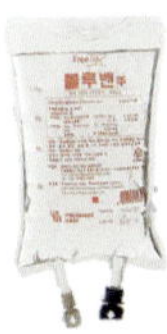	- 분류: 혈액대용제 및 혈장 단백질 분획제 - 성분: Hydroxyethyl Starch + Sodium Chloride - 특징: 혈장이나 조직 축적성이 적으며, 유효분자량의 숫자를 증가시켜 출혈 시 혈장 내 볼륨을 증가시키고 적절한 산소 공급이 가능함(알부민보다 저렴함)

+ 볼루라이트주(Volulyte)

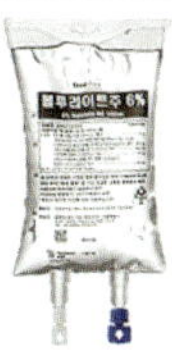	- 분류: 혈액대용제 및 혈장 단백질 분획제 - 성분: Hydroxyethyl Starch + Sodium Chloride + Sodium Acetate Hydrate + Potassium Chloride + Magnesium Chloride Hexahydrate - 특징: 볼루벤 보다 전해질이 더 많이 함유되어 있음

02 알부민 주사제는 무엇일까?

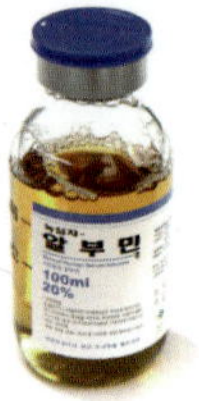

＊ 알부민주(Albumin)

- 분류: 혈액대용제 및 혈장 단백질 분획제
- 성분: Human Serum Albumin
- 종류: **'5% 알부민 용액'과 '20% 알부민 용액'** 있음

⇨ 5% 알부민: 혈장과 같은 콜로이드 삼투압을 가짐

⇨ 20% 알부민: 혈장보다 4배 높은 삼투압을 가짐

- 특징: 혈장으로부터 한냉알콜분획법을 이용하여 제조한 혈장분획제제임

⇨ AIDS 및 B형 간염 바이러스 불활성화를 위해 열처리해서 감염 위험 없음

- 적응증: 순환 혈액량 감소 및 저알부민혈증 있는 환자

⇨ 만성 신질환 환자, 간경화 환자, 만성간염 환자, 결핵 환자, 수술 후 환자 (외상 및 외과 수술로 알부민 손실이 많은 환자), 저단백 환자 등

- 부작용: 발열, 홍조, 두드러기, 호흡곤란, 혈압저하 등

+ 알부민 투여시 Tip 아닌 Tip

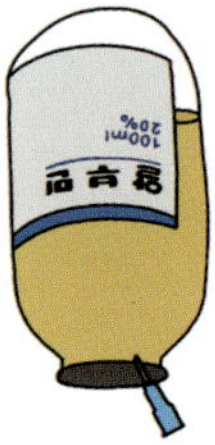

＊ 알부민 수액이 떨어지지 않을 때

- 알부민은 Bottle 안에 들어있는데 Bottle 내부의 압력에 의해 수액이 떨어지지 않는 경우가 있음
- 24G Needle을 병 입구 쪽에 꽂으면 잘 떨어짐

⇨ 굵은 G Needle을 꽂을 시 이곳으로 셀 수 있음

- 기타: Chamber에 알부민 거품 차는 것을 막기 위해 N/S를 이용하여 수액 세트를 채우기도 함

+ 20% 알부민 투여 시 주의 사항

간 질환 환자	복수가 있을 때는 저류된 체액을 제거 후 투여함
만성 신질환 환자	20% 알부민 100~200mL 1일~2일에 걸쳐 투여함
고혈압 심질환 환자	투여할 알부민양만큼 5% D/W 희석하여 투여함
화상·외상에 의한 쇼크 환자	삼투압 유지를 위해 알부민을 투여함
탈수 환자	정질 용액과 같이 투여함
혈장 교환술의 보충 용액	빌리루빈 배설을 촉진해줌으로 보조제로서 투여함
만성 저알부민혈증 환자	장기간 투여는 지양함

+ 혈장 알부민

＊ 단순 단백질로 인체를 구성하는 단백질 중 50~60%가 알부민임
⇨ 간에서 하루에 약 12g 정도 생성되며 간에서 합성되는 단백질의 25%임 ★
- 알부민 중 혈장 알부민은 혈장의 글로불린과 함께 혈장의 기초 물질을 구성함
⇨ **혈장 알부민(Plasma Albumin): 혈장에 존재하는 알부민** ★

+ 알부민 역할

1. **혈장 교질 삼투압 유지**: 삼투 조절로 혈액과 체내의 수분량을 조절함
- 알부민이 다량의 물과 결합하여 혈관 내에 체액을 머물게 함
- 혈관과 조직 사이의 삼투압을 조절하여 혈압을 유지하게 시킴

2. **면역력 증진 · 운반 기능**: 체내의 세포를 활성화하여 면역 기능을 향상함
- 호르몬 · 약물 · 칼슘 같은 이온과 결합하여 신체의 각 부분으로 전달함
⇨ 물에 녹지 않는 물질들과 결합하여 혈장에 녹은 상태로 이동시킴
- 알부민은 많은 산성 및 염기성 아미노산을 함유함
⇨ 각종 양이온과 음이온 및 기타 화합물과 강한 친화성을 가짐
⇨ 여러 종류의 대사 산물 or 생체 외 물질과 결합하여 산증을 완화하고 독성 물질을 중화시키는 완충 기능과 운반 기능이 있음

+ 알부민 수치 감소 시 고려사항

1. 간 질환 의심: 간염, 간 경화, 간암 등
- 알부민은 간에서 합성되어 생성되며 간 손상 시 알부민 생성이 감소함
⇨ 알부민 수치 검사로 간 기능의 상태를 가늠할 수 있음

2. 신 질환 의심
- 신장 기능이 저하되면 혈액의 여과 기능이 떨어져 소변으로 배출되는 알부민양이 많아지면 체 내 알부민 수치가 감소하게 됨

3. 영양 결핍
- 불충분한 음식 섭취나 불균형한 음식 섭취 시 알부민 생성이 감소함
⇨ 단백질을 바탕으로 알부민을 생성하기 때문에 섭취량이 필요함
⇨ 특별한 지병이 없는 사람의 경우 잘만 먹어도 알부민 수치가 오름

4. 기타 문제
- 발열, 심한 감염, 화상, 갑상선 기능 항진증, 부종, 복수 등

+ 삼투압 이뇨제(Osmotic Diuretics) - 만니톨

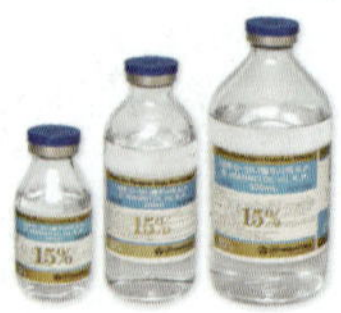

만니톨 15%

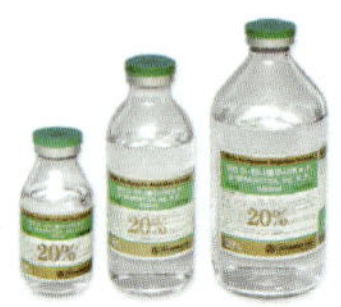

만니톨 20%

*** 만니톨(Mannitol)**

- 특징: 삼투압 이뇨제 및 혈장대용액으로 주로 사용함

⇨ 물에 쉽게 녹고 친수성을 띄어 사구체를 쉽게 통과함
분자 크기가 커서 세뇨관을 통해 재흡수가 잘되지 않음

⇨ 세뇨관으로 여과된 약물이 근위 신세뇨관의 삼투압을 높여 물의 재흡수를 억제하여 소변량이 늘어나게 됨

- 목적: 혈액뇌관문(BBB)을 열어 두개 내압을 감소시킴
안내압 및 뇌부종 감소 목적으로 임상에서 많이 사용함
- 기타: 급성신부전의 예방과 치료 목적으로도 사용함

⇨ 핍뇨(oliguria) 환자에게서 이뇨 촉진 목적으로 사용함

- 주의: 중증 심부전 환자에게는 이뇨제로 사용하지 않음

⇨ 혈장량이 증가하여 심부하가 증대되고 증상 악화 됨

⇨ 반복투여 시 고칼륨혈증으로 인한 대사성 산증 위험 있음

- Tip: **Full Drop** 하여 100mL 당 10~30분 정도의 속도로 빠르게 주입함

⇨ 만니톨의 혈중 농도를 유지하면서 급격한 삼투압 차를 일으켜 혈관 밖으로 정체된 수분을 빼내기 위함(천천히 투여하게 되면 혈관에 저류 하게 되는 만니톨이 혈관 밖으로 서서히 빠져나가 간질강 내 부종을 일으키게 됨)

+ 알부민 vs 만니톨

*** 알부민**

- 교질 용액으로 삼투압 현상에 의해 체세포 중에 있는 물을 혈관 내로 끌어당김
- 간 질환 · 신질환 등으로 혈중 알부민 농도가 감소하여 유효 혈관 내 용적의 감소가 심한 경우에 사용함

⇨ 용액 100mL 내에 약 16mEq의 Na^{+}가 함유되어 있으므로 많은 양을 사용할 때에는 주의해야 함

*** 만니톨**

- 삼투압 이뇨제로 삼투압을 높여 물의 재흡수를 억제하여 소변량이 늘어남
- 전신 부종에 일반 이뇨제로 효능을 보기 어려운 초기 상황에서 이뇨를 촉진하기 위해 만니톨을 사용함

⇨ 부작용으로 다량 사용 시 수분 과잉, 용적 과다 문제가 발생함

+ 삼투압과 부종

*** 부종**

- **조직 내에** 림프액 or 조직의 산출물 등 액체가 과다하게 존재하는 것

*** 모세혈관 내의 수분 조절**

- 모세혈관 내에서는 **정수압과 삼투압** 원리에 의해 수분이 조절됨

⇨ 정수압: 모세혈관 내에서 세포질 사이로 수분의 이동을 말함

- 혈관 내의 단백질(알부민)은 삼투압 원리에 의해 모세혈관 내의 수분을 끌어당겨서 모세혈관 내 수분균형(항상성)을 유지함
- 림프 질환 or 간 질환으로 알부민이 생성되지 않으면 모세혈관 내 혈장 or 단백질 부족으로 저농도가 되어 수분은 혈관 밖(고농도)으로 이동함 [삼투압]
- 혈압이 높아지면 모세혈관 내 정수압 증가로 수분이 조직 세포로 이동하면서 부종이 발생하며 모세혈관이 상처를 받거나 림프가 제대로 작동하지 않을 때도 발생함

⇨ 혈관계 내의 정수압 ↑ or 교질 삼투압 ↓ → 부종 발생

⇨ 혈관의 통합성 상실 → 부종 발생

+ 부종 정도

*** 함몰 깊이 + 함몰 유지 시간 사정**(엄지손가락으로 10초간 눌렀다 떼기)

⇨ 들어간 자리 그대로 있는 경우: 함요 부종 Pitting Edema

⇨ 눌러도 푹 들어가지 않은 경우: 비함요 부종 Non-Pitting Edema

레벨	함몰 깊이	내용
1+	2mm	압박 시 약간의 누른 자국이 생기지만 바로 사라짐 발의 외관은 보통으로 보임
2+	4mm	압박 시 다소 깊이 있는 누른 자국 생김 레벨 1+ 보다 누른 자국 잘 사라지지 않음 외관은 변화 없어 보임
3+	6mm	압박 시 깊기 있고 분명한 누른 자국 생김 몇 초간 누른 자국이 사라지지 않음 발이 부어 보임
4+	8mm	압박 시 레벨 3+ 보다 더 깊은 누른 자국 생기며 사라지지 않음

03 알부민을 줄 때 라식스를 왜 줄까?

＊ 알부민 투여 시 라식스를 주는 이유

- 알부민 투여로 물의 재흡수가 일어나 체내에 저류하는 수분이 많아짐
- 라식스 같은 이뇨제를 사용하면 소변량을 증가시켜 체내에 남는 수분을 체외 밖으로 빼 주어서 부종을 감소시킴

⇨ 알부민을 혈관 내에 주사하면 혈중 삼투압이 증가하여 혈관 밖의 체액이 혈관 안으로 들어가 혈액량이 증가한 것을 **라식스를 이용하여 증가한 혈액량을 체외 밖으로 줄여주기 위함**

⇨ 조직 사이에 저류해 있던 체액(ex. 부종)을 알부민 이용하여 혈관으로 끌여 당기고, 이뇨제를 이용하여 몸 밖으로 빼 주는 것임

+ 라식스(Lasix)

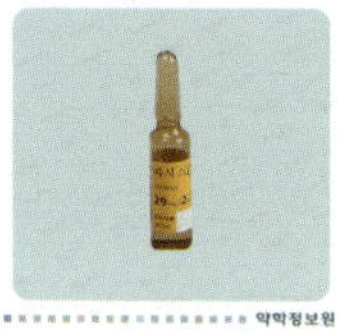	- 성분명: Furosemide - 효능: 소변량을 증가시켜 혈압을 낮춰 줌 부종 or 복수 조절에 사용됨(고혈압치료제, 이뇨제) - 기전: 상행 Henle 고리와 원위 세뇨관에서 Na과 Cl의 재흡수를 억제하고, Cl가 결합하는 공수 송계를 방해하여 H_2O, Na, Cl, Mg, Ca 배설을 증가시킴
라식스(Lasix)	

+ 복수 천자와 알부민 & 라식스

＊ 알부민의 복수 제거 기능

- **알부민 주사는 복수를 제거해주고 혈액 점도를 유지해줌 ★**
- 간에서는 하루에 10~15g 정도의 알부민이 만들어져 혈액 중으로 공급됨
- 혈액 내의 알부민은 알부민 1g당 물 18cc를 체내 세포로부터 혈중으로 끌어당겨 혈액의 점도를 일정하게 유지하게 함 [삼투압 현상]
- 알부민 주사를 혈액 내로 주입하면 혈액 점도가 진해지면서 삼투압에 의해 체세포 중에 있는 물이 대량 혈관 속으로 빨려 들어가게 됨

⇨ 복수와 같이 체내 어느 곳에 부종이 있을 때 알부민 주사를 정맥을 통해 주입하면 부종을 이루고 있던 물이 혈관 속으로 들어가 부종이 제거됨

- 복수 등 부종을 치료할 때 라식스를 사용하여 물을 소변으로 제거하면서 알부민도 혈관에 주입하여 복수를 혈관 속으로 끌어당기는 방법 사용함

⇨ 복수 천자 후 주는 알부민에 라식스를 Mix 해서 주는 처방이 자주 나옴

+ 복수 천자(Paracentesis)

*** 복수 천자: 복강에 있는 복수를 뽑아내는 것**

- 복강 내의 수분을 제거하여 복강 내압을 완화하거나 배양검사를 위한 용액을 채취하기 위해 시행함

⇨ 복강 내에는 복막과 장기 간의 마찰을 감소시키기 위해서 정상적으로 약간의 액체가 있고, 이 복강액은 계속해서 만들어지며 림프계로 들어감

⇨ 간 경화 or 결핵성복막염의 경우 이 액체가 복강 내에 다량 고이게 됨

⇨ 이것을 복수라고 하며, 많은 양의 복수가 차게 되면 복강 안의 장기가 압력을 받아 기능에 지장을 받게 됨

*** 준비물**

- Dressing Set(베타딘볼, 4x4 Gauze), 18G or 16G long Needle 2~3개 장갑, Lidocaine, 공병(ex. N/S 빈 통), 10cc syringe, 50cc syringe, 면 플라스타, Sample 용 Bottle 등

*** 검사 전 간호**

- V/S Check 및 복부 둘레 측정
- 시술 전 방광 비움: 방광 천자를 피하기 위함

*** 검사 후 간호**

- V/S Check 및 복부 둘레 측정
- 필요하면 처방 난 알부민 주 투여함
- 지속적인 배액 관찰 및 합병증 관찰함

⇨ 천자량 반드시 I/O Count하고 기록 해야 함 ★

*** Tip**

- 복막의 병변(결핵성복막염, 악성종양의 전이 등)으로 인한 복수의 경우 이뇨제 투여 효과가 없어서 투여하지 않음
- 호흡곤란이나 탈장을 유발할 정도면 치료적 복수 천자를 함

+ 복수 천자 검사 - 비정상 결과로 의심할 수 있는 질환

우윳빛 복수	악성종양, 임파종, 기생충 감염
탁한 복수	일차성 박테리아 감염, 췌장염, 충수돌기염
혈액 섞인 복수	양성 or 악성종양, 출혈성 췌장염, 외상성 천자
담즙 섞인 녹색 복수	담낭 파열, 급성 췌장염, 장 파열, 십이지장 궤양

2장 수혈편

04 알부민은 단독투여일까?

*** 5% D/W, N/S 병용 투여 가능함**

- 한국전문간호사협회의 자문에 따르면 '알부민 약품 설명서 주의 사항'을 확인하면
  1) 투여 시 불용물이 확인되거나 혼탁한 것은 사용하지 않는다.
  2) 정맥주사 부위는 감염 or 외상 부위에서 가능한 먼 부위를 선택한다.
  3) **5% D/W, N/S 등의 중성에 가까운 수액, 보액 이외의 다른 약과의 혼합주사는 피한다.** 4)사용 후의 잔액은 세균 오염의 우려가 있으므로 사용하지 않는다.(∵ 세균 증식에 좋은 단백이며 보존제 함유하지 않음)

⇨ 5% D/W, N/S과는 희석하여 사용할 수 있음(즉, 단독투여까진 아님)

⇨ **5% D/W, N/S와 희석하여 투여할 수 있다 하여도 전해질 or Multi vita와 같은 것이 혼합되어 있다면 따로 분리하여 투여해야 함**

⇨ 4) 내용을 토대로 다른 약물이 들어가는 라인으로 알부민을 투여할 시 감염의 위험이 증가하므로 TPN은 감염의 배지가 될 확률이 높으므로 단독으로 주입하는 추세임을 참고할 것(병원 규정을 따르길 바람)

05 다른 혈액제제 수혈 중 처방 난 알부민을 같이 줘도 될까?

*** PRC의 경우 원칙상 알부민을 함께 투여해도 됨**

- 수혈가이드라인, 보건복지가족부 질병관리본부 수혈학회 지침에 따르면 농축 적혈구제제는 점도가 높아 혈류장애를 초래할 가능성이 있으므로 0.9% N/S, **알부민, 혈장**과 섞어 투여 가능함

⇨ 병용 투여 시 체내 혈장 단백질의 민감성 증가로 수혈 부작용의 가능성 높아질 수 있고, 부작용이 발생하면 어느 것인지 모른다는 이유로 함께 주지 않음 [초응급상황이지 않는 이상 함께 주는 경우 거의 없음]

06 수혈 중 다른 약물(Ex. 항생제)은 어떻게 줄까?

*** 원칙상 다른 Line을 잡아서 투여해야 함**

- 수혈 가이드 라인, 보건복지가족부 질병관리본부 수혈학회 지침에 따르면 일부 약제들은 pH가 높거나 낮으므로 약제와의 혼합이 안전하지 않아서 혈액제제에 다른 약물을 투여하는 것을 금지하고 있음
- 혈액에 약제를 첨가한 후 수혈 부작용에 의해 중지되면 약제가 투여되지 못할 수 있으며, 부작용이 혈액에 의한 것인지 약물에 의한 것인지 모름

07 20% 알부민을 급속 투여하면 안 되는 이유는 무엇일까?

*** 급속투여 시 폐부종 및 심폐기능이 저하됨**

- 20%~25% 알부민의 경우 높은 콜로이드 삼투압을 가짐

⇨ 콜로이드 삼투압이란 혈관 밖으로 쉽게 이동할 수 없는 큰 분자들이 혈관 내에서 수분을 저류시키려는 성질로 발생하는 압력을 말함

- 알부민은 분자량이 커서 혈관 내 주입 시 간질 내로 빠져나가지 않고 혈관 내에서 머무르게 되는데, 고농축 알부민의 경우 높은 콜로이드 삼투압을 가지고 있고 체내 삼투압의 약 4배가량 높은 삼투압을 가져서 적은 양의 알부민으로도 많은 양의 수분을 혈관 내로 끌어당기게 됨

⇨ 100mL의 25%의 알부민을 IVS 하면 400~500mL의 수분을 끌어당김

- **높은 농도의 알부민이 혈관 내로 급속히 투여되면 세포외액의 급격한 증가로 인하여 혈압의 증가, 전부하 · 후부하의 증가로 폐부종이 발생하고 심폐기능의 저하를 일으키게 되므로 천천히 투여해야 함**
- 5% 알부민은 체내 삼투압 농도와 비슷하여 빠른 속도로 투여 가능함

+ 알부민을 너무 느리게 주면 안 될까?

- 알부민 성분이 세균 증식에 좋은 단백이며 보존제 함유가 되어 있지 않아 너무 장기간의 시간 동안 투여하면 변질의 우려가 있다고 하지만, 임상적으로 환자의 **신기능에 맞춰서 천천히 Infusion Pump로 투여하는 때도 있음**

08 알부민 투여 전 체온은 왜 잴까?

*** 알부민은 혈액제제**

- 일부 병원에서는 알부민도 혈액제제이므로 발열 여부를 확인한다고 함

⇨ 알부민의 부작용 중 하나로 '발열'이 있으므로, 알부민으로 인한 열인지 투여 전부터 발열 양상이 있었는지 알기 위해 체온을 잰다고 함

09 알부민 투여 시 수액 세트로 줄까? 수혈 세트로 줄까?

*** 알부민은 일반 수액 세트를 사용함**

- 알부민에는 ABO 혈액형 항원 및 항체가 존재하지 않아서 교차시험도 필요하지 않고 **일반 수액 세트**를 사용하여 투여함

2장 수혈편

10 알부민은 수치 몇부터 줄까?

*** 알부민 급여 기준**

- 허가 사항 범위 내에서 만성 저단백혈증으로 인한 급성 합병증 치료 시 **혈중 알부민 검사치가 3.0 이하면서** 다음 기준으로 투여 시 급여 인정[8)]
- 같은 인정기준 이외 3.5 미만 저알부민혈증에 진료 시 필요하여 투여하면 약값 전액을 환자가 부담토록 함

*** 알부민 일반 원칙**

1) 저단백혈증으로 인한 삼투압 결핍 치료
2) 저단백혈증으로 이한 혈장 또는 혈량 결핍 치료

*** 알부민 적응증**

- 쇼크, 화상, 성인호흡곤란증후군, 심폐우회술, 신생아용혈병, 급성 신증
- 만성 간 질환(또는 신질환)에서 아급성 또는 만성 저단백혈증으로 인해 발생한 급성 합병증 치료

*** 알부민 적용 기준**

- 쇼크 + 혈중 알부민 3g/dL 이하
- 복수 or 늑막삼출에 의한 호흡곤란 + 혈중 알부민 3g/dL 이하
- 부종 + 혈중 알부민 3g/dL 이하
- 대량 복수 천자로 인한 순환 불안정한 경우 + 알부민 수치 관계없음

⇨ 복수 3L 이상 ~ 5L 미만 천자 시 20% 100mL 1병 인정 ★

⇨ 복수 5L 이상 천자 시 20% 100mL 2병 인정 ★

- 자발적 세균성 복막염 + 알부민 수치 관계없음
- Type 1 간 · 신증후군 + 알부민 수치 관계없음

암또 일화

Lab F/U Day면 모든 혈액 검사의 수치가 나오는 데, 정상범위가 3.3~5.3g/dL인 알부민 수치를 몇부터 적어야 할지 고민이었다. 눈치상 2점 초~중반부터 적는 것 같아서 기재해두었는데, 한 선생님이 보행할 수 있고 구강으로 음식을 섭취할 수 있는 환자의 경우 좀 더 obs하고 Bedridden 환자나 Oral Poor한 환자의 경우에, 2점 중반부터 알부민 처방이 날 가능성이 높다고 알려주셨었다. 그리고 간질환이나 신질환 있는 환자는 알부민 처방이 자주 나니 수치를 잘 봐주라고 했었다.

---

8) 대한민국의 보험체계는 크게 급여와 비급여가 있음. 급여에는 본인의 자격 기준에 따라서 비용의 일부만 본인이 부담하고 남은 금액은 국가가 부담하는 방법과 모든 비용을 100% 환자가 부담하는 방법이 있음(100% 환자 전액 부담 부담한다고 하여 일명 100/100이라고 함)

임상 NOTE 2

CHAPTER 03

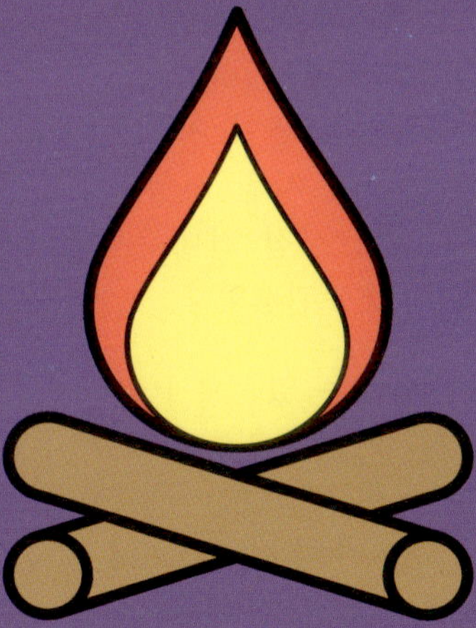

'마약' 에러 친 신규간호사
'마-악' 자책하고 있지 말자!

(마약 편)

3-01 '마약'에러 친 신규간호사
'마-악'자책하고 있지 말자!(마약 편)

'마약 Master' - 마약 반환 & 잔량 보관

투약사고가 발생하면 정말 큰 일이 난다고 강조했었던 3대 약물인 항암·수혈·마약 中 마약은 특히나 **'마약류관리법'에 의해 관리되므로 더욱 투약사고가 발생하지 않도록 모든 선생님이 강조했었다.**

다른 약물보다 관리가 더 엄격히 이뤄지고 있어서 만약 투약기록을 잘못했는데, 전산상 다음 날로 넘어간 후 발견한 경우에는 사유서를 쓰고 부서장의 승인을 받은 후에야 수정을 할 수 있었다.

입사 초기에 마약 Patch 제제인 '듀로제식'이 사라져서 병동이 발칵 뒤집힌 사건이 있었다. Night번이 처방된 정규 마약을 새벽에 불출 신청을 해두면 아침에 출근한 사원 선생님께서 마약을 약국으로부터 수령하여 병동 간호사 손에 직접 건네주시면 우리는 인계가 끝나고 부서확인을 하고 마약 금고에 보관했었다.

그런데 이 사이에 마약 봉투는 있는데 Patch가 사라져서 퇴근했었던 Night 선생님까지 다시 병동에 오셔서 병동 내 폐기물 Box는 물론, 병원의 모든 폐기물 Box를 보관하는 창고에 가서 Box를 뜯어 마약 Patch를 찾기 위해 난리가 났었다. 그러나 결국 Patch를 찾지 못해 '마약 분실 보고서'를 작성해야 한다며 슬퍼하던 선생님의 뒷모습은 아직도 잊을 수가 없었다.

그러다 아침에 앉아있던 자리의 키보드 밑에 Patch가 붙어있었다며 찾았다는 소리에 안도하고 다행이라면서 기쁘게 퇴근하던 모습은 더 잊을 수가 없었다. 이날의 경험으로 **마약 관리가 얼마나 중요한지를 체감할 수 있었다.**

간혹 마약을 투여하지 않아서 반환하거나 잔량 반환 시 마약 봉투나 잔량을 버려서 문제가 생기는 일도 있으므로 이 부분은 가볍게 읽어보고 넘어가길 바란다.

다음은 **'마약에 관해 정리한 것'**이다.

❖ **마약류**
- 마약, 향정신성의약품 및 대마(마약류관리법 제1장 제2조)

❖ **마약류 취급자**
- 본원에 근무하는 마약류 취급업자, 마약류 관리자를 포함한 원내 마약류의 처방, 보관, 조제, 투약, 이송 등과 관련하여 마약류를 취급하는 모든 자

❖ **마약류의 저장(마약류관리법 제3장 제15조)**
- 다른 의약품과 구분하여 저장하고 파손·이동이 불가한 장소에 저장해야 함
- 잔여, 반품, 파손, 유효기간 경과 마약 등의 마약류도 동일 조건에 저장함
- 마약류 저장시설은 주 1회 이상 점검하되 매일 점검하는 것을 권장함
- '의료용 마약류 저장시설 점검부'를 작성하여 2년간 비치, 보관해야 함

마약	향정
이중 잠금장치가 된 철제금고	잠금장치

▶ **상비 마약류**
- 환자에게 신속한 투여가 가능하도록 마약류 관리자가 지정하는 장소에 보관된 마약류로 중환자실, 응급실, 수술실, 호스피스 병동 등에 비치됨

▶ **상비 마약류의 관리**
- 상비 마약류의 관리 책임은 해당 부서 책임자에게 있음
- 상비 마약류 비치 부서에서는 근무 교대 시마다 목록 및 수량을 확인하여 관리대장에 서명하고 열쇠와 함께 인수인계함
- 약류 관리자는 연 4회 정기 점검을 시행하고 필요하면 수시로 점검함

⇨ 점검 시 관리상 문제가 있으면 시정할 것을 요구하고 및 상비 마약류의 비치를 취소할 수 있음

▶ **사고 마약류**
- 재해에 의한 상실·분실·도난·변질·부패·파손의 사유가 발생한 마약류
- 환자 거부 및 조제 오류 등의 사유로 사용 안 한 마약류
- 단순 파손 마약이라도 사고 마약 신고대상임
- 유효기간이 지나간 마약류도 포함됨

▶ **사고 마약류의 관리**
- 사고 마약류 발생 시 해당 부서 책임자는 약제팀의 마약 담당자에게 연락하여 **'마약 파손 사건발생 경위서'**를 작성하여 해당 약제와 함께 제출함
- 허가 관청에 보고 후 담당 공무원 입회하에 사고 마약류는 폐기함

다음은 **'마약 불출 방법 및 반환에 관해 정리한 것'**이다.

❖ 마약 관리 절차

- 환자가 통증을 호소함 → 간호사는 통증 사정 및 보고함
- 의사는 마약을 처방함 → 간호사는 처방 난 마약을 불출 신청함
- 약사는 마약 처방전을 출력하고 조제함 → 마약 수령자는 마약 불출을 확인함
- 간호사는 부서로 불출된 마약을 부서 확인 후 환자에게 투약 및 투약 기록함

❖ 마약 미사용으로 반환해야 하거나 잔량이 남은 경우

- 간호사는 마약 반환신청 또는 잔량 신청함 → 의사는 마약 처방을 반환함
- 약사는 반환된 마약을 확인하거나 잔량을 확인함

▶ 마약 불출

- 마약을 사용할 부서에서 처방 난 마약을 약국으로부터 타오는 것
- 이송은 해당 업무 관련 직원만 수령 가능하고 전용 운반 가방을 이용함
- 직접 대면 불출 해야 하고 상호 확인이 필요함
- 마약은 별도의 봉투를 사용해야 함

▶ 부서 확인

- 약국으로부터 불출된 마약을 수령한 부서는 전산을 통해(바코드 기계 이용) 부서 확인 절차를 거쳐야 함

⇨ 마약을 사용했다는 투약기록 시간이 마약 불출 시간과 부서 확인 시간보다 절대로 앞서서는 안 됨(후에 수정하기 위해서는 사유서가 필요함)

▶ 마약 반환

- 의사 반환 처방으로 투여가 취소된 마약은 약국으로 반환해야 함

⇨ 환자의 변심으로 사용하지 않은 마약은 의사에게 반환 처방을 받아야 함

⇨ 간호사의 투약 기록상 **투약하지 않음. 반환 가능한 것**으로 기록하여도 마약 반환 대상으로 처리되므로 투약기록에 주의해야 함

- 전산으로 마약 반환신청 후 마약 불출 당시 봉투에 그대로 실물 반환함
- 24시간 이내 약제팀으로 반환해야 함

▶ 마약 잔량 반납

- 주사용 마약제의 경우 처방 난 용량만큼 사용 후 잔여 마약은 반납해야 함
- Syringe로 잔량을 재어 정확한 용량을 확인 후 약국으로 반납해야 함

⇨ 빈 Ample을 Syringe에 묶어 해당 마약 봉투에 넣어 약국으로 반납함

- 48시간 이내 약제팀으로 반납해야 함

⇨ 잔량 반납을 신청하기 위해서는 마약을 투약했다는 기록을 먼저 해야 함

다음은 **'마약과 관련된 서식에 대해 정리한 것'**이다.

01 마약류 반환 사유서(수액 혼합제)

- 투여 도중 부작용 및 처방 변경이나 수액 Mix 후 24시간 경과 등으로 중단하는 경우 반환 사유서를 작성하여 약국으로 내려야 함

⇨ 환자 거부나 용량변경 이유로 투여하지 않은 경우는 **사고 마약**으로 처리함

- 수액에 연결된 **Line이나 Needle은 반드시 제거**하고 수액이 새지 않도록 연결 부분을 실링지로 봉합하여 사유서와 함께 제출해야 함

⇨ Line이나 Needle 제거하지 않으면 반환 사유서가 젖거나 찢어질 수 있음

- **투여 중지 사유 및 투여 시작 일시, 투여 중지 일시 정확히 기재 해야 함**

02 마약류 반환 사유서(Patch형 마약제)

- 부작용 및 용량변경 등으로 Patch 제거하는 경우 반환 사유서 내려야 함
- 펜타듀르는 부착 후 3일 이내, 노스판패취는 부착 후 7일 이내일 때 작성함
- **마약 Patch를 환자에게 투여했던 투여기간과 반환 사유를 기재해야 함**

⇨ 반환하는 주된 사유는 목욕 or 땀에 의해 떨어진 경우, 투여 도중 증량 or 감량한 경우, 주치의 소견(Ex. 투여 후 환자 Mental 쳐짐) 등 임

- 최대한 이물을 제거한 뒤 Patch 형태가 보이도록 반환 사유서에 부착해야 함

03 마약 관련 분실 보고서(잔량, 봉투)

- 잔량이 반납되어야 할 마약의 잔량이나 봉투를 분실한 경우 작성해야 함

⇨ 사건 경위 및 차후 관리 방법을 포함하여 작성해야 함

- 마약 봉투에는 불출된 날짜와 마약 종류가 담긴 바코드가 부착되어 있음
- **마약 반환 및 잔량 반납을 하기 위해서는 해당 마약이 담겨져 있던 마약 봉투와 신청서가 필요함**

암또 일화

약국으로부터 약이 불출되면, 투여되는 대상자의 이름, 병실 호실, 등록번호, 약물명, 개수 등이 적힌 약 봉투에 담겨서 올라온다. 마약 또한 마약 봉투에 담겨 올라오는데, 전부터 선생님들이 혹시라도 마약 반환할지 모르니 절대로 막 버리지 말고 마약 봉투 보관해두는 곳에 날짜별로 잘 넣어두라고 강조했었다. 그러나 사고뭉치였던 나는 깜빡하고 마약 봉투를 일반 의료용 폐기물 Box에 버려버려서, 그날 근무가 끝난 뒤 폐기물 창고로 가서 Box를 뒤져서 마약 봉투를 찾아왔었다.

04 마약류 파손 사건 경위서

- 수액에 혼합된 마약 또는 투여 전 마약이 변질·부패·오염·파손되었거나 유효기간이 지난경우 경위서를 작성해야 함

⇨ 사건 경위 및 차후 관리 방법을 포함하여 작성해야 함

- 파손 잔해 및 사진을 해당 경위서와 함께 약국으로 반납함

⇨ 파손사건 경위서는 약국의 담당의사, 마약관리자, 약제 팀장의 확인 필요함
간호부서는 담당간호사, 부서 책임자(수선생님), 간호부 팀장, 간호부 부장의 확인이 필요함(병원 서식에 따라 병원마다 차이가 있을 수는 있음)

05 마약류 투약 관련 오류 사유서

- 마약류 투약기록 관련 오류로 전산수정을 요청하거나 처방 수정이 필요한 경우 사유서를 작성해야 함 (사건 경위 및 차후 관리방법 포함해야 함)

⇨ 근무 중 투약기록을 수정할 때마다 쓰는 경위서가 아니라 투약기록을 더는 수정할 필요가 없을 때 전산상 투약기록 완료 처리를 하였는데, 후에가서 잘못된 내용을 수정하고자 할 때 사유서를 작성함

- 투약 관련 오류 사유서를 작성하는 주된 사유로는 투여용량 잘못한 경우와 투여 시간 잘못 기재한 경우가 많음

⇨ 특히 마약 불출시간 보다 마약 투여한 시간이 선행된 경우에 많이 작성

나는 마약 관련 사유서를 직접 써 본 적은 없었다. 그래서 사유서 작성하는 일을 무척 겁냈었는데 주변의 친구들 말을 들어보면 이제는 마약이 깨지거나 해도 망부석이 되기보다는 얼른 사진을 찍고 조금있다 사유서 써야겠다는 생각을 하면서 해야 할 일을 마져 하게됐다고 했다.(사유서로 인해 해야 할 일을 못하는 게 더 문제가 될 수 있다며.)

암또 일화

어렸을 때부터 24시로 시간 계산하는 것을 잘 못 했었다. 10진수에 익숙해서인지도 모르지만, 오후 4시면 14시, 오후 6시면 16시 이런 식으로 조금만 방심하면 시간을 잘못 표기하곤 했었다. 문제는 마약 기록을 할 때였다. 절대로 마약 투약 기록이 부서 확인 시간보다 선행돼서는 안 되는데, 꼭 시간을 선행되게 기록해서 마약 투약 오류 보고서를 쓴 뒤, 전산팀에 연락하여 수정하는 일이 많았다. 우리 부서에서는 수선생님이 가능한 작성해주셨는데, 이런 실수가 하도 잦다 보니 어느 날, 수선생님이 도대체 나를 어떻게 하면 좋냐며, 시간 보는 법까지 알려줘야 하냐며 폭발하셨다.

다음은 **'약품의 잔량 보관하는 법에 관해 정리한 것'**이다.

❖ 약품의 잔량 보관

- 1회 투여량이 처방 난 약품의 전체 투여량보다 적으면 다음 투여를 위해 약품의 잔량을 Sealing & Labeling 하여 냉장 보관함

⇨ Ex. 프레디솔주 62.5mg 1V #1으로 BID 투여 지시 처방 남 But. 프레디솔주 125mg 1V만 약품 처방 남

⇨ Day는 프레디솔주 1V에 용매제 4cc를 Mix 하였다면 2cc만 사용한 뒤 2cc가 들어있는 Vial에 프레디솔/개봉일/남은 용량(0.5V)/용매량(4cc)를 적은 라벨을 붙인 뒤 씰링지를 이용해 밀봉하여 냉장 보관함

⇨ Eve는 인계 전에 약품 냉장고 점검하면서 잔량 보관된 약품을 확인하거나 인계를 통해 투여해야 할 약품이 약품 냉장고에 잔량 보관되어 있다는 것을 들은 후 처치 시간에 잔량 보관했던 약품으로(동일) 환자에게 투여함

▶ 약품을 잔량 보관하는 경우

- 대개 Dr.가 전체 사용량만을 생각하여 1회 투여량에 1 Vial/Ample 씩 처방하지 않은 경우나 고가 약품일 때 Cost 부담을 줄이기 위해 이용됨

⇨ 현재는 1회 0.5V씩 BID 처방이 있다면 1V이 아닌 2V로 처방받아야 함 1회 사용에 1V의 0.5V만 사용하고 0.5V는 폐기하도록 지침이 강화됨

▶ 약품 잔량 보관 기간

- 희석하여 보관하고 있는 약품은 통상적으로 24시간이 지나면 폐기함

⇨ 라벨링 시 약품 폐기일/유효기간을 알아볼 수 있도록 기재해야 함

+ 고위험 약물 보관 유효기간

*** 고위험 약물**

- 개봉한 고위험의약품 중 폐기하지 않고 보관하는 경우

⇨ 개봉 일자, 폐기 일자를 포함하여 라벨링 후 보관해야 함

⇨ 인슐린은 보관 기준에 따라 실온 또는 냉장으로 분리 보관함

약물명		개봉 후 보관방법 및 유효기간
Kcl(염화칼륨)		희석 사용 후 즉시 폐기
Nacl(염화나트륨)		희석 사용 후 즉시 폐기
헤파린나트륨		냉장 보관, 14일
인슐린	Vial	냉장 보관, 28일

+ Sealing(씰링) & Labeling(라벨링)

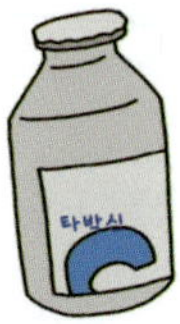

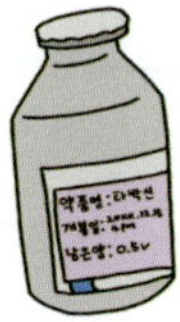

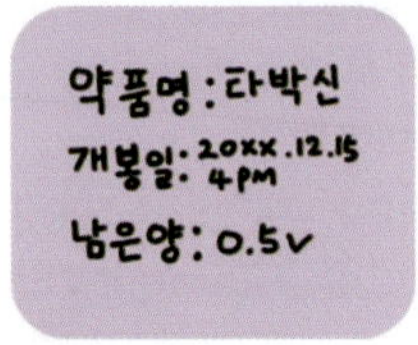

Sealing(실링)	Labeling(라벨링)

*** Sealing(밀봉)**

- 포장 용기에 다른 이물질이 들어가지 못하도록 밀봉하는 행위를 말하며, 약품 보관 시 씰링이란 개봉한 약품(Vial)의 잔량을 보관해야 하는 경우에 약품의 오염을 방지하기 위해 밀봉하는 것을 말함

*** Labeling(규범 표기: 레이블링)**

- 라벨을 붙이는 행위를 말하며, 약품 보관 시 라벨링이란 후에 약물의 상태를 알아볼 수 있도록 약물명·개봉 일자·폐기 일자 or 유효기간을 적은 라벨을 약품에 붙이는 것을 말함

+ 주의! 약물 보관 VS 약물 반납

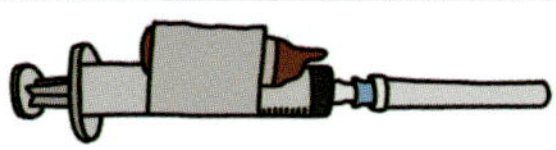

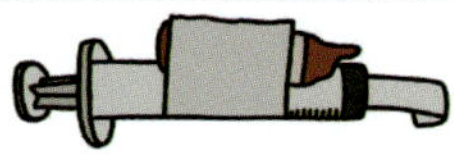

약물 보관(Needle 분리 X)	약물 반납(Needle 분리 O)

*** Syringe에 담긴 약물을 사용하기 위해 보관하는 경우**

- Syringe의 Needle을 분리하지 않고 그 자체로 냉장 보관함
- 약품명·개봉 일자·폐기 일자 or 유효기간을 적은 라벨을 Syringe에 붙임, 라벨의 분실을 대비하여 개봉했던 빈 Ample을 함께 붙여두기도 함

⇨ Syringe의 약은 이 약이고, 이때 개봉했다는 것을 동료들과 공유하기 위함

⇨ 환자에게 다시 투여될 약이므로 오염되지 않도록 Needle 분리하지 않음. 만약 Needle을 제거 후 씰링지로 밀봉했다면 약물 오염으로 사용 불가함

*** Syringe에 담긴 약물을 반납하는 경우**

- 마약 or 향정 약품 경우에 반드시 잔량을 약국으로 반납해야 함
- Ample은 Syringe에 남은 양을 정확히 재어 Needle을 분리한 후에 입구를 밀봉하고 사용한 Ample과 함께 Syringe에 붙여 약국으로 내림

⇨ 마약 관리법에 따라 처방해준 이 약을 사용했고, 약물이 남은 것을 남겨서 다시 약국으로 보냈으니 확인시키기 위함

⇨ 약사들이 다치지 않도록 Needle 분리, 약물이 새지 않도록 밀봉 필요함

다음은 **'마약·향정 반환/반납 시의 Tip 아닌 Tip'**이다.

01 반환/반납 용량 먼저 재기

*** 반환/반납 정확한 용량 내려야 함**

- 환자에게 투여할 용량을 먼저 재는 것보다 반환/반납할 양을 먼저 정확히 재고 환자에게 투여할 용량을 재는 게 정신 건강에 좋음

⇨ 대체로 마약 or 향정 제제는 1~2cc 용량이 많고 페치딘 경우엔 5cc를 많이 사용하는데, 1~2cc 잔량 반납 대상이 0.2~0.4cc고 약물 성분이 무척 끈끈하다면 약물을 재는데 애를 먹게 됨

⇨ 우선 환자에게 쓸 양을 재서 사용 후 반납 대상을 재게 되면 첫 번째 투여 시 Syringe 사이의 사강이나 다른 요인에 의해 잔량 반납해야 하는 용량 보다 적은 양이 남게 되어 꽤 곤란한 상황이 연출 될 수 있음

+ 아티반(Ativan) 약물 재기 Tip

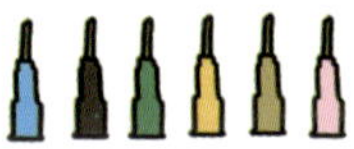

*** 굵은 Gauge Needle 이용하기**

- 보통 3cc or 5cc Syringe에 23G Needle이 연결됨
- 20cc / 30cc / 50cc Syringe에 연결된 Needle이나 따로 포장된 18G~21G Needle로 교체하여 재면 편함

⇨ 아티반 약물은 엄청 끈적해서 잘 안 재짐

⇨ 1A/1cc 이므로 약물 흘리지 않도록 주의해야 함

02 투약기록 해야 반환/반납대상으로 집결됨

*** 반환/반납 대상**

- 마약 or 향정을 반환/반납하기 위해 반환신청서/반납신청서를 출력하여 함께 내려야 하는데 신규 선생님들이 많이 놓치는 게 반환/반납대상으로 집결이 안돼 신청서를 뽑을 수 없다고 하는 것임

⇨ 잔량은 반드시 투약기록에서 투약했다는 표시를 눌러야만 대상자로 뜸

⇨ 반환은 반드시 투약기록에서 투약을 안 했는데 반납이 가능하다는 표시를 해야만 반환 대상으로 집결됨

- 이후 신청서를 출력하여 반환/반납할 약물과 함께 약국으로 내림
- 마약 or 향정은 파손되지 않도록 이송만을 위한 포장 용기에 넣어야 하고 반드시 약물과 함께 처방 났던 포장 봉투에 담아서 신청서와 함께 내려야 함

+ 향정 가루약 주의

*** 가루약 제제 반환 주의**

- 원래 가루약은 미투여 시 반환 대상으로 집결되지 않음

⇨ 약물에서 1회분으로 따로 포장된 시럽이 아닌 통에 담겨서 스스로 분할하여 먹어야 하는 시럽이나 가루약 경우에는 반환 불가 제제임

⇨ 보통 병동이나 다른 곳에서 약물을 자체 폐기하고 약국으로 반환 안 함

*** 향정약은 무조건 반환 약물임**

⇨ 향정 가루약 경우 반환 대상임

⇨ 가루약이라고 미투여 표시를 하고 버리게 된다면 무조건 반환하라고 약국에서 전화 오고 후에 향정 약물 사고 보고서 작성하게 됨

⇨ 향정 가루약은 미투여 반환 가능 약물 제제로 표기하고 반환하도록 함

+ ICU 전실 시 마약·향정은 보내지 않음

*** ICU 전실 시**

- 준비물: 남은 약, 입원 카드, 시행 예정인 동의서, 서식지 등
- 미수행 처방관리: 미수행 검사와 투약기록 환인해야 함
- 전동기록지: 전동사유, 예정 시술 및 검사, 전동 시 구비물품, 이동수단, 보내는 물품 및 약품, 특이사항 기재

*** 주의**

- 병동에서 아직 사용하지 않은 처방 나서 병동에 올라와 있는 남은 약물 중 마약과 향정은 ICU로 보내지 않고 병동에서 전부 반환함

⇨ 만약 ICU로 보냈다면 ICU에서 다시 병동으로 돌려보내 줌

⇨ 혹여 이 상황속에서 마약 or 향정 분실이 일어난다면 병동 간호사는 사건보고서 작성해야 하며 병동 뒤집어짐

+ 마약 담겨져 있던 약봉투 버리지 않음

*** 마약 반납/반환 시 해당 마약이 들어있던 약봉투에 넣어 보냄**

- 해당 마약 처방 바코드가 붙어있는 약봉투 필요함

⇨ 경구제 마약 / 마약성 Patch제 들어있던 약봉투 버리지 않고 모아둠

⇨ 주사제 마약은 사용한 Ample 절대로 버리지 않고 약봉투에 넣어서 보관

⇨ 3~5일 정도 지나서 반환할 가능성 Zero일 때 한 번에 폐기

+ 실전! 마약 반환하기(1) - 주사제 잔량 반환

〈Case 1〉

709호 M/52 나골절 환자- 진단명: Femoral. Neck Fx.
OP: HIP Multiple Pinning 시행- PCA(Accufuser)(+)
Psot OP 후 병동으로 올라와 이동용 침대카(Strecher Car)에서
침대로 옮겨가는 과정에서 극심한 Pain 호소하며 PCA로 통증 조절 되지 않아
추가로 진통제 원하는 상황 [1]

처방	Morphine 5mg/5mL 1A 中 0.6A IV
계산	1A: 5mL: = 0.6A: XmL → X = 3mL [2]

〈약물 잔량 반환까지의 진행 상황〉

① Pain 사정 → Dr. Notify → 마약처방 확인 → 마약 불출 신청
② 약국으로부터 마약 불출됨 → 부서확인
③ 3ml(0.6A) IV 투여 → 투약기록 → 잔량 대상 확인 → 잔량 신청
④ 반환신청서 2장 출력하여 담당간호사의 이름을 서명함(Sing)
⇨ 1장은 병동부서 확인용으로 보관, 1장은 약국에 보냄
⑤ 잔량 약물 Sealing → 반환신청서와 함께 약국으로 반환함

〈예시〉

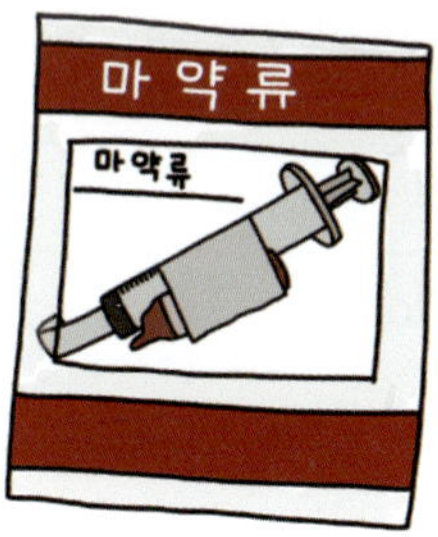

1	투약기록은 부서확인 시간보다 선행되면 안 됨
2	반환신청서에 어떤 간호사가 약물을 반환하였는지 이름 기재해야 함
3	Syringe에 Needle 반드시 제거함

1) 실전 Notify 방법은 '2권: 3-02 주요 마약 관련 약물'에서 다룸을 알려드립니다.
2) 잔량 계산의 경우 신규간호사에게 자주 하는 단골 질문이며 꼭 할 줄 알아야 함. 환자에게 실제로 주고자 하는 용량의 Ample 제제가 없으면 0.4A, 0.6A 이렇게 처방이 자주 남.(꼭 비례식을 세워 계산하여 투약사고를 피하길 바랍니다)

+ 실전! 마약 반환하기(2) - Mix 된 마약성 진통제 Fluid

〈Case 2〉 703호 F/73 강새롬 환자- 진단명: Lung Ca.
기존 5% DW 200mL에 Morphine 2mg 8cc/hr로 들어가고 있었음
금일 아침 4am부터 통증 조절 되지 않아 10cc/hr로 증량됨
매일 아침 6am에 약물 유효기간에 의해 새 Fluid로 교체해야 함
기존 처방이었던 5% DW 200mL + Morphine 2mg Mix하여 교체함
6:30am EMR 전산상 5% DW 500mL + Morphine 5mg으로 처방 바뀌었다는 연락과 함께 새처방으로 바꿔주라는 연락 받은 상황

반환대상	5% DW 200ml + Morphine 2mg
필요서류	마약류 반환 사유서(수액 혼합제)

〈약물 잔량 반환까지의 진행 상황〉

① 새처방난 Morphine 5mg 불출 ➜ 부서확인 ➜ Mix하여 환자에게 연결
② 기존 5% DW 200mL + Morphine 2mg Mix 약물 수거함
③ 수액 Line 연결 부위 Sealing 함 ➜ 마약류 반환 사유서 작성함
④ 반환해야하는 Fluid와 함께 약국으로 내림

+ 실전! 마약 반환하기(3) - 마약성 Path

〈Case 3〉 701호 M/86 오진정 환자- 진단명: Lung Ca.
암성 만성 통증으로 듀로제식 디트랜스패취 25μg/h 1P 적용 중임
전날 Pain control 되지 않아 듀로제식 디트랜스 패취 25μg/h 1P 추가함
금일 기존 듀로제식 디트랜스 패취 25μg/h의 3일의 유효기간이 끝났으며, 전날 추가된 25μg/h는 떼고 듀로제식 디트랜스 패취 50μg/h 1P로 교체 처방 남

반환대상	전날 추가났던 디트랜스 패취 25μg/h
필요서류	마약류 반환 사유서(Patch제)

〈약물 잔량 반환까지의 진행 상황〉

① 새 처방난 듀로제식 디트랜스 패취 50μg/h 1P 불출
② 기존 약물의 유효기간이 끝나는 시간에 맞춰 기존 Path 제거 후 교체함
⇨ 주의! 전날 추가 났던 디트랜스 패취 25μg/h 영향이 3일을 가기 때문에 새로 50μg/h Patch를 부착했어도 더 큰 진통효과 및 진정효과를 낼 수 있음
⇨ Condition이 급격히 쳐지는 경우가 많음. ★환자 상태 잘 봐야 함★
③ Patch 외 다른 이물질 (Plaster 포함) 전부 제거함
⇨ Patch 위 약물명과 부착한 날짜를 쓰기 위해 플라스타를 많이 붙여둠
④ 마약류 반환 사유서 작성하여 함께 약국으로 내림

3-02 '마약'에러 친 신규간호사 '마-악'자책하고 있지 말자!(마약 편)

'주요 마약 관련 약물' - 마약성 진통제

다른 이들은 어떻게 생각하는지 모르겠으나 나는 마약이라는 단어를 들으면 진통제라는 생각이 먼저 떠올랐었다. 그래서 (수면) 마취에 사용한 마약제제(Ex. Pethidine)도 진통 목적인 줄로만 알았었다.

마약제제가 진통 목적 외에 마취 전 투약이나 마취 시 보조제로도 사용할 수 있는지를 몰랐었다. 수면 내시경 외에 임상에서 Pethidine 같은 마약제제는 거의 진통 목적으로 사용했었다. 이렇게 진통제로 사용하는 마약제제를 마약성 진통제라고 하는데 학부 시절 약리학 시간에 진통제의 작용에 대해 배우긴 했으나 수많은 약과 그 기전에 지쳐 제대로 공부하지 않아 기억은 거의 나지 않았었다.

임상에서 수술 후 환자나 암 환자의 경우 자주 아프다며 진통제를 달라고 했었다. 진통제를 투여한 지 얼마 지나지 않았는데 계속하여 진통제를 더 달라며 Call Bell을 눌렀었다. 그럴 때마다 마약제제는 투여 간격이 있어서 시간이 더 지나야 한다고 설명해 드리니 후에는 투여될 수 있는 간격을 물어보고 정확히 그 시간이 지나면 진통제를 달라고 불렀었다. 그때마다 솔직히 조금 번거로워서 처음부터 강한 진통제를 처방하면 안 되나 하는 마음으로 투여 원칙을 찾아봤었다.

이때 **'WHO의 3단계 진통제 사다리'라는 게 있다는 것을 알았으며 진통제별로 투여 기준이 있고, 이 기준에는 통증 사정으로 얻어낸 통증 점수가 중요하다는 것을 깨달았다.**

이 부분에서는 **진통제의 투여 기준이 되는 통증 및 통증 사정 시의 Tip 아닌 Tip, Case를 통한 Notify 실전 TIP과 함께 마약성 진통제에 관해 정리**하였으니 참고하여 보길 바란다.

3장 마약편

다음은 '통증에 관해 정리한 것'이다.

❖ **통증(Pain)**

- 실제 또는 잠재적인 신체 손상과 관련된 불쾌한 감각이나 감정적 경험임

⇨ 급성 통증이 있으면 교감신경계가 활성화되어 심박 수와 혈압이 올라감

- 통증 자체는 질병이 아니고 하나의 증상이나, 해결해야 할 원인이 없는 만성 통증은 질병으로 간주할 수 있음

➤ **방사통(Radiation Pain)**

- 질환이 발생한 부위에서 나타난 통증이 주변의 다른 신체 부위로 퍼지거나 전달 되는 것(대표적인 질환으로 '디스크'가 있음)

⇨ 모든 감각신경은 뇌에서 척추로 내려가는데 내려가는 감각신경이 어떠한 이유로 눌리게 되면 직접적으로 압박되는 부분에서도 통증이 느껴지지만, 같은 신경분절이기 때문에 이 신경이 연결되어 내려가는 다른 부위에서도 통증을 느끼게 됨

➤ **연관통(Referred Pain)**

- 질환이 발생한 부위와 같은 신경 분포를 공유하지만 떨어져 있는 부위에서 통증을 느낌.(주로 '내장 질환'에서 많이 호소함)

⇨ 내장 기관의 신경과 피부의 신경은 같은 높이의 척수에 자극이 들어가므로 실제 자극은 내장 신경에서 발생 되었어도, 신체의 일정한 피부로 투사되어 떨어져 있는 다른 신체 부위에서 통증을 느끼게 됨

⇨ 통증 자극에 비교적 둔감한 내장의 지각신경 중추보다 민감한 피부의 지각 신경중추를 인지하기 때문임

➤ **급성 통증(Acute Pain)**

- 외상이나 질병에 의해 조직이 손상되었을 때 발생하며 통증 시작이 명확하고 객관적인 신체적 징후와 자율신경 항진에 의한 증상이 동반됨

➤ **만성 통증(Chronic Pain)**

- 통증이 3개월 이상 지속하고 발현 시간이 불명확하며 통증이 어디에서 시작되었는지 알 수 없을 정도로 경계 부위가 분명하지 않고 전신이 아픔

➤ **기저 통증(Background Pain)**

- 하루 중 12시간 이상 경험하는 평균적인 통증(서방형 제제 사용함)

➤ **돌발 통증(Breakthrough Pain)**

- 중등도 이하의 기저 통증이 있는 경우 일시적으로 중등도 이상의 강도로 악화된 통증으로 활동 후 유발된 통증과 규칙적인 진통제 투여 간격 끝에서 발생하는 통증으로도 분류됨(속효성 경구제제 또는 주사제 사용함)

다음은 **'암성 통증에 관해 정리한 것'**이다.

❖ **침해성 통증(Nociceptic Pain)**

- 장기 손상으로 침해 수용체가 자극되어 발생하는 통증

⇨ 조직이 손상될 정도의 과도한 자극이 가해지면 신경 말단에 위치한 통증. 수용체가 활성화되면서, 이 신호가 신경을 따라 대뇌에 전달되면 통증을 느낌

- 비마약성 및 마약성 진통제로 대부분 조절이 가능함

⇨ 마약성 진통제 상당량 복용에도 효과가 없을 시 신경병성 통증 의심 가능함

▶ **체성 통증(Somatic Pain)**

- 피부·근육·뼈의 통증으로 통증 부위가 비교적 국한됨
- 쑤심·욱씬거림, 누르는 듯·찌르는 듯한 통증을 호소함

▶ **내장성 통증(Visceral Pain)**

- 복부 내장 장기의 침윤, 압박, 팽창에 의한 통증으로 통증 부위가 모호함
- 둔하거나 쥐어짜는 듯한 통증을 호소함

❖ **신경병성 통증(Neuropathic Pain)**

- 중추 신경계 및 말초 신경계 이상에 의해 발생하는 통증

⇨ 통증 전달 경로인 신경에 병이 생겨 통증 수용체에 자극이 없는데도 통증을 느끼거나, 통증이 아닌 감각에도 통증을 느끼며 작은 통증에도 심한 통증으로 느낌

- 손상된 신경의 지배 영역의 감각 이상 혹은 통증을 유발하는 자극에도 통증을 느끼는 이질통 등의 신경학적 이상 증상이 동반되는 것이 특징임
- 타는 듯하거나 저림(콕콕 저림), 무딤, 전기가 통하는 듯한 통증을 호소함
- 진통제 치료 + 보조 진통제 병합 투여 및 중재적 통증 치료 등이 필요함

❖ **암성 통증 평가**

- 통증 평가 도구를 사용하여 통증 유무와 통증 강도를 측정하여 기록함
- 포괄적 평가를 위해 통증 원인과 기전을 찾고 영향을 미칠 수 있는 요인을 분석 및 모든 요인을 종합하여 적절한 치료 방법을 찾아야 함

+ 포괄적 통증 평가 항목

① 통증 조사: PQRST 항목
② 질병력 조사: 암이나 다른 질병 여부
③ 정신·사회적 문제 조사: 우울증, 불안, 가족력
④ 통증 및 통증 조절에 대한 잘못된 믿음 여부 조사
⑤ 신체 검진 및 적절한 검사: 혈액검사 및 영상검사 등

3장 마약편

+ WHO 3단계 진통제 사다리에 따른 약물 사용 지침

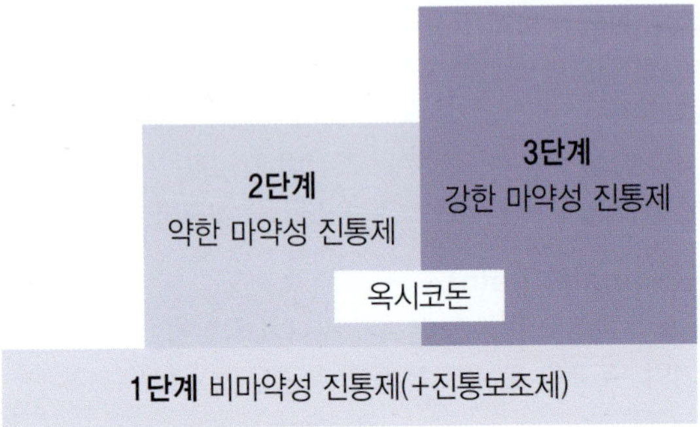

＊1단계: 경도 통증(NRS 1~4점)
- 비마약성 진통제(아스피린, 타이레놀)를 우선 사용함
- 통증이 지속되면 약한 마약성 진통제를 추가함

＊2단계: 중등도 통증(NRS 5~6점)
- 비마약성 진통제와 약한 마약성 진통제(코데인, 트라마돌)를 추가로 사용함
- 통증이 지속되면 강한 마약성 진통제를 추가함

＊3단계: 중증도 통증(NRS 7~10점)
- 처음부터 강한 마약성 진통제(모르핀, 옥시코돈, 펜타닐)를 사용함

+ 진통제 분류 및 종류

분류	종류	
마약성	Codeine, Oxycodone, Morphine, Hydromorphone Demerol, Fentanyl,(Tramadol: 마약성과 비마약성 경계)	
비마약성	Acetaminophen, NSAIDs (Ibuprofen, Naproxen, Ketorolac)	
진통 보조제	항우울제	Amtriptyline, Imipramine, Notriptyline, Paroxetine
	항경련제	Gabapentin, Pregabalin, Carbamazepine
	벤조디아제핀계	Diazepam, Lorazepam, Midazolam
	페노사이아진계	Chlorpromazine, Haloperidol
	스테로이드	Dexamethasone, Prednisolone

다음은 **'마약성 진통제에 관해 정리한 것'**이다.

❖ **마약성 진통제**

- 심한 급성 or 만성 통증 완화, 수술 전 진정을 위한 전신 마취의 보조, 심한 기침 발작 진정에 사용함
- WHO의 3단계 진통제 사다리 중 1단계의 비마약성 진통제를 사용해도 통증이 완화되지 않을 때 고려됨(1단계에서 사용한 약물 용량 알아야 함)

⇨ 비마약성 진통제에 소량의 마약성 진통제가 섞여 있는 약물을 사용한 경우 24시간 이내에 사용한 진통제의 마약 성분이 6,000mg 초과해서는 안 됨

- 중추 신경계의 아편 유사체[3] 수용체에 작용하여 통증 자극을 전달하는 신경전달물질의 분비를 억제하여 진통 효과를 냄

⇨ 아편 유사체 수용체는 시상하부의 체온 조절 중추를 억제하여 체온 하강, 호흡 및 기침 억제 작용이 있어 호흡 마비의 부작용이 일어날 수 있음

- 마약성 진통제는 부작용 발생이 흔하므로 적극적으로 관리해야 함
- 아편 유사체 수용체에 결합 강도에 따라 약한 진통제와 강한 진통제로 나뉨
- 약효 지속시간에 따라 지속성(서방형)과 속효성으로 나뉨

▶ **약한 마약성 진통제**

- 코데인(Codeine), 트라마돌(Tramadol)[4] 등

▶ **강한 마약성 진통제**

- 모르핀(Morphine), 하이드로몰폰(Hydromorphone), 펜타닐(Fentanyl) 옥시코돈(Oxycodone), 데메롤(Demerol) 등

▶ **지속성 마약성 진통제(서방형 마약성 진통제)**

- 약효가 천천히 나타나 장시간 유지되어 만성 통증이나 암성 통증에 사용함
- 약효가 8시간~24시간 유지되므로 일정한 시간에 규칙적으로 복용하거나 72시간 동안 약효가 유지되는 Patch 부착함

▶ **속효성 마약성 진통제**

- 약효가 빠르게 나타나지만, 유지 시간이 짧아서 돌발통증에 사용함
- 지속성 마약성 진통제를 규칙적으로 사용하는 동안 돌발통증이 느껴지면 속효성 제제를 추가로 복용함

---

3) 아편 유사체(Opioid): 통증 조절에 사용하는 아편에서 유래하거나 합성된 진통제

4) 외국에선 트라마돌(Tramadol)도 아편 유사체 수용체에 작용하여 진통 효과를 내어 약한 마약성 진통제로 구분되나 국내에서는 다른 마약성 진통제와 비교하여 의존성과 부작용이 낮은 편이므로 비마약성 진통제로 구분됨

다음은 '자주 사용하는 마약성 진통제에 관해 정리한 것'이다.

01 Codeine

- 특징: 흡수된 Codeine 중 10%가 Morphine으로 변환되어 진통 효과 냄
- Tip: 서방정은 중등도 통증 조절 및 기침 억제제로 더 많이 사용됨
- 주의: 과용량 투여 시 간질을 유발 가능함(미숙아, 미숙아 출산 중 금기)

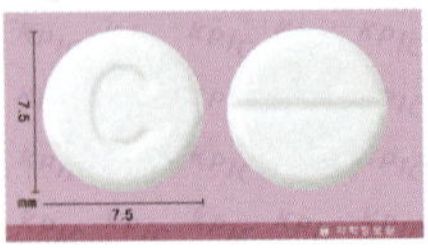	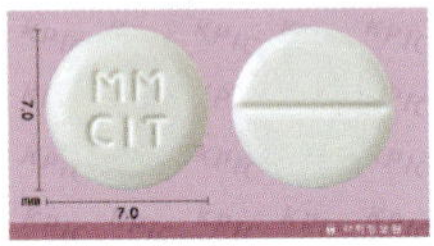	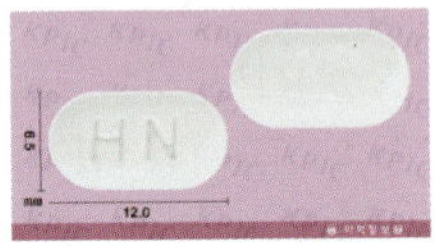
구주인산코데인정	명문인산코데인정	디코데서방정
Codeine		Dihydrocodeine
이외 약물 생략함		

02 Oxycodone

- 특징: Morphine 서방정보다 더 빨리 약효가 나타나며 부작용이 적음

⇨ Mu Opioid 수용체에 주로 작용하고 보조로 Kappa Opioid에 작용하여 진통 효과를 내는 반합성 Opioid임

- 서방형은 약물이 느리게 방출되어 쾌감 작용이 없는 장점이 있음
- 속효성은 돌발통증에 옥시코돈인 5mg을 사용함(4~6시간 진통 유지됨)
- Tip: 위장관에서 흡수가 잘 되고 간초회통과효과가 작아 PO의 70~80%가 혈액으로 분포되고 생체 이용률이 높아 주로 경구 투여함
- 주의: 변비, 구역, 구토, 두통, 기면, 무력감, 현기증 유발 가능함

	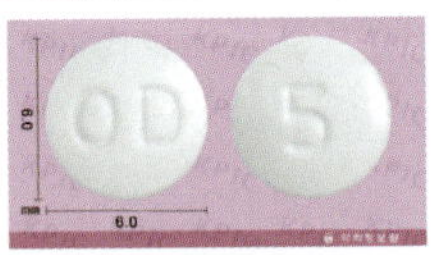	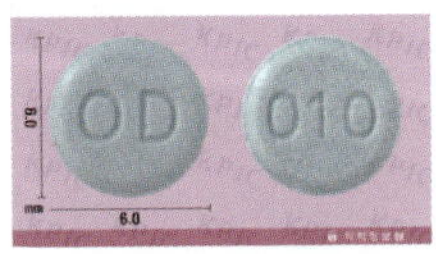
오코돈주사 2ml	오코돈정	오코돈정 10mg
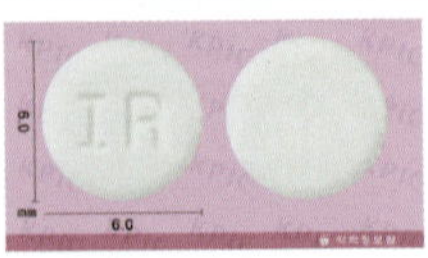	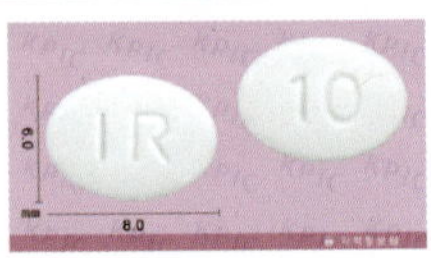	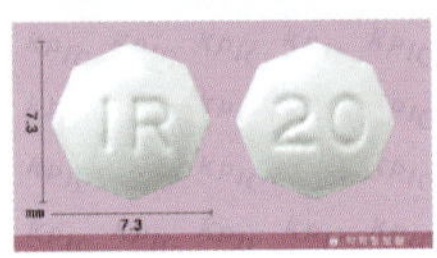
아이알코돈정 5mg	아이알코돈정 10mg	아이알코돈정 20mg
이외 Oxycodone 성분 약물 생략함		

03 Morphine

- 특징: Opioid 사용의 기준이 되며 광범위하게 많이 사용함
⇨ 심한 통증, 수술 후 통증, 외상 후 통증, 심근 경색 등의 통증에 사용함
- 서방정은 2~3시간 후 최대 효과가 나타나고 12시간 동안 약효가 유지됨
- 속효성은 1시간 후 효과가 나타나기 시작하며 4시간 후에 약효가 사라짐
- 부작용은 PO는 120mg 이상, 비경구 투여는 30mg 이상 시 나타남
- Tip: 햇빛을 받으면 백색 가루가 황색으로 변하므로 밀폐 용기에 보관함
- 주의: 오심, 구토, 발한, 변비, 입 마름, 소양감, 저혈압, 빈맥, 두드러기, 일시적 환각, 안면 홍조 유발 가능함

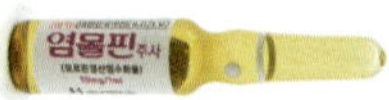	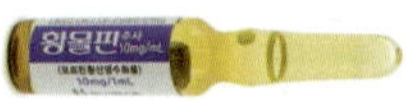	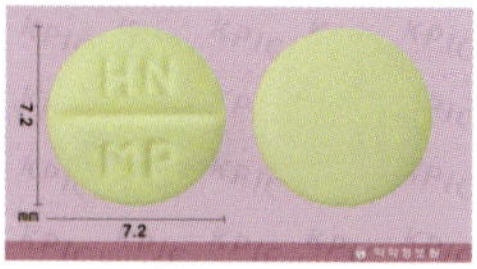
염몰핀주	황몰핀주 10mg/mL	황몰핀정
이외 Morphine 성분 약물 생략함		

04 Hydromorphone

- 특징: Morphine보다 5~7배 효능이 강함
- Morphine, Fentanyl에 내성이 생긴 사람에게 효과적임
⇨ 급성 or 만성 통증, 수술 후 통증, 암성 통증, 골절 시 통증, 화상 등의 심한 통증에 사용함(Morphine 용량 증가가 필요할 때 대체제로 사용함)
- 작용 발현시간은 PO는 15~30분, IV는 5분으로 빠르며 3~4시간 유지됨. 최고 혈장 농도 효과는 30~60분임
- 주의: 주로 간에서 대사되어 간 질환 시 감량이 필요함

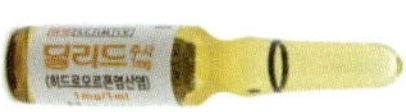	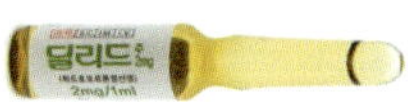	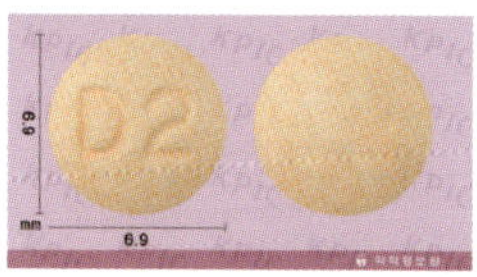
딜리드주 1mg	딜리드주 2mg	딜리드정 2mg
이외 Hydromorphone 성분 약물 생략함		

05 Meperidine[5)](Pethidine, Demerol)

- 특징: 신속한 진통 효과가 있어 심한 급성 통증에 사용함
⇨ 작용시간이 2~3시간으로 짧은 편이라 진통 유지를 위해 반복 투여해야 함
⇨ 반복 투여 시 대사 산물(Normeperidine)에 의해 중추신경계 독성(진전, 혼돈, 발작 등)을 초래하여 지속적인 사용 피함(만성 통증에 사용 안 함)
- 다른 Opioid보다 더 높은 희열·신남을 느끼게 하여 남용·중독 위험 있음
- Atropine 구조와 유사하여 진경 효과가 있어 담도 경련, 신장 산통에 사용함
- Tip: 부작용 발생 시 Naloxone 투여는 오히려 더 경련을 촉진할 수 있음. 경련이 발생하면 Diazepam 투여함
- 주의: 축적 시 불안, 진전, 빈맥, 저혈압, 간대성 근경련, 전신 경련 발생함

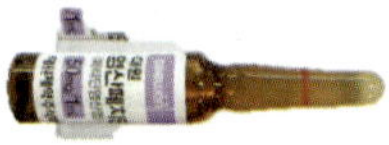	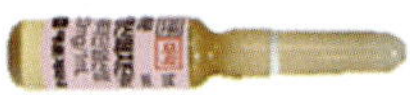	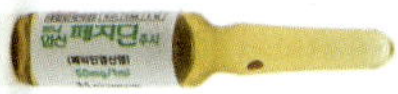
대원염산페치딘주	**명문염산페치딘주**	**하나염산페치딘주(1mL)**
이외 Pethidine 성분 약물 생략함		

06 Fentanyl

- 특징: 만성 통증, 암성 통증에 붙이는 진통제(Patch)로 주로 사용함
⇨ 수술 후 통증 조절에서는 호흡 억제가 20%에서 발생하여 잘 사용 안 함
- 한번 붙이면 3일간 약효가 유지되므로 3일마다 교환해야 함
⇨ 한 곳에 장기간 붙이면 피부가 과민반응을 보이므로 부위를 이동하여 부착함
⇨ 치료 혈중 농도의 도달 시간이 개인차가 있고 긴 시간(12시간)이 요구되어 치료 효과가 나타나기 전까지 다른 진통제를 사용하기도 함
- Tip: 위장관의 Opioid 수용체에 결합하는 약물이 적어서 변비 발생이 적음
- 주의: 과용량 투여 or 종종 경직 일어날 수 있음(혈압 떨어질 수 있음)

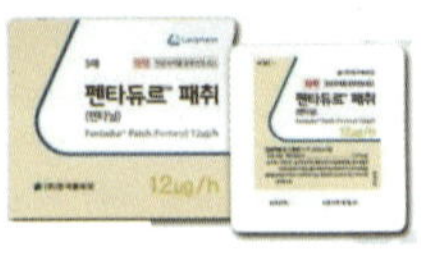	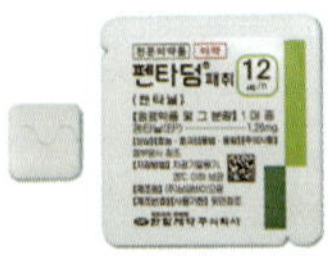	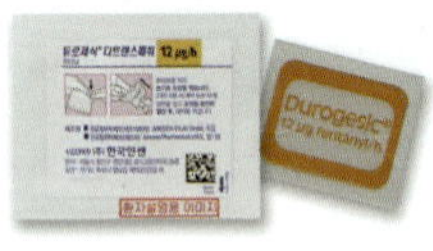
펜다듀르패취12μg/h	**펜타덤패취**	**듀로제식패취**
이외 Fentanyl 성분 약물·용량 생략함		

5) Meperidine=Pethidine=Demerol임, Meperidine은 미국등록이름(USAN), Pethidine은 국제약전명(INN), Demerol은 제약회사 상품명임

다음은 **'마약성 진통제의 주요 부작용에 관해 정리한 것'**이다.

❖ 마약성 진통제 부작용 관리

- 마약성 진통제 투여 시 부작용이 자주 발생하므로 미리 적극적으로 관리함
- 부작용이 지속하면 용량 감량 or 마약성 진통제 전환을 고려함

⇨ 변비를 제외한 대부분의 부작용은 시간이 지나면 내성이 생겨 호전됨

▶ 변비

- 마약성 진통제 투여하는 동안 내성이 생기지 않고 변비 증상이 지속하므로 예방적으로 자극성 완하제(Bisacodyl) or 삼투성 완하제(Lactulose) 투여함
- 변비가 지속 시 마약성 진통제를 바꾸거나 위장관 운동 촉진제 추가 투여함

⇨ 분변 매복, 장폐색 같은 다른 질환과 감별 필요함

▶ 오심 or 구토

- 마약성 진통제 투여하면서 오심 or 구토 증상 발생 시에도 항구토제 투여함
- 과거 마약성 진통제 투여 시 오심 or 구토 증상이 있었다면 예방적으로 항구토제 투여함.(투여 시작 초기/증량 시 자주 나타남)

⇨ 변비, 중추 신경계 병변, 항암제, 방사선 치료, 고칼슘혈증 등에 의해서 오심 or 구토 증상이 나타난 것 인지 감별 필요함

▶ 진정 or 졸림

- 마약성 진통제를 처음 투여하거나 용량 증량 시 자주 발생함
- 2~3일 이상 증상 지속 시 정신자극제(Methylphenidate 등) 투여하기도 함

⇨ 중추 신경계 병변, 약물, 고칼슘혈증, 탈수, 패혈증, 저산소증 등에 의해서 진정 or 졸림 증상이 나타난 것 인지 감별 필요함

▶ 섬망

- 증상 지속 시 Haloperidol(Anti-psychotics) 등 투여하기도 함

⇨ 고칼슘혈증, 중추 신경계 전이, 약물에 의해서 발생한 것 인지 감별 필요함

▶ 호흡 억제

- 진통제 용량을 급속히 증량한 경우 발생할 수 있음
- 호흡 억제 발생 시 마약성 진통제 투여 중지 및 기도확보, O_2 공급

⇨ 마약성 진통제 길항제 투여: Naloxone 0.4mg NS 10mL에 희석하여 1mL(0.4mg)씩 증상이 호전될 때까지 30~60초간 반복 투여함

⇨ Naloxone 0.8mg 5% D/W 250mL에 Mix 하여 지속 주입하기도 함

⇨ Naloxone 투여 후 금단 증상 주의해야 함

3장 마약편

▶ **중추 신경계 독성**

- 독성 대사 산물 축적으로 인지 기능장애, 환각, 혼돈, 근간대성 경련, 통각 과민 유발 가능함.(마약성 진통제 감량 or 전환함)

⇨ 통각 과민은 설명할 수 없는 통증, 원발부위와 관련 없는 전반적인 이질 통증, 진통제 용량 증량 시에도 통증이 악화한 경우 의심 가능함

▶ **배뇨 장애**

- 모르핀을 경막외 투여할 때 자주 발생함
- 알파 차단제(α-Adrenergic Blocker)를 투여하기도 함

▶ **소양감**

- 다른 원인에 의해서는 아닌지 감별 후 항히스타민제 투여함

▶ **입마름**

- 얼음을 갈아서 물고 있거나 자주 입을 적셔줘서 증상을 호전시켜줌

▶ **흔하지 않으나 발생 가능한 부작용**

- 발한, 어지러움, 간대성 근경련, 불쾌감, 도취감, 수면장애, 성기능장애 등

+ 마약성 진통제 길항제 (1): Naloxone

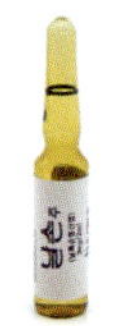

날손주

*** 날록손 주사제**

- 아편계로 인한 급성 호흡 억제, 혼수상태 회복시킴
- 특징: Mu 수용체, Kappa 수용체, Delta 수용체, 경쟁적 길항제임.(Mu 수용체 친화력이 더 강함)
- IV 투여 시 30분 이내 발현되고 반복 투여 필요함
- 주의: 빈맥, 부정맥 유발 가능함

+ 마약성 진통제 길항제 (2): Naltrexone

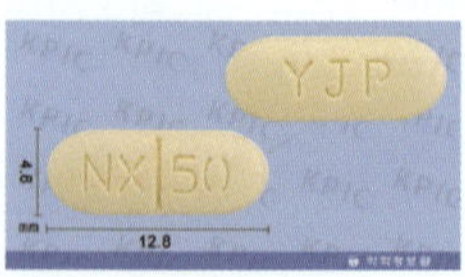

날트렉신정

*** 날트렉손 경구제**

- 특징: Mu 수용체·Kappa 수용체·Delta 수용체 결합
- 아편계 의존성 치료에 사용되며 날록손보다 오래감
- 주의: 간독성, 오심, 두통 유발 가능함

다음은 '통증 호소 시Tip 아닌 Tip'이다.

01 통증 부위 확인 - 두통, 복통, 흉통 등

- **어디가 언제부터 어떻게 얼마나 아팠는지 확인하기**
- 통증 부위와 함께 입원 동기, 주호소를 토대로 원인 의심해볼 수 있음

⇨ DM 또는 HTN 같은 기저질환이 없고 위염으로 입원한 환자가 식사 후 가슴 부위에서 통증을 호소한다면 MI보다는 위염이 유발한 통증이라고 의심하는 게 더 합리적임

- **NRS 통증 사정 Tip: 기준점 제시해 주기**
- 통증이 없음: 0점 & 가장 극심한 통증 : 10점
- 진통제 투여되는 정도: 4점 & 분만 시 통증 : 7점

+ 두통(HA, Headache): V/S 이상 확인하기

*** 두통 호소 시 V/S 측정: BP 상승 + 의식변화 여부 먼저 확인함**

- Vomiting 여부(특히 여러 차례 반복되는 Vomiting인지) 확인함

⇨ 뇌내출혈 전조증상으로 Vomiting과 함께 HA 나타날 수 있음

- 두통은 긴장성 두통·편두통·군발 두통 환자에게서 자주 발생함

⇨ 수막염 환자, 뇌출혈·지주막하 출혈 환자에게서도 발생 될 수 있음

+ 복통(Abdomen Pain): 배변 여부 확인하기

*** 복통 호소 시 배변 여부 확인: 변 상태 및 Gas Out 여부로 D.D함**

- 간헐적 통증은 소화기계 기능성 질환(변비, 장폐색 등) 우선 의심 가능함
- 원인 판별 전에 부스코판 같은 진경제를 투여하면 장폐색 될 가능성 있음
- 복통은 변비, 고창, 감염성 장염, 위염·위궤양, 요로결석 환자에게서 자주 발생함

⇨ 장천공, 장폐색 및 급성 충수염, 급성 췌장염, 급성 담낭염 환자에게서도 발생 될 수 있음

+ 흉통(Chest Pain): EKG 이상 확인하기

*** 흉통 호소 시 EKG 촬영: 급성심근경색(AMI) 인지 확인함**

- 흉통은 급성심근경색 환자와 기흉 환자에게서 자주 발생함

⇨ 급성대동맥박리, 폐혈전색전증 환자에게서도 발생 될 수 있음

⇨ 흉통 호소는 응급 상황으로 이어질 수 있으므로 특히 더 주의해야 함

02 통증 중재 확인

*** 현재 통증 중재법 확인하기**

- Ca 환자는 기저 통증 조절을 위한 진통제가 Fluid로 투여되는 경우가 많음
⇨ 진통제 종류에 따라 하루 총 투여될 수 있는 진통제 용량이 있으므로 이를 함께 확인한 뒤 Dr.에게 Notify 해주면 좋음
- Post OP 환자는 통증 조절을 위한 PCA를 달고 있는 경우가 많음
⇨ PCA를 다 사용하여 추가로 진통제를 원하는 경우가 있음
PCA를 Refill 할 것인지 아니면 다른 진통제로 조절할 것인지 확인함
⇨ PCA Refill은 OR 마취과에서 대개 시행해주므로 기계를 OR로 내림
- 현재 통증 중재가 이뤄지고 있는데 추가 진통제 투여 횟수가 잦아지거나, 간격이 짧아진다면 통증 중재가 잘 안 된다는 것이므로 현재 통증 중재법 변경하는 것이 어떤지 주치의에게 Confirm 받아 볼 수 있음

*** 과거 통증 중재법 확인하기**

- 과거 사용한 통증 중재법이 Effect가 좋았다면 재사용 할 가능성 큼
- 진통제 투여가 효과가 없었다더라도 카덱스의 환자 정보란에 기재해두면 후에 당직의에게 Notify 할 때 참고하라고 말해 줄 수 있음
⇨ Ex) Tramadol 1A IV Effect(-), Morphine 3mg IV Effect(+)였는데 전화상 V/O로 Tramadol 1A IV로 주라고 하면 지난번에 Effect 없어서 Morphine 3mg IV 줬는데 우선 Tramadol 드려볼까요? 하고 물어보면 좋음
⇨ 그러면 Tramadol 말고 Morphine 3mg IV로 주라고 본인이 입력한다고 하거나 우선 Tramadol 준 후 상태 보자고 할 수도 있고, Morphine 3mg Prn 처방 낸 후 Tramadol Effect 없으면 Noti 없이 주라고 할 수도 있음

*** PRN 처방 확인하기**

- 무조건 진통제 처방해달라고 전화하기 전 혹시 prn 처방은 없는지 확인하기
⇨ 전화로 진통제 처방해달라고 Noti 했는데 Prn 처방 있으면, 잘못 걸리면 아주 Dr.가 Prn 뜻 모르냐부터 지시 처방 볼 줄 모르냐며 한없이 탈탈 털
- Post OP 한 경우 Prn 처방 있을 가능성이 매우 큼
⇨ 단, Noti 후에 사용하라든지, Noti 없이 사용은 하나 하루에 들어간 진통제 종류와 횟수를 Night 번이 다음 날 아침에 한 번에 알려주라든지 조건이 붙을 수 있으므로 조심해야 함
⇨ 특히나 긁어내는 지시&처방일 때 POD #3일까지는 NRS 7점 이상일 경우 Prn) Pethidine 1A IV 투여하라는 것과 함께 prn) Pethidine 1A IV 처방이 있어 투여하였는데 다시 생각해보니 POD #4일인 날일 수도 있음
⇨ PRN 처방은 꼭 조건이 붙는지를 보고 잘 보고 주기

+ 실전! Pain Notify Case(1)

<table>
<tr><td colspan="2">〈Case 1〉
706호 M/77 김아파 환자 - 진단명: Lung Ca.
5%DW 200mL+Morphine 2mg 8cc/hr로 들어가고 있음
Call Bell 울려서 가보니 Pain 호소하며 추가 진통제 원하고 있음</td></tr>
<tr><td>사정</td><td>"어디가 어떻게 아프세요?" By. 간호사
"온몸이 아파 죽겠어. 그냥 다 아파. 진통제 좀 줘" By. 환자
"통증을 말로 표현한다면 몇 점 정도세요?
0점이 통증 없는 것, 10점이 가장 심한 통증이고요
진통제는 4점 이상부터 들어간다고 했을 때요." By. 간호사
"8점 정도야. 진통제 좀 빨리 좀 줘." By. 환자</td></tr>
<tr><td>EMR</td><td>Prn 처방 없음</td></tr>
<tr><td>과거 중재</td><td>Pethidine 3mg IV 투여함(Effect +)
5일 연속 Daily로 Pethidine이 하루 2번씩 추가로 투여된 것 확인함</td></tr>
<tr><td colspan="2">〈Notify 전 Catch 사항〉
① 전신 통증(암성 통증 c 돌발통증), NRS 8점
② Prn 통증 중재 방법 없으므로 처방받아야 함
③ 과거 통증 중재로 Pethidine 3mg IV가 효과 있었기 때문에 이번에도 Pethidine 3mg IV로 처방 날 가능성 큼
④ 더불어 5일 연속 Daily로 하루 2번씩 추가 진통제를 원한다는 것은 현재 투여되는 Morphine 2mg 8cc/hr로 중재가 잘 안 된다는 것
⇨ 현재의 돌발통증을 중재할 진통제 처방과 함께 기존 통증 중재 방법의 변화를 줄 것인지 함께 확인받아 볼 수 있음.(God 신규 자질)</td></tr>
<tr><td colspan="2">〈Notify〉[6]</td></tr>
<tr><td>초기본</td><td>7층 서병동 인데요. 706호(77세 남자) 김아파 Lung Ca. 환자분 전신 통증 호소하면서 NRS 8점 Check 되고 진통제 원합니다.</td></tr>
<tr><td>기본</td><td>(지금 Morphine 2mg, 5DW 200에 mix 해서 8cc로 들어가고 있어요.)
어제도 Pethidine 3mg 줬고 Effect 있었는데 그거 주실 건가요?
아니면 다른 거 주실 건가요?</td></tr>
<tr><td>발전</td><td>혹시 5일 동안 하루에 2번씩 추가로 진통제 투여되었는데 8cc에서 더 증량은 안 하실 건가요?</td></tr>
</table>

6) 1권 〈1장 신규간호사 임상에서의 첫 시작!〉 Plus+ 'Dr. Notify' 편 참고. 위 Notify에서 괄호() 친 분분은 주치의에게는 생략 가능한 부분임

+ 실전! Pain Notify Case(2)

〈Case 2〉

709호 M/52 나골절 환자 - 진단명: Rt. Femoral. Neck Fx.
OP: HIP Multiple Pinning 시행 - PCA(Accufuser)(+)
Psot OP 후 병동으로 올라와 이동용 침대카(Strecher Car)에서
침대로 옮겨가는 과정에서 극심한 Pain 호소하며 PCA로 통증 조절 되지 않아
추가로 진통제 원하는 상황

사정	"아-악!! 다리!! 다리!! 오른쪽 다리 아프다고!! 진통제!!" By. 환자 "PCA라고 자가 진통조절제인데, 우선 한번 눌러드릴게요" By. 간호사 "안돼. 안돼 이거 진짜 안돼! 쎈 진통제 가져와! 진짜 안돼." By. 환자 "통증을 말로 표현하면 0~10점에서 몇 점 정ㄷ...." By. 간호사 "10. 10. 10점. 빨리 진통제 가져오라고!! 진짜 아프니까" By. 환자
EMR	Prn 처방 없음
과거 중재	None

〈Notify 전 Catch 사항〉

① Rt. OP Site. 급성 통증, NRS 10점(?)
② Prn 통증 중재 방법 없으므로 처방받아야 함
③ PCA로 추가 약물 들어감에도 Effect 없음.(기다릴 수 없음)
⇨ Tip! 침대차에서 베드로 이동 시 극심한 통증을 호소하는 경우가 많음. 미리 환자와 협의 후 PCA 버튼을 누르는 것도 좋은 방법임
⇨ 상황이 된다면 PCA의 추가 진통제 효능을 기다려 보기 But 정말 극심한 통증 호소한다면 바로 Noti 해주기
④ 이 다음 상황 위해 Prn 진통제 처방에 관해 언급만 해보기
⇨ OS, GS 등 외과계열 Dr. OP방에 들어가 있어 연락 안되는 경우가 많음. 혹시 대비해서 Prn 처방 가능한지 물어보면 좋음(까칠주의)

〈Notify〉

초기본	7층 서병동 인데요. 709호 나골절 POD 0일, Rt. Femoral Neck Fx. 환자분 지금 OP Site에 통증 NRS10점 호소하면서 진통제 원하세요.
기본	PCA로 추가 진통제 투여했는데도, 통증 조절 전혀 안되시네요.
발전	(진통제 처방 들은 후 or 대답 듣기 전) 혹시 Prn 진통제 처방은 없던데 따로 더 내주시진 않을건가요?

+ 실전! Pain Notify Case(3)

<table>
<tr><td colspan="2">〈Case 3〉
701호 F/66 도올림 환자 - 진단명: Lung Ca.
5%DW 200mL+Morphine 2mg 8cc/hr로 들어가고 있었음
밤 사이 통증 호소로 당직의 Confirm 후 Morphine 3mg IV 투여 후
10cc/hr로 증량하여 들어가고 있는 상황</td></tr>
<tr><td>사정</td><td>(라운딩) "환자분 진통제 용량 더 늘렸는데 괜찮으신가요?" By.간호사
"네. 이제 괜찮아요. 이대로 유지해줬으면 좋겠어요." By. 환자
(마약성 진통제 용량이 얼마 남지 않음 확인함)</td></tr>
<tr><td>EMR</td><td>다음 Fluid 교환 예정 시간 6AM
익일 처방도 5%DW 200mL+Morphine 2mg 처방임</td></tr>
<tr><td>과거 중재</td><td>새벽 중 Morphine 5mg/5mL 0.6A(3mg) 투여함</td></tr>
<tr><td colspan="2">〈Notify 전 Catch 사항〉
① 마약성 진통제 약물의 유효기간 24시간임
② 8cc/hr로 24시간 들어가면 192cc로 5% DW 200ml 처방 가능했음
③ 10cc/hr로 24시간 들어가면 240cc이므로 더 큰 Fluid 처방 받아야 함
⇨ 마약성 진통제의 경우 완전히 끝나기 전에 바꿔주는게 Line 유지에 좋음
⇨ 거의 끝나갈 정도라면 자주 라운딩 돌면서 알람 울리기 전에 교체해주기
④ 더 큰 용량으로 새처방 낼 것인지 확인해보기
⇨ prn 처방이 없다면 prn 처방을 받아두면 좋음
⇨ 마약성 진통제 Fluid의 속도 조절 기준이 없다면 확인받아두면 좋음. 처음 마약성 진통제 Fluid가 처방날 때 기준 확인해둬야 함</td></tr>
<tr><td colspan="2">〈Notify〉</td></tr>
<tr><td>기본</td><td>7층 서병동인데요. 701호(66세 여자) 도올림 Lung Ca. 환자분.
밤 사이에 Pain control 안돼서 Morphine 3mg 한 번 들어갔고요.
지금 Morphine Fluid는 10cc/hr로 증량해서 들어가고 있는데요.
혹시 Fluid 용량 더 안 늘릴 건가요? 200mL면 부족해서요.</td></tr>
<tr><td>발전</td><td>(Mix 할 수액 Bag을 200mL에서 500mL로만 처방 변경해준다면,
2mg도 그대로 유지할 것인지 더 용량 증가할 것인지 물어봐야 함)
환자분 10cc/hr로 들어가는 것은 effect 있다고 하네요. 혹시 후에
통증 조절 안 되면 속도 조절 어떻게 할까요?</td></tr>
</table>

Plus+ '주요 진통제' - 비마약성 진통제

아무래도 마약성 진통제는 마약법에 따라 관리할 정도로 까다롭고 중등도 이상의 통증에서만 처방하기 때문에 **비교적 약한 통증에서는 비마약성 진통제가 처방되었다.**

'WHO의 3단계 진통제 사다리'에서 약한 통증엔 비마약성 진통제를 1차 사용하라고 권고하므로 **임상에서 통증이 있는 환자에게서 가장 많이 볼 수 있는 진통제가 비마약성 진통제였다.**

학부 때 약리학 공부는 영 흥미가 없어서 공부를 제대로 하지 않아 **비마약성 진통제의 천정효과에 대해서도 잘 몰랐었다.** 그래서 진통 효과가 별로 없다고 비마약성 진통제의 용량을 계속하여 올리다가 어느 순간 마약성 진통제로 변경 처방된 게 모두 근거가 있었단 게 신기했었고 무지한 나를 한 번 더 발견할 수 있었다.

모든 약물에는 기전이 있으며 그 기전에 따라 부작용이 발생하므로 주의하여 투여해야 하고 내성이 생기는 것을 막기 위해 단계적으로 투여한다는 것을 진통제 공부를 하면서 다시 한번 느낄 수 있었다.

비마약성 진통제로 많이 사용되는 약물로 Acetaminophen(**타이레놀**), NSAIDs**는 다른 질환에도 많이 사용하므로 주의사항은 잘 읽어보고 넘어가길 바란다.**

다음은 **'비마약성 진통제에 관해 정리한 것'**이다.

❖ **비마약성 진통제**[7)]

- 말초신경 등 체내에 직접 작용하여 통증 유발물질을 줄이는 역할을 함

⇨ 염증, 발열, 통증을 일으키는 'Prostaglandin'의 생성에 관여하는 효소인 Cyclooxygenase를 억제하여 진통 작용을 나타냄

- 크게 중추성 진통제와 비스테로이드성 소염진통제로 구분됨
- 효능에 따라 해열진통제, 소염진통제, 해열진통소염제로 구분됨

1. 중추성 진통제(Acetaminophen)

- 진통 및 해열 효과를 나타내고 위장장애 부작용이 적음

⇨ Acetaminophen 자체는 소염효과가 없어서 관절염에는 사용하지 않음.

⇨ 위장장애가 적어 위장관 질환(위궤양, 위출혈)이 있는 환자에게 주로 사용함

- Para-Acetylaminophenol 줄여서 파세타몰, 아세트아미노펜이라고 함
- 미국에서 개발된 '타이레놀'로 많이 알려져 있음
- 비스테로이드성 소염진통제 성분과 복합된 '펜잘큐', '게보린' 등이 있음

2. 비스테로이드성 소염진통제(NSAIDs)

- 해열, 진통, 소염 효과를 나타내는 약물임
- 구조에 따라 COX-2 저해제, Oxicam 유도체, Propionic Acid 유도체, Salicylic acid 유도체, Acetic Acid 유도체, Fenamic acid 등이 있음

▶ Antipyretic-Analgesic(해열진통제)

- 말초성 및 중추성 기전에 의해 진통 효과를 내는 약물임
- 발열 시에는 체온 중추에 영향을 주어 해열 효과를 줌

⇨ 염증반응에서 통증과 발열의 유발물질인 'Prostaglandin'을 억제함

▶ Antiinflammatory-Analgesic(소염진통제)

- 염증으로 인한 통증을 완화시켜주는 약물임
- 해열진통제보다 소염진통제의 효과가 더 빠름
- 위 보호 물질 생성을 억제하여 위염, 위출혈의 부작용이 있음

▶ Antipyretic-Antiinflammatory-Analgesic(해열진통소염제)

- Prostaglandin을 만드는 Cyclooxygenase를 차단하여 염증을 막아줌
- 위 점막 보호 물질도 함께 차단하여 속 쓰림, 위점막 출혈 부작용이 있음
  면역반응에도 영향을 주어 피부알레르기나 천식 등 부작용 있음

---

7) 임상노트 1권의 V/S편은 비마약성 진통제는 해열 작용에 초점을 맞춰 정리하였으며, 본 2권의 마약 편은 비마약성 진통제는 통증 작용에 초점을 맞춰 정리하였습니다.

다음은 '자주 사용하는 비마약성 진통제에 관해 정리한 것'이다.

01 Acetaminophen

- 중추 신경계에서 Prostaglandin 합성을 억제하여 진통작용과 함께 시상하부의 열 조절 중추에 직접 작용하여 해열 효과를 냄
- 특징: NSAIDs와 달리 소염작용이 없음. Aspirin과 달리 출혈 위험 없음
- 주의: 성인기준 1일 4,000㎎ 이상 복용 시 간독성의 문제가 있음

⇨ 간에서 대사되고 Glutathione에 의해 해독되기 때문임

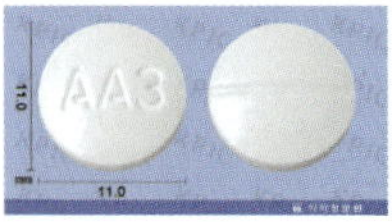	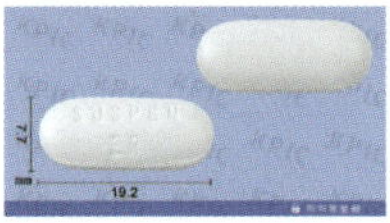	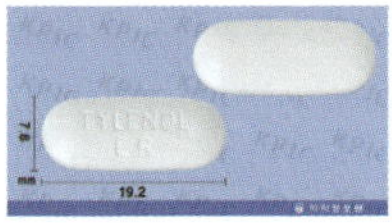
삼남아세트아미노펜정	써스펜8시간ER서방정 650mg	타이레놀8시간ER서방정
Para-Aminophenol 유도체 : 이외 Acetaminophen 약물 생략함		

+ 펜잘큐정

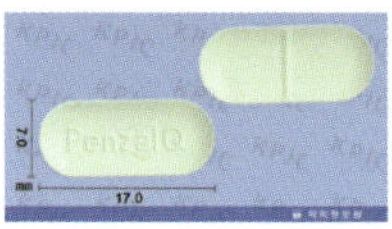

* Acetaminophen + Ethenzamide + Caffeine
- 진통(두통·치통·발치 후 동통·귀의 통증·관절통·신경통·요통·근육통·견통·타박통·관절통·염좌통·월경통·외상통)
- 오한 및 발열 시의 해열

⇨ 통증 및 발열 시: 1일 3회 4시간 간격으로 투여함

⇨ 주의: 1일 Acetaminophen 4,000mg 이상 복용 X

+ 게보린정

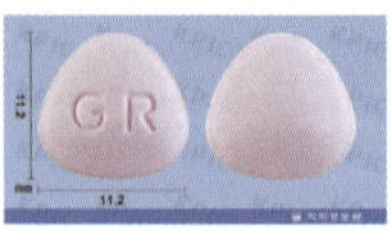

* Acetaminophen + Isopropylantipyrine + Caffeine
- 진통(두통·치통·발치 후 동통·귀의 통증·관절통·신경통·요통·근육통·견통·타박통·관절통·염좌통·월경통·외상통)
- 오한 및 발열 시의 해열 (15세 미만 소아 복용 X)

⇨ 통증 및 발열 시: 1일 3회 4시간 간격으로 투여함

⇨ 주의: 1일 Acetaminophen 4,000mg 이상 복용 X

★ Tridol(Tramadol)

*** 트리돌: 비마약성 진통제 - 중추성 진통제 - 기타**

- 트리돌은 염산트라마돌의 단일 성분으로 만들어짐
- 트라마돌은 중추신경계에 작용하는 마약성 진통제임

⇨ 아편에서 유래한 성분과 비슷한 구조의 합성 물질에 속하지만, 다른 마약성 진통제와 비교하여 의존성과 부작용이 낮아 국내에선 마약류로 분류되지 않음

- 특징: 트리돌은 진통 효과만 있음(해열제로 사용은 적합하지 않음)

⇨ 중추신경계에서 통증을 전달하는 뮤(아편 유사)수용체에 붙어서 진통 효과 냄

⇨ 노르에피네프린과 세로토닌 재흡수를 막아 뇌에서 만성 통증을 느끼지 않게 함

- 타이레놀, 이부프로펜과 같은 진통제보다는 효과가 강력함
- 모르핀, 펜타닐과 같은 마약성 진통제보다는 부작용과 의존성이 낮음

⇨ 비마약성 진통제로 쉽게 처방할 수 있어 강한 진통 효과가 필요할 때 자주 처방됨

+ 트리돌주 50mg

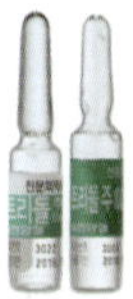

- 중증 및 중등도의 급만성 동통(각종 암 등) 완화, 진단 및 수술 후 동통 완화에 사용하는 진통제임
- 성인: 1회 50~100mg IV 또는 IM 투여함

⇨ 통증이 지속되면 4~5시간 간격으로 추가 투여함

⇨ 1일 최대 복용량: 400mg임

+ 트리돌캡슐 50mg

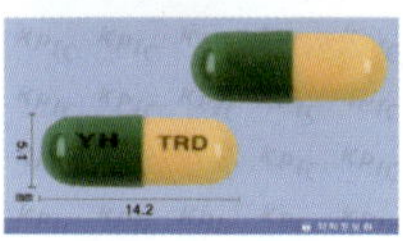

- 암성 통증, 류마티스, 관절염, 근골격계 질환 통증, 수술 후 통증 완화 목적으로 자주 사용되는 약물임
- 성인: 1회 50mg 복용.(1일 최대 복용량: 400mg)

⇨ 30~60분 후에도 통증이 지속되면 50mg 더 복용함

+ 울트라셋정

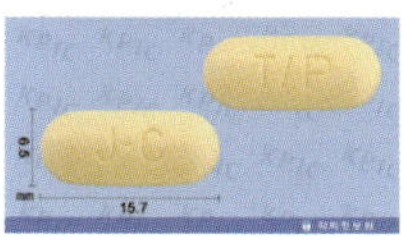

- 성분: 트라마돌 성분과 아세트아미노펜 1:9임
- 요통, 골관절염, 중등도 이상의 통증 완화에 효과적임

⇨ NSAIDs의 항염증 작용을 보완하여 통증을 한 가지 경로가 아닌 여러 경로로 완화함(파라마셋도 있음)

02 NSAIDs(Non-Steroidal Anti Inflammatory Drugs)

- COx(Cyclooxygenase)를 억제하여 해열, 진통, 소염 작용을 함
⇨ COx는 위점막 보호 및 혈소판을 응집시키고 염증을 유발함
- 특징: **Acetaminophen과 교차 복용 가능함**
- 주의: 위점막을 보호해주는 기능을 억제하여 위장장애의 문제가 있음
⇨ 식후에 복용하도록 하고 NSAIDs끼리는 교차 및 동시 복용 절대 안 됨

- Propionic Acid 유도체
- Acetic Acid 유도체
- Oxicam 유도체
- Celecoxib
- Nimesulide
- Clonixin

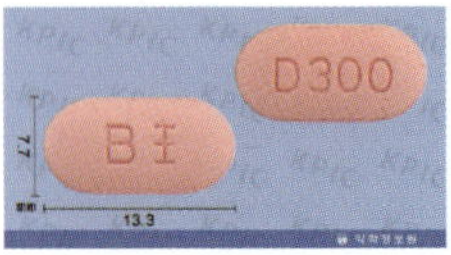	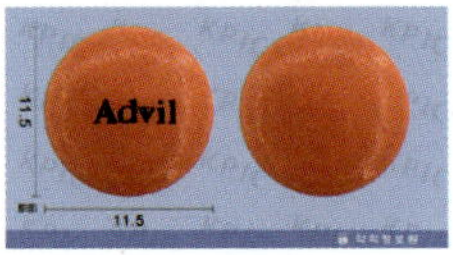	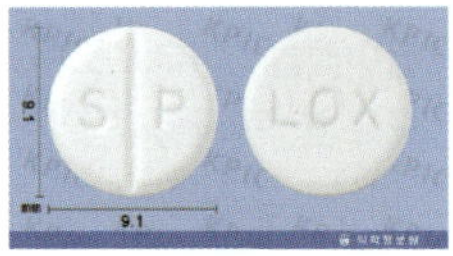
닥스펜정	애드빌정	록스펜정
Dexibuprofen	Ibuprofen	Loxoprofen
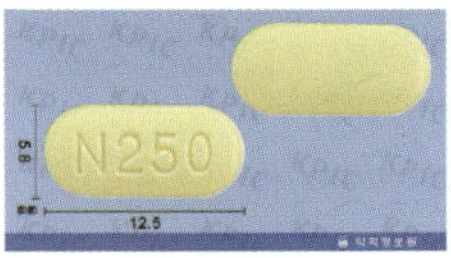	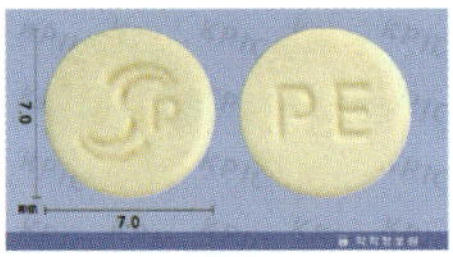	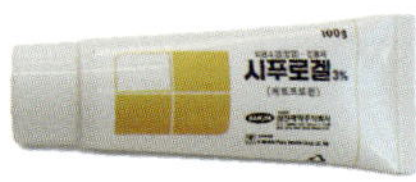
낙센정	펠루비정	시푸로겔3%(100g)
Naproxen	Pelubiprofen	Ketoprofen
이외 Propionic Acid 유도체 약물 생략함		
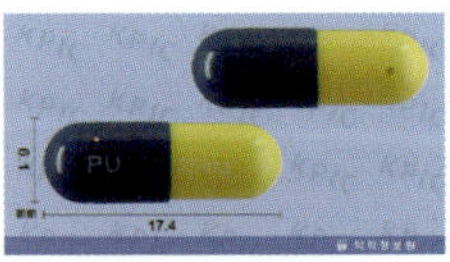	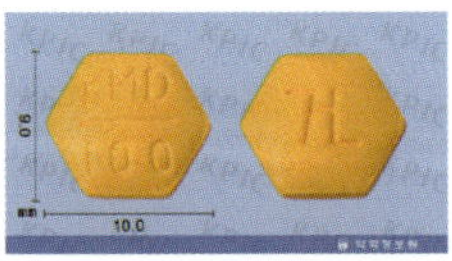	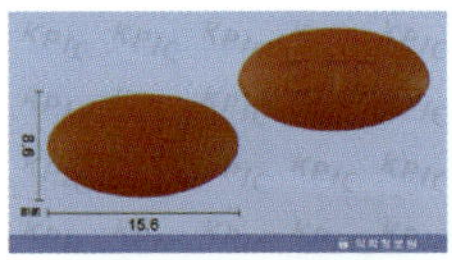
인도메타캡슐	크리돌정 100mg	에토돌정 200mg
Indometacin	Sulindac	Etodolac
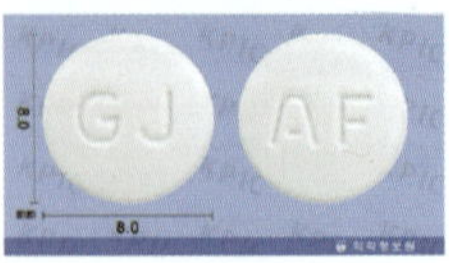	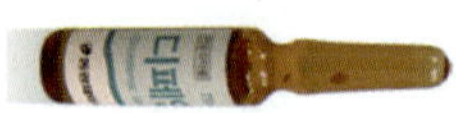	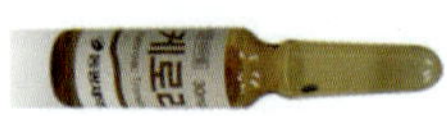
아세론정	디페인주	케로라주
Aceclofenac	Diclofenac	Ketorolac
이외 Acetic Acid 유도체 약물 생략함		

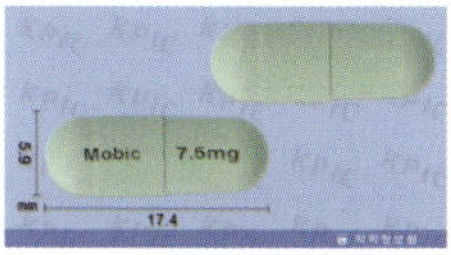	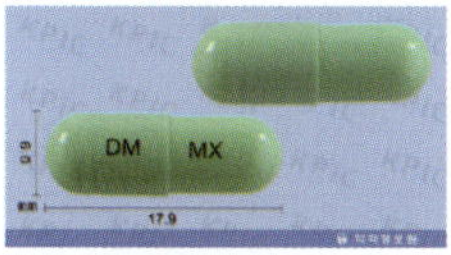	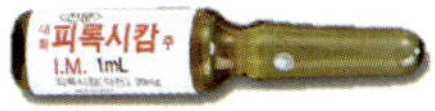
모빅캡슐 7.5mg	뉴록시캄캡슐 7.5mg	대화피록시캄주
Meloxicam		Piroxicam
이외 Oxicam 유도체 약물 생략함		
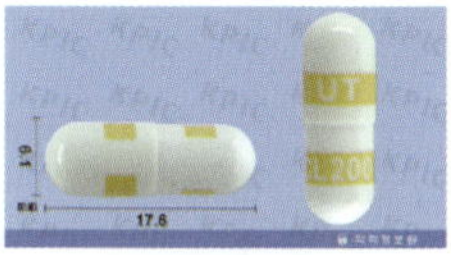	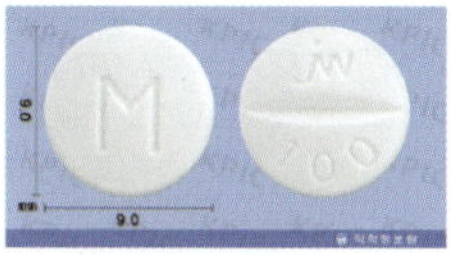	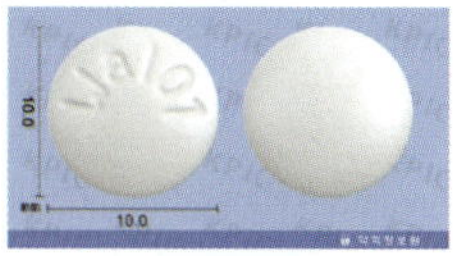
셀레콕스캡슐	메수리드정	클리신정
Celecoxib	Nimesulide	Clonixin
이외 약물 생략함		

+ 마이폴캡슐

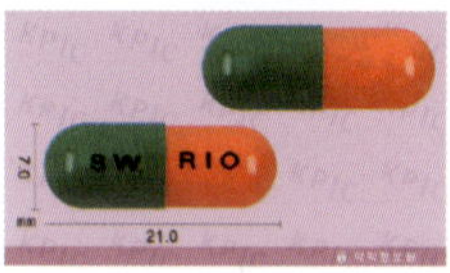	- 성분: 코데인 + 아세트아미노펜 + 이부프로펜 ⇨ 코데인 성분이 함유되어 있어 마약으로 분류됨 - 효과: 염증에 의한 경증 및 중등도 통증 완화 - 성인: 1~2회 캡슐을 3시간 간격으로 PO 투여함 ⇨ 1일 최대 복용량 12캡슐

★ Aspirin

- COx(Cyclooxygenase)를 억제하여 해열, 진통, 소염 작용을 함
- 특징: 저용량 아스피린(100mg 이하)는 혈전 예방을 위해 복용함
- 주의: 15세 미만 아이들에게는 복용 금지이며 출혈 위험성이 있음

⇨ **소아에게는 Acetaminophen이나 NSAIDs 약물을 선택함**

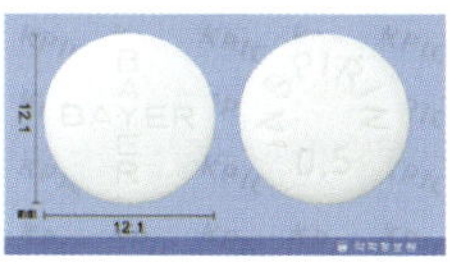	- 고용량의 아스피린은 해열·진통·소염 효능이 있음 - 참고: 저용량(100mg)의 아스피린은 혈전 예방 목적으로 주로 사용함
바이엘아스피린정 500mg	

+ 비마약성 진통제 주요 특징 정리

종류	특징
Acetaminophen	Tylenol: 해열(+), 진통(+), 소염(-) 혈소판 억제(-) 출혈 경향 시 선택 가능, 천식 및 과민증 시 선택 가능, 신장 장애 시 선택 가능, 간 독성 주의(하루 3g 초과 X)
NSAIDs	Nonacetylate Salicylate: 진통(+), 혈소판 억제(-)
	Celecoxib: 진통(+), 소염(+), 혈소판 억제(-)
	Aspirin: 해열(+), 진통(+), 소염(+), 출혈 위험(+)
	부작용: 위장관 출혈, 간독성, 신독성, 심부전, 조혈 기능 장애 위장관 장애 예방을 위해서 PPI or Misoprostol 병용 투여함 스테로이드 or 항혈전제와 병용 금지, 심뇌혈관질환 위험 높임

+ 환자 상태에 따른 비마약성 진통제의 선택

환자 상태	권장하는 비마약성 진통제
혈소판 감소증 or 출혈 경향	Acetaminophen COX-2 선택억제제
소화관 장애(위궤양, 위출혈 등)	Acetaminophen COX-2 선택억제제 NSAIDs + 위점막 보호제
염증 동반한 통증 or 관절통 피부 전이 통증	NSAIDs
간 기능 장애	NSAIDs
신장 장애	Acetaminophen, Sulindac
천식 및 과민증	Acetaminophen, Celecoxib (천식 - Aspirin 금기)
설사	Mefenamic Acid 피함
두통 or 뇌전이 의심	Indomethacin 피함

Plus+

'주요 진통제' - 진통보조제

종종 아파 죽겠다며 진통제를 달라는 환자들에게 마약성 진통제도 아니고 비마약성 진통제도 아닌 약물을 Routine으로 깔아 줄 때마다 '대체 저 약물을 왜 주는 거지' 싶기도 했지만 'Dr.가 어련히 알아서 처방해서 주는 거겠지' 하면서 더 생각해보지 않았었다.

그러던 어느 날, **한 환자가 '아까 자기에게 추가로 준 약은 인터넷에 검색해보니 정신과 약이던데 왜 자기한테 우울증 환자가 먹는다는 약을 준 거냐'고 질문을 해왔었다.**

무척 당황했으나 우선은 환자분께 "통증은 신경을 통해서 불편감을 느끼는 거라 정신과 약으로 검색된 이 약은 관련 신경 혹은 신경계 물질에 영향을 줘서 통증 완화에 도움이 될 수 있다"라고 말 한 뒤, "그래도 혹시 모르니 제가 한 번 더 알아보고 알려드릴게요."라는 답을 하고 급하게 다시 알아보고 정정해서 알려드렸었다.

진통보조제로써 사용되는 약물들의 존재를 그때 확실히 알게 되었고 이러한 약물에 대해서 공부해보니 그제야 왜 진통제를 원하는 환자분들에게 정신/신경계 환자들에게 자주 사용되는 약물들이 처방이 났는지를 알 수 있었다.

이 부분에서는 **진통보조제로써 자주 사용되는 약물들에 대해서 정리해두었으니 혹여 통증 중재 환자들에게 이 약물들이 처방 난 적이 없는지를 생각하면서** 읽으면 조금 더 도움이 되지 않을까 싶다.

진통제라고 확실하게 말하기에는 조금 모호하지만, 진통의 효과를 내는 진통보조제에 대해서 가볍게 읽어보며 넘어가길 바란다.

다음은 **'진통보조제에 관해 정리한 것'**이다.

❖ **진통보조제 목적**

- 마약성 진통제의 효과를 증강하기 위해서 사용함
- 특정한 종류의 통증에 대한 진통제로써 사용함
- 통증과 연관된 증상을 완화하기 위해서 사용함
- 마약성 진통제의 부작용을 치료하기 위해서 사용함
- WHO 3단계 진통제 사다리의 어느 단계에서나 사용 가능함

❖ **진통보조제의 적용**

- 진통보조제는 신경병증성 통증이나 골성 통증에 사용함
- 만성 통증, 복합적 통증 증후군이 있을 때 사용을 고려함

⇨ 단독으로 사용하기도 하고, 진통제와 혼용하여 통증을 완화함

⇨ 부가적으로 통증을 완화하며 통증과 관련된 다른 불편감을 조절함

진통보조제		
신경병증성 통증		골성 통증
발작적 통증	지속성 통증	
〈 1차 투여 약 〉 Gabapentin, Pregabalin Carbamazepine 〈 2차 투여 약 〉 Amitriptyline	〈 1차 투여 약 〉 Amitriptyline 〈 2차 투여 약 〉 Gabapentin, Pregabalin Carbamazepine, Steroid	NSAIDs, Steroid, Bisphosphonates, Calcitonin, RTx

❖ **신경병증성 통증의 진통보조제**

1) 항우울제: Amtriptyline, Imipramine, Notriptyline, Paroxetine 등
2) 항경련제: Gabapentin, Pregabalin, Carbamazepine 등
3) 벤조디아제핀계: Diazepam, Lorazepam, Midazolam 등[8)]
4) 페노사이아진계: Chlorpromazine, Haloperidol 등
5) 스테로이드: Dexamethasone, Prednisolone 등

❖ **신경병증성 통증의 진통보조제**

1) 비스포스네이트계: Pamidronate, Etidronate 등
2) 칼시토닌(Calcitonin)

❖ **기타 진통보조제**

- Hydroxyzine, Buscopan, Ketamine 등

다음은 **'신경병증성 통증의 주요 진통보조제에 관해 정리한 것'**이다.

8) 임상노트 1권의 GCS 편에서 항경련제 종류에 벤조디아제핀계를 포함해두었는데, 벤조디아제핀계 약물은 항경련 작용 외에도 항불안, 진정, 근이완 작용에도 사용함

01 항우울제(Antidepressants)

- 특징: 통증의 보조제, 진통제로서 작용하며 **주로 취침 전에 투여함.** 화끈거리는 지속성 신경병증 통증에 효과적이며 기분을 좋게 함
  통증 및 우울증이 있는 수면장애에 유용하며 마약성 진통제 효과를 상승시킴
- 삼환계 항우울제는 **만성 신경병증성 통증** 조절에 도움을 줌

⇨ 신경전달 물질인 세로토닌의 수준이 높아져 내인성 아편제 활동이 자극됨

- 주의: 항콜린성 부작용 및 부정맥을 유발할 수 있음

- Amitriptyline - Paroxetine	- Imipramine - Paroxetine	- Nortriptyline - Duloxetine
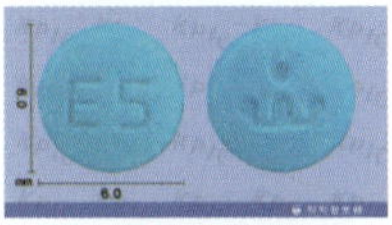	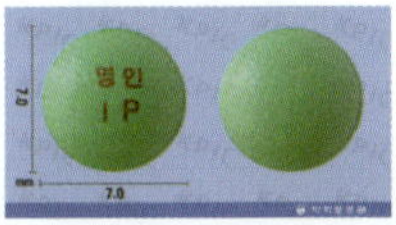	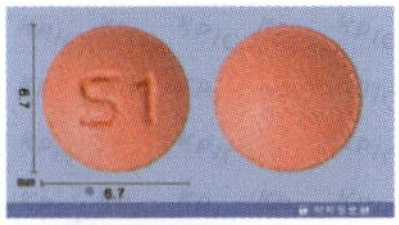
에나폰정 5mg	**명인이미프라민염산염정**	**센시발정 10mg**
Amitriptyline	Imipramine	Nortriptyline
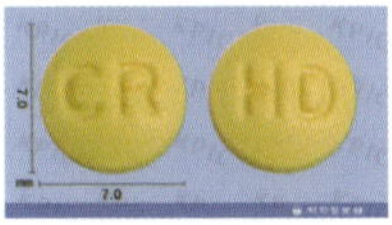	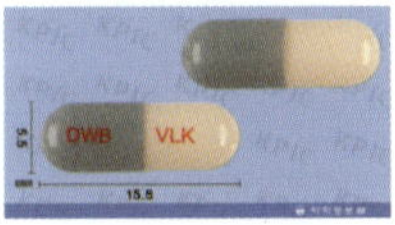	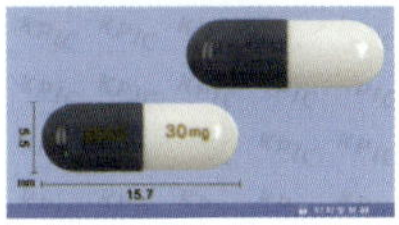
팍세틸씨알정	**베라칸서방캡슐 37.5mg**	**심발타캡슐 30mg**
Paroxetine	Venlafaxine	Duloxetine
이외 약물 생략함		

02 항경련제(Anticonvulsants)

- 특징: 통증의 보조제, 진통제로서 말초 신경 장애에 따른 급성 통증에 사용함
  암에 의한 신경 장애에 따른 통증에 주로 사용함

- Gabapentin	- Pregabalin	- Carbamazepine
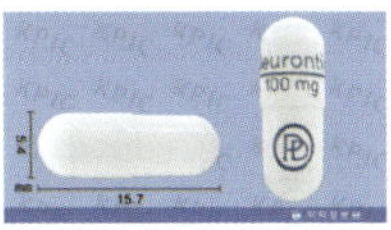	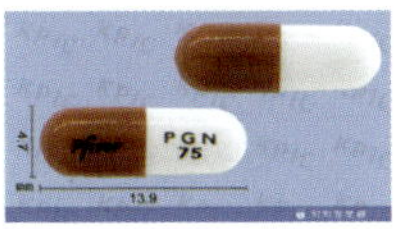	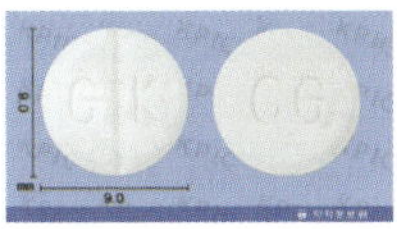
뉴론틴캡슐 100mg	**리리카캡슐 75mg**	**테그레톨 200mg**
Gabapentin	Pregabalin	Carbamazepine

03 벤조디아제핀계(Benzodiazepines)

- 특징: 급성 불안증, 통증과 관련된 근육 경련에 사용함 (진통 효과 없음)
- 주의: 호흡이 억제될 수 있음

- Diazepam	- Lorazepam	- Midazolam
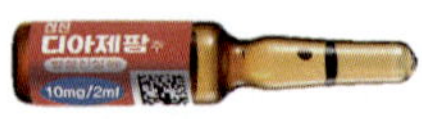	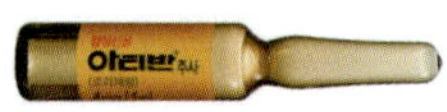	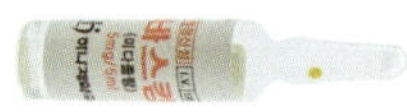
삼진디아제팜주	아티반주 1ml	바스캄주 5mL
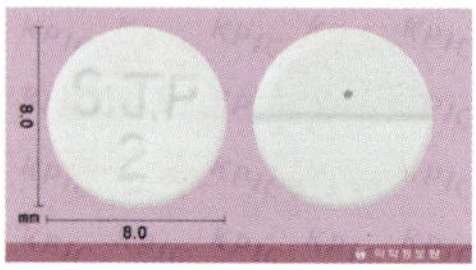	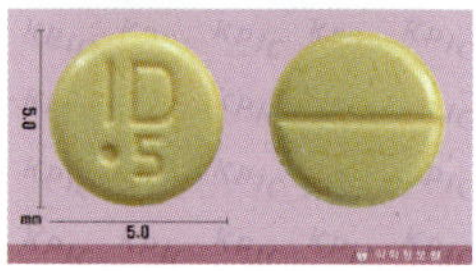	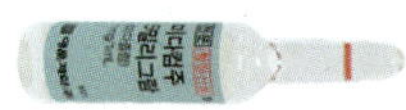
삼진디아제팜정 2mg	아티반정 0.5mg	미다컴주 5mg
Diazepam 성분	Lorazepam 성분	Midazolam 성분
이외 약물 생략함		

04 페노사이아진계(Phenothiazines)

- 특징: 마약성 진통제의 보조제로써 사용하며 진통 효과는 없음 (진정제)
  마약성 진통제 사용에 의한 구역 및 구토 증상 완화 목적으로 주로 사용함
- 주의: 기립성 저혈압, 졸음, 추체외로 증상이 나타날 수 있음

- Chlorpromazine	- Haloperidol	
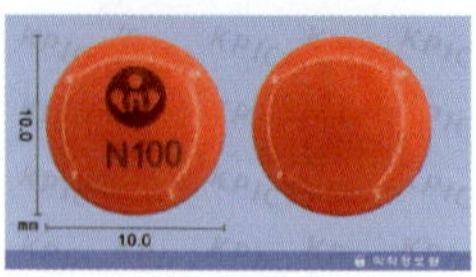	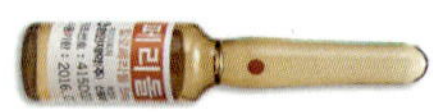	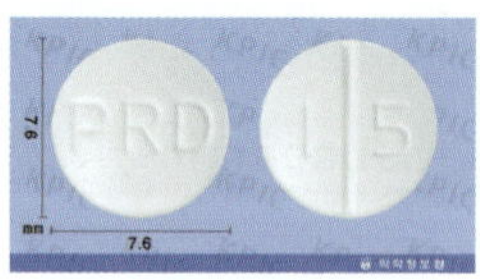
네오마찐정 100mg	페리돌주	페리돌정 1.5mg
Chlorpromazine	이외 Haloperidol	
이외 약물 생략함		

05 스테로이드(Corticosteroids)

- 특징: 급성 및 만성 암성 통증에 사용하며 일부 악성 종양의 치료제임 종양 및 신경 주위의 부종을 감소시키므로 뇌압 상승, 척수 신경 압박, 전이성 뼈 통증, 신경 침범에 의한 증상에 효과적이며 행복감, 편암함 제공함 - 주의: 칸디다증(구강·식도), 근육 쇠약, 고혈당증, 체중 증가, 급성신경증, 위장관 장애(위장관 장애 예방을 위해 제산제와 H_2 차단제 병용함) 유발함 - 최소용량을 투여하고 중단 시 Tapering 필요함 - Dexamethasone - Prednisolone		
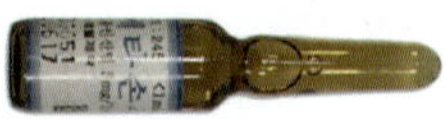	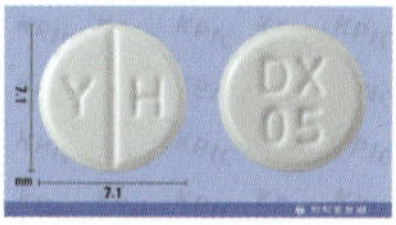	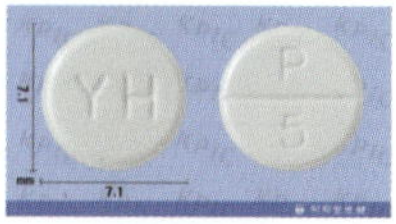
제일덱사메타손주사액	유한덱사메타손정	소론도정
Dexamethasone		Prednisolone

+ Methylprednisolone

* 메틸프레드니솔론: 프레드니솔론에서 유도된 합성 글루코코르티코이드		
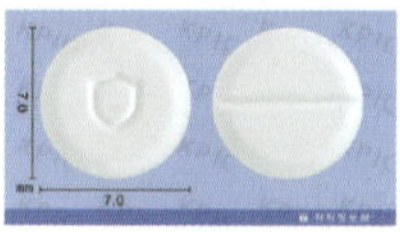	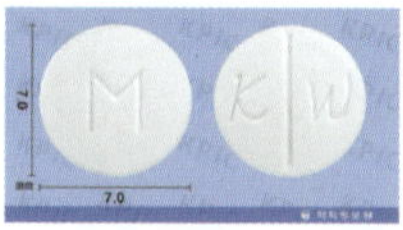	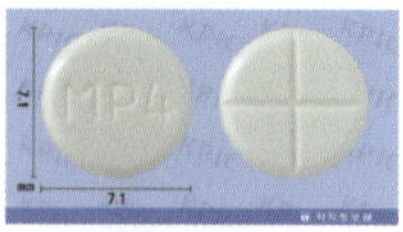
메솔론정	메치론정 4mg	디솔린정

다음은 '골성 통증의 주요 진통보조제에 관해 정리한 것'이다.

+ 비스포스포네이트계(Bisphosphonates)

- 특징: Pryrophosphate의 유사체로 골 흡수를 방해함 뼈 전이에 의한 통증 조절 및 골절을 예방하며 고칼슘혈증을 조절함		
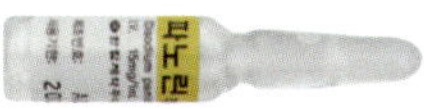	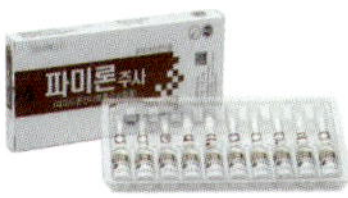	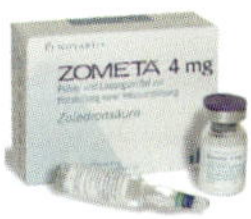
파노린주사	파미론주사	조메타주
Pamidronate 성분		Zoledronic Acid

다음은 '기타 자주 사용하는 진통보조제에 관해 정리한 것'이다.

01 Hydroxyzine

- 특징: 항히스타민제의 효과가 필요한 경우에 사용함. 진통, 경한 진정 및 항불안 효과로 통증과 함께 불안한 환자에게 사용함
- 주의: 졸음, 두통, 피로, 구강 건조증 유발할 수 있음

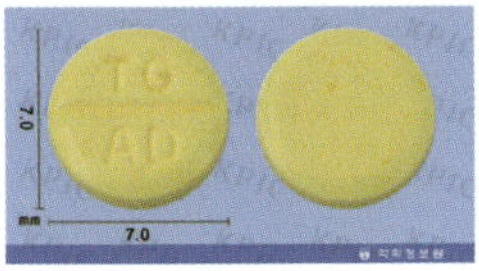	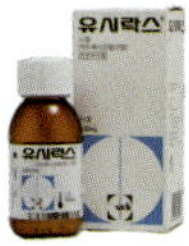
아디팜정	유시락스시럽

02 Hyoscine N-Butyl Bromide(Buscopan)

- 특징: 기타 평활근 경련에 의한 통증에 주로 사용함. 장운동 항진에 의한 복통, 담도계, 요로, 여성 생식 기계의 경련성 통증 완화
  장폐색 시 위액 분비를 줄여 구토 감소 목적으로 사용함.(60~120mg/day)
- 주의: 세균성 설사, 궤양성 대장염 등은 질환에 의한 증상 악화시킬 수 있음

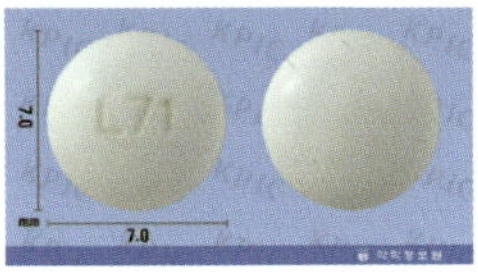	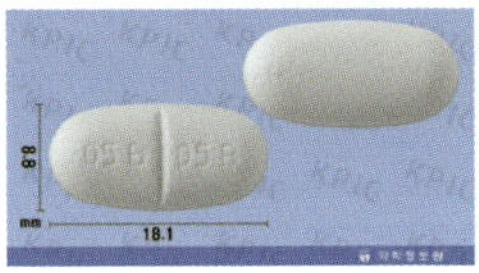
부스코판당의정	부스코판플러스정
Scopolamine Butylbromide	+ Acetaminophen 복합 성분

03 Ketamine

- 특징: Morphine으로 조절 안 되는 통증 및 암성 신경병증 통증에 사용함
- 주의: 환각, 섬망, 혈압상승, 맥박 증가, 안구진탕, 구토 유발할 수 있음

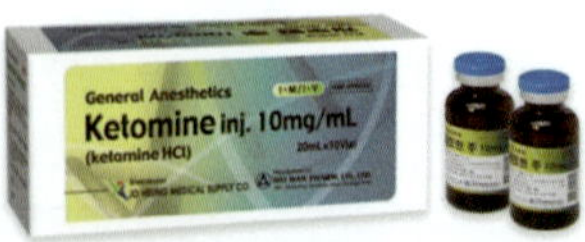	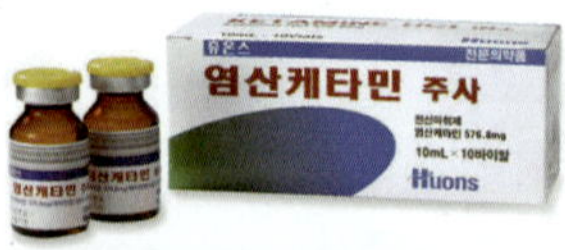
케토민주 10mg/mL	휴온스케타민염산염주

+ 신경차단술

신경차단 부위	기준
척수신경	흉부와 복부 표면 통증
뇌신경	삼차 신경 통증
자율신경	절단 후 교감신경 손상
성상신경절	흉부 내장성 통증 두경부나 상지에 관련된 교감신경 통증 상지 절단 후 연관된 교감신경 통증
복강신경총	상복부 심한 내장성 통증
요부의 교감신경	골반 내 내장성 통증 골반이나 하지에 관련된 교감신경 통증 하지 절단 후 연관된 교감신경 통증

통증 중재 방법으로는 진통제 약물 사용외에도 신경 차단술 같은 시술 방법도 있다. 추간판 탈출증으로 통증 호소를 하난 사람들 경우 Block, 신경 차단술을 받기 위해 당일 입원, 당일 퇴원 하는 경우도 심심치 않게 있었다.

이렇게 진통제, 신경 차단술 등의 중재 법도 있지만 경미한 통증이라면 정서적 지지나 주의를 다른 곳으로 전환시켜주는 방법도 이용해보았으면 한다. 물론, 바쁜 임상 속에서 아픈 환자를 정서적으로 지지한다는 것이 이론과 동떨어진 말이라고 느껴질 수 있으며, 나 또한 그렇게 느꼈었다.

Terminal 암 환자의 경우, 불안함을 호소하면서 계속하여 진통제를 원하는 경우가 많았었다. 실제로 아파서 진통제를 원했을 수도 있지만, 그 분들에게 효과적이었던 것은 "지금 진통제 드릴게요, 이제 더 아프지 않을 거에요." 라는 말과 함께 들어간 'NS 1cc' Placebo 주사였다.

Placebo를 주면서 이게 효과가 있을까하던 내 의문과는 달리 그분들이 평온해 하는 것을 보면서, 정서적 지지가 큰 힘을 발휘할 수도 있겠구나 생각 했었다.

3-03 '마약'에러 친 신규간호사 '마-악'자책하고 있지 말자!(마약 편)

'기타 마약 관련 질문' - 마약과 향정

마약과 향정신성 약물은 환자에게 투여한 후 잔량이 남으면 약국에 반납해야 하는데 둘 다 오 · 남용 시 정신적으로 영향을 미치는 거로 알고 있어서 그 차이가 항상 궁금했었다.

특히, **향정신성 약물의 효능이 마약의 효능과 비슷하게 느껴졌으며 관리 방법 또한 비슷하여 누군가 마약과 향정신성 약물을 구분하는 경계를 몰라서** 누군가 두 약물의 차이를 물으면 "나도 애매해서 잘 모르겠다."는 말밖에 할 수 없었다.

이외 약물의 발음이 비슷한 항정신성 약물과 향정신성 약물의 경우 둘 다 "신경/정신계통 약물이지 않냐며, 두 약물은 무슨 차이냐"는 질문을 들은 적도 있었다. 또한, 내가 학부생일 때도 두 약물이 종종 헷갈려서 수업시간에 항정이라고 썼다가 다시 향정이라고 고친 적도 많았었다. 나처럼 두 약물의 차이가 헷갈리는 분들도 있지 않을까 하여 두 약물의 차이에 대해 정리해두었으니 참고하길 바란다.

더불어 **마약을 투여할 때 진통제로써 가장 많이 사용하는 것 같기는 하지만 간혹 임상에서 진정제의 효능을 기대하며 사용하는 것처럼 느껴질 때도 있었다.** 그래서 진통과 진정의 차이와 진정 시 주의점, 진정과 관련된 섬망에 대해서도 정리해두었으니 참고하길 바란다.

이 외에도 진통제/진정제를 투여하면서 환자분이나 보호자들에게서 질문받았던 내용과 함께 짧은 임상 경험이지만 개인적으로 마약과 향정신성 약물에 대해 궁금했었던 것에 대해서 정리하였으니 가볍게 읽어보고 넘어가길 바란다.

01 향정신성의약품은 무엇일까?

*** 향정신성의약품**

- 마약류 관리에 관한 법률 등에 의해 지정되고 관리되며 중추신경계에 작용하여 오용하거나 남용 시 인체에 심각한 위해가 있다고 인정되는 의약품임

⇨ 복용 및 흡입 시 중추신경계를 자극하여 사고·행동·감정 등에 변화를 일으켜 환각·각성·수면·진정 작용을 함

- 오용[9]하거나 남용[10]하면 신체적 또는 정신적 의존성을 일으켜 의존성 정도와 안정성 등에 따라 5가지 유형으로 분류됨

⇨ ADHD 치료제, 식욕억제제, 마취제, 수면제, 진정제, 진해제, 항경련제, 항불안제, 동물용 마취제로 주로 사용함

▶ 1: 오용 or 남용 우려가 심함 + 의료용 사용 X + 안정성 ↓ 물질

- 환각 작용하는 69종 물질

⇨ 물질: LSD, 5-메톡시디메틸트립타민, 사일로신, 부포테닌 등

▶ 2: 오용 or 남용 우려가 심함 + 매우 제한된 의료용으로만 사용 O 물질

- 각성 or 마취 작용하는 44종 물질

⇨ 약물: 메틸페니데이트(ADHD 치료제), 케타민(전신마취제), 졸라제팜, 틸레타민 복합제(동물용 마취제) 등

⇨ 물질: 메트암페타민(필로폰), MDMA(엑스터시) 등

▶ 3: 1번, 2번 유형보다 오용 or 남용 우려가 적음 + 의료용 사용 O 물질

- 수면·진정·항경련 or 마취 작용하는 62종 물질

⇨ 바르비탈류 약물: 페노바르비탈(수면·진정·항경련제), 티오펜탈(전신마취제) 등

▶ 4: 3번 유형보다 오용 or 남용 우려가 적음 + 의료용 사용 O 물질

- 항불안·진정·수면·항경련·근육 이완·식욕 억제·기침 억제 작용하는 70종 물질.
- 약물: 졸피뎀(수면제), 프로포폴(단시간 작용 전신마취제, 진정제), 펜터민, 펜디메트라진(식욕억제제), 덱스트로메트로판(진해제) 등
- 벤조디아제핀계 약물: 디아제팜, 알프라졸람, 로라제팜(항불안제, 진정제, 항경련제, 근육 이완제) 등

▶ 5: 1번~4번 유형의 혼합 물질 or 혼합제제

- 1~4번 유형 물질로 혼합한 물질이거나 혼합한 제제

---

9) 오용: 잘못 사용하는 것

10) 남용: 일정한 기준이나 한도를 넘어서 함부로 사용하는 것

02 항정과 향정의 차이는 무엇일까?

＊ 항정(항정신성의약품)
- 조현병과 같은 정신질환 장애를 치료하기 위해 처방되는 약물
- 인지작용 변화를 초래하지 않으면서 정신증적 증상(환각·망상)을 진정시킴
- 정신 증상 외 우울감, 불안, 불면, 신체통증, 강박증 등의 증상에도 사용함
- 항정신(抗精神)에서 항(抗)은 막을 항으로 정신질환을 막아주는 약을 뜻함

＊ 향정(향정신성의약품)
- 환각·각성 및 습관성·중독성 위험성이 높은 약물
- 향정신(向精神)에서 향(向)은 향할 향으로 정신상태에 영향 주는 약을 뜻함

03 마약과 향정의 차이는 무엇일까?

＊ 마약류
- 마약, 향정신성의약품 및 대마.(마약류관리법 제1장 제2조)

＊ 마약
- 진통·마취 및 중독성이 강한 약물
- 투여 중단 시 심한 금단 증세와 신체적·심리적 부작용이 나타날 수 있음
- 수술 후 통증, 암성 통증, 심근 경색 흉통에 주로 사용됨

＊ 향정(향정신성 의약품)
- 환각·각성·수면·진정 및 습관성·중독성 위험성이 높은 약물
- 오용 및 남용 시 신체적·정신적 의존이 일어날 수 있음
- 신경과: 근긴장 이완, 소아과: 간질 및 소아 운동 과다증 치료
  정신과: 진정, 주사제: 마취전 보조제 및 통증 감소 위해 주로 사용됨
- 정신성 의약품 중 향정신성 의약품은 마약류에 속함

⇨ 모든 정신성 의약품이 향정신성 의약품인 것은 아님

04 향정신성의약품 주요 성분으로 무엇이 있을까?

＊ 향정성의약품의 주요 성분
- Etizolam, Flunitrazepam, Flurazepam, Lorazepam, Mexazolam, Ethyl loflazepate, Midazolam, Triazolam, Zolpidem, Bromazepam, Alprazolam, Clobazam, Clorazepate, Clotiazepam, Diazepam, Hloral Hydrate, Chlordiazepoxide

+ 자주 사용하는 항정신성 약물

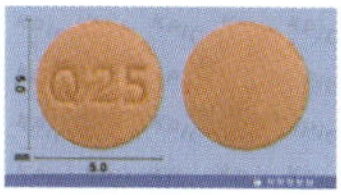	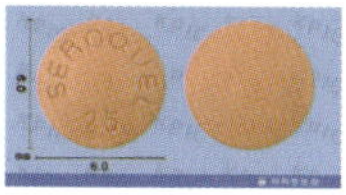	- 특징 : 조현병 및 양극성장애에 씀 ⇨ But 임상에서 섬망 환자의 행동을 완화할 목적으로 많이 사용함
쿠에타핀정 25mg	쎄로켈정 25mg	Quetiapine Fumarate 성분

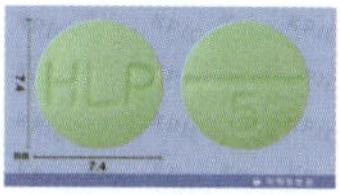	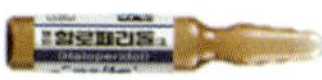	- 특징 : 조현병 및 양극성장애에 씀 ⇨ But 임상에서 섬망 환자의 행동을 완화할 목적으로도 씀(IM 투여)
명인할로페리돌정 5mg	명인할로페리돌주	Haloperidol 성분

+ 자주 사용하는 향정신성 약물(항불안제 & 항경련제)

- Benzodiazepine 계열은 중추신경계에서 GABA와 인접한 BZD 수용체에 작용하여 간접적으로 GABA의 신경전달을 촉진함(소량 투여 시 졸림 증상 호소함)

⇨ 증량하여 투여하면 **항불안·항우울·진정·항경련·근이완·마취효과가 있음**

- 수면 입면 장애에 Zolpidem·수면 유지 장애는 항우울제·조기 각성 장애는 Benzodiazepin 계열 약물을 임상에서 많이 사용함

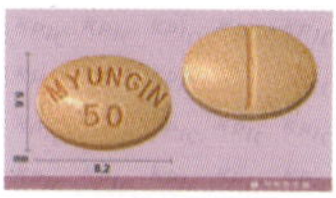	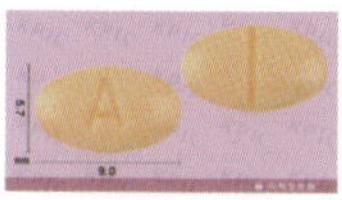	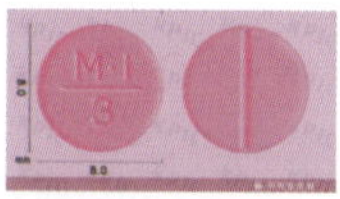	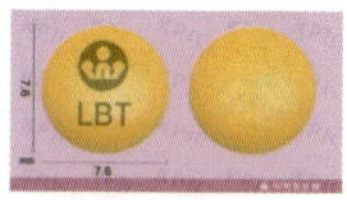
자나팜정 0.5mg	알프람정 0.5mg	명인브로마제팜정 3mg	리버티정 5mg
Alprazolam 성분		Bromazepam	Chlordiazepoxide HCl
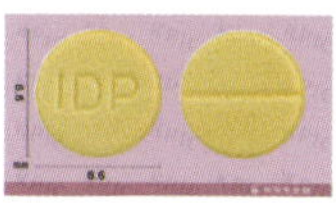	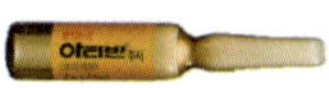	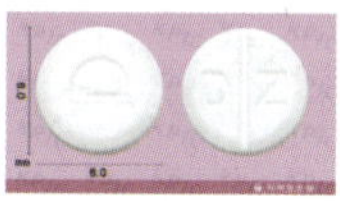	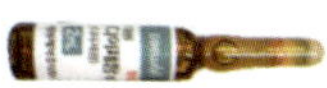
아티반정 1mg	아티반주 1ml	대원디아제팜정 2mg	대원디아제팜주
Lorazepam 성분		Diazepam 성분	
Benzodiazepine 계열 항불안제			

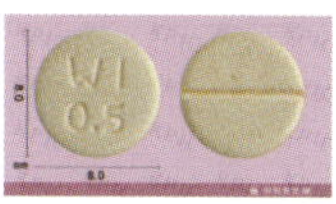	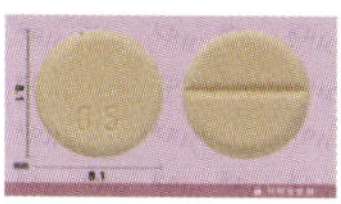	- 특징: 간질·발작 및 공황장애에 씀 ⇨ But 임상에서 수면 효과 목적으로 사용하기도 함(섬망·우울증 환자)
환인클로나제팜정 0.5mg	리보트릴정	
Clonazepam 성분		Benzodiazepine 계열 항경련제

+ 자주 사용하는 향정신성 수면제

- Benzodiazepin은 GABA 수용체를 자극하고 뇌의 RAS를 억제하여 수면을 유발함 - Barbiturate는 뇌의 감각피질과 운동피질을 억제하여 수면을 유발함 - 기타: Triazolam은 최대 21일(3주), Zolpidem은 최대 28일(4주)까지만 처방함			
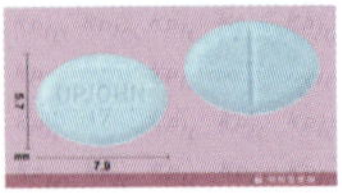	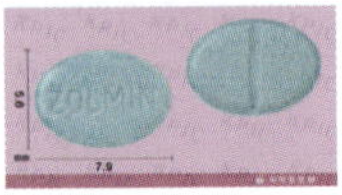	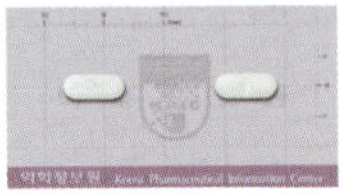	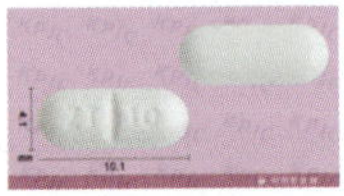
할시온정 0.25mg	졸민정 0.25mg	스틸녹스정 10mg	파마주석산졸피뎀정
Triazolam 성분		Zolpidem Tartrate 성분	
Benzodiazepine 계열(단시간형)		Non-Benzodiazepine 계열 (단시간형)	
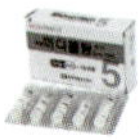 성인 진정검사	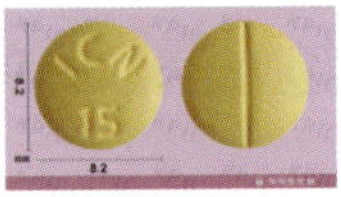	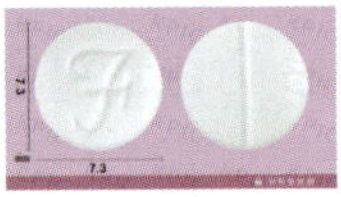	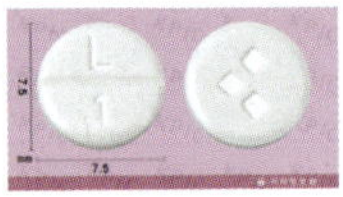
부광미다졸람주 5mg	달마돔정정	라제팜정	루나팜정
Midazolam 성분	Flurazepam HCl	Flunitrazepam 성분	
BZD (단시간형)	Benzodiazepine 계열 (중장시간형)		

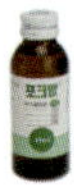 소아 진정검사에 많이 사용함 ★	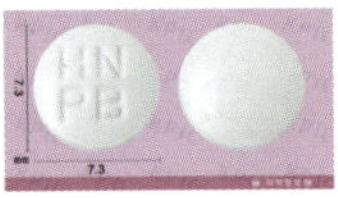	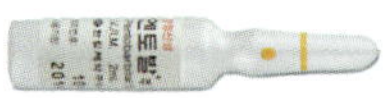
포크랄시럽	하나페노바르비탈정	엔토발주 100mg
Chloral Hydrate 성분	Phenobarbital	Pentobarbital Sodium
기타 계열	Barbiturate 계열 수면제(+항경련제)	

+ 자주 사용하는 비향정신성 수면제

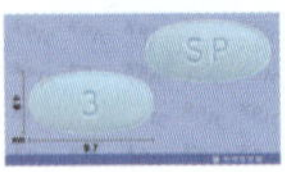	- 특징: 수면 유지 효과가 있어 수면 도중에 깨지 않게 도와줌 ⇨ 뇌의 각성에 관여하는 히스타민을 억제함으로써 뇌가 계속 수면 상태를 유지할 수 있도록 함
사일레노정 3mg	
Doxepin Hydrochloride 성분 이외 약물 생략함	
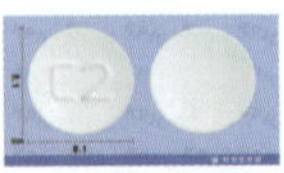	- 특징 : 수면주기를 조절을 도와서 수면의 질을 높여줌 ⇨ 수면-각성 및 일상·계절 리듬을 조절하는 호르몬으로서 자연적인 수면을 유도함(수치 낮은 사람에게 효과적임)
서카딘서방정 2mg	
Melatonin 성분 이외 약물 생략함	

+ 자주 사용하는 비향정신성(항불안제 & 항우울제)

- 식약처 분류상 수면제로 분류하지는 않으나 수면장애에 사용하는 주요 약물임

⇨ Amitriptyline 성분은 수면 유지 목적으로 3mg~6mg 범위 내에서 사용함

⇨ Trazodone 성분은 수면 개선을 목적으로 25~50mg 범위 내에서 사용함

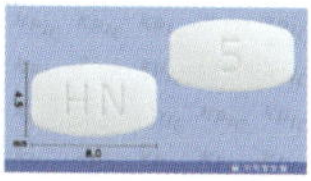	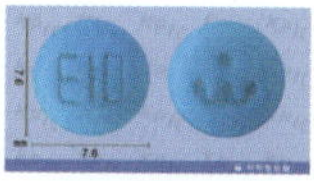	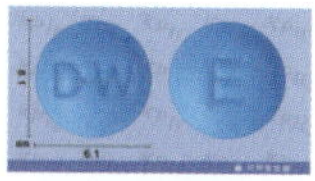
부스원정	에나폰정 10mg	에트라빌정 10mg
Buspirone HCl 성분	Amitriptyline Hydrochloride 성분	
Azapirone계 항불안제	TCA 항우울제 / 노르에피네프린 재흡수 차단제 항우울제	
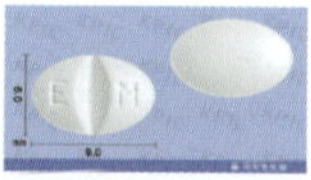	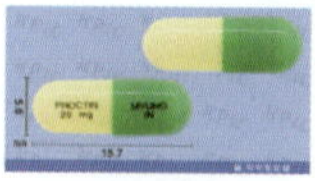	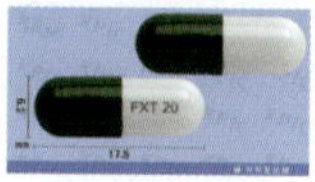
렉사프로정 15mg	푸록틴캡슐	폭세틴캡슐
Escitalopram Oxalate	Fluoxetine Hydrochloride 성분	
선택적 세로토닌 재흡수 차단제(SSRI) 항우울제		
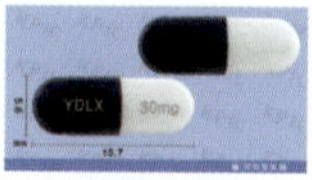	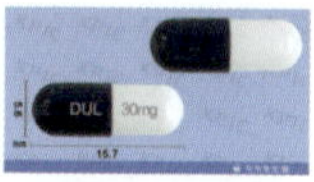	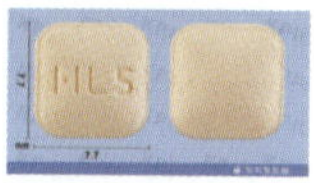
유록틴캡슐 30mg	마이셀타캡슐 30mg	프리넥사서방정 50mg
Duloxetine Hydrochloride Gr. 성분		Desvenlafaxine Benzoate
세로토닌·노르에피네프린 재흡수 차단제(SNRI) 항우울제		
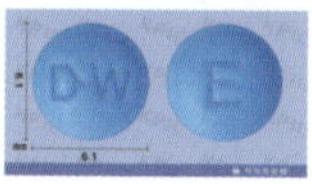	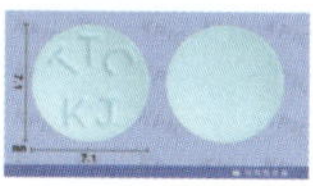	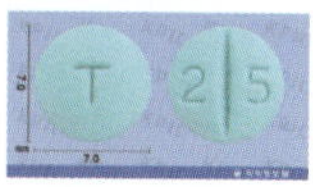
미르탁스정 30mg	트리티코정 25mg	명인트라조돈염산염정 25mg
Mirtazapine 성분	Trazodone Hydrochloride 성분	
NaSSA 항우울제	SARI 항우울제	

+ 자주 사용하는 향정신성 항불안제

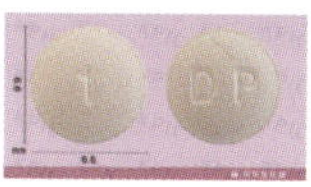	- 뇌의 GABA 수용체에 작용하여 뇌의 진정작용을 유도함 ⇨ 불안감·긴장감을 완화해주어 수면에 도움을 줌
데파스정 1mg	Etizolam 성분 - Thienodiazepine 계열

05 진통과 진정, 마취의 차이는 무엇일까?

＊ 진통(Analgesia)

- 의식의 저하 없이 통증을 감소하거나 제거한 것

⇨ 통증을 느끼는 신경 작용을 둔하게 하여 두뇌에서 통증을 인지 못 하게 함

⇨ 통증은 지각신경을 거쳐 척수를 통하여 대뇌 피질의 감각중추에 전달되어 느껴지는데, 이 통로의 신경 작용을 둔하게 만듦

⇨ 통증 관여하는 신경로에 Serotonin, Norepinephrine, P 물질 관여함

⇨ 이차적으로 손상된 조직에서 Prostaglandin 분비되어 염증을 일으켜서 통증 수용체를 자극함

＊ 진정(Sedation)

- 약물에 의해 의식 수준이 저하된 것
- 중환자에게서 초조·흥분이 극심할 경우 얕은 진정을 목표로 진정제 사용함

⇨ 수면을 유도하고 긴장을 완화하는 효과로 주로 사용함

⇨ 중추 신경계의 신경전달 물질 GABA 활성을 증가시켜 수면을 유도하는데 활성 정도가 지나치면 호흡·심박동 억제가 과하게 일어나 사망 위험 있음

＊ 진통과 진정의 정도: 4단계로 나뉨

▶ 최소 진정(Minimal Sedation: Anxiolysis)

- 구두 명령에 정상적으로 반응하는 약물에 의해 유도된 상태
- 인식 기능과 조화 능력은 장애가 발생할 수 있으나 환기와 심혈관계 기능은 영향받지 않음

▶ 중등도 진정과 진통(Moderate Sedation and Analgesia)

- Consciousness Sedation으로 약물에 의한 의식의 억제로 다음이 포함됨

⇨ 방어적 반사가 유지되고 기도 유지와 환기가 스스로 가능하고 지속적이며 말이나 물리적인 자극으로 환자를 깨울 수 있는 상태

▶ 깊은 진정과 진통(Deep Sedation And Analgesia)

- 약물에 의한 의식 억제로서 통증성 자극에 쉽게 깨지 않고 통증을 반복하여 주면 피하거나 통증에 방어하는 행동을 하는 상태
- 기도 유지 및 환기의 보조는 필요할 수 있으나 심혈관 기능은 보통 유지됨

⇨ 탈구 정복, 기도 삽관 등을 위해 Propofol, Etomidate 등을 사용함

▶ 마취(Anesthesia)

- 감각, 의식, 반사, 및 운동의 차단, 모든 방어적인 반사가 없는 상태

⇨ 국소마취 외의 전신마취, 척수마취, 광범위 부분 마취 등이 포함됨

06 섬망은 무엇일까?

＊ 섬망(Delirium)

- 심한 과다행동과 생생한 환각, 초조함과 떨림 등이 자주 나타나는 상태
- 인지장애가 발생하지만, 가역적으로 섬망 이전 상태로 되돌아갈 수 있음

⇨ 섬망 증상이 통증에 의한 건지 진정이 덜된 것인지 D.D가 어려움

⇨ 수면 환경 조성, 최소한의 억제대 사용, 가족들과의 교류, 불빛 조절, 소음차단, 통증 조절 시 섬망이 줄어들 수 있음

07 섬망에 자주 사용되는 약물은 무엇이 있을까?

＊ 섬망(Delirium)

▶ Haloperidol

- 1차 약제로 수면 효과 적고 활성 대사물질이 없음

⇨ 0.5~2mg 매 2~12시간마다 PO, IM, IV 투여함(IM 처방 자주 남)

⇨ 혈압강하 효과가 작고 항콜린성 부작용이 적음

⇨ 부작용: EPS 증상, QT 연장, 심실성 부정맥 유발 가능함

▶ Quetiapine

- 비정형 약제로 EPS[11] 증상이 적음

⇨ 12.5~100mg 매 12~24시간마다 투여함

⇨ 진정작용이 커서 심한 초조와 불안을 보이는 섬망 환자에게 유용함

▶ Olanzapine

- 비정형 약제로 EPS 증상이 적음

⇨ 2.5~5mg 매 12~24시간마다 투여함

⇨ 기립성저혈압이 나타날 수 있으므로 낙상 주의해야 함

⇨ 수면장애가 있는 경우 유용하나 과도한 진정 효과가 나타날 수 있음

⇨ 노인, 치매, 저활동성 섬망의 경우 효과가 떨어짐

▶ Risperidone

- 비정형 약제로 EPS 증상이 적음

⇨ 0.25~1mg 매 12~24시간마다 투여함.(Haloperidol과 효과 동등함)

⇨ 저활동성 섬망에도 효과적이고 노인의 수술 후 섬망에 예방적 효과가 있음

---

11) EPS(Extra Pyramidal Syndrome, 추체외로증후군): 추체외로를 구성하는 대뇌 기저핵의 기능 장애로 발생하는 증상으로 근긴장증, 파킨슨 증후군, 좌불안석증, 지연성 운동장애가 있음

08 진정 관련 서식으로 무엇이 있을까?

＊진정 관련 서식

1. 진정 동의서(검사 동의서 내에 문구 추가해서 받는 곳도 있음)
2. 진정 전 환자 평가 기록지(전산으로 Dr.가 입력하여 넣는 곳도 있음)
3. 진정 및 회복 기록지(검사 전에 V/S 및 Bwt. 측정하여 기재해야 함)

⇨ 폐소공포증 환자에게서 진정제 사용하여 촬영하는 MRI, CT 같은 검사
진정제를 사용한 수면내시경검사(수면 위내시경, 수면 대장내시경 등)

＊진정제 사용하면 필요한 서류가 보통 4개임

⇨ 1. 시행할 검사 동의서(Ex. 수면 내시경, MRI 내시경)
2. 진정 동의서(동의서는 인턴/Dr.를 통해 받음)
3. 진정 전 환자 평가 기록지(전산에 들어왔는지 확인함)
4. 진정 및 회복 기록지

＊진정제 사용한 검사 시 챙겨야 할 것

⇨ 1. 진정제(병동에서 검사실로 보내주는 경우가 꽤 있음)
2. Pulse Oximeter 측정기(& O_2 Mask & Ambubag)
3. Dr. Keep(인턴 선생님 검사 보내기 전에 Call 해서 Keep 시킴)

09 플라세보(Placebo)는 무엇일까?

＊플라세보(Placebo): 위약, 가짜 약

- 약리작용이 전혀 없으나 큰 치료 효과를 발휘하는 것을 말함
- 통증보다는 불안감 or 두려움이 더 큰 경우와 실제로 통증이 없음에도 지속해서 진통제를 투여받지 않으면 통증이 올까 봐 계속하여 진통제를 요구할 때 플라세보를 고려하게 됨

⇨ 약물로 인한 효과보다는 투여받는 자체의 행위에서 얻는 안도감에서 치료 효과를 얻을 수 있음(나을 거라는 믿음이 기반이 됨)

- 플라세보가 환자에게 거짓말하는 것으로 생각할 수도 있지만, 실제로 통증이 없는 환자에게 계속하여 진통제를 투여하면 위장장애/의식저하 같은 불필요한 부작용을 유발하므로 이를 줄이기 위함임
- 대개 N/S 1cc 투여 가장 많이 함

⇨ Morphine 같은 마약성 진통제가 투여될 시 특유의 느낌을 구분하는 분들에게는 5% D/W 1cc 투여하기도 함

10 진통제와 진경제의 차이는 무엇일까?

*** 진경제(Antispasmodic)**

- 평활근이 비정상적으로 수축하거나 위장관운동이 비정상적으로 증가하면 **복부경련 및 경련에 의한 통증**이 발생하는데 이를 진정시켜 주는 약물임

⇨ 위장관·간·담도계·비뇨기계·자궁 등 복부의 내장기관은 평활근으로 이루어짐

- NSAIDs(COX-2를 억제하여 소염·진통 효과가 있음)와 마약성 진통제는 평활근을 이완시켜주지 않아 복통에는 효과적이지 않음

⇨ 위장관운동에 문제가 생겨 복통이 생기면 진경제를 사용하여 완화하고 과민성 증후군·급성 장염·궤양 등의 질환에도 보조적으로 사용함

+ 자주 사용하는 항콜린성 진경제(1)

- 아세틸콜린(Ach)이 무스카린성 수용체에 작용하여 부교감신경계가 흥분되면 평활근 수축이 일어남 (위장관 평활근은 자율신경계에 의해 조절됨)

⇨ 아세틸콜린을 차단하면 평활근의 수축운동이 감소되어 진경 작용함

- 부교감신경 말단에서 아세틸콜린 작용을 경쟁적으로 차단하여 복통이 완화됨

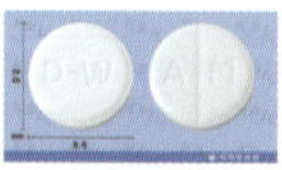	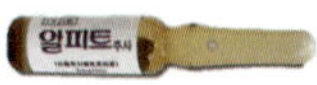	위장관계 경련 및 기능적 운동장애 투여함 주사제는 소화관 내시경 검사 전에 투여함
알피움정	알피트주	Cimetropium Bromide 성분
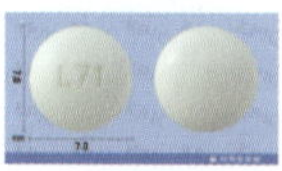	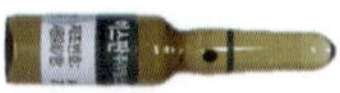	위·장 궤양, 위·장염, 변비·설사, 담낭염, 요로결석, 방광염, 월경곤란에 투여함
부스코판당의정	히스판주	Scopolamine Butylbromide 성분
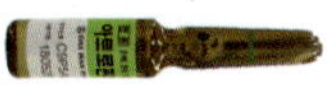	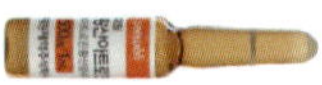	위장관 경련성 동통, 담관·요관 산통, 위·십이장궤양, 경련성 변비에 투여함
대한아트로핀황산염주	대원황산아트로핀주	Atropine Sulfate 성분
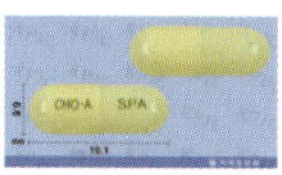	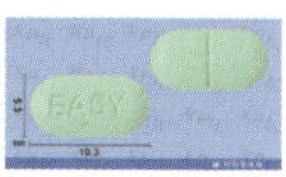	위·십이지장궤양, 경련성 변비 및 위염·대장염·게실염의 경련에 투여함
스파토민캡슐	이지정	Dicyclomine Hydrochloride 성분
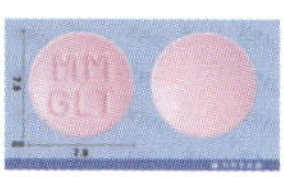		위·십이지장궤양의 보조치료
명문글리코피롤레이트정		Glycopyrrolate 성분

+ 자주 사용하는 비항콜린성 진경제(2)

- 평활근의 Ca 농도를 조절하거나 평활근을 직접 이완시켜 진경 작용함
- Papaverine 유도체　　　　- 기타(Phloroglucinol & Tiropramide)

- Pinaverium은 위장관 평활근의 Ca 채널을 차단하여 진경작용 함 (추정)

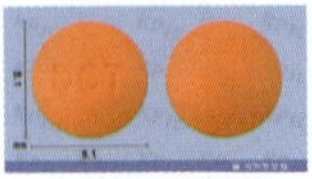	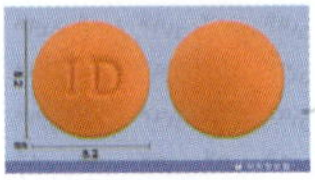	과민성 대장 증후군, 담관 운동 부전에 투여함
일양디세텔정	**핀베린정**	**Pinaverium Bromide 성분**

- Fenoverine은 위장관 평활근 세포에서 Ca 방출을 억제하여 복통이 완화됨

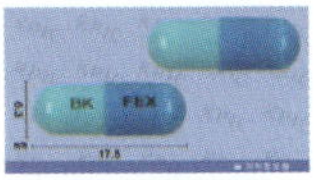	과민성 대장염, 월경통에 투여함
펙사딘캡슐	**Fenoverine 성분**

- Papaverine은 위장관 평활근을 이완하여 복부경련과 복통이 완화됨

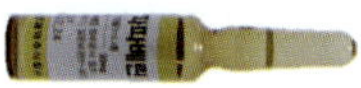	위염, 담석증에 투여함
이연파파베린염산주	**Papaverine HCl 성분**

Papaverine 유도체

- Phloroglucinol은 교감신경 전달물질인 노르에피네프린이 노르메타프린으로 변환시키는 COMT를 억제하여 노르에프네프린의 농도를 증가시킴

⇨ 아세틸콜린에 의해 항진된 평활근의 운동을 정상화시켜 복통이 완화됨

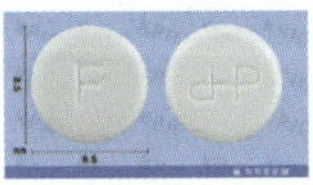	소화관 및 담도계 기능장애 의한 통증, 부인과 산통, 비뇨기계 산통에 투여함
후로스판정	**Phloroglucinol Hydrate 성분**

- Tiropramide는 평활근 세포에 직접적으로 작용하여 근육경련을 완화함

⇨ 세포 내 cAMP 합성효소의 작용을 활성화하여 cAMP 농도를 증가시킴

⇨ 신경전달에 관여하는 cAMP는 근수축에 필요한 Ca 이온 농도를 감소시켜 평활근 수축을 억제하여 복부경련 및 복통이 완화됨

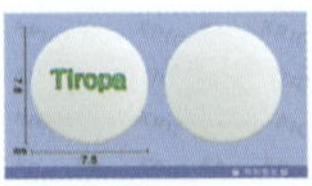	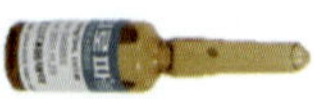	복부 산통, 간담도 산통, 신장 및 요관 산통에 투여함
티로파정	**티로파주**	**Tiropramide Hydrochloride 성분**

11 PCA는 무엇일까?

*** PCA(Patient Controlled Analgesia, 자가 통증 조절기)**

- 정맥 주사를 통한 자가 통증 치료법은 일정한 양의 진통제가 정맥로를 통해 지속적으로 투여되고 있는 상태에서 환자 본인이 통증을 느낄 때, 진통제를 안전하게 추가 투여할 수 있도록 만들어진 진통 조절 방법임
- 수술 후 급성 통증 조절에 유용한 기구로 대부분 수술 직후에 연결됨

*** PCA 장점**

- 환자 스스로 통증을 조절할 수 있어 통증에 따른 불안 해소해줌
- 진통제 과잉투여에 따라 발생하는 진정 정도 줄여줌
- 환자가 느끼는 통증에 따라 적절한 진통 이루어짐

⇨ 적절한 진통 효과로 수술 후 기침 운동 및 심호흡을 효과적으로 할 수 있게하여 폐 합병증 발생빈도를 줄여주고 조기 보행을 가능하게 함

+ PCA 구성요소

*** Basal(기본 주입속도)**

- 지속적으로 투여되는 약물(진통제)의 시간당 주입되는 속도

*** Bolus(추가 주입량)**

- 추가로 진통제를 더 원할 때 버튼을 누르면 투여되는 1회 주입량

*** Lock Out Time(추가 주입 차단 시간)**

- Bolus 버튼을 1회 누른 뒤 다시 대상자가 사용할 수 있기까지의 시간

⇨ 무분별한 진통제 사용을 막기 위해 일정한 시간이 지난 뒤 Bolus로 진통제가 투여되도록 차단해둠

12 PCA 적응 대상자는 누가 있을까?

*** PCA 적용 대상자**

- 수술 후 급성 통증 환자, 암성 통증 환자
- 요통 등 만성 통증 환자, 무통 분만 환자 등

*** PCA 적용이 어려운 환자**

- COPD 환자, 두부 손상 환자, 진통제 or 마약제에 부작용 있던 환자, 전해질 이상, 패혈증과 같이 대사성 장애가 심하거나 감염 환자, 스스로 버튼을 누르기 어려운 환자나 방법을 이해하지 못한 환자

13 PCA 설명은 어떻게 할까

＊PCA 사용법

- 통증이 느껴져 추가로 진통제가 필요하다 느껴지면 PCA 버튼을 누르면 미리 정해 둔 적은 양의 진통제가 추가로 투여되고 통증이 감소함
- 실수로 단추를 계속하여 누르더라도 안전장치가 있으므로 한번 버튼을 누르면 다음 시간까지 버튼을 눌러도 추가로 진통제가 투여되지 않음
- 버튼을 눌러도 충분히 통증이 없어지지 않으면 간호사를 호출하도록 함

⇨ "환자분 이것은 무통 주사이고, 버튼을 누르지 않아도 알아서 천천히 일정량(보통 0.5cc/5min)이 들어가는데, 혹시라도 환자분이 많이 아프다고 느끼시면 이 버튼을 누르면 추가로 진통제가 들어갑니다. 참고로 버튼 한번 누른 뒤 15분이 지나지 않는 한 추가로 더 눌러도 진통제가 추가로 더 투여되지 않습니다. 버튼을 눌렀는데도 계속하여 아프시다면 간호사를 불러주세요. 그리고 진통제가 들어가면서 속이 울렁거리거나 어지럽고, 토할 것 같으셔도 간호사를 불러주세요."

14 PCA 리필은 어떻게 받을까?

＊PCA Refill

- 수술 당일 이후 진통제를 더 원하는 경우 Refill 가능함

⇨ POD #4 까지 사용하던 기계에 약 채울 수 있음. POD #5 부터는 PCA 기계 교환해야 함

⇨ POD #4 여도 두 번째 Refill인 경우 기계 교환해야 함

- Cost 설명 후 수술실 마취과에서 Refill 받음

⇨ Refill 경우 동의서 추가로 안받음(PCA 처방 및 마취과 협진 확인함)

⇨ Refill 안 할 경우 일반 폐기물 Box에 버리는 PCA 기계가 있고, 기계를 반납하여 진통제를 채워서 사용하는 PCA기계가 있음

+ PCA 성분

＊PCA 성분

- Main 진통제로 마약성 진통제인 Morphine, Fentanyl 등이 있음
- Sub 진통제로 Tarasyn가 함께 Mix 될 수 있음
- 부작용 예방 약물로 Nausa, Zofran, Granisetron, Dexa가 Mix 됨

임상 NOTE 2

CHAPTER 04

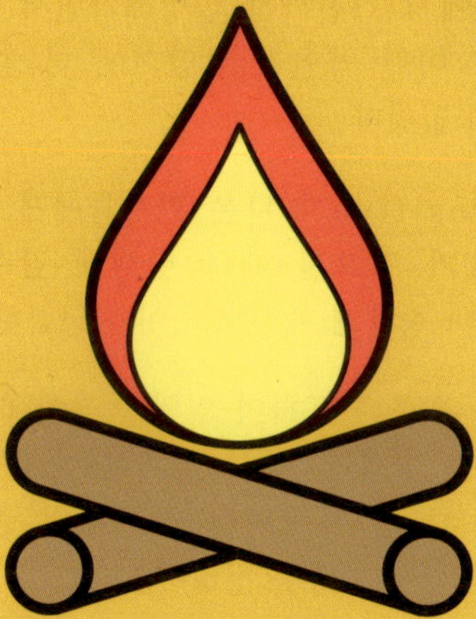

'약물'이 많아 슬픈 신규간호사
'눈물' 쏟기 전에 미리 공부하자!

(약물 편)

4-01 '약물'이 많아 슬픈 신규간호사
'눈물' 쏟기 전에 미리 공부하자!(약물 편)

'Anti-biotic Master' - 항생제 계열

임상에서 가장 자주 사용하는 약물 중 하나가 항생제[1]이지 않을까. 미생물(세균)에 감염이 되면 열이 나는데 대개 발열과 염증반응이 나타났을 때 병원을 찾는 환자분들이 많아서 치료과정에 항생제가 포함된 경우가 많았었다.

학부 때부터 항생제는 작용기전에 따라 여러 계열로 나누어지며 성분에 따라 더 세분된다는 것도 여러 번 들어서 알고는 있었다. 그렇지만 막상 임상에서는 환자분들에게 기전까지 설명해가면서 투여할 일이 없었고 항생제라고만 말해도 어떤 약인지 알았기에 더 깊게 공부해야겠다는 생각은 거의 해본 적이 없었다.

가끔 **항생제 AST Positive가 나온 환자들에게 다른 계열 항생제로 변경되어 다시 AST가 필요할 때나 항생제 감수성 결과에 따라서 항생제가 변경될 때**에나 항생제 계열별 차이가 궁금하곤 했었다.

항생제 계열별 기전을 외운다고 하여 일의 능률이 더 올라가거나 그러진 않겠지만 우리가 하는 일에서 검사 결과에 따라 항생제가 바뀌거나 환자의 증상에 따라 처음 결정되는 항생제의 종류가 왜 달라지는 것인지를 알 수 있기에 다음 내용을 정리하였다.

여기서는 **항생제별로 기전과 각 항생제가 자주 투여되는 질환별 상황을 정리**해두었으니 잘 읽어보고 넘어가길 바란다. 완벽하게는 모르더라도 기전과 세대별 차이를 조금이라도 알아둔다면 항생제 처방을 이해하는 데 도움이 될 것으로 생각한다.[2]

1) 항생제는 '미생물에 의하여 만들어진 물질로 다른 미생물의 성장이나 생명을 막는 것'을 의미하고, 항균제는 '항생작용을 하는 합성 화학물질'을 의미하므로 용어의 차이가 있으나 실제 임상에서는 항생제라는 단어를 일반적으로 사용하므로 본 단원에서 용어를 엄격히 구분하지는 않았습니다.

2) 임상에서 항생제가 '강하다', '약하다'라고 표현하는 것은 그 항생제가 커버할 수 있는 균의 범위가 넓으면 넓을수록 강하다라고 표현하는 거라고 이해하면 될 것 같습니다.(항생제 스펙트럼 참고)

다음은 **'항생제'**에 관해 정리한 것이다.

❖ 세균(Bacteria)

- 미생물의 한 종류로 세포벽에 따라 그람양성균과 그람음성균으로 구분됨

⇨ 그람양성균: 그람 염색에서 감청색 or 보라색으로 염색되는 세균임

⇨ 그람음성균: 그람 염색에서 적색으로 염색되는 세균임

❖ 감염(Infection)

- 미생물(세균 포함)이 숙주(사람 or 동식물)의 조직 표면에 부착하거나 내부에 침입하여 증식이 일어난 상태로 **숙주에게 질환을 유발할 수 있음**

❖ 항생제(Antibiotics)

- 인체에 침입한 세균에 작용하여 감염 치료를 위해 사용하는 약물임
- 미생물 中 **세균의 증식과 성장을 억제하거나 살균 효과**가 있음

⇨ 미생물 中 바이러스의 증식과 성장을 억제하면 항바이러스제라고 함

⇨ 미생물 中 진균(곰팡이)의 증식과 성장을 억제하면 항진균제라고 함

1. 예방적 항생제(Prophylactic Antibiotics)

- 현재 세균에 감염되지 않은 상태지만 세균감염을 예방하기 위해 사용함

⇨ **OP 후 합병증**(Ex. 심부감염)을 **예방**하기 위해 **예방적 항생제** 사용함

- OP 시작(피부절개) 전에는 30분 or 1시간 이내 투여하여 OP 시점에 혈청 및 조직의 항생제 농도가 충분히 유지될 수 있도록 함

⇨ 특별한 사유가 없는 한 **3세대 Cephalosporin 사용은 지양함**

- OP 후에는 항생제 1회 투여 or 24시간 이내에는 투여가 끝나도록 함

⇨ 권고 기간보다 장기간 투여하여도 수술 부위 감염 발생률에 차이 없음

2. 경험적 항생제(Empirical Antibiotics)

- 현재 세균에 감염된 상태지만 **원인균이 확인되지 않았을 때** 세균감염을 치료하고자 할 때 사용함(Culture 결과 나오기 전에 사용하는 항생제)

⇨ 감염 부위와 원인균 및 내성 양상을 추정하여 경험적 항생제를 선택함

⇨ Culture 결과가 나오기까지 1~2주 정도 긴 시간이 필요한데 그때까지 환자를 내버려 둘 수는 없으므로 '대개 이런 증상이면 이런 균이었지' 하는 경험으로 제일 효과적일 것 같은 항생제를 선택해서 치료함

⇨ 후에 원인균이 확인되면 치료에 더 효과적인(선택적) 항생제로 바뀜

3. 선택적 항생제(Selective Antibiotics)

- 현재 세균에 감염된 상태이고 **원인균이 확인되었을 때** 치료를 위해 사용함

⇨ Culture(배양검사)로 원인균을 확인하고 항생제 감수성 결과를 토대로 가장 적절한 항생제를 선택하여 치료함

+ 경험적 항생제 처방 中 Step Up 처방

*** 항균 범위를 넓혀가는 처방을 말함**

- 예상되는 흔한 균에는 항균작용이 효과적이지만 다른 균에는 항균작용이 비효과적인 좁은 범위의 항생제를 경험적 항생제로 선택함
- Culture 결과상 예상했던 균이 아닌 다른 균이 원인균으로 확인되었고, **현재 사용하는 항생제보다 더 넓은 범위의 항생제로 변경**되면 Step up임

⇨ 불필요한 항생제 사용을 줄임으로써 항생제 내성 발생 위험을 줄여주나, 초기에 선택한 항생제가 비효과적이면 환자의 예후가 나빠질 수 있음

- 중증도가 중등도 이하인 대부분의 감염증 환자에게 사용되는 처방법임

+ 경험적 항생제 처방 中 Step Down 처방

*** 항균 범위를 좁혀가는 처방을 말함**

- 비교적 흔하지 않은 균에서도 항균작용이 효과적인 넓은 범위의 항생제를 경험적 항생제로 선택함(넓은 항균 범위 → 좁은 항균 범위)
- Culture 결과상 확인된 원인균에 효과적이고 **현재 사용하는 항생제보다 더 좁은 범위의 항생제로 변경**되면 Step Down임

⇨ 초기에 선택한 항생제가 환자에게 효과적일 가능성이 클 수는 있으나, 불필요한 항생제 사용이 많아져서 항생제 내성 발생 위험은 커짐

- 중증 감염 환자 or 중증 면역저하 환자에게 사용되는 처방법임

암또생각

균 동정률을 높이기 위해 Fever Study(대개 Blood Cx. Sputum Cx. Urine Cx.)를 전부 시행한 후 Anti를 Start 해야 하고, 열이 최고로 나고 있을 때 Culture를 해야 한다며 해열제도 Culture가 끝나기 전까지 투여를 미루는 곳이 있었다. 2008년도 논문에 의하면 열이 최고인 지점에서 Culture를 해도 특별하게 균 동정률이 높지 않다는 내용이 담겨 있으며, **고열로 힘들어하는 환자의 증상 조절을 위해 해열제는 Culture 전에 투여해도 된다는 의견이 많은 추세다.** 2쌍의 Culture가 끝나기 위해 최소 30분 이상의 시간이 필요하고 중심정맥관의 경우 Call한 인턴이 오기까지 꽤 많은 시간이 소요되므로 당장 환자가 고열로 힘들어한다면 처방난 해열제를 먼저 투여하는 게 좋다고 생각한다. 또한, 원칙상 Anti가 Culture가 끝나면 투여되어야 하는 것은 맞지만 임상에서 보면 상황에 따라 빠른 Anti 투여가 필요한 경우에는 Blood Cx.까지만 시행하고 Anti를 투여하는 곳이 있었다. 이런 상황이 반복되면 Routine으로 Blood Cx.까지만 시행하고 Anti를 Start 하는 곳이 있었는데 Anti는 가능한 모든 Culture가 끝난 뒤 투여하는 게 옳다는 것을 잊지 않았으면 좋겠다.

+ 일반 항생제 & 유보 항생제 & 제한 항생제

*** 1차 항생제(일반 항생제)**

- 안정성, 효과 면에서 해당 감염에 우선 선택할 수 있는 항생제를 의미함
- 여러 항생제에 감수성이 있다면 일반 항생제를 우선 사용해야 함

⇨ 대개 별도의 규제 없이 의학적 판단에 따라 사용할 수 있음

*** 2차 항생제(유보 항생제)**

- 안정성 면에서 독성이 강하거나 부작용이 많은 항생제 or 고가인 항생제 or 광범위한 사용으로 내성 확산 등 악영향을 끼칠 가능성이 큰 항생제 or 새로 개발된 항생제로 우선 선택하기에는 어려운 항생제를 의미함

⇨ **원인 병원체 및 감수성 양상 or 일반 항생제에 대한 부작용 등**의 이유로 해당 항생제를 선택하였다는 이유를 제시해야 사용할 수 있음

- 유보 및 제한 항생제는 병원지침에 따라 관리하므로 종류가 다를 수 있음

⇨ Ceftizoxime(에포세린), Ceftazidime(타짐), Ceftriaxone(세포트리악손), Cefotaxime(세포탁심나트륨), Ciprofloxacin(씨프러스) 등

*** 3차 항생제(제한 항생제)**

- 유보 항생제 중에서도 엄격한 사용 규제가 요구되는 항생제를 의미함

⇨ **감염 전문의**(or 상응하는 전문의)에게 **승인을 얻은 후에 사용**할 수 있음

⇨ Imipenem(프리페넴), Vancomycin(반코마이신), Teicoplanin(테이코신) 등

- 예방적 투여로 처음 처방한 경우 3일까지는 감염내과 승인 없이 사용하기도 함

⇨ 4일째부터는 감염내과 승인 후에 사용해야 함(승인 여부 확인해야 함)

암또일화

개인적인 생각으로 투약 에러는 반복되는 상황에서 조금이라도 방심했을 때 발생하는 것 같았다. 그제도, 어제도 이렇게 했으니까, 항상 하던 일이니까 또 이렇게 하겠지 하는 마음으로 투약카드를 읽으면 눈이 뇌를 속이는 걸 느꼈다. 후에 '오늘 처방이 바뀌었구나, 정말 이렇게 보였는데' 할 때는 이미 늦었었다. 내가 근무했던 병원에서는 프리페넴을 제한 항생제로 관리했었는데, 당시 우리 병동에서는 2명의 환자가 프리페넴을 투여받고 있었다. 그날 Day는 평소처럼 2명의 환자에게 프리페넴을 투여했었고, 문제는 Eve가 출근하여 약물 준비를 하다 프리페넴이 없다는 것을 인지한 순간 난리가 났었다. 알고 보니 1명은 그날부터 감염내과가 항생제를 승인해주지 않아 약국은 약을 올려주지 않았고, Day 때 투여된 약은 승인 난 환자에게 Eve 때 투여될 약이었다. 이런 상황을 주치의에게 보고하고, 주치의는 제한 항생제 약물을 다시 추가로 승인받으려 감염내과 교수님을 찾아가는 등 그 날의 병동 분위기가 정말 말이 아니었었다.

다음은 '**작용기전별로 항생제**'에 관해 정리한 것이다.

1. **세포벽 합성 저해 항생제**

- 세균은 세포벽에 둘러싸여 있고 **세포벽은 세균을 지켜주는 방어막 역할**을 함

⇨ 인체 세포는 세포벽이 없어 사람에게는 영향을 안 주면서 세균을 죽게 함

- 세균이 세포벽을 합성하려면 PBP(Penicillin-Binding Protein)가 필요함
- **β-Latam계 항생제**는 PBP에 결합하여 세포벽 합성을 억제하여 항균 작용하며 **Penicillin·Cephalosporin**·Monobactam·Carbapenem 등이 있음

⇨ 3개의 탄소 원자와 1개의 질소 원자로 이루어진 이종원자 환형 고리를 **β-Latam 환**이라고 하며 이러한 구조의 항생제를 β-Latam계 항생제라 함

- **Non β-Latam계 항생제**는 다른 경로로 세포벽 합성을 억제하여 항균 작용하며 Vancomycin·Bacitracin·Fosfomycin·Cycloserine 등이 있음

⇨ Vancomycin은 이당류 펜타펩티드(Pentapeptide) 유리를 억제하고, Bacitracin·Fosfomycin은 지질 운반체의 활성화 억제 작용을 하며, Cycloserine은 세포벽 전구물질로 D-Alanine과 결합하여 항균 작용함

2. **세포막 파괴 항생제**

- 세균의 세포막 투과성을 변화시켜 세포막 기능을 억제하여 세균을 죽게 함

⇨ 세포를 보호하는 세포막은 선택적 능동수송을 통해 세포 내 구성물질을 조절함

⇨ 투과성 변화로 **고분자 물질 or 이온이 세포 외로 빠져나가면 세포는 죽게 됨**

- **그람음성균에 사용하는 항생제 Polymyxin**은 세포막의 인지질에 작용하여 세포막을 파괴하고 구성물질이 세포 외로 빠져나가게 만들어 세균을 죽게 함

⇨ 인체 세포에도 독성과 부작용을 보여 거의 외용제(연고/안약)로 사용함

- **진균에 사용하는 항진균제 Polyene 및 Azole계**는 칸디다증·백선에 사용함

⇨ Polyene에는 Amphotericn B와 Nystatin이 있으며 진균 세포막의 Ergosterol과 결합하여 세포막의 투과성을 변화시켜 진균을 죽여버림

⇨ Azole계에는 Triazole계(Fluconazole·Itraconazole·Tercoazole)와 Imidazole계(Ketoconazole·Clotrimazole·Echonazole) 등이 있고 Sterol-α-demethylase 효소 억제하여 세포막의 Ergosterol 합성을 방해함

3. **증식 저해 항생제**

- 세균이 증식하기 위해서는 **엽산을 이용하여 유전 물질인 DNA와 RNA를 만들고 만들어진 DNA와 RNA에서는 단백질을 합성함**

⇨ 리보솜은 세포질의 세포 소기관으로 RNA를 인식하여 단백질을 합성함

- 증식 단계 中 어느 부분을 억제하느냐에 따라서 **엽산 합성 저해 항생제, 핵산 합성 저해 항생제**(DNA 합성 저해 항생제/RNA 합성 저해 항생제), **단백질 합성 저해 항생제**로 분류됨

1) 엽산 합성 저해 항생제

- 세균은 핵산 합성에 필요한 엽산을 자체적으로 생합성 할 수는 있어도 외부에서 만든 엽산은 이용할 수 없는 점을 이용하여 세균을 죽게 함

⇨ 엽산은 핵산 및 단백질 합성에 중요한 전구물질로서 작용함

- 대표적으로 Sulfonamide와 Trimethoprim 항생제가 있음

⇨ Sulfonamide는 엽산 성분 中 PABA와 비슷한 구조로 Sulfonamide가 PABA 대신 들어가 엽산 합성 장애가 일어나며, 엽산 합성에 작용하는 DHPS(Dihydropteroate Synthase) 효소를 억제함

⇨ Trimethoprim은 Dihydrofolate를 Tetrahydrofolate로 전환 시키는 DHFR(Dihydrofolate Reductase) 효소를 억제함

- Sulfonamide와 Trimethoprim은 **엽산 합성과정의 다른 과정을 차단하여 병용 투여하면 상승작용 효과가 있어 복합제(TMP/SMX)로 많이 사용함**

2) 핵산 中 DNA 합성 저해 항생제

- 세균의 DNA 전사 or 해석, RNA 형성을 방해함으로써 세균을 죽게 함
- Quinolone은 DNA 자이레이즈(Gyrase)에 작용하여 DNA 합성을 방해함

⇨ DNA 자이레이즈는 DNA 합성 시 DNA 가닥을 꼬거나 푸는 역할을 함

⇨ DNA 합성으로 풀린 DNA 가닥을 DNA 자이레이즈가 다시 연결되게 하는 것을 Quinolone이 방해함으로써 세균 세포를 죽게 함

3) 핵산 中 RNA 합성 저해 항생제

- Rifampicin은 DNA를 주형으로 하여 RNA를 합성하는 RNA 중합 효소를 억제하여 DNA-의존 RNA 합성과정을 방해함으로써 세균 세포를 죽게 함

4) 단백질 합성 저해 항생제

- 세균의 **리보솜에 작용하여 단백합성**을 방해함으로써 세균을 죽게 함

⇨ 세균의 리보솜은 70S 복합체로 30S와 50S가 결합 된 2개의 단위체임

⇨ 인체 세포의 리보솜은 80S 복합체(40S+60S)로 항생제 영향 안 받음

- **30S 리보솜 억제 항생제로 Aminoglycoside계·Tetracycline계 등** 있음

⇨ Aminoglycoside계는 30S와 결합 m-RNA의 전달암호를 잘못 판단하게 하여 불필요한 단백질을 만들게 하고, Tetracycline은 t-RNA와 m-RNA가 결합하는 것을 방해함

- **50S 억제에는 Macrolide·Lincosamide·Chloramphenicol 등** 있음

⇨ Macrolide는 50S와 30S가 결합하여 70S 복합체가 되는 것을 방해하며 t-RNA와 리보솜을 분리시켜 버리고, Clindamycin은 t-RNA와 50S가 결합하는 것을 방해하며, Chloramphenicol은 t-RNA와 50S의 결합을 방해하고 펩타이드 결합을 만드는 것도 방해함

다음은 '**주요 항생제 계열별 종류와 특징**'에 관해 정리한 것이다.

01 세포벽 합성 저해 항생제 中 페니실린계 ★

＊ 페니실리나제 저항 페니실린(Penicillinase Resistant Penicillin)
- 목적: 주로 **그람양성구균인 포도상구균에 의한 감염병 치료**에 사용함
⇨ Methicillin·Oxacillin·Nafcillin·Cloxacillin·Dicloxacillin·Flucloxacillin
⇨ Methicillin은 심한 부작용(급성 간질성 신염 등) 문제로 지금은 사용 안 함
- 특징: **페니실리나제를 분비하는 포도상구균에 항균 작용**하기 위해 만들어짐
⇨ 기존의 페니실린 구조를 바꿔 페니실리나제에도 가수분해가 되지 않도록 만듦
⇨ **페니실린에 내성을 보이는 페니실리나제를 만들어내는 포도상구균**이 나타나면서 천연 페니실린이 연쇄상구균에는 작용하여도 포도상구균에는 작용 못 하게 됨
- 기타: 이 항생제에 내성있는 포도상구균을 **MRSA**라고 함(**Vancomycin 씀**)

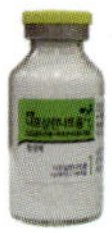	**Nafcillin Sodium 성분**: 반감기가 짧아서 4시간마다 투여함 ⇨ 성인: 1회 500mg 1일 4~6회 IM 또는 1일 6회 IV 함 ⇨ 소아와 신생아는 1회에 정해진 용량만큼 1일 2회 IM 함
보령나프실린나트륨주	

+ 천연 페니실린

＊ 천연 페니실린(Natural Penicillin)
- 목적: 주로 **매독 치료나 연쇄상구균에 의한 감염병 치료**에 사용함
⇨ **Penicillin G**·Procaine Penicillin G·**Benzathine Penicillin G**·Penicillin V
- 특징: Penicillin G는 저렴하고 효과가 좋으며 **그람양성구균**에 항균작용 함
⇨ 그람양성구균(폐렴알균·연쇄알균·장알균 등)에 가장 우선적으로 사용했었으나 β-Lactamase[3]에 의해 파괴되고 위산에 약하여 지금은 많이 사용 안 함
⇨ **그람음성구균인 임질에도 항균작용** 하여 Procaine Penicillin G를 투여했으나 Penicillinase를 생성하는 임질균이 증가하여 지금은 거의 사용 안 함
⇨ 그람음성간균에는 항균효과가 없어서 사용 안 함(외막 투과할 수 없음)
- Penicillin G Benzathine Hydrate 및 Penicillin G Potassium 성분의 약품들이 있었으나 2025년 기준 유통되는 약품 없음
- 기타: **심내막염 치료**를 위해 Penicillin G Potassium 사용할 수 있음
- 주의: **매독**에 Benzathine Penicillin G 투여 후 발열·불쾌감·발진 유발가능
⇨ **Jarisch-Herxheimer 반응**으로 매독균이 파괴되면서 분비되는 내독소 때문임

3) β-Lactamase: β-Lactam 연결을 가수분해하는 효소로 β-Lactam계 항생제가 항균작용 못 함

＊ 아미노페니실린(Aminopenicillin)
- 목적: **그람음성간균(대장균·살모넬라균)에 의한 감염병 치료**에 사용함
⇨ Ampicillin·Amoxicillin·Ampicillin Ester(위장관 흡수율 차이만 있음)
- 특징: Penicillin G에 아미노기를 합쳐 그람음성 세균 외막의 포린을 통해 투과할 수 있어서 **장내 세균(그람음성간균)에도 항균작용**이 가능해짐
⇨ **Ampicillin**은 주로 VRE가 아닌 **장내 세균에 의한 감염병 치료**에 많이 사용함
⇨ **Amoxicillin**은 경구 투여 시 위장관 흡수율이 높아 **호흡기감염**에 많이 사용함
⇨ **Ampicillin Ester**는 빠른 흡수로 위장 장애가 적고 높은 혈중농도가 유지되어 **1일 2~3회 투여로도 항균효과** 유지됨(Bacmipicillin, Pivampicilline 등)
- Tip: **Amoxicillin은 제균 치료 및 치과 치료 전·후 항생제**로도 많이 사용함
⇨ 1차 제균 요법[PPI 제제 + **AMX(Amoxicillin)** + CLA(Clarithromycin)]
⇨ 위내시경 후 Amoxiciilin 처방되었다면 제균 요법 목적일 가능성 큼

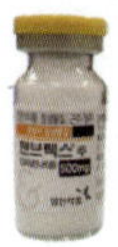	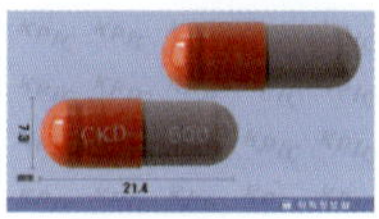	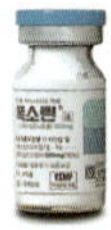	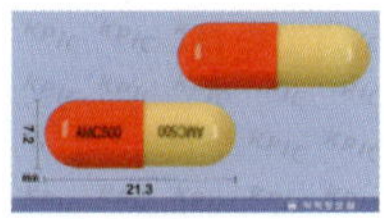
펜브렉스주	**앰씰린캡슐 250mg**	**폭소린주**	**앰씰린캡슐 500mg**
Ampicillin 이외 생략함		**Amoxicillin 이외 생략함**	

＊ 항슈도모나스 페니실린(Anti-Pseudomonal Penicillin)
- 목적: 주로 **녹농균(Pseudomonas)에 의한 감염병 치료**에 사용함
⇨ 그람음성간균에 대한 항균력이 뛰어나 녹농균에도 항균효과가 있는 페니실린임
⇨ 녹농균에 작용하는 페니실린으로 **카르복시페니실린과 우레이도페니실린** 있음

＊ 카르복시페니실린(Carboxypenicillin)
- 특징: **녹농균**에 항균력을 가지는 최초의 광범위 페니실린 항생제임
⇨ Carbenicillin·Carbenicillin Ester·**Ticarcillin**(우레이도보다 항균력 약함)
- 기타: 임상에서 Ticarcillin과 Aminoglycoside계와 병행투여를 많이 했었음
⇨ 녹농균에 **β-Lactam(Ticarcillin)**+Aminoglycoside(Gentamicin) 투여함
- Tip: 최근 중증 녹농균 감염에는 3세대 세팔로스포린계를 더 선호함

＊ 우레이도페니실린(Ureidopenicillin)
- 특징: 카르복시페니실린보다 **그람음성균에 대한 항균력이 더 높은 항생제**임
⇨ Mezlocillin·Azlocillin·**Piperacillin**(PO투여 불가, **IM 또는 IV만 가능함**)
⇨ Piperacillin의 항균작용 범위가 Mezlocillin과 Azlocillin 합친 범위만큼 넓고 녹농균에 대한 항균효과도 더 크기 때문에 **Piperacillin 많이 사용함**

+ 페니실린 + 베타 - 락탐 분해효소 저해제

*** Penicillin + β-Lactamase Inhibitor**

- 목적: **β-Lactamase가 존재하는 균에 의한 감염병 치료**에 사용함

⇨ β-Lactam계 성분에 β-Lactamase Inhibitor 복합하여 항균 범위를 넓힘

⇨ 분해 효소 저해제로 **Clavulanic Acid·Sulbactam·Tazobactam 성분** 사용함

저해제	성분에 따른 약 종류		
Clavulanic Acid (클로뷸린산)	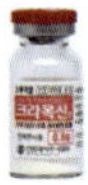	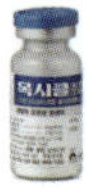	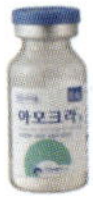
	크라목신주 0.6g	목시클주 0.6g	아모크라주 0.6g
	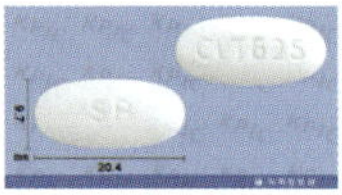	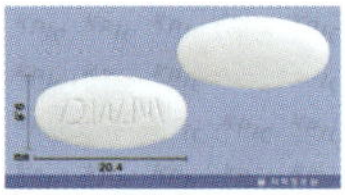	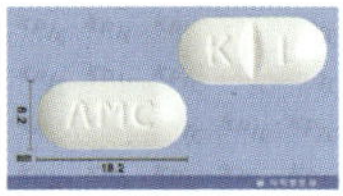
	크라목신정 625mg	목시클정 625mg	아모크라정 625mg
	+ Amoxicillin 성분 이외 생략함		
Sulbactam (설박탐)	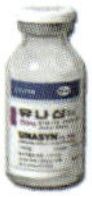	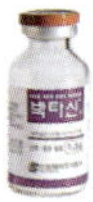	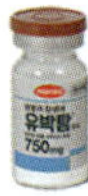
	유나신 750mg	박타신 750mg	유박탐 750mg
	+ Ampicillin 성분 약물 이외 생략함		
Tazo-bactam (타조박탐)	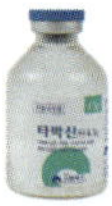	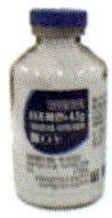	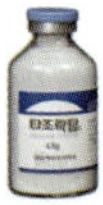
	타박신 4.5g	타조페란 4.5g	타조락탐 4.5g
	+ Piperacillin 성분 이외 생략함		

암또생각

항생제는 한 번에 한 가지씩 투여하라는 말을 많이 들어봤을 것이다. 이유로 여러 항생제를 동시에 투여하면 부작용 발생 시 어떤 항생제가 원인인지를 알 수 없기 때문이라고 많이 알고 있는데, 이 외에도 일부 항생제에서 다른 항생제 성분이 만나면 길항작용이 나타나거나 결정이 생겨서 항균력을 잃어버리므로 항생제는 같은 Line으로 동시에 투여하지 않는다.(살균항생제 참고) 그래서 부족한 항균 범위를 커버하려는 목적 or 병용투여로 상승효과를 목적으로 여러 항생제가 처방 났는데 같은 Line에 동시에 투여했다면 혼나게 된다.

02 세포벽 합성 저해 항생제 中 세팔로스포린계 ★

＊ 1세대 세팔로스포린계

- 목적: 주로 **그람양성균(포도상구균·연쇄상구균)에 의한 감염병 치료**에 사용함

⇨ Inj.: Cephalothin·**Cefazolin·Ceftezole·Cefazedone·Cephradine** 등
Po: Cephalexin·**Cefatrizine·Cephradine·Cefadroxil·Cephroxadine**

- 특징: 페니실리나제를 분비하는 포도상구균에서도 β-Latam 환이 가수분해되지 않으므로 **페니실린 내성 포도상구균에 항균 효과 있음**

⇨ 일부 그람음성균(대장균·살모넬라·크렙시엘라·프로테우스)에도 항균 효과 있음

- 기타: Cephalothin은 반감기가 짧아서 1일 6회 투여를 요구하여 거의 안 씀
- Plus: PO 제제 中 **Cefadroxil 성분은 반감기가 길어 1일 2회 투여** 가능함
- Tip: **수술 전 예방적 항생제로 세팔로스포린 1세대 or 2세대** 많이 사용함

⇨ 수술 시 감염은 피부 상재균인 포도상구균에 의해 잘 발생함(3세대 사용 X)

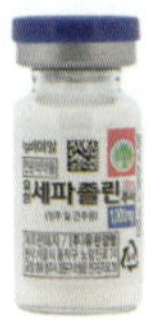	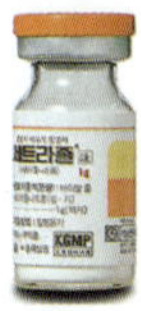	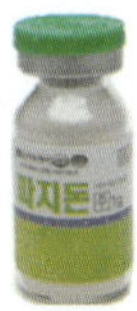
유한세파졸린 1g	**세트라졸 1g**	**파지돈 1g**
Cefazolin 성분	**Ceftezole 성분**	**Cefazedone 성분**
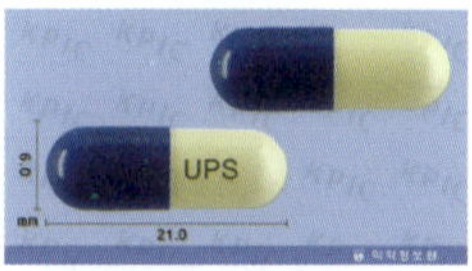	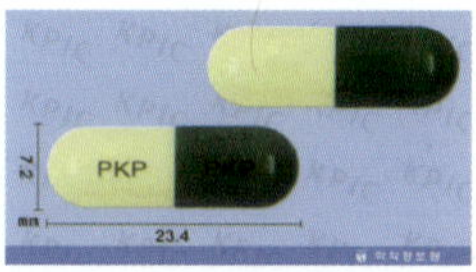	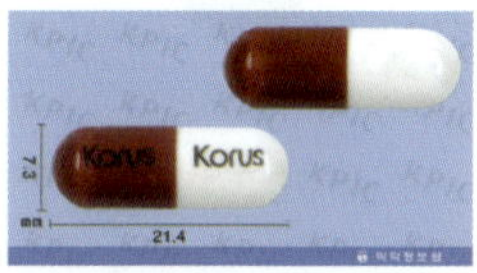
유파신캡슐 500mg	**세파론캡슐**	**세파실캡슐**
Cephalexin 성분	**Cephradine 성분**	**Cefadroxil 성분**

암또일화

항생제 뿐 아니라 약품들은 성분명을 이용하여 약의 이름을 짓는 경우가 많아서, 대개 같은 성분의 약품들의 이름이 비슷하다. 무척 바빴던 Eve 근무의 어느 날, 다음 날 첫 OP를 가는 환자가 있었다. 나는 '세파졸린주'를 AST 까지만 하고, AST 한 약품은 Sealing 하여 냉장고에 넣어두는 일을 맡았다. 그러면 Night 선생님이 환자를 수술방에 보내기 직전에 투약을 하고 보낸다. 그런데, 약품이 약국에서 잘 못 올라온 것인지 투약 준비실에 '세파졸린나트륨주'가 있었다. 바쁜 상황에서 눈이 뇌를 속인 것인지, 나는 '세파졸린주'로 약품의 라벨을 읽었고 그대로 AST를 하였다. 그 뒤 냉장고에 Sealing된 약품의 이름이 다른 것을 확인한 Night 선생님이 발견하여 제대로 된 투약이 이뤄질 수 있었다.

＊ 2세대 세팔로스포린계

- 목적: 주로 **그람양성균 및 그람음성균에 의한 감염병 치료**에 사용함

⇨ Inj.: Cefamandole·**Cefuroxime**·Cefotiam·Ceforanide·Cefonicid·Cephamycin(**Cefotetan**·**Cefoxitin**·Cefbuperazone·Cefmetazole·Cefminox)
Po: **Cefaclor**·**Cefprozil**·**Cefuroxime**·Cefotiam·Loracarbef

- 특징: 그람음성균에 대해 1세대 보다는 항균 효과가 좋고 3세보다는 낮음

⇨ 1세대에 항균 효과 있는 그람음성균 + Hemophilus Influenza에 효과 있음

- 기타: Cephamycin은 혐기성 세균을 포함한 그럼음성균에 항균 효과 좋음[4]
- Tip: Cefotetan은 1일 2회 투여가 가능하여 임상에서 자주 사용함

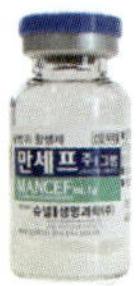	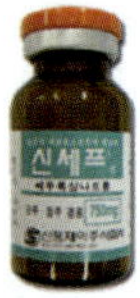	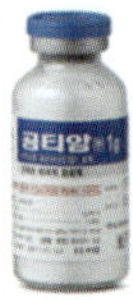
만세프 1g	신세프 750mg	곰티암 1g
Cefamandole 성분	Cefuroxime 성분	Cefotiam 성분
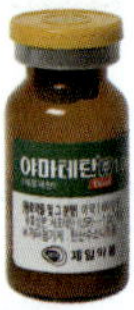	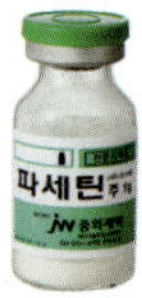	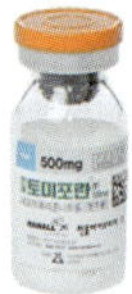
야마테탄 1g	파세틴	한올토미포란 500mg
Cefotetan 성분	Cefoxitin 성분	Cefbuperazone 성분
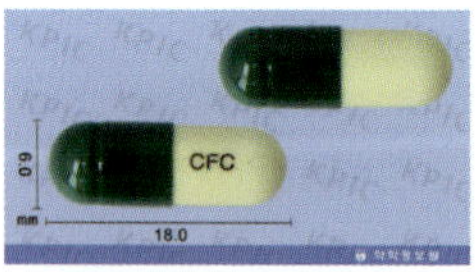	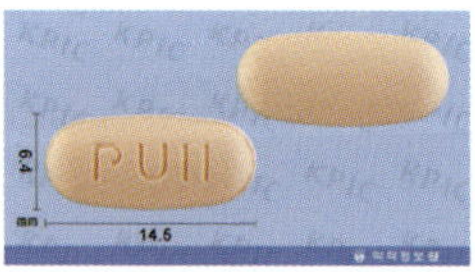	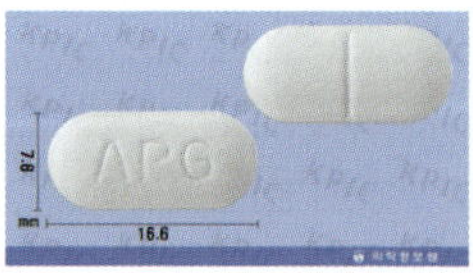
중외세파클러캡슐	세프론정	세팍틸정
Cefaclor 성분	Cefprozil 성분	Cefuroxime Axetil
이외 생략함		

4) Cephamycin은 엄격히 말하면 세팔로스포린계는 아니지만 구조식이 비슷하여 세파게로 여김

＊ 3세대 세팔로스포린계

- 목적: 주로 **그람음성균에 의한 감염병 치료**에 사용함

⇨ Inj.: **Cefotaxime·Ceftiaxone·Cefoperazone·Ceftazidime·Ceftizoxime**
·Cefpiramide·Cefpimizole·Cefsulodin·Cefmenoxime·Cefodizime
Po: **Cefixime·Cefpodoxime**·Cefditoren·Cefetamet·Cefteram·Ceftibuten

- 특징: 호기성 그람음성균에 대해 항균 효과가 좋음(그람양성균에는 약함)

⇨ **Cefoperazone·Ceftazidime·Cefpiramide는 녹농균에 항균 효과 있음**

- 기타: 중추신경계 침투력이 좋으므로 **세균성 뇌수막염 치료**에 많이 사용함

⇨ 3세대가 4세대 보다 침투력이 좋아 세균성 뇌수막염에는 3세대를 더 사용함

- Tip: Ceftriaxone은 반감기가 길어 1일 1회 투여 가능함(임질에도 사용함)
- 주의: 3세대 세팔로스포린계는 위막성대장염을 유발하기 쉬움

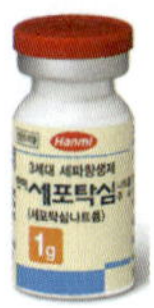	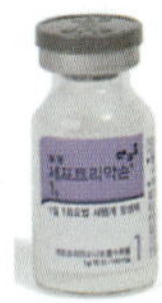	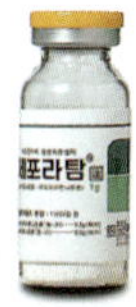
한미세포탁심나트륨 1g	**보령세프트리악손 1g**	**세포라탐**
Cefotaxime 성분	**Ceftriaxone 성분**	**Cefoperazone 성분**
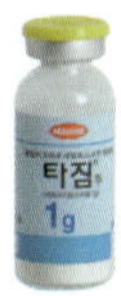	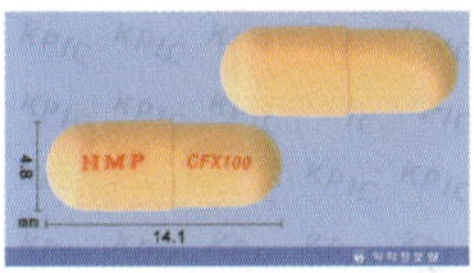	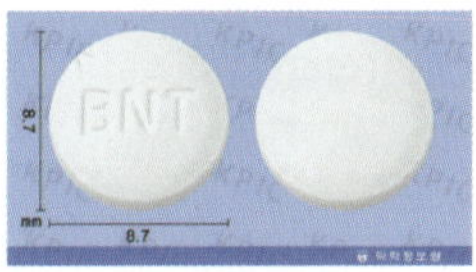
타짐 1g	**세픽스캡슐 100mg**	**바난정**
Ceftazidime 성분	**Cefixime 성분**	**Cefpodoxime**

＊ 4세대 세팔로스포린계

- 목적: 주로 **그람양성균 및 그람음성균에 의한 감염병 치료**에 사용함

⇨ Inj.: **Cefepime·Cefpirome**

- 특징: 베타락탐 분해효소에 대한 안정성이 좋아 항균 범위가 넓고 효과적임
- Tip: 중증 패혈증에 4세대 세파(그람음성균)+반코마이신(그람양성균) 사용함

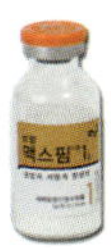	- 효능: 감수성 있는 세균에 의한 감염증 ⇨ 패혈증, 하기도 감염증, 중증 폐렴, 요로감염증, 피부/피부조직감염증, 호중구 감소시의 감염증 등
보령맥시핌 1g	**Cefepime 성분**

+ 5세대 세팔로스포린계

- 목적: 주로 **녹농균에 의한 감염병, MRSA균이 나온 감염병 치료**에 사용함
⇨ Ceftaroline·Ceftobiprole·Ceftolozane
⇨ Ceftaroline은 MRSA에 의한 폐렴 or 복합 피부 연조직 감염병에 잘 사용함
⇨ Ceftobiprole은 MRSA균 외에도 PRSP·PRRA·PRE 등 내성균에도 효과적임
⇨ Ceftolozane는 베타-락탐 분해효소 저해제인 Tazobactam 복합하여 사용함

+ 세팔로스포린 + 베타 - 락탐 분해효소 저해제

* Cephalosporin + β-Lactamase Inhibitor
- 목적: **β-Lactamase가 존재하는 균에 의한 감염병 치료**에 사용함
⇨ β-Lactam계 성분에 β-Lactamase Inhibitor 복합하여 항균 범위를 넓힘
- 기타: Ceftazidime(세팔로스포린계)+Avibactam(베타락탐 분해효소 저해제) 복합제도 만들어졌지만 아직 국내에선 사용 안 함(CPE/CRE 환자에게 사용)

<table>
<tr><th>저해제</th><th colspan="3">성분에 따른 약 종류</th></tr>
<tr><td rowspan="3">Sulbactam
(설박탐)</td><td>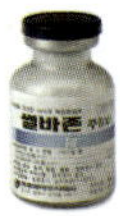</td><td>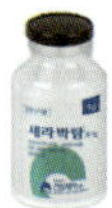</td><td>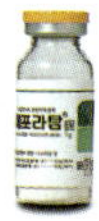</td></tr>
<tr><td>썰바존</td><td>세라박탐</td><td>세포라탐</td></tr>
<tr><td colspan="3">+ Cefoperazone 성분 이외 생략함</td></tr>
<tr><td rowspan="3">Tazo-
bactam
(타조박탐)</td><td>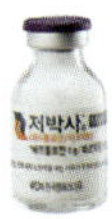</td><td colspan="2" rowspan="2">복합 복강내 감염·복합 요로 감염
및 원내 감염 폐렴 환자에 사용함
Metronidazole 병용 투여하기도 함</td></tr>
<tr><td>저박사</td></tr>
<tr><td colspan="3">+ Ceftolozane 성분 이외 생략함</td></tr>
</table>

+ 세팔로스포린계 항생제의 항균범위

- 그람양성균의 항균 범위: 1세대 〉 2세대 〉 3세대
- 그람음성균의 항균 범위: 3세대 〉 2세대 〉 1세대
- 4세대 항균범위: 1세대 + 3세대
⇨ **3세대, 4세대,(5세대) 세팔로스포린계는 녹농균에 항균효과**가 있음 ★
- 세팔로스포린계는 세대불문 장알균과 리스테리아균에 항균효과 거의 없음

+ 세포벽 합성 저해 항생제 中 모노박탐계

*** 아즈테오남(Aztreonam)**

- 목적: 주로 **호기성 그람음성균에 의한 감염병 치료**에 사용함

⇨ 장내 세균에 항균효과 무척 좋음(그람양성균·혐기성세균에는 효과 거의 없음)

⇨ 그람양성균 및 혐기성세균에 항균력 있는 다른 항생제와 병용하여 많이 사용함

- 특징: β-Lactam 구조지만 다른 베타락탐 항생제와 교차 과민반응은 없음

⇨ 베타락탐계 中 **페니실린·세팔로스포린 항생제에 과민반응 있는 환자**에게 씀

- Tip: 그람음성균에 의한 감염병이 있는 환자면서 페니실린·세팔로스포린계 항생제 알러지 반응이 있는 환자에게 퀴놀론계나 모노박탐계로 대체해서 씀

⇨ 패혈증 환자에게 그람양성균과 그람음성균 모두 효과있는 항생제를 쓰는 경우(Piperacillin+Tazobactam)+Vancomycin 또는 Cefepime+Vancomycin 많이 사용하지만 과민반응 있으면 Aztreonam+Vancomycin으로 사용함

- 2025년 현재 유통되는 약품 없음

03 세포벽 합성 저해 항생제 中 카르바페넴계 ★

*** 이미페넴(Imipenem)**

- 목적: 주로 **그람음성균 및 그람양성균에 의한 감염병 치료**에 사용함

- 특징: Meropenem과 비교하여 **그람양성균에 대한 항균효과가 더 좋음**

⇨ 비교적 메로페넴은 이미페넴보다 장내세균(그람음성균)에 항균효과가 더 좋음

- 기타: 신장에서 가수분해되면서 인체에 해로운 대사산물이 만들어지므로 Cilastatin(가수분해 억제제)가 같은 양만큼 복합된 제제를 임상에서 사용함

- Tip: **제한 항생제로 관리하여 감염내과의 승인**이 필요한 병원이 많은 편임

- Plus: 카바페넴게 항생제에도 내성이 생긴 장내세균속을 **CRE**라고 함

- 주의: 다른 베타락탐계 항생제(세팔로스포린)와 병용투여 하면 길항작용함

⇨ But 아미노글리코사이드계 or Ciprofloxacin과 병용투여 하면 상승작용함

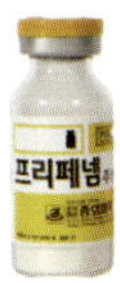	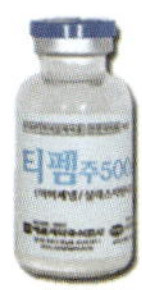	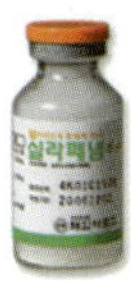
프리페넴 500mg	**티펨 500mg**	**실라페넴주 500mg**

Imipenem + Cilastatin 성분 이외 약물 생략함

*** 메로페넴(Meropenem)**

- 특징: **그람음성균 中 녹농균에도 항균효과 있는 항생제**로 항균 영역이 넓음

⇨ Piperacillin+Tazobactam(Pip/Tazo) 보다 항균 영역이 더 넓은 항생제임

- 기타: 이미페넴과 달리 중추신경계 부작용이 적어서 뇌수막염 치료에 사용함

⇨ 신장에서 가수분해되지 않으므로 Cilastatin 성분과 복합하여 사용하지 않음

- Tip: 중증 **패혈증에 메로페넴(그람음성균)+반코마이신(그람양성균) 사용함**
- Plus: 제한 항생제로 관리함(투여 시작 후 3일마다 계속 투여할지 판단함)

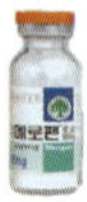	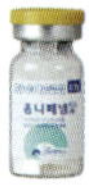	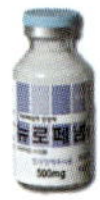
유한메로펜 500mg	**옴니페넴 500mg**	**뉴로페넴 500mg**
Meropenem 성분 이외 생략함		

*** 도리페넴(Doripenem)**

- 특징: **그람음성균 中 녹농균에도 항균효과**가 있음(메로페넴 만큼 강함)

⇨ 녹농균에 의한 패혈증, 만성기도 감염증, 복잡성 비뇨기관 감염에 사용함

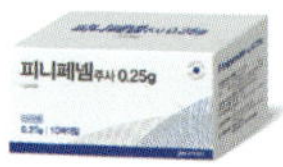	**적응증** : 복잡성 복강 내 감염, 원내감염 폐렴, 지역사회 획득성 폐렴, 만성 기관지염, 기관지 확장증, 만성 호흡기질환의 2차 감염, 복잡성 방광염, 신우신염
피니페넴 0.25g	**Doripenem성분**

*** 얼타페넴(Ertapenem)**

- 특징: **호기성 그람양성균**에 항균효과가 좋음(But 녹농균에는 효과 약함)

⇨ 다른 카바페넴계보다 항균 영역 좁으나 **반감기가 길어 1일 1회 투여 가능함**

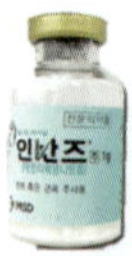	**치료 적응증** : 복잡성 복부 내 감염, 복잡성 피부 및 피부조직 감염, 지역사회 획득성 폐렴, 복잡성 요로감염, 급성 골반감염
인반즈주 1g	**Ertapenem 성분**

Plus. 카바페넴계 특징

- 그람양성균 or 그람음성균에(호기성 or 혐기성 상관없이) 항균효과가 좋음

⇨ 베타락탐 분해효소 저해제에 안정적이어서 광범위한 항균력을 유지함

- 그람음성균 세포막을 쉽게 침투하여 그람음성균에 대한 항균력이 무척 좋음

04 세포벽 합성 저해 항생제 中 글리코펩타이드계

*** 반코마이신(Vancomycin)**

- 목적: 주로 **베타락탐계 항생제에 내성이 있는 그람양성균에 의한 감염병** 치료에 사용함(**그람양성균에 의한 패혈증 및 MRSA 감염병**에 많이 사용함)
- 특징: 세포벽 합성을 억제하나 Non β-Lactam계 항생제로 β-Lactam계와 작용기전이 달라서 교차내성이 없음(MRSA·MRSE·MSSA·MSSE에 사용함)
- 기타: 이 항생제에도 내성이 생긴 포도상구균은 VRSA, 장구균은 VRE라고 함
- 주의: 반코마이신을 **너무 빨리 투여하게 되면 Red Man Syndrome 유발함**

⇨ RMS: 얼굴·목·상체에 홍반성 발진과 가려움을 호소함(저혈압도 유발함)

⇨ 시간당 1g을 넘지 않도록 **적어도 한시간 이상에 걸쳐 천천히 IV 투여해야 함**

- Tip: **그람음성균에는 항균효과가 없어** 다른 계열 항생제와 병행 사용하기도 함

⇨ 분자량이 커서 그람음성균의 세포외막을 투과하지 못하므로 항균작용을 못 함 **그람음성균에 항균작용을 하는 Tazo- 또는 Mero- 계열 항생제와 함께 씀**

- Plus: 소장 결장염과 **위막성 대장염 치료에는 반코마이신 PO 제제**를 사용함

⇨ PO 제제는 C.difficile 감염 치료에만 사용함(반코 IV는 C.difficile에 안 씀)

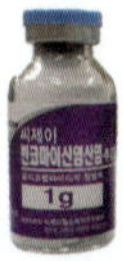	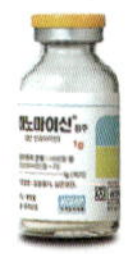	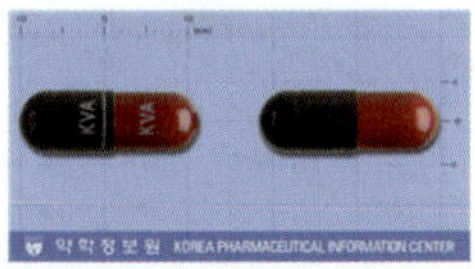
이노엔반코마이신 1g	하노마이신 1g	반코진캡슐 250mg
Vancomycin Hydrochloride 성분 이외 생략함		

*** 테이코플라닌(Teicoplanin)**

- 목적: **베타락탐계에 내성이 있는 그람양성균에 의한 감염병 치료**에 사용함
- 특징: 반코와 비교하여 연쇄상구균과 클로스트리듐 속균에 대한 항균효과가 더 좋고 반감기가 길어 1일 1회 투여 가능함(그람음성균에는 항균효과 없음)

⇨ 신독성 부작용도 더 적으며 IM 투여 가능함(반코는 심한 통증으로 IM 안 함)

- 기타: 그람양성균에 강한 항균력이 있는 글리코펩타이드계에도 내성이 생겼다면 리네졸리드(Linezolid) or 댑토마이신(Daptomycin) 사용함

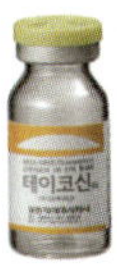	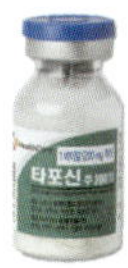	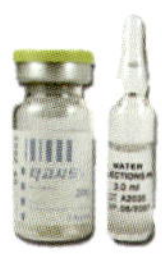
테이코신	타포신	타고시드
Teicoplanin 성분 이외 생략함		

05 세포막 파괴 항생제 中 폴리펩타이드계

＊ 폴리믹신(Polymyxin)

- 목적: **다른 항생제에 내성이 있는 그람음성균에 의한 감염병 치료**에 사용함

⇨ Polymyxin B·Polymyxin E

- 특징: 세포 외막에 결합하여 지질 부위 속으로 침투하여 세포막 투과성을 변화시켜 세포 내 구성물질이 세포 외로 나가게 함으로써 세균을 사멸시킴

⇨ 그람양성균의 세포막에는 인지질이 거의 없어서 비교적 항균효과가 거의 없음

- 기타: Polymyxin A·C·D는 독성이 강하여 이제는 사용하지 않음

＊ 폴리믹신 B(Polymyxin B)

- 목적: 세균의 세포막을 파괴하는 항균작용으로 **주로 피부 감염병에 사용함**

⇨ Bacitracin과 복합하여 주로 포도알균에 의한 표재성 피부감염 치료에 사용함

- 특징: 신경과 신장에 독성이 강하여 주로 **점안액 or 연고 형태로 많이 사용함**

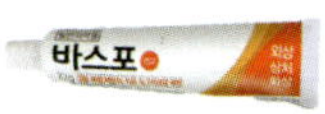	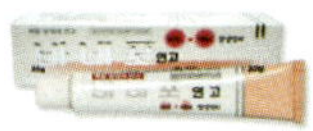	**〈항생제 성분으로 이루어짐〉** ⇨ 경미한 베인 상처·긁힌 상처 및 화상의 감염 방지에 사용함
바스포연고	**바네포연고**	
Bacitracin+Neomycin Sulfate+Polymyxin B Sulfate 복합제		

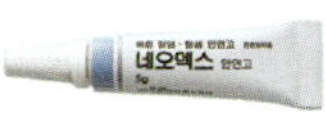	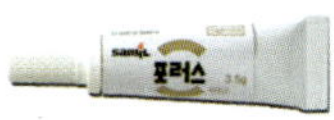	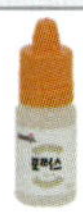	덱사메타손 ⇨ 항염 네오마이신·폴리믹신B ⇨ 항생물질(항균)
네오덱스안연고	**포러스안연고**	**포러스점안액**	
Dexamethasone+Neomycin Sulfate+Polymyxin B Sulfate 복합제			

＊ 콜리스틴(Colistin = Polymyxin E)

- 목적: **다른 항생제에도 내성이 생긴 그람음성균(녹농균·대장균)에** 사용함
- 특징: **신독성이 강하지만** 더는 다른 항생제를 사용할 수 없을 때 선택함

⇨ 카바페넴계에 내성이 생긴 **CRE에 콜리스틴을 투여할 정도로 강한 항생제임**

- 기타: 최후의 수단이라고 불렸으나 최근 콜리스틴에 대한 내성균도 등장함

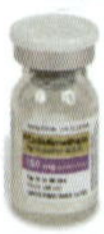	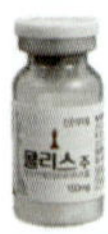	**적응증** : 방광염, 신우신염
후콜리스티메테이트	**콜리스**	**Colistin 성분**

+ 세포막 파괴 항생제 中 리포펩타이드계

＊ 댑토마이신(Daptomycin)
- 목적: 다른 항생제에 내성이 있는 그람양성균에 의한 감염병 치료에 사용함
- 특징: 강한 항균력으로 **VRE에 옥사졸리다이논계(Linezolid) or 댑토마이신 씀**
- 주의: 횡문근융해증 유발할 수 있어서 CK(혈중 크레아틴키나아제) 수치 확인함

⇨ CK 1,000U/L 이상이면 횡문근융해증 의심(심하면 5,000~10,000 이상오름)

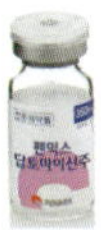	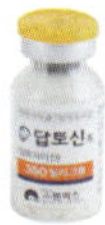	2010 식약처에서 답토마이신 투여로 호산구성 폐렴을 유발할 수 있다고 함
답토신 350mg	펜토신 350mg	Daptomycin 성분

+ 세포막 파괴 항진균제 中 폴리엔계

＊ 폴리엔(Polyene) ⇨ Amphotericin B·Nystatin
- 목적: 주로 **진균(칸디다균·백선균·표피균)에 의한 감염병 치료**에 사용함
- 특징: 진균 세포막의 Ergosterol에 직접 결합하여 세포막의 투과성을 변화시킴
- 기타: **암포테리신 B는 IV 투여 시 반드시 5% DW**에 정해진 용량만 Mix 하고 처음 시험 용량으로 1mg을 30~60분 간 투여 한 뒤 용량을 2배씩 증량함

⇨ 전처치로 NSAIDs 또는 **Acetaminophen(타이레놀)**을 30분 전에 복용시켜서 발열을 예방하고 **Hydrocortisone(코티솔)**을 IV하여 알러지 반응을 약화시킴

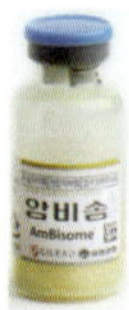	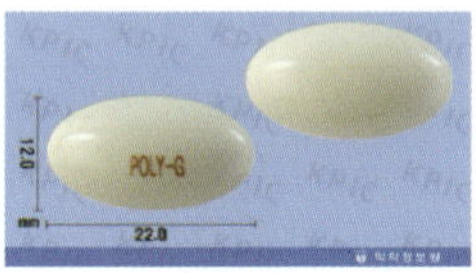	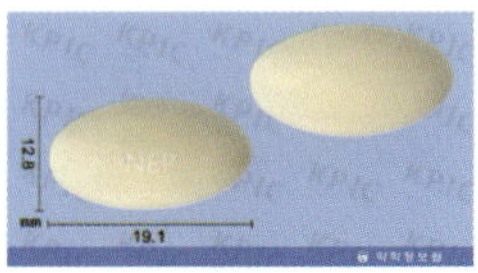
암비솜	포리지질연질캡슐	네포신질연질캡슐
Amphotericin B 성분	Nystatin + Polymyxin B + Neomycin	

암또일화

어느 날, 폐 아스페르길루스 환자를 전실 받았다. 치료제인 암비솜은 5DW에만 Mix 가능해서 Main 수액을 교체해야 했고, 팽이 모양의 전용 Filter를 주사기 바늘과 몸체 사이에 끼워 Vial당 12cc로 희석한 뒤 2시간 이상 투약해야 하는 까다로운 약이었다. 전날에는 시험 용량만 투여했는데, 내가 본격적으로 투여를 시작하자 환자가 갑자기 발열과 가슴 답답함을 호소했다. 다행히 다음 날부터는 전처치 약물을 미리 투여하니 이상 반응이 나타나지 않았다.

+ 세포막 파괴 항진균제 中 아졸계

*** 아졸(Azole)**

- 목적: 주로 **진균(칸디다균·백선균·표피균)에 의한 감염병 치료**에 사용함

⇨ 트리아졸(Triazole)계의 **이트라코나졸(Itraconazole)·플루코나졸(Fluconazole)·보리코나졸(Voriconazole)**·포사코나졸(Posaconazole)
이미다졸(Imidazole)계의 **케토코나졸(Ketoconazole)**·미코나졸(Miconazole)

- 특징: 진균의 세포막에는 **인체 세포에 없는 Ergosterol(지질성분)이 존재**하는데 아졸계는 진균의 효소와 결합하여 **Ergosterol의 합성을 방해하여 항진균 작용함**
- 기타: Voriconazole은 아스페르길루스 치료에 사용하며 TDM이 필요한 약물임
- Tip: Ketoconazole은 비듬샴푸, Fluconazole은 무좀·칸디다증에 많이 사용함

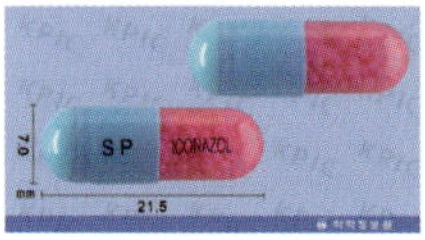	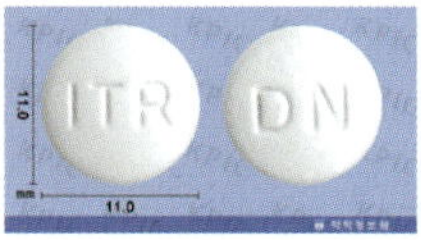	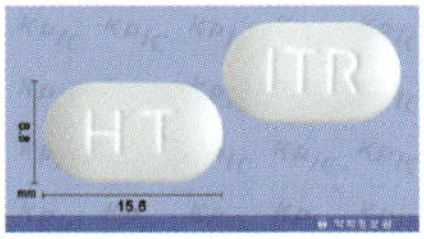
이코나졸캡슐	**이코졸정**	**이트릭스정**
Itraconazole 성분 이외 생략함		

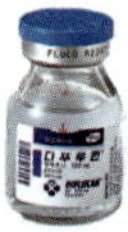	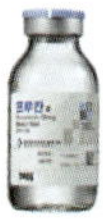	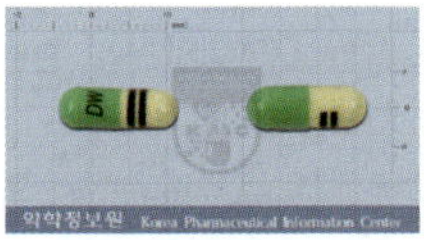
디푸루칸	**프루칸**	**푸루나졸캡슐**
Fluconazole 성분 이외 생략함		

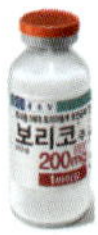	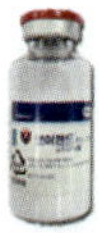	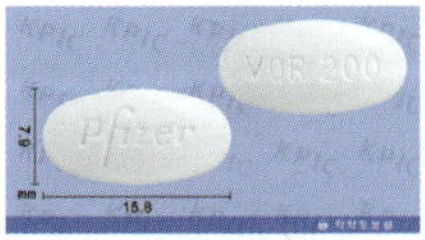
보리코	**브이펜드**	**브이펜드정 200mg**
Voriconazole 성분 이외 생략함		

세균은 원핵생물이며고 사람과 진균은 진핵생물이라 항진균제는 체내에도 피해를 줄 수 있어서 임상에서는 Ergosterol에 영향을 주는 항진균제를 사용한다. 위의 항진균제 외에도 Allylamine계(Naftifine·Terbinafine), Thiocarbamate계(Tolnaftate), Echinocandin계(Anidulafungin·Caspofungin·Micafungin), Amorolfine 등이 있다.

06 엽산 합성 저해 항생제 中 설포나마이드/트리메토프림

*** 설포나마이드(Sulfonamide)**

- 목적: **그람양성균 및 그람음성균에 의한 감염병 치료**에 사용함

⇨ **Sulfamethoxazole(SMX)**·Silver Sulfadiazine·Sulfasalazine· Mafenide

- 특징: 엽산의 구조 中 PABA(P-Amino-Benzoic Acid) 구조식과 비슷함

⇨ PABA 대신 Sulfonamide가 결합하여 DHA로 전환되지 못하게 하는 작용함

- 기타: PABA → DHA → TFA → 염기(Purine&Pyrimidine) → 핵산(DNA&RNA)
- Tip: Silver Sulfadiazine : 2~3도 화상·각종 피부궤양에 많이 사용함
  Sulfasalazine : 류마티스 관절염·궤양성대장염에 많이 사용함

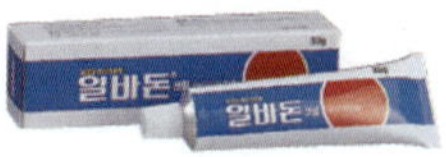

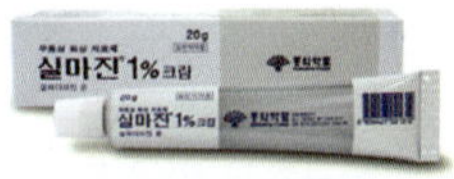

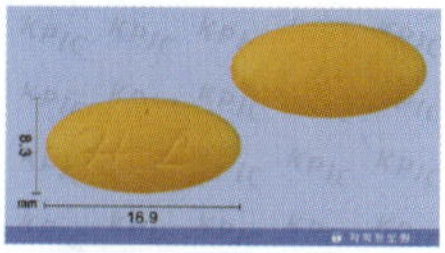

일바돈크림	실마진1%크림	조피린장용정
Silver Sulfadiazine 성분		Sulfasalazine 성분

*** 트리메토프림(Trimethoprim, TMP)**

- 특징: DHA와 구조식이 비슷하여 TFA로 전환되지 못하게 하여 합성을 방해함

⇨ 설포나마이드와 항균 작용하는 부위가 달라 **상승효과가 있어 복합제로 많이 씀**

*** 트리메토프림/설파메톡사졸(TMP/SMX)**

- 목적: 주로 **감수성 있는 폐렴·요로감염·중이염·장염 치료**에 사용함
- 특징: MRSA에 사용할 수도 있으나 녹농균과 혐기성균에는 항균효과 없음
- 기타: 스테로이드 장기 투여 환자·항암 환자·HIV/AIDS 환자처럼 면역이 저하된 환자가 **PCP(폐포자충 폐렴)에 감염되면 1차 치료제로 선택 가능함**

⇨ 폐포자충은 **진균(Fungus)**이지만 TMP/SMX 제제는 **설파계 항생제**로 분류함

- 주의: 장기간 투여하면 엽산 이용이 저하되어 **거대적아구성 빈혈을 유발함**

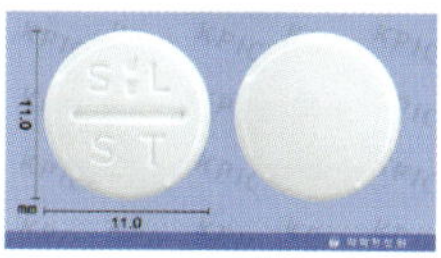

셉트린정	**적응증** : 급·만성기관지염, 기관지확장증, 폐렴, 부비동염, 중이염, 급·만성방광염, 요도염, 전립선염, 임질, 장티푸스, 파라티푸스, 장염, 세균성 이질
	Trimethoprim + Sulfamethoxazole 복합 성분

07 핵산(DNA) 합성 저해 항생제 中 퀴놀론계

＊ 1세대

- 목적: 과거 **일부 그람음성균(장내 세균)에 의한 요로감염 치료**에 사용했음

⇨ Nalidixic Acid·Cinoxacin(현재는 임상에서 1세대 퀴놀론계는 사용 안 함)

- 특징: 세균의 DNA 합성을 방해하여 항균효과가 있었으나 **부작용이 많았음**

⇨ 장내 세균에 의한 요로감염 외에는 **다른 감염병에는 항균효과가 거의 없었음**

＊ 2세대

- 목적: 주로 **호기성 그람음성균에 의한 감염병 치료**에 사용함

⇨ **Ciprofloxacin·Ofloxacin·Lomefloxacin**·Norfloxacin·Enoxacin 등

- 특징: **1세대에 Fluorine기와 Piperazine기를 합성하여 항균 범위를 넓힘**

⇨ Fluorine기는 그람양성균 & Piperazine기는 녹농균을 커버할 수 있게 만듦

⇨ **Ciprofloxacin는 녹농균에 항균효과 있음**(But 녹농균에 단독투여 잘 안 함)

- 기타: 이렇게 만들어진 새로운 퀴놀론계를 **Fluoroquinolone(FQ)**이라고 말함

- Tip: 요로감염의 주요 원인균인 **대장균에 항균효과가 좋고 소변 침투도 좋아 요로감염(UTI) 치료제로 많이 사용함**(전립선 투과율이 높아 전립선염에도 씀)

- Plus: 국내의 급여 지침상 2세대 퀴놀론계 IV 제제를 바로 사용하면 삭감당함

⇨ 항생제 사용 전 **배양검사**를 시행하여 내성 여부와 감수성 여부를 확인해야 함

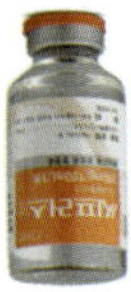	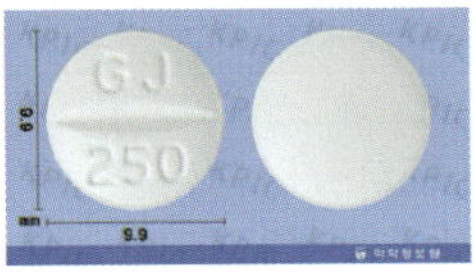	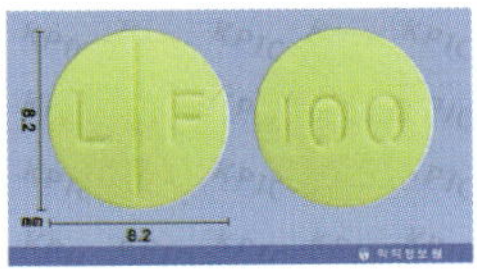
씨프러스	뉴록사신정	로멕사신정 100mg
Ciprofloxacin 성분 이외 생략함		Lomefloxacin 성분

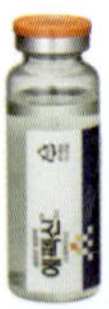	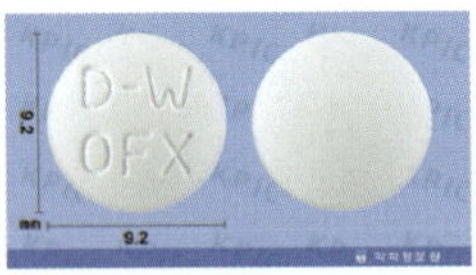	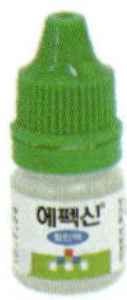
에펙신	동화오플록사신정	에펙신점안액
Ofloxacin 성분 이외 생략함		

＊ 3세대

- 목적: 주로 **호기성 그람음성균과 그람양성균에 의한 감염병 치료**에 사용함

⇨ **Levofloxacin·Balofloxacin**·Sparfloxacin·Tosufloxacin

- 특징: 2세대 퀴놀론계보다 폐렴알균(그람양성균)에 대한 항균력이 좋아졌으며 반감기가 길어져 **- 1일 1회 투여함**(Levofloxacin은 녹농균 커버 가능함)
- 기타: 폐렴알균에 의한 폐렴·마이코플라즈마 폐렴·지역사회 획득 폐렴(CAP)에 항균효과가 좋아서 임상에서는 **호흡기감염 치료제**로 많이 사용함
- Tip: Levofloxacin은 결핵균에 항균효과가 있어 **2차 결핵치료제**로도 사용함

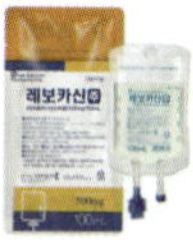	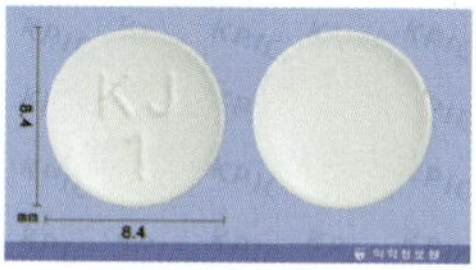	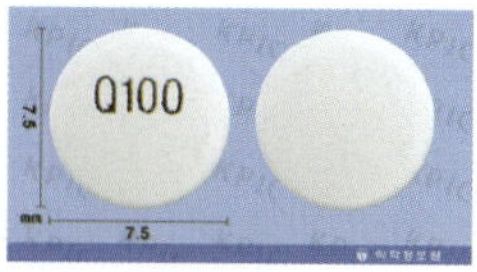
레보카신주(100mL)	**레보카신정**	**큐록신정 100mg**
Levofloxacin 성분 이외 생략함		**Balofloxacin 성분**

＊ 4세대

- 목적: 주로 **그람음성균과 그람양성균에 의한 감염병 치료**에 사용함

⇨ **Moxifloxacin·Gemifloxacin**·Gatifloxacin·Sitafloxacin·Clinafloxacin

- 특징: DNA Gyrase를 억제하면서 Topoisomerase Ⅳ 효소도 억제하는 이중 작용으로 **그람양성균에 대한 항균력을 더 높임(혐기성세균에도 항균효과 있음)**
- 기타: 퀴놀론계 中 **Levofloxacin·Moxifloxacin·Gemifloxacin**은 호흡기감염에 많이 사용하여 **호흡기계 퀴놀론(Respiratory Quinolone)**이라고 함
- Tip: **Moxifloxacin**은 결핵균에 항균효과가 있어 **2차 결핵치료제**로도 사용함

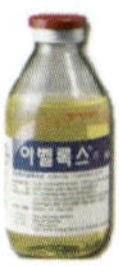	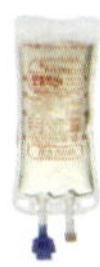	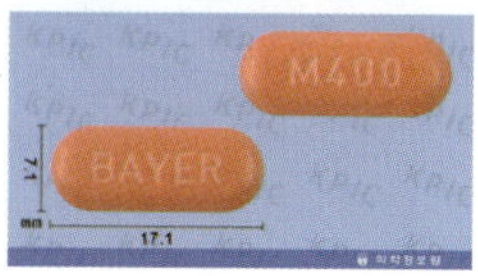
아벨록스	**모벨록신**	**아벨록스정 400mg**
Moxifloxaxin 성분 이외 생략함		
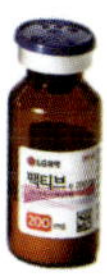	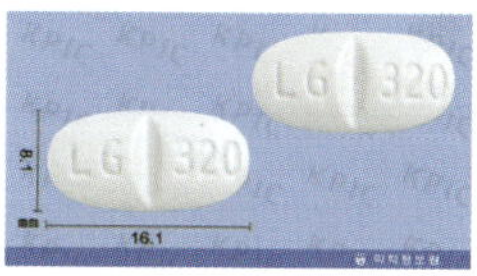	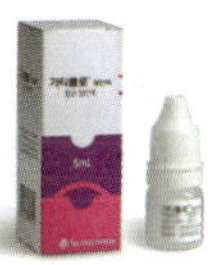
팩티브 200mg	**팩티브정 320mg**	**가티플로점안액**
Gemifloxacin 성분		**Gatifloxacin 성분**

08 단백질 합성 저해 항생제 中 아미노글리코사이드계 ★

*** 아미노글리코사이드계 특징**

- 목적: 주로 **호기성 그람음성균에 의한 감염병 치료**에 사용함

⇨ **Gentamicin·Tobramycin·Netilmicin**·Isepamicin·Neomycin·Arbekacin·**Streptomycin·Kanamycin·Amikacin** 등

- 특징: 세균의 세포질 속에 침투하여 30S 리보솜과 결합한 뒤 m-RNA가 착각하게 만들어(세균의 생존에) 불필요한 단백질만 만들게 하여 사멸시킴
- 기타: 치료범위가 좁은 편이라 TDM 수치[5] 보면서 혈중농도를 유지해야 함
- 주의: 심한 **신독성·이독성(청각장애&진정장애) 문제를 유발함**

⇨ 투여량의 90% 이상이 대사되지 못하고 신장에서 배설되므로 신기능 확인함

- Tip: 임상에서 **단독으로 사용하기 보다 다른 항생제와 병용**하여 많이 사용함

⇨ 단독으로 사용하기에는 부작용이 더 적고 항균영역이 넓은 항생제들이 많음
스트렙토마이신·카나마이신·아미카신은 **2차 항결핵제**로서 많이 사용함

*** 겐타마이신(Gentamicin)**

- 특징: **그람음성균 中 녹농균**과 장내세균에 대한 **항균효과가 아주 좋음**
- 기타: 본래 아미노글리코사이드계는 장알균에는 항균력이 거의 없는 편이나 **베타락탐계(Pip/Tazo·Ampicillin)·글리코펩타이드계(Vancomycin)와** 함께 사용하면 **상승효과**가 있어 임상에서 병용하여 사용함

⇨ But 베타락탐계와 **성분이 혼합되면 아미노글리코사이드계는 항균력을 잃음**
항생제를 동시에 투여하면 안되는 근거 중 하나로 알고 있으면 좋음 ★

- Tip: **녹농균에 의한 심한 패혈증 or 장알균에 의한 심한 복합 감염증**에 타조+(아미노), 메로+(아미노), 3세대/4세대 세파+(아미노) 조합을 사용함

⇨ 그람양성균 커버를 위해서 위 조합에 반코를 추가해서 사용할 수도 있는데 보통 **타조/반코, 메로/반코, 세팔로스포린/반코 조합**으로 투여하고 있다가 효과가 별로이면 이때 아미노글리코사이드계를 추가하는 경우가 더 많음

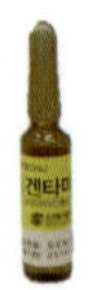	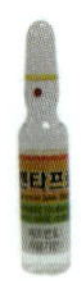	**아미노글리코사이드계는 농도-의존형임** ⇨ 약물 농도가 높을수록 효과가 좋음 ⇨ 1일 1회 투여를 권장하고 선호함 But 중증 패혈증·화상·심내막염에는 1일 3~4회 투여하기도 함
신풍겐타마이신	**겐타프로**	
Gentamicin Sulfate 성분 이외 생략함		

5) TDM: 치료약물 농도 검사로 약물이 적정 치료범위에 도달하였는지 확인하는 검사임

＊ 토브라마이신(Tobramycin)&이세파이신(Isepacin) &네틸마이신(Netilmicin)

- 특징: 녹농균을 포함한 호기성 그람음성균에 주로 아미노글리코사이드계를 사용하는데 **그람양성균 中 포도알균에도 항균효과**가 있음
- 기타: 아미노글리코사이드계는 **BBB(뇌-혈관-장벽) 투과를 못하고 전립선과 안구 부위도 잘 투과하지 못해서** 다른 항생제를 더 많이 사용함

⇨ 세균성 수막염에는 3세대 세파를 사용하고 전립선염에는 퀴놀론계를 사용함

⇨ 이세파이신(Isepacin) 성분의 약품도 있었으나 현재는 공급되지 않음

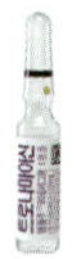	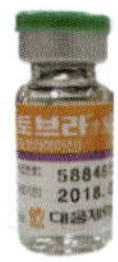	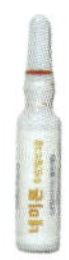
트로나마이신	**토브라**	**네미론**
Tobramycin 성분		**Netilmicin 성분**
이외 약물 생략함		

＊ 네오마신(Neomycin)

- 목적: **대장 수술 시 전처치 or 간성혼수 증상 호전**을 위해 PO 투여함
- 특징: 전신으로 투여하면 부작용이 심해 장내세균 제거를 위해 PO 투여 함

⇨ **아미노글리코사이드계는 위장관에서 거의 흡수가 되지 않아서 PO투여 안 함**

- 기타: But 위는 이론이고 한국의 임상에서는 네오마신 경구제제 사용 안 함

⇨ 임상에서는 **다른 성분들과 복합하여 질연질캡슐·연고·점안액**으로서 사용함

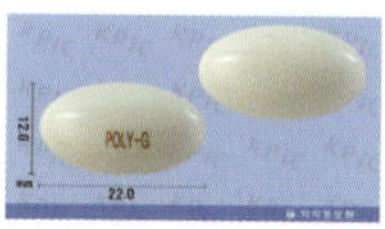	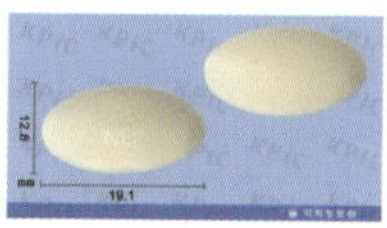	**질연질캡슐임** **(★ PO 복용 X ★)** **질칸디다증·세균성질염** 치료에 사용함
포리지질연질캡슐	**네포신질연질캡슐**	
Neomycin + Nystatin + Polymyxin B 복합성분		

＊ 아베카신(Arbekacin)

- 특징: 아미노글리코사이드계 中 **MRSA에 항균효과가 있는 항생제임**

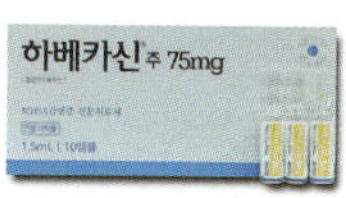	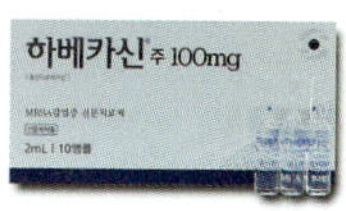	MRSA 환자에서 이 제제에 감수성 있는 패혈증·폐렴에 사용함
하베카신 1.5mL	**하베카신 2mL**	**Arbekacin 성분**

＊ 스트렙토마이신(Streptomycin)

- 목적: 주로 **항산성균에 의한 감염병 치료**에 사용함
- 특징: 아미노글리코사이드계는 심한 부작용이 있어 **2차 항결핵제**로 사용함
- 주의: 이독성이 있어 **전정장애(어지러움)와 청력장애(이명·난청)**를 유발함

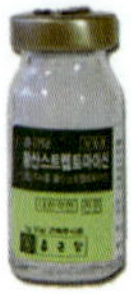	TB: 성인 기준 1일 1회 IM 투여 (기타 질환에서도 IM 투여함)
황산스트렙토마이신	**Streptomycin 성분**

＊ 아미카신(Amikacin)

- 특징: 주로 그람음성균에 의한 감염병 치료제로 많이 사용함
- 기타: 2차 항결핵제로 사용가능하며 **지침 개정으로 아미카신이 더 권장됨**
- Tip: 아미카신은 IM·IV 투여 둘 다 가능하며 **Nebulizer 약제**로도 사용함

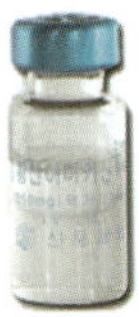	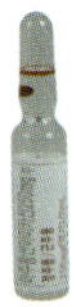	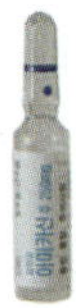
신풍아미카신황산염	**아주아미카신황산염**	**삼천당아미카신**
Amikacin 성분 이외 생략함		

+ 단백질 합성 저해제 中 아미노글리코사이드계: 카나마이신

＊ 카나마이신(Kanamycin)

- 특징: **2차 항결핵제**로 카나마이신주를 아미카신주보다 더 많이 사용했었음

⇨ 카나마이신은 **1일 1회 IM 투여** 하나 아미카신은 1일 3회 IM 투여 필요함

- 기타: 국내 **2020 결핵진료지침(4판)에서 카나마이신 사용을 지양하라고 함**

⇨ 기존의 진료지침(3판)에서는 카나마이신 주사제의 우선 사용을 권장했었음

⇨ 항결핵제 주사제는 다제내성 결핵 치료에 가장 먼저 사용하는 1순위(A군)에서 2016 지침(3판)에 의해 2순위(B군)으로 변경, 2020에는 3순위(C군)이 됨

⇨ 더불어 **2020 진료지침(4판)에서는 카나마이신 성분이 항결핵제에서 제외됨**

- Plus: 공익성을 위해 국내에서는 유한양행만 생산했으나 이제는 공급 중단함

09 단백질 합성 저해 항생제 中 테트라사이클린계 ★

＊ 테트라사이클린(Tetracycline)
- 목적: 주로 **그람양성균·그람음성균·혐기균에 의한 감염병 치료**에 사용함
- 특징: 광범위 항생제로 과거에는 많이 사용했으나 내성 문제로 사용이 줄음

⇨ 리케치아(Ricketsia)·마이코플라즈마(Mycoplasma)·클라미디아(Clamydia)·성병(매독)에는 항균 효과가 아직 좋아서 테트라사이클린계 항생제를 사용함
- 기타: 임상에서 Tetracycline 보다 Doxycycline을 더 많이 사용하는 추세임
- 주의: **테트라사이클린계는 Penicillin·Aminoglycoside계와 병용투여 안 함**

⇨ 병용투여하게 되면 길항작용이 나타나 항균작용 못 함

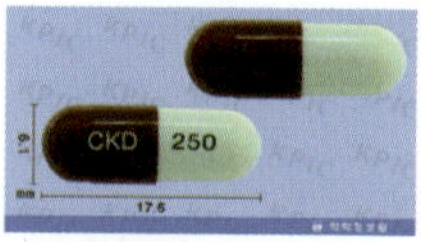	최근 임상에서 Tetracycline 제제 보다는 Doxycycline을 더 많이 사용하는 추세임
테라싸이클린캡슐 250mg	**Tetracycline 성분**

＊ 독시사이클린(Doxycycline)
- 목적: 주로 **그람양성균·그람음성균·혐기균에 의한 감염병 치료**에 사용함
- 특징: Tetracycline 보다 흡수율이 좋고 반감기가 길어 항균효과가 더 좋음
- 기타: 대장을 통해 Doxyccline 배설되어 신기능 저하 환자에게 사용 가능함
- Tip: 임상에서 **피부관련 질환(여드름·피부 연조직 감염) 치료제로 많이 씀**
- 주의: 8세 이하의 소아와 **임산부에게는 테트라사이클린계 투여 금기임**

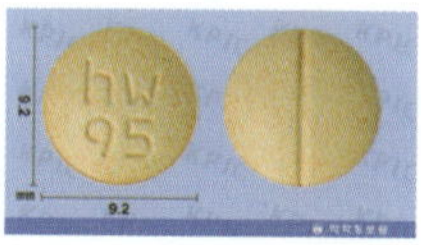	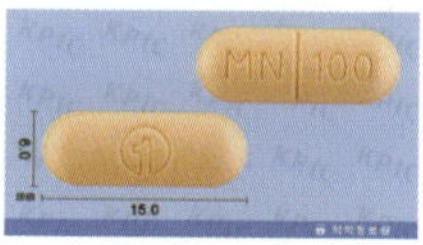	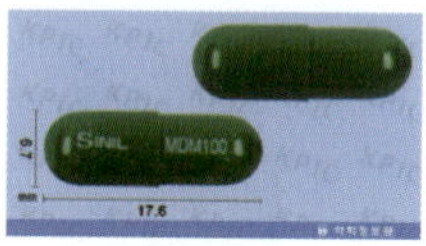
독시정	**모노신정**	**신일모노독시엠캡슐**

＊ 미노사이클린(Minocycline)
- 목적: 주로 **그람양성균·그람음성균·혐기균에 의한 감염병 치료**에 사용함
- 특징: Doxycycline과 항균 효과 비슷함(Tetracycline 보다 효과 좋음)
- 주의: 신경학적 부작용(현기증·운동실조) 유발함

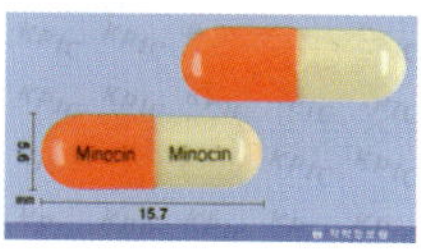	테트라사이클린계는 여드름의 주요 원인균인 P. acnes 균주에 대한 억제 작용이 뛰어나서 여드름 치료에 효과적임
미노씬캡슐 50mg	**Minocycline Hydrochloride 성분**

+ 단백질 합성 저해제 中 글리실사이클린계

＊ 티게사이클린(Tigecycline)
- 목적: 주로 **그람양성균·그람음성균·혐기균에 의한 감염병 치료**에 사용함

⇨ **MRSA·VRE에도 항균효과**가 있을 정도로 강하나 **녹농균에는 항균효과 없음**
- 기타: 테트라사이클린의 유도체로 테트라사이클린 보다 내성 위험은 낮추고 항균범위 영역은 더 넓히기 위해 개발된 신약임
- 기타: 주로 간에서 대사되어 **신기능이 저하된 환자여도 용량 조절 필요없음**

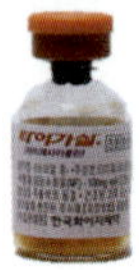	Tigecycline 장기 투여하는 환자의 경우 응고인자 모니터링 주의해서 봐야 함
타이가실	**Tigecycline 성분**

10 단백질 합성 저해 항생제 中 마크로라이드계 ★

＊ 클래리스로마이신(Clarithromycin)
- 목적: 일부 **그람양성균(연쇄상구균)에 의한 감염병 치료**에 사용함
- 특징: 에리스로마이신보다 부작용은 적고 그람양성균에 항균효과는 더 좋음
- 기타: 중증 감염증에는 500mg 1일 2회, 그 외는 250mg 1일 2회 투여함
- Tip: H. Pylori의 **1차 제균치료제로 Amoxicillin 제제와 함께** 많이 사용함

⇨ 제균치료는 클래리(1일 3회)+PPI 中 Omeprazole(1일 1회) 병용 투여함

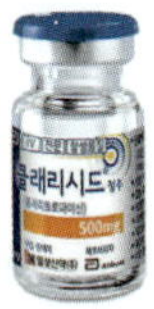	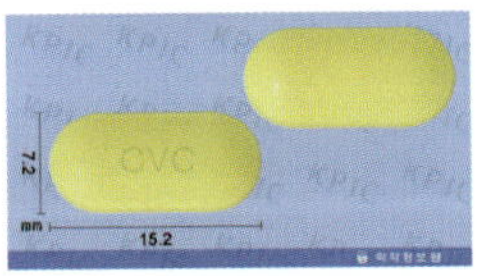	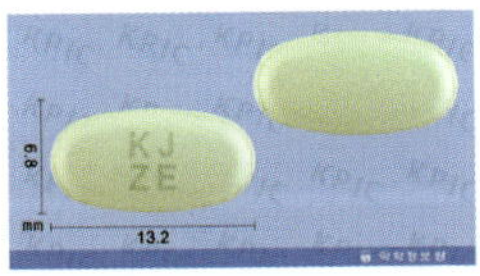
클래리시드정주	**클라리신정**	**제클라정**

+ 단백질 합성 저해제 中 아미노글리코사이드계: 카나마이신

＊ 에리스로마이신(Erythromycin)
- 목적: 일부 **그람양성균(연쇄상구균)에 의한 감염병 치료**에 사용함

⇨ 마크로라이드계는 세포벽을 투과하지 못해 **그람음성균에 거의 효과가 없음**
- 기타: 과거에 많이 사용하여 내성문제로 임상에서 이제는 거의 사용하지 않음

⇨ 구진·농포를 수반하는 염증성 여드름 치료제로 많이 선택했었음

＊ 아지스로마이신(Azithromycin)

- 목적: 일부 **그람양성균(연쇄상구균)에 의한 감염병 치료**에 사용함
- 특징: 다른 마크로라이드계보다 그람양성균에 대한 항균력이 비교적 약하지만 **그람음성균(인플루엔자균·레지오넬라균·임균)**에 대한 항균 효과는 더 있음
- 기타: 임상에서 특히 **외래에서 중이염(소아) 및 URI 치료제**로 많이 사용함

⇨ 이외 **성매개감염 치료제**로서 연성하감·비임균성 요도염 등에 사용하기도 함

- Tip: 호흡기감염에 PO 제제는 **3일 요법 or 5일 요법** 사용함

⇨ 반감기가 길어 항균력이 약 5일동안 유지되서 단기간 투여요법 사용가능함

- Plus: 3일 요법은 1일 1회 500mg씩 3일간 투여함(총 투여량 1.5g 됨)
  5일은 첫날 500mg 1회 투여, 둘째 날부터 1일 1회 250mg씩 4일 투여함

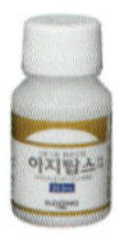	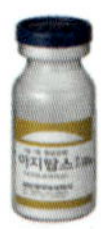	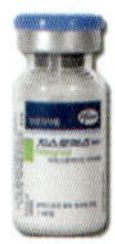
아지탑스건조시럽	**아지탑스 500mg**	지스로맥스 500mg
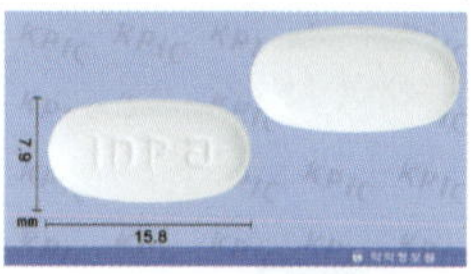	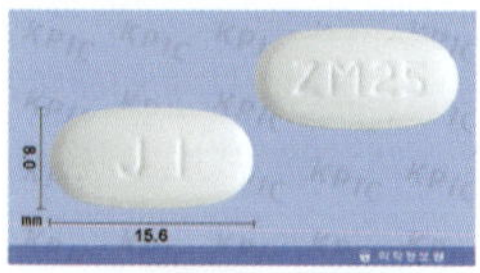	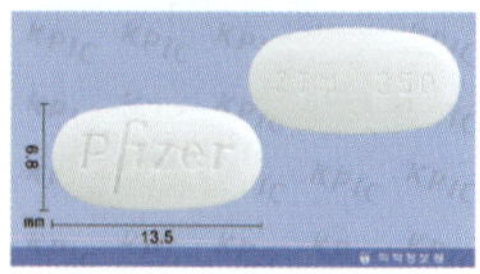
아지탑스정 250mg	**아지로맥스정 250mg**	**지스로맥스정 250mg**

＊ 로지스로마이신(Roxithromycin)

- 목적: 일부 **그람양성균(연쇄상구균)에 의한 감염병 치료**에 사용함
- 특징: 에리스로마이신과 항균영역은 비슷해도 내약성(Tolerance)[6]은 더 나음
- 기타: PO 150mg 제제는 1일 2회·PO 300mg 제제는 1일 1회 투여 가능함

⇨ PO 투여 후 높은 혈중 농도가 유지되고 서서히 배출됨

- 주의: 마크로라이드계 中 어떤 항생제에 내성을 보이면 **교차내성이 있어서** 다른 마크로라이드계에도 내성을 나타낼 수 있음

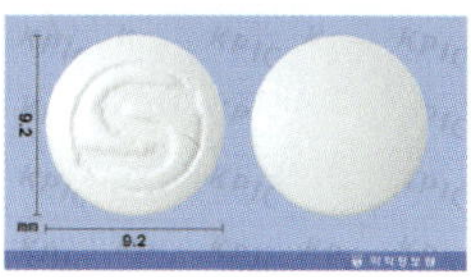	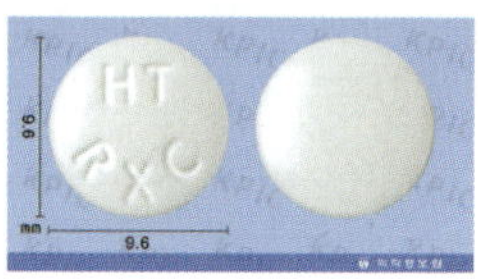	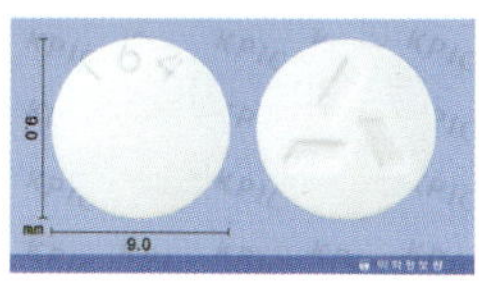
에스리드정	**록사신정**	**루리드정**

6) 내약성(Tolerance): 약물을 복용 할 때 부작용이나 불편함을 견뎌낼 수 있는 정도를 의미하는데 내약성이 좋다는 것은 약물의 부작용 빈도가 적거나 경미하여 약을 계속 복용할 수 있다는 뜻임

11 단백질 합성 저해 항생제 中 린코사마이드계

*** 린코마이신(Lincomycin)**
- 목적: 주로 **그람양성균과 혐기성에 의한 감염병 치료**에 사용함
- 기타: 혐기성균에 사용할 수 있지만 거의 클린다마이신 or 메트로니다졸 씀

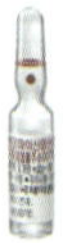	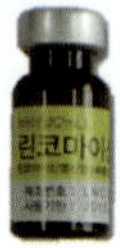	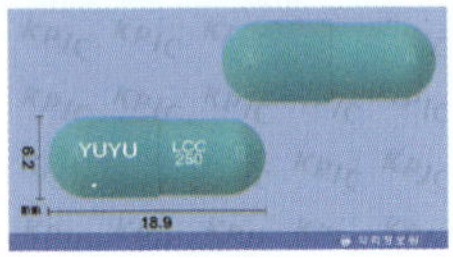
국제린코마이신	**신풍린코마이신**	**린코신캡슐**

*** 클린다마이신(Clindamycin)**
- 목적: 주로 **그람양성균과 혐기성균에 의한 감염병 치료**에 사용함

⇨(Lincomycin 포함) 장알균과 대다수 호기성 그람음성균에는 항균효과가 없음
- 특징: Lincomycin보다 항균효과가 좋고 **경구 흡수율이 높아서 더 잘 사용함**
- 기타: **혐기성균에 의한** 흡인성 폐렴·복강내감염·골반감염·연조직감염에 사용함

⇨ 임상에서 **복합감염에 아미노글리코사이드계 항생제와 병용하여 사용**하기도 함
- 주의: 장기간 사용하면 **위막성 대장염** 유발함(다른 항생제보다 더 잘 발생함)

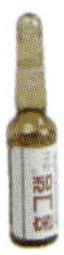	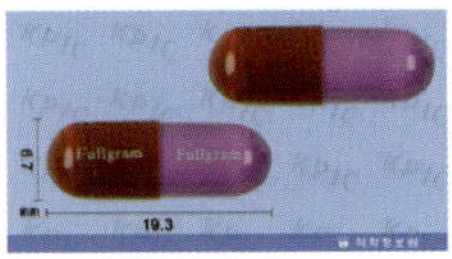	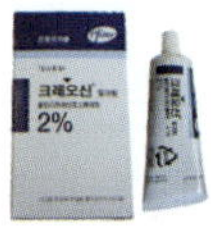
훌그램	**훌그램캡슐**	**크레오신질크림2%**

12 단백질 합성 저해 항생제 中 클로라암페니콜

*** 클로암페니콜(Chloramphenicol)**
- 목적: 과거에 **그람양성균·그람음성균·혐기성균에 의한 감염병 치료**에 사용했음
- 특징: 리보솜에 t-RNA가 결합하지 못하게 하며 펩타이드 결합 형성을 방해함

⇨ 클로암페니콜을 아세틸화시켜 항균력을 잃게 만드는 내성을 가진 세균이 많아짐
- 기타: 임상에서 이제 거의 사용하지 않으며 **점안액으로는 아직 사용하긴 함**

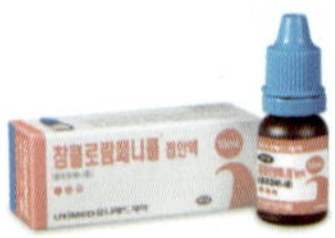	PO나 IV로 투여한 경우 심각한 부작용을 유발함 (재생불량성빈혈·말초신경염·회색 아기 증후군 등) 클로암페니콜에 내성을 갖게 된 세균이 많아지고 항균효과가 좋은 항생제가 나오면서 **거의 안 씀**
참클로람페니콜점안액	

13 단백질 합성 저해 항생제 中 옥사졸리다이논

*** 리네졸리드(Linezolid)**
- 목적: 주로 **그람양성균에 의한 감염병 치료**에 사용함
- 특징: MRSA와 VRE 감염에도 사용할 만큼 그람양성균에 항균효과가 좋음

⇨ **결핵균에도 항균효과** 있을 정도로 강하나 그람음성균에는 항균효과 거의 없음

⇨ 글리코펩타이드계(반코) 항생제 치료가 실패했거나 과민반응 나타나면 사용함

- 기타: **그람양성균에 강한 항균력이 있는 반코에 내성이 생기면 선택**할 정도로 강한 항생제여서 대부분 감염내과 협진 후 사용하는 **제한 항생제**로서 관리함
- 주의: 장기간 사용하면 **골수 억제(빈혈·혈소판감소증·백혈구감소증)** 유발함
- Tip: 부작용으로 VRE 커버 가능한 **Daptomycin**으로 처방변경 될 수 있음

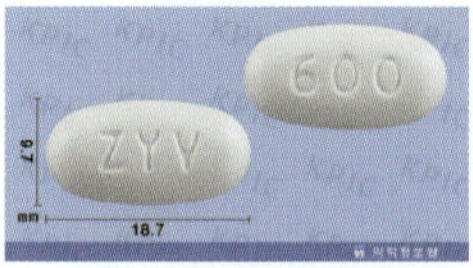

자이복스정 600mg

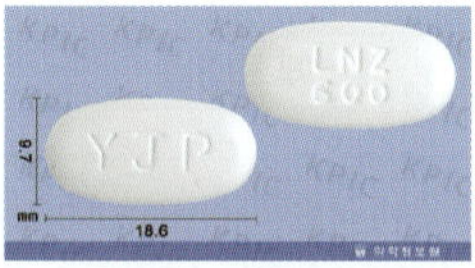

리네졸린정 600mg

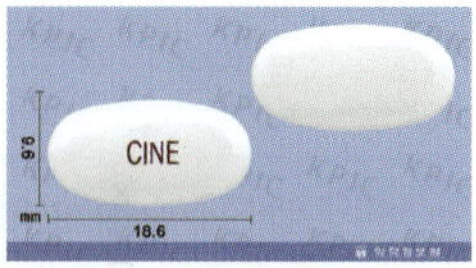

씨네졸리드정 600mg

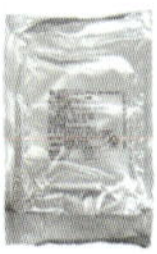
자이복스 2mg/mL

한올리네졸리드 2mg/mL

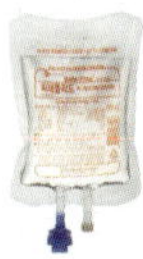
씨네졸리드 2mg/mL

+ 항생제 부작용

*** 많은 항생제에서 거의 공통으로 나타나는 부작용**
- 위장관계: 오심/구토·설사·복통 등 & 피부: 소양감·두드러기·발진 등
- 간 독성: 간에서 대사되고 배설되는 항생제는 간에 염증 유발 가능함
- 신 독성: Cr 수치에 따라 항생제 용량 감량하여 사용함

⇨ 투석환자에게는 더 적은 용량의 항생제를 사용하고 부스터 항생제 쓰기도 함

- 골수 억제: 빈혈·혈소판감소증·백혈구감소증 유발 가능함

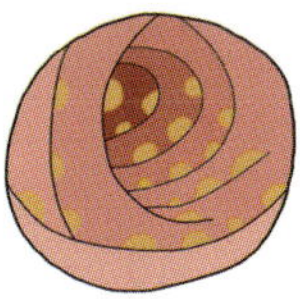

*** 위막성 대장염(Pseudo-membranous Colitis)**
- 장에 위막(거짓막)을 형성하는 질환으로 정상 장내 세균을 변화시킬 수 있는 항생제 치료 후 잘 발생함

⇨ **항생제 치료 중 갑자기 설사·발열·오심/구토·복통 호소**

⇨ 대변검사에서 C. Difficile 검출됨(**접촉 주의**로 격리함)

4장 약물

14 기타 항생제(항원충제) 中 니트로미다졸

*** 메트로니다졸(Metronidazole)**
- 목적: 주로 **원충(트리코모나스증·아메바증·람블편모충증)과 혐기성균**에 사용함
⇨ 혐기성 그람음성/양성균에 모두 항균효과가 있으나 호기성균에는 항균효과 없음
- 특징: **C. Difficile에 의한 감염병의 1차 치료제**로 위막성 대장염에 사용함
- Tip: 임상에서 **복합 감염에 호기성균을 커버하는 다른 항생제와 병용투여 함**
⇨ C. Difficile 치료 외 혐기균 커버 가능한 항생제(메로·타조)와 병용투여 안 함

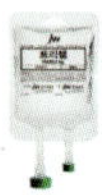	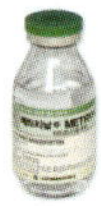	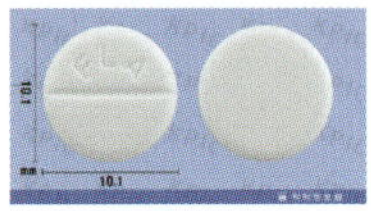
트리젤	**메트리날**	**후라시닐정**

*** 티니다졸(Tinidazole) &오니다졸(Ornidazole)**
- 특징: 항균력은 메트로니다졸과 비슷하나 반감기가 더 길어서 투여간격이 넓음
- 기타: 오니다졸 주사제는 경구투여가 불가능한 환자에게서 사용함

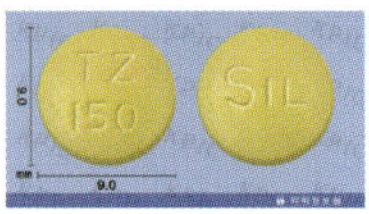	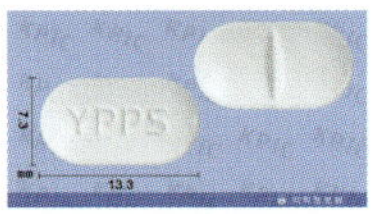	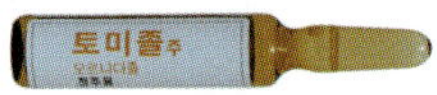
티니다진정	**파소질정 300mg**	**토미졸**
Tinidazole 성분		Ornidazole 성분

+ 질환별 항생제 사용기간

질환		사용기간(일)	질환		사용기간(일)
폐렴	폐렴알균	5~7	심내막염	연쇄알균	14~18
	포도알균	21		포도알균	14~18
	장염균	21~42		장알균	28~42
인후염		10	장티푸스		7(3~14)
중이염		10	쯔쯔가무시		7(3)
부비동염		10~14	뇌수막염		14
비임균성 요도염		7	골수염		42
방광염		3	봉와직염		10
신우신염		14	패혈증		10~14

+ 치료약물 농도 검사(TDM, Therapeutic Drug Monitoring)

*** 치료약물의 혈중농도가 안정적인 적정치료범위에 도달했는지 확인함**

- 치료약물은 일정 농도 이하에서는 약효가 나타나지 않음(최소효과농도)

⇨ 일정 농도 이상에서는 약효가 나타나지만, 너무 과하면 부작용이 나타나므로 치료약물 투여 시 약효는 충분히 나타나면서 부작용을 일으키지 않는 범위인 안정적인 적정치료범위를 유지하고 있는지 확인해야 함

- 특히 **강심제 및 항생제는 치료농도 범위가 좁은 약물로 TDM이 필요함**

⇨ 최소독성농도와 최소효과농도 값의 범위를 치료농도의 범위라고 표현함

⇨ **치료를 위한 최소 효과농도와 부작용을 일으키는 최소 독성농도가 거의 비슷할 때 치료농도의 범위가 좁다고 표현함**

+ TDM 채혈 시간

*** 치료약물 농도는 치료약물 투여 전 최저 농도 때 보통 측정함**

- 처음 치료약물 투여 후 or 투약 방법/용량 변경 시에는 항정상태의 혈중 농도를 알기 위해서는 반감기의 4~5배 시간이 지날 때까지 기다려야 함

⇨ 추적관철(F/U) 시에는 항상 일정한 시간에 채혈하는 게 좋음

- But **독성작용 의심 시 or 아미노글리코사이드 투여할 때는 최고 농도를 알아보기 위해서 TDM 검사를 하기도 함**

+ TDM 항정상태(Stdady State)

*** 약물투여 속도와 배출 속도가 평형을 이룬 시점임**

- 동일 용량을 항정상태에 도달할 때까지 반감기마다 반복 투여하게 되면 최고·평균·최저 혈중약물 농도가 증가함
- 항정상태에 도달한 후에는 최고약물농도는 최소독성농도(MTC)보다 낮고 최저약물농도는 최소효과농도(MEC)보다 높아야 함

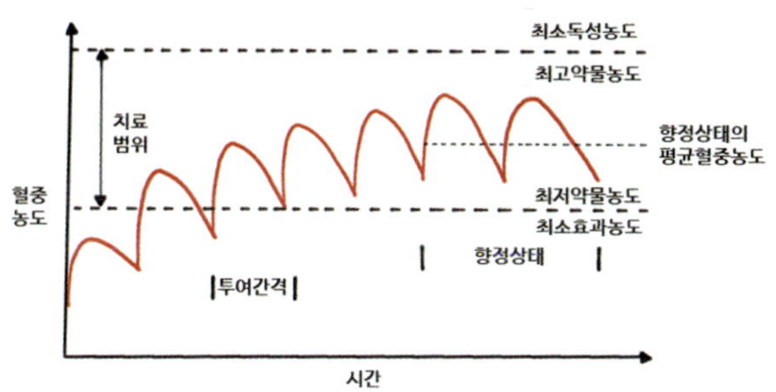

+ TDM 필요한 약물

약물	적정 채혈 시간	항정상태 도달시간
Aminoglycoside - Amikacin - Gentamicin - Tobramycin	*** 최저 혈중농도 시간** - 약물투여 30분 전 ~ 약물투여 시작 직전 *** 최고 혈중농도 시간** - 30분간 투여한 후 30분 지난 시점	5~15시간
Vancomycin	*** 최저농도** - 약물투여 30분 전~ 약물투여 시작 직전 *** 최고농도** - 약물투여 종료 1시간 지난 시점	24~36시간
Valproic Acid	* 약물투여 30분 전~ 약물투여 시작 직전	2~4일
Quinidine	* 약물투여 30분 전~ 약물투여 시작 직전	1~2일
Penobarbital	* 약물투여 30분 전~ 약물투여 시작 직전	15~20일
Penytoin	* 약물투여 30분 전~ 약물투여 시작 직전	〉3일
Procainamide	* 약물투여 30분 전~ 약물투여 시작 직전	12~25일
Carbamazepine	* 약물투여 30분 전~ 약물투여 시작 직전	2~10일
Cyclosporine	* 약물투여 30분 전~ 약물투여 시작 직전	3~5일
Theophyline	* 약물투여 30분 전~ 약물투여 시작 직전	36~54일
Digoxin	* 약물투여 30분 전~ 약물투여 시작 직전 - 이전 약물투여 6~8시간 지난 시점	5~7일
Lidocaine	* 약물투여 시작 6~12시간 지난 시점	1일
Lithium	* 약물투여 30분 전~ 약물투여 시작 직전 - 이전 약물투여 8~12시간 지난 시점	5일
Tacrolimus	* 약물투여 30분 전~ 약물투여 시작 직전	2일

위 약물 중 특히 반코마이신, Valpro Aicd(데파킨, 데파코트 등)를 투여할 때는 TDM 검사를 자주 하므로 왜 혈액검사를 날짜를 맞춰 시행하고 TDM이 무엇인지 알아두길 바란다.(쉽게 말해서 지금 투여 중인 약물이 효과가 발휘할 만큼 체내에 농도가 적절히 쌓여 있는지 확인하는 검사라 할 수 있음)

다음은 **'미생물 감별검사'**에 대해 정리한 것이다.

❖ **미생물 감별검사**

- 원인균(미생물) 확인을 위해 **Gram Stain 검사와 C&S 검사를 시행함**

❖ **그람염색검사(Gram Stain)**

- 세균검출을 위한 가장 기본적인 염색법으로 세균의 그람염색 양상 및 모양, 염증세포 유무를 알 수 있음**(그람양성·그람음성균 확인을 위해 시행함)**

⇨ 그람염색은 배양검사(Culture)에 비해 결과가 4~24시간 안에 결과가 빨리 나오므로 Culture 결과가 나오기 전에 항생제 선택에 도움이 됨

⇨ Sputum·Urine·Blood 검체도 가능하지만 대부분 Sputum에서만 나감

- **그람양성균**은 세포벽의 펩티도글리칸이 두꺼워 **보라색으로 염색**이 되며, **그람음성균**은 세포벽의 펩티도글리칸이 얇아 탈색되어 **핑크빛으로 염색됨**
- Chlamydia Spp, Mycoplasma Spp, Spirochetes spp, Virus 등은 검출되지 않고, 체액에서 균 수가 10^5/mL 이상이어야만 균이 관찰됨

❖ **배양&감수성검사(C&S, Culture&Sensitivity)**

- **배양검사**와 **항생제 감수성검사**가 동시에 시행될 때 나오는 처방임

1. **배양검사 中 세균배양**

- 세균배양은 살아있는 세균을 배양하여 원인균을 확인하기 위해서 시행함
- 혈액배양은 균혈증 의심 시 시행하고 열나기 직전 or 열이 날 때 시행함

⇨ Sputum·Urine·Stool·Vaginal 검체는 혐기성 배양이 필요 없음

2. **항생제 감수성검사**

- 각 균의 항생제에 대한 감수성 여부를 검사한 것으로 특정 항생제가 감염을 일으킨 세균의 성장을 저해할 수 있는지를 확인하기 위해 시행함

⇨ **S(Susceptible)는 감수성이 있다는 뜻**으로 일반 항생제 치료농도로도 치료 가능하며, **I(Intermediate)는 중간 정도의 감수성이 있다는 뜻**으로 일반적인 항생제 치료농도보다는 높은 농도의 항생제 투여가 필요하단 것, **R(Resistant)은 내성이 있다는 뜻**으로 일반 항생제 치료농도는 치료하기 어렵다고 해석 가능함

+ 중합요소 연쇄반응(PCR)

*** 중합요소 연쇄반응(PCR, Polymerase Chain Reaction)**

- DNA의 단편을 증폭하는 방법으로 감염성 질환을 빨리 진단할 수 있음
- 민감성이 높아 조기진단에 좋으나 위양성 가능성이 크므로 배양검사와 함께 시행하여 진단의 정확성을 높임

★ 주요 병원 미생물 종류

+ 혐기성균 종류 +		
펩토스트렙토코커스 (Peptostreoticiccys)	클로스티리디움 (Clostridium)	박테로이데스 (Bacteroides)
흡입성폐렴 유발	식중독·파상풍 유발	복강내감염증 유발

그람양성균 종류 그람양성구균 [Gram(+) Coccus]			
포도상구균(Staphylococcus) 속		연쇄상구균(Streptococcus) 속	
황색포도알균 (Aureus)	표피포도알균 (Epidrmis)	화농사슬알균 (Pyogenes)	폐렴사슬알균 (Pneumoniae)
부생성포도알균 (Saprophyticus)	헤몰리티커스균 (Haemolyticus)	사슬 모양 배열의 알균	
불규칙한 포도송이 모양 배열의 알균		성홍열·편도염·급성사구체신염·류마티스열 유발	폐렴·패혈증 유발
식중독·농양·화농성 염증 유발			

장구균(Enterococcus) 속	
엔테로코커스 패칼리스균(E. Faecalis)	엔테로코커스 패시움균(E. Faecium)
쌍알균 또는 짧은 사슬 모양 배열의 알균	
패혈증·요로감염·수막염 유발	패혈증·수막염·심내막염 유발

그람양성간균[Gram(+) Bacillus]				
간균(Bacillus) 속		클로스트리디움(Clostridium) 속		
탄저균 (Anthracis)	고초균 (Subtilis)	가스괴저균 (Perfringens)	파상풍균 (Tetani)	보툴리누스균 (Botulinum)
사슬 모양 배열의 간균(막대균)		막대모양	북채모양	연쇄모양
탄저병·패혈증 유발	균혈증 유발	위·가스괴저	파상풍 유발	식중독 유발

방선균 속 (Actinomyces)	노카르디아 속 (Nocardia)	코리네벡테리움 속 (Corynebacterium)	리스테리아 속 (Listeria)
이스라엘리균 (Israelii)	아스테로이드균 (Asteroides)	디프테리아균 (Diphtheriae)	모노키토게네스균 (Monocytogenes)
분지가 있는 간균	간균	곤봉 모양의 간균	짧은 간균
화농·염증 유발	폐렴·폐농양 유발	상기도 염증·위막 유발	백혈병·패혈증 유발

마이코박테리움 속 (Mycobacterium)	젖산균 속 (Lactobacillus)	비피도박테리움 속 (Bifidobacterium)
결핵균(Tuberculosis)	젖산간균(Genus)	비피더스균(Genus)
좁고 긴 모양의 간균	사슬 모양의 간균	곤봉 모양의 간균
결핵 유발	치아우식증 유발	소화기 감염 예방

그람음성균 종류	
그람음성구균[Gram(-) Coccus]	
나이세리아(Neisseria) 속	
임균(Gonorrhoeae)	수막염균(Meningitidis)
백혈구 세포질 내에 적색의 쌍구균 모양의 알균	
임질·요도염·직장염·위염·결막염 유발	수막염·폐렴·관절염·심내막염 유발

그람음성간균[Gram(-) Bacillus]			
대장균 속 (Escherichia)	살모넬라 속 (Salmonella)	시겔라 속 (Shigella)	크렙시엘라 속 (Klebsiella)
대장균 (Coli)	장티푸스균 (Typhi)	이질균 (Dysenteriae)	폐렴간균 (Pneumoniae)
짧은 간균	간균	간균	짧은 간균
설사·식중독 유발	장티푸스·장염 유발	설사·위경련 유발	폐렴·창상감염 유발
셀라티아 속 (Serratia)	프로테우스 속 (Proteus)	예르시니아 속 (Yesinia)	비브리오 속 (Vibrio)
영균 (Marcescens)	변형균 (Vulgaris)	페스트균 (Pestis)	콜레라균 (Cholerae)
간균	간균	짧은 간균	콤마모양 간균
요로감염·폐렴 유발	요로감염 유발	페스트·패혈증 유발	콜레라 유발
슈도모나스 속 (Pseudomonas)	보데텔라 속 (Bordetella)	레지오넬라 속 (Legionella)	헤모필러스속 (Haemophilus)
녹농균 (Aeruginosa)	백일해균 (Pertussis)	레지오넬라균 (Pheumophila)	인플루엔자균 (Influenzae)
간균	작은 구형모양 간균	짧은 간균	작은 구형모양 간균
폐렴·패혈증·유발	백일해 유발	폐렴·고열 유발	폐렴 유발

+ E.coli 4종류 +	
장출혈성 대장균(EHEC)	장침입성 대장균(EIEC)
혈액 및 심한 복통 동반한 설사 양상	혈액과 점액이 섞인 설사 양상
장병원성 대장균(EPEC)	장독소원성 대장균(ETEC)
구토·복통 동반한 설사 양상	세균성 설사 양상

나선균(Spirillum)		
헬리코박터 파일로리 (Helicobacter Pylori)	매독 스피로헤타 (Treponema pallidum)	보렐리아 (Borrelia)
S자 모양 나선균	규칙적 배열의 나선균	불규칙한 배열의 나선균
급성 위염 유발	매독 유발	근육통·두통·발열 유발

+ 그람염색 결과와 항생제

＊ Gram(+): 그람양성균에 비효과적인 항생제

- 아미노글리코사이드계 中 Gentamicin, 모노박탐계 中 Aztreonam, 퀴놀론계 中 Ciprofloxacin 성분 항생제는 효과 없음

＊ Gram(-): 그람음성균에 비효과적인 항생제

- 글리코펩타이드계 中 Vancomycin, Teicoplanin 항생제 효과 없음

+ MIC & MBC

＊ 최소성장억제농도(MIC, Minimum Inhibition Concentration)

- 세균의 성장을 억제할 수 있는 약물의 최소 농도임

＊ 최소살균농도(MBC, Minimum Bactericidal Concentration)

- 세균을 죽일 수 있는 약물의 최소 농도임

+ 살균항생제 & 정균항생제

＊ 살균항생제: MIC ≤≒ MBC(약 2~4배 이상 큼)

- 살균효과(Bacteriidal Effect): 항생제가 세포와 비가역적으로 결합하여 그들이 갖는 기능을 완전히 억제한다면 항생제는 세균의 성장을 억제하는 단계를 넘어서 완전히 사멸시키는 효과가 있음

⇨ **세포벽 합성을 억제하는 항생제는 살균 효과가 있음**

⇨ Penicillin, Cephalosporin, Vancomycin, Aminoglycoside 등

＊ 정균항생제: MIC 〈〈〈 MBC(약 16~32배 이상 큼)

- 정균효과(Bacteristatic Effect): 항생제와 세균 내 구조 결합이 약하면 항생제는 세균의 성장을 억제하는 정도의 효과만 있음(사멸효과 없음)
- 만약 정균효과가 있는 항생제를 중단하며 세균이 다시 성장할 수 있음

⇨ **중간대사 or 단백질 합성을 억제하는 항생제는 정균 효과가 있음**

⇨ Tetracycline, Erythromycin, Clindamycin, Sulfa, Trimethoprim 등

＊ 살균항생제와 정균항생제의 병용 투여

- 대개 **살균항생제와 정균항생제는 길항작용에 의해 병용투여를 잘 안함**

⇨ 투여경로나 약물의 상호작용에 의하여 항생제의 **항균력이 사라질 수 있음**

⇨ Penicillin계와 Aminoglycoside계 만나면 Aminoglycoside계 항균력 X

⇨ Chloramphenicol과 Erythromycin 만나면 침전반응으로 항균력 소실됨

★ 실전! 항생제 감수성 결과 해석하기

〈CASE〉 Pneumonia 의심환자에게 타조페란(Piperacilin + Tazobactam) 투여 중임				
검체	Gram Stain, Respiratory Sputum			
	WBC	a few	**Gram(-) Rod**	rare
	Epithelial Cell	a few	**Gram(+) Cocci**	**a few**
	Grade 5[7)]	EP Cell: 〈 10/LPE, WBC: 〉 25/LPE		
해석	**그람양성균 검출됨-그람양성균에 의한 폐렴으로 예측 ⇨ 타조페란 ok**			
1	객담 검체 상태가 적절했는지 배양검사 결과 보기전에 확인함 ⇨ WBC와 Epithelial Cell(상피세포) 수치를 보고 오염유무 판단함 상피세포의 수가 많을수록 침에 의해서 오염되었을 가능성이 큼 ⇨ 배양에 이상적인 객담 검체: WBC〉10/LPE, 상피세포〈10/LPE ⇨ 배양에 부적절한 객담 검체: 상피세포〉25/LPE			
2	그람염색 결과를 참고하여 원인균 예측 및 경험적 항생제를 선택함 ⇨ Gram(+): 그람양성균 中 환자 증상과 관련된 균으로 예측함 ⇨ Gram(-): 그람음성균 中 환자 증상과 관련된 균으로 예측함			

검체	C&S, Respiratory Sputum					
	Culture 결과	Streptococcus Pneumonia			연쇄상구균 폐렴	
	항생제	**결과**	**MIC**	**항생제**	**결과**	**MIC**
	Clindamycin	S	〈=25	**Oxacillin**	R	〉=4
	Ciprofloxacin	S	〈=0.5	**Penicillin G**	R	〉=0.5
	Erythromycin	S	〈=0.25	Tetracyclin	S	〈=1
	Gentamicin	R	〉=16	Teicoplanin	S	〈=0.5
	Mupirocin	R	〉=512	Vancomycin	S	1
	Grade 5	EP Cell: 〈 10/LPE, WBC: 〉 25/LPE				
해석	**MRSA균 검출로 타조페란에서 다른 항생제로 변경될 거로 예상가능함** **⇨ 그람양성균이고 반코에 감수성있으므로 반코로 변경가능성 있음**					
1	Culture 결과상 어떤 균이 배양되었는지 확인함: 원인균 확인함					
2	Sensitivity 결과상 어떤 항생제에 감수성 있는지 확인함: MIC 확인함					

다음은 **'주요 항생제 내성균'**에 대해 정리한 것이다.

7) 객담검체의 Grad Stain Grade: Grade 5가 가장 이상적이며 1~4는 오염된 검체로 평가함
Grade 1(WBC〈10/LPE, EPC≥25/LPE), Grade2(WBC 10~25/LPE, EPC≥25/LPE)
Grade 3(WBC≥25/LPE, EPC≥25/LPE), Grade4(WBC≥25/LPE, EPC 10~25/LPE)
Grade 5(WBC≥25/LPE, EPC〈10/LPE), Grade6(WBC〈10/LPE, EPC〈10/LPE)
Grade 1~3은 검사가치가 없는 검체로 평가함 [참고- LPE: Low Power Filed(x10)]

+ MRSA(메티실린 내성 황색 포도알균) ★

*** MRSA(Methicilin Resistant Staphylococcus Aureus)**

- 메티실린계·베타락탐계 항생제에 내성을 보이는 황색포도알균으로 인한 감염증임

⇨ 패혈증·균혈증·폐렴 등 감염 부위에 따라 다양한 감염증을 유발함

- 치료는 Vancomycin 또는 Teicoplanin 항생제를 선택함

구분	최소 억제농도(μg/mL)		
	감수성(S)	중등도(I)	내성(R)
Oxacillin	≤2	-	≥4
Cefoxitin	≤4	-	≥8

+ MRAB(다제 내성 아시네토박터 바우마니균)

*** MRAB(Multi-drug Resistant Acineotobacter Baumanni)**

- 카바페넴계·아미노글리코사이드계·퀴놀론계 항생제에 모두 내성을 보이는 아시네토박터 바우마니균으로 인한 감염증임(치료는 Colistin 항생제 씀)

⇨ 폐렴·혈류감염·창상감염 등 감염 부위에 따라 다양한 감염증을 유발함

구분	최소 억제농도(μg/mL)		
	감수성(S)	중등도(I)	내성(R)
Impipenem	≤2	4	≥8
Meropenem	≤2	4	≥8
Doripenem	≤2	4	≥8
Amikacin	≤16	32	≥64
Gentamicin	≤4	8	≥16
Tobramycin	≤4	8	≥16
Levofloxacin	≤1	2	≥4
Ciprofloxacin	≤2	4	≥8

+ MRPA(다제 내성 녹농균)

*** MRPA(Multi-drug Resistant Pseudomonas Aeruginosa)**

- 카바페넴계·아미노글리코사이드계·퀴놀론계 항생제에 모두 내성을 보이는 녹농균으로 인한 감염증임(항생제 내성 기준은 MRAB와 같음)

⇨ 피부감염·욕창·폐렴·균혈증·패혈증·수막염 등 다양한 감염증을 유발함

+ VRSA(반코마이신 내성 황색 포도알균)

* VRSA(Vancomycin Resistant Staphylococcus Aureus)
- 반코마이신 항생제에 내성을 보이는 황색 포도알균으로 인한 감염증임
⇨ 균혈증·피부 및 연조직 감염·수술 부위 감염 등 다양한 감염증을 유발함
- 최근 글리코펩티드계(반코마이신·테이코플라닌) 항생제를 투여받은 환자, 과거 MRSA에 감염된 환자, 침습적 기구를 사용한 환자가 감염 위험이 큼

구분	최소 억제농도(μg/mL)		
	감수성(S)	중등도(I)	내성(R)
Vancomycin	≤2	4~8	≥16

+ VRE(반코마이신 내성 장알균) ★

* VRE(Vancomycin Resistant Enterococcus)
- 반코마이신 항생제에 내성을 보이는 장알균으로 인한 감염증임
⇨ 균혈증·요로감염·창상감염 등 감염 부위에 따라 기회 감염증을 유발함

구분	최소 억제농도(μg/mL)		
	감수성(S)	중등도(I)	내성(R)
Vancomycin	≤4	8~16	≥32

+ CRE(카바페넴 내성 장내세균속균) ★

* CRE(Carbapenem Resistant Enterobacteriaceae)
- 카바페넴계 항생제에 내성을 보이는 장내세균속균으로 인한 감염증임
⇨ 요로감염·위장관염·폐렴·패혈증 등 다양한 감염증을 유발함
- 인공호흡장치·중심정맥관·도뇨관·외과적 상처 있는 중환자가 감염 위험 큼

구분	최소 억제농도(μg/mL)		
	감수성(S)	중등도(I)	내성(R)
Doripenem(피니박스)	≤1	2	≥4
Impipenem(프리페넴)	≤1	2	≥4
Meropenem(메로페넴)	≤1	2	≥4
Ertapenem(인반즈주)	≤0.5	1	≥2

이외에도 ESBL은 모노박탐계·세팔로스포린계(세포타짐·세포탁심) 항생제에 내성을 보이지만 격리치료를 허가한 감염증은 아니다.

Plus+

'항생제와 아나필락시스 쇼크' - AST

환자분들에게 투여해야 하는 약물 List에 항생제가 포함되어 있는 경우는 흔하고, 한 분당 Double, Triple Anti 요법으로 여러 계열의 항생제를 투여하다 보니 항생제 자체를 그렇게 위험한 약물이라고 생각하지 않게 되었었다.

물론 부작용으로 발진, 두드러기, 오심/구토, 설사 정도를 호소하긴 하지만 임상에서 다른 중증 상황을 접하다 보니 이 정도의 증상이 그렇게 크게 느껴지지 않았고, 지금 가지고 있는 질환을 치료하는 과정 중 발생한 작은 부작용 정도라고 생각했었다.

항생제 약물로 아나필락시스, 사망에 이르는 상태까지 되는 경우는 극히 드물기에 항생제라는 위험하게 생각하지 않았었다. 그렇기에 아나필락시스 쇼크를 예방하기 위해 시행하는 **AST도 그저 항생제를 투여하기 전에 시행하는 Routine 절차 정도로만 여겼었다.**

그러다 어느 날부터 출근만 하면 온 피부가 미칠 듯이 가렵고 숨도 제대로 못 쉬겠으면서, 제대로 서 있지도 못하게 안절부절못하여 원인을 찾기 위해 시행했던 AST로 아나필락시스 쇼크가 발생해서 응급실에 실려 간 뒤로 항생제가 제일 무서운 약이 되었다.

원래는 외래에서도 첩포검사나 피부 단자검사 검사를 권유받았는데 원인 약물이었던 타조페란이 정말 내게 문제를 일으키는 것인지를 빨리 보고 싶어서 AST로 대체해서 검사했었다. 그만큼 항생제나 AST로 큰 문제가 생기지 않을 거라 여겼었다. AST로 문제가 생겨봤자 팔에 빨갛게 크게 발적이 생기는 정도로 생각했었다.

그 뒤에 항생제 이상 반응에 대해서 살기 위해서 더 찾아봤었고, 왜 이 약물들은 AST를 안 하는지 이유를 찾아보게 됐었다. 다음은 **항생제 이상 반응과 AST를 시행하는 항생제에 대해 정리한 것**이다.

다음은 **'아나필락시스 쇼크'**에 대해 정리한 것이다.

❖ 약물 알레르기

- 약물 대사과정에서 면역학적 약물 반응에 의해 알레르기 반응이 나타나며 반응이 나타나는 시기에 따라 즉시형 반응과 지연형 반응으로 구분함

1. 즉시형 반응

- IgE 매개 면역반응으로 약물투여 후 1시간 이내 알레르기 반응이 나타남

⇨ 두드러기(Urticaria)·혈관부종·기관지 경련·아나필락시스 쇼크 등

2. 지연형 반응

- 면역세포(T-세포 등) 매개 반응과 항원-항체 복합체 및 보체계 활성화로 약물투여 후 수일에서 수주 후에 알레르기 반응이 나타남

⇨ 다형 홍반(EM)·독성 표피 괴사 용해(TEN)·스티븐슨-존슨 증후군(SJS)·급성 전신성 발진성 농포증(AGEP)·반구진성 발진 등

❖ 항생제 이상반응

- **β-Lactam계 항생제(특히 Penicillin 계열)는 아나필락시스를 유발**하는 주요 원인으로 **β-Lactam계 항생제 투여 전에는 AST를 시행함**
- β-Lactam계 항생제·TMP/SMX 항생제 투여하면 Drug Fever 나타남

⇨ 약물 열(Drug Fever)은 항생제·항암제·백신 등의 약물을 투여할 때에 계속되는 체온상승이 특징적인 열 반응으로 투약을 중지하면 사라짐

- Moxifloxacin·Erythromycin·Sparfloxacin은 EKG 中 QT 간격 연장시킴
- Clarithromycin·Metronidazole은 미각변화, Minocycline은 피부착색시킴
- Quinolone계 항생제 中 Ciprofloxacin은 힘줄염과 힘줄파열 유발시킴

❖ 아나필락시스 쇼크(Anaphylaxis shock)

- 항원-항체 면역반응으로 발생하는 **급격한 전신 알레르기 반응임**

⇨ 제1형 면역반응으로 **Ig E에 의한 면역반응을 유발하는 요인**이 원인임

- **항생제**·항암제·NSAIDs·조영제·백신 등의 약물투여 후 나타날 수 있음

⇨ 식품(달걀·땅콩·갑각류 등)과 곤충 자상(특히 벌)에 의해서도 나타남

- 치료로 Epinephrine 투여하고 N/S Hydration 시키면서 O_2 공급함

❖ 아나필락시스 쇼크 증상

- 항원(원인 물질)에 접촉한 직후부터 1시간 안에 대부분 증상이 나타남
- **피부 반응**(소양감·두드러기·홍반·부종 등), **호흡기 반응**(호흡곤란·천명 등), **소화기 반응**(구역/구토·설사·복통 등), **심혈관계 반응**(저혈압·흉통·쇼크 등), **신경계 반응**(불안·어지러움·의식소실 등)이 나타나며 **사망위험** 있음

★ 피부반응검사 中 피부 반응검사(AST)

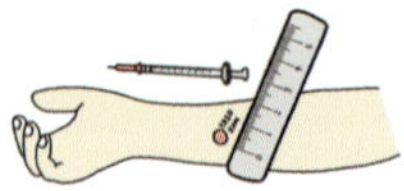

*** 피부 반응검사(AST, After Skin Test)**

- 목적: **1형 즉시형 과민반응**의 원인을 찾기 위함임

⇨ 아나필락시스 쇼크를 예방하기 위해 시행함

- 방법: **전완 내측면**·상완 외측면·흉곽 상부·견갑골에 희석한 약물을 피내주사하여 수포를 만들고 관찰함
- 결과: 15분 후 경결 크기가 5mm 미만이면 음성, 5~9mm는 위양성, 10mm 이상은 양성으로 판단함
- 기타: 강력히 의심되는 항원이 피부 단자시험에서 음성 or 위양성 반응이 나타나면 AST를 시행을 권고하나 임상에서는 AST만 거의 시행함
- 주의: 항히스타민제와 스테로이드제는 검사 결과가 부정확하게 나오므로 검사 전에 복용 않도록 함(항히스타민제 약 2일, 스테로이드제 약 2주)

⇨ 항히스타민제는 피부 반응, 스테로이드제는 피부 비만세포 활동을 억제함

+ AST에 영향을 주는 약물

1. 항히스타민제

- 피부 반응을 억제하여 AST 결과가 부정확하게 나옴

⇨ H_2 Blocker 위산억제제(Ranitidine, Cimetidine) 피부 반응 억제함

2. 스테로이드제(부신피질스테로이드)

- 피부의 비만세포 활동을 억제하여 AST 결과가 부정확하게 나옴

3. 베타차단제 및 안지오텐신 전환효소 억제제(ACEI)

- AST 결과는 영향 없지만, 아나필락시스 발생 시 치료 저항성을 유발함

+ 삼환계 항우울제도 2주까지 피부 반응을 억제하지만 중단하기 어렵고 반감기가 길어서 용량이 적으면 중단없이 AST 시행한다고 함

+ AST: Positive 시 항생제 계열 변경하여 처방함

*** Penicillin 계열 Positive인 경우**

- β-Lactam계가 아닌 다른 계열의 항생제를 선택하여 교차반응을 피함

⇨ Quinolon·Glycopeptide·Macrolide·Aminoglycoside 계열 사용함

- Cephalosporin 계열에 교차반응이 흔하고 필요하면 탈감작하여 사용함

*** Cephalosporin 계열 Positive인 경우**

- β-Lactam계가 아닌 다른 계열의 항생제를 선택하여 교차반응을 피함
- Cephalosporin계에서 구조가 다른 성분의 항생제를 선택할 수도 있음

+ AST: Positive 나왔을 때의 Tip 아닌 Tip

*** 반대 팔에 음성대조액(생리식염수)으로 AST 시행하여 비교함**

- 음성대조액 AST 시행한 부위와 비교하여 3mm 이상 커지면 양성임

⇨ 원칙은 항생제 AST 할 때 반대 팔에 N/S로 AST 하여 비교해야 함 But 임상에서는 거의 항생제 AST 후 Positive 반응 나오면 그때 함

*** Tip 1. 알코올에 의한 피부 발적 반응인지 아닌지 확인함**

- 알코올 솜의 알코올에 의해 알레르기 반응을 보이는 환자가 꽤 있음

⇨ 알코올 솜을 반대 팔에 여러 번 문지르고 15분 뒤에 다시 확인하여 기존 AST 한 부위처럼 빨갛게 발적이 생기는지 확인하여 감별함

*** Tip 2. Positive 여부는 발적이 아닌 수포가 커지는지 봐야 함**

- AST 시행하여 만든 수포의 경계에 딱 맞춰 펜으로 표시를 한 뒤에 15분 후 수포 크기가 더 커지지 않고 주변에 발적만 있으면 음성임

⇨ 알코올 솜이나 피부가 자극되어 피부가 발적이 있을 수 있음

⇨ 애매한 상황이라면 반대 팔에 N/S로 AST 시행하여 비교하기

- AST Positive는 딱 보면 이게 진짜 Positive구나 하는 느낌이 옴

⇨ Positive 경험이 없다면 수포가 표시한 선을 넘어 커졌는지 잘 보기

*** Tip 3. AST 수포와 함께 환자 증상도 살펴봐야 함**

- 수포가 커지지는 않았어도 오심/구토, 숨참 등을 호소하는지 살펴야 함

⇨ 개인적인 경험으로 항생제 알레르기가 있는 분들 대부분의 첫 증상이 오심/구토로 시작했음 (오심 호소하면 초반에 잘 봐주는 게 좋음)

01 AST 하는 주요 항생제

- 아나필락시스 유발 가능성이 큰 **β-Lactam계 항생제는 AST**를 시행함

⇨ **Penicillin·Cephalosporin·Monobactam·Carbapenem계 항생제**

- 특정 약물에서 알레르기 반응을 보인 후 비슷한 구조의 다른 약물에서도 알레르기 반응이 나타나면 **교차반응**이 있다고 표현함

⇨ Penicillin계 알레르기가 있는 사람 中 Cephalosporin계에도 반응을 보이는 분들이 많음(β-Lactam계는 교차반응을 주의해야 함)

계열 구분	성분명	
Penicillin 계열	Ampicillin + Sulbactam Piperacilin + Tazobactam	
Cephalosporin 계열	1세대	Ceftezole Sodium Cefazedone Sodium
	2세대	Cefotiam Hydrochloride Cefbuperazone Sodium Cefoxitin Sodium Cefotetan
	3세대	Ceftriaxone Sodium Cefotaxime Sodium Ceftazidime
	4세대	Cefpirome Sulfate Cefepime Hydrochloride Hydrate
Monobactam 계열	Aztreonam	
Carbapenem 계열	Meropenem Hydrate Imipenem + Cilastatin Sodium Ertapenem Sodium	

암또생각

β-Lactam계 中 Penicillin계와 Cephalosporin계는 대부분 병원에서 AST를 시행하는데 Monobactam계와 Carbapenem계는 알레르기 반응이 드물어 일부 병원에서는 AST를 생략하기도 한다고 한다. 미국이나 일부 병원에서는 AST로 아나필락시스를 예방하는데 큰 의미가 없으며 항생제 투여 시기를 늦춘다며 생략하는 곳도 있으므로 본인 병원의 지침을 알아두길 바란다.

02 AST 하지 않는 주요 항생제

- **AST 시행의미가 없거나 유용성이 입증되지 않은 항생제**는 AST 안 함
⇨ Quinolon·Glycopeptide·Macrolide·Aminoglycoside 계 항생제
- Quinolon·Glycopeptide계는 **AST 결과상 위양성으로 나올 확률이 커서** AST를 시행하는 의미가 없으므로 AST 하지 않음
⇨ Quinolon계는 히스타민 분비능력이 있어 AST 결과가 위양성으로 나옴
⇨ Glycopeptide계는 세균의 세포막에 결합하여 세포막 탈분극을 일으켜 세균의 DNA·RNA·단백질 합성을 마비시켜 AST 해도 무조건 양성이 나옴
- Macrolide·Aminoglycoside계는 **AST 유용성이 입증되지 않아 하지 않음**
- 이외 **항바이러스제 항진균제는 AST를 시행하지 않음**

계열 구분	성분명	
Quinolone 계열	1세대	Nilidixic Acid, Cinoxacin
	2세대	Ciprofloxacin Hydrochloride
	3세대	Levofloxaxin Hydrate
	4세대	Moxifloxaxin Hydrochloride
Glycopeptide 계열	Vancomycin Hydrochloride Teicoplanin	
Macrolide 계열	Azithromycin Dihydrate Clarithromycin	
Aminoglycoside 계열	Gentamicin Sulfate Isepamicin Sulfate Netilmicin Sulfate Amikacin Sulfate	

암또생각

생각보다 항생제에 알레르기 반응을 보이는 환자들을 심심치 않게 볼 수 있다. 전 날 OP 준비를 위해 항생제 AST를 시행했는데, 몇 차례 계속 양성 반응이 나온 환자가 있었다. 몇 차례나 항생제 처방이 바뀌었고, 후에는 AST가 필요 없는 퀴놀론계 처방이 났다. 그리고 다음 날, Eve 근무를 왔는데 원래 배정된 자리에 환자의 이름이 없길래, OP 후 Main 병동으로 전실을 간 줄 알았다. 후에 들어보니 퀴놀론계 항생제에도 심한 알레르기 반응을 보여 환자가 OP를 거부하고 퇴원했다는 이야기를 들었다. 이분 외에도 생각보다 AST 후 오심 및 구토를 호소하는 분들이 꽤 있다. 경험한 바에 의하면 대개 메스껍다는 말을 먼저 시작하는데, 혹시나 심한 알레르기 반응이 없는지 잘 지켜보도록 하자.

+ 피부반응검사 中 피부 단자검사(SPT)

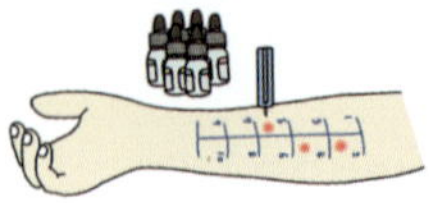

＊ 피부 단자검사(SPT, Skin Prick Test)

- 목적: **1형 즉시형 과민반응**의 원인을 찾기 위함임

⇨ 알레르기성 천식·두드러기·아토피·아나필락시스 등

- 방법: 팔·등 부위에 항원 용액을 떨어뜨리고 나서 바늘로 살짝 찌르고 나서 15~20분 후에 확인함
- 결과: 15~20분 후 피부의 팽진 크기가 3mm 이상, 발적 크기가 10mm 이상이면 양성으로 판단함

- 기전: 피부에 투여한 항원 물질이 비만세포(Mast Cell)에 부착된 IgE와 결합하면 팽진과 발적 반응이 나타나는 원리를 이용하여 검사함
- 특징: 알레르기 원인 확인을 위해 시행하는 MAST·Immuno Cap 같은 혈액검사와 비교하면 검사가 간편하고 결과를 빨리 확인할 수 있음
- 기타: 양성대조액으로 히스타민, 음성대조액으로 생리식염수를 이용함

⇨ 항원 용액과 대조액은 2~3cm 이상 거리를 둬야 판독에 무리가 없음

+ 알레르기 혈액검사 中 MAST 검사

＊ MAST 검사

- 한 번에 여러 알레르기 항원에 대한 특이 IgE를 동시에 확인할 수 있음

⇨ 식품 알레르기군과 흡입 알레르기군을 통해 약 60~90종을 확인함

- 민감도와 특이도는 낮아서 이차적으로 Immuno Cap 시행하기도 함

⇨ 대개(식품) 알레르기 항원에 대한 선별검사 목적으로 시행함

+ 알레르기 혈액검사 中 Immuno Cap 검사

＊ Immuno Cap(UniCAP)

- 특정 알레르기 항원에 대한 특이 IgE 수치를 확인하여 신뢰도가 높음
- 민감도와 특이도가 높으나 보험 급여 문제로 검사 가능한 항원이 제한됨

⇨ 만 6세 미만은 12종 가능, 만 6세 이상은 6종까지 보험 적용이 가능함

⇨ 특정(식품) 알레르기 항원에 대한 알레르기가 의심될 때 시행함

이외에도 특이 IgE를 이용하여 알레르기 여부를 확인할 수 있는 검사로 RAST도 있기는 하나 임상에서는 대부분 MAST/UniCAP, 피부단자검사, 첩포검사를 더 많이 사용하니 참고해두길 바란다.

+ 피부반응검사 中 첩포검사(Patch Test)

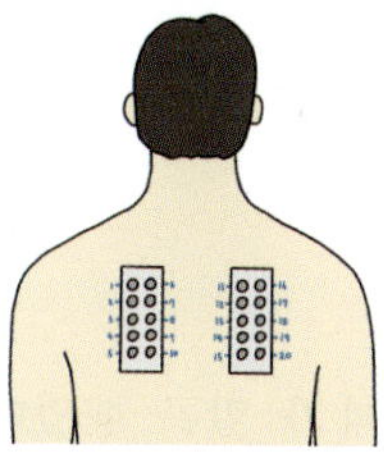

*** 첩포검사(Patch Test)**

- 목적: **4형 지연형 과민반응**의 원인을 찾기 위함임

⇨ 알레르기성 접촉성 피부염 원인감별을 위해 시행함

- 방법: 팔·등 부위에 알레르기를 유발하는 항원 물질이 묻은 패치를 붙인 뒤에 피부 상태를 확인함

⇨ 약 48시간 뒤에 일차적으로 피부 상태를 확인하고 72~96시간 뒤에 이차 결과를 보고 진단함

+ 스트븐스 - 존슨 증후군(SJS)

*** 스티븐스-존슨 증후군(SJS, Stevens-Johnson Syndrome)**

- 점막피부안 증후군으로 피부에 급성으로 발생하는 다형 홍반의 일종임

⇨ 초기에는 입술·혀·뺨의 점막에서 작은 수포가 발생하며 증상이 악화되면 위막성 삼출·궤양에 이르면서 **피부의 표피층이 벗겨지는 중증 피부질환임**

- 세균감염·백신 접종·약물(항생제·항경련제 등) 투여 후에 나타날 수 있음
- 스티븐슨-존슨 증후군을 유발한 것으로 의심되는 약물투여는 즉시 중단하고 이차적으로 감염이 발생하지 않도록 관리가 필요함(Ex. 드레싱 등)

⇨ 항생제는 2차 세균감염 예방을 목적으로 투여할 수도 있음

⇨ 치료를 위해 초기에 스테로이드제를 투여하는데 상황에 따라 감염 발생의 위험성이 커질 수 있어서 스테로이드제 투여를 중단하기도 함

⇨ 보통 손실된 체액과 전해질을 보충하기 위해서 수액을 공급함

- 스티븐스-존슨 증후군은 체표면적 10% 미만에서 피부가 벗겨지는 걸 말하고 신체의 30% 이상 부위에서 피부가 벗겨지면 독성 표피 괴사 용해(TEN)임

암또일화

항생제 알레르기로 소양감, 오심/구토, 설사를 호소하는 환자분들은 흔하게 봤었고, 드물게 아나필락시스 쇼크도 있었지만 대부분 금세 회복되었었다. 그러다 전과 온 한 환자의 피부가 마치 홍시처럼 벗겨지는 양상을 보였는데 피부과 협진 결과 약물로 인한 스티븐스-존슨 증후군이라며 Day 때마다 병동에서 드레싱 치료를 하게 되었다. 홀로 제대로 앉지도 못하는 그분을 뒤에서 지지하면서 온몸을 Wet Dressing을 한 뒤 다시 실마진 크림을 이용하여 Burn Dressing을 했었는데, 5Day 동안 나날이 안 좋아지는 피부를 보면서 겉의 피부가 이런데, 내장은 괜찮은 걸까 싶었었다. Off 뒤 돌아온 병동에는 그분이 ICU로 갔다는 말과 함께 얼마 못 가 그분의 임종 소식을 듣게 되었다.

4-02 '약물'이 많아 슬픈 신규간호사
'눈물' 쏟기 전에 미리 공부하자!(약물 편)

'Main Fluid Master' - 수액종류& 적응증

갑자기 Main Fluid를 바꿔 달라는 처방이 나올 때가 있곤 했었다. Acting일 때는 쳐내야 할 일이 많다보니 '왜 수액을 바꾸는 건지' 하고 생각하지 않았었다. 그저 수액 장에서 수액을 맞게 꺼냈는지, 바꿀 대상이 이 환자가 맞는 건인지 등만 관심 있었다.

그러다 Primary가 되어 **"5DS 들어가다가 처방이 바뀌어서 지금은 5DW로 들어가는 거 있어요"라는 나의 인계에 "왜?"**라는 질문을 듣게 되었다. 이제껏 이유를 생각해본 적이 없었기에, 내 근무 동안 환자에게 무슨 특별한 일이 있었는지 생각해보면서 뒤늦게 이유를 찾으려 했지만, 근거 없이 내 추측으로 헛소리를 할 거 같았기에 죄송하다고 공부해보겠다는 말밖에 할 수 없었다.

그런 내게 **"소듐이 높았다던가, 혈당이 떨어졌다거나 하지 않았어?"라며 혈액검사 결과 창을 켜시더니 "봐봐, 나이트 때 랩 나갔던 게 너 때 결과가 나왔었네. 보면 오늘 이 환자 소듐이 떴지? 그래서 수액 바꾼 거 같은데? 환자가 원해서 영양제로 바뀐 거 아니면 보통 그날 랩 결과에 따라서 바뀌곤 하니까 참고해봐"**라며 알려주셨다.

Night 때 어떻게든 제때 혈액검사가 나갈 수 있도록 Lab 잘하는 법도 연구했었는데, 정작 행한 행위에 대해서는 궁금해하지도 않고 수액을 바꾸라는 처방을 봐도 "그냥 바꾸는가 보다"하고 시간에 맞춰 제때 빨리 제대로 끝내기에만 급급했던 내가 부끄러웠었다.

여기서는 **병동에서 자주 사용하는 Main Fluid 종류와 언제 어떤 이유로 수액을 바꾸는 건지에 대해 알 수 있도록 정리**해두었으니 잘 한번 읽어보길 바란다. 물론 이 내용을 몰라도 업무를 하는 데 큰 어려움은 없겠지만 우리는 의사의 처방대로만 하는 직업이 아니기에 기본적인 내용은 알아두었으면 좋겠다.

다음은 **'수액요법'**에 대해 정리한 것이다.

❖ 수액 요법

- 생명 유지에 필요한 **수분·전해질·영양을 보충하기 위해 시행함**
- 결정질 용액(등장액·저장액·고장액)과 교질 용액(거의 고장액)으로 분류함

❖ 결정질 용액(Crystalloid Solution)

- 혈액에서 세포 or 조직으로 쉽게 흐르는 작은 미립자를 포함한 용액임

1. 등장액(Isotonic Solution)

- **삼투압이 250~375mOsm/L 사이 용액**으로 용질농도가 혈장과 거의 같음

⇨ 투여 후에도 수액이 혈관 내에 머무르고 이동하지 않아 혈액량이 증가함

⇨ 0.9% 생리식염수, 하트만 용액, 플라즈마 용액 등

2. 저장액(Hypotonic Solution)

- **삼투압이 250mOsm/L 이하의 용액**으로 용질농도가 혈장보다 낮음

⇨ 투여 후에는 혈장 삼투압이 낮아져서 혈장의 수분이 간질액으로 이동하여 간질액의 삼투압도 낮아져서 세포외액으로부터 세포 내로 수분이 이동함

⇨ 0.45% 생리식염수 등

3. 고장액(Hypertonic Solution)

- **삼투압이 375mOsm/L 이상의 용액**으로 용질농도가 혈장보다 높음

⇨ 투여 후에는 혈장 삼투압이 높아져서 간질액의 수분을 혈관 내로 끌어당겨 간질액의 삼투압이 증가하여 세포내액으로부터 세포 외로 수분이 이동함

⇨ 3% 생리식염수, 하트만덱스 용액, 5% 포도당생리식염수 등

❖ 교질 용액(Colloid Solution)

- 혈장을 증가시키기 위해 사용하는 큰 미립자를 포함한 용액임

⇨ 결정질 용액에 반응하지 않는 환자의 혈장을 증가시키기 위해 사용하며 대부분 고장액으로서 알부민, 볼루벤, 볼루라이트 등이 해당됨[8]

+ 수액 약어

약어	의미		약어	의미	
N	Normal	정상	H	Half	절반
S	Saline	식염수	H	Hartman	하트만
W	Water	증류수	Na	Natrium = Sodium	나트륨
D	Dextrose	포도당	K	Kalium = Potassium	칼륨

8) 결정질 용액과 교질 용액에 관한 정리는 암또의 임상노트 2권 中 2단원 참고바람

다음은 '자주 처방되는 Main Fluid'에 대해 정리한 것이다.

01 0.9% Normal Saline

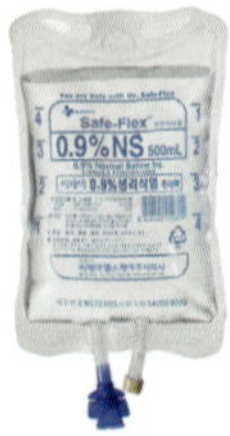

- 목적: **탈수 or 혈압저하 환자의 교정**을 위해 투여함
- 특징: **등장액**으로서 체내 혈장의 삼투압과 동일하여 수분·전해질 변화 문제없이 **혈액량을 보충하기 좋음**
- 성분: 염화나트륨만 들어있음(0.9% 비율로 있음)
- 주의: pH 5.5로 약산성이며 CL^-이 세포외액보다 많아 과량 투여하면 고염소 혈증성 산증이 유발됨
- 기타: 대개 **노말 셀라인**이라고 지칭함

02 0.45% Normal Saline

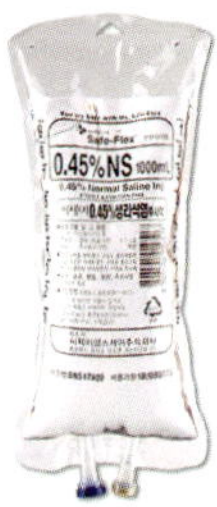

- 목적: **고나트륨혈증 환자의 교정**을 위해 투여함

⇨ 수분 소실이 Na 소실보다 많아 수분 결핍성 탈수가 있을 때 선택되는 수액임(Ex. 심한 구토·설사·발한)

- 특징: **저장액**으로서 수분이 수액이 투여된 혈관에서 세포로 이동하게 되므로 **고나트륨혈증이 교정됨**
- Tip: 0.9% NS를 Main Fluid로 가지고 있는 환자의 Lab 상에서 Na 수치가 뜨면 0.45%로 처방이 바뀜
- 기타: 대개 **하프 셀라인**이라고 지칭함

+ 3% Saline

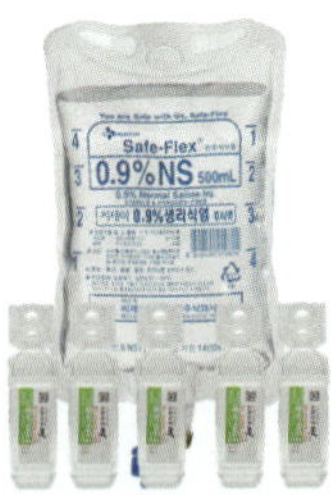

- 목적: **저나트륨혈증 환자의 교정**을 위해 투여함
- 특징: 기관지염 환자에게 **Nebulizer 약제**로 사용함
- Tip: **고장액**으로 NS 또는 DW로 만들어서 사용함

⇨ 0.9% NS 80mL에 NaCL 40mEq(20mL) 1A Mix 함

⇨ 5% DW 180mL에 NaCL 40mEq(20mL) 3A Mix 함

⇨ NS는 3.06%, DW는 3.2% Saline으로 만들어짐

- NaCL 20mL는 117mg/1mL로 2.34g이 들어있음(20x117=2.34g)
- 0.9% NS 80mL에는 NaCL 0.72g이 들어있음(0.9%x80=0.72g)

⇨(0.9% NS 80mL) +(NaCL 20mL) = 0.72g + 2.34g = 3.06g

⇨ 즉, 용매 100mL에 NaCL 3.06이 있으므로 3.06/100x100 = **3.06%**

- 이처럼 0.9% NS 500mL는 100mL 버리고 NaCL 5A Mix 해서 만듦

03 Hartman Solution

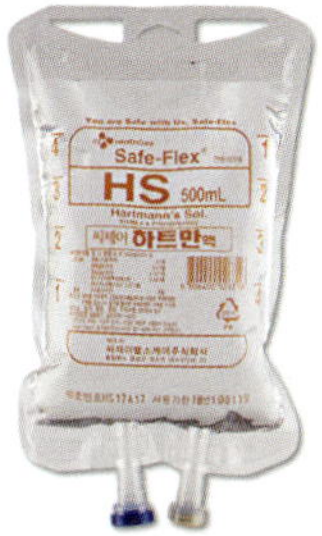

- 목적: **혈액 소실 및 산증 환자의 교정**을 위해 투여함

⇨ 순환 혈액량·조직간액 감소로 인한 세포외액이 보충됨

- 특징: **등장액**으로서 혈장 성분과 비슷하게 만든 수액임
- 성분: **염화칼슘·젖산나트륨**·염화칼륨·염화나트륨

⇨ 젖산염은 간에서 대사되어 HCO^{3-} 만들어 산증 교정됨

- 주의: Ca^{2+} 들어있어 혈액과 함께 투여할 수 없음
- 기타: 대개 **핫솔**이라고 지칭함

04 Plasma Solution A

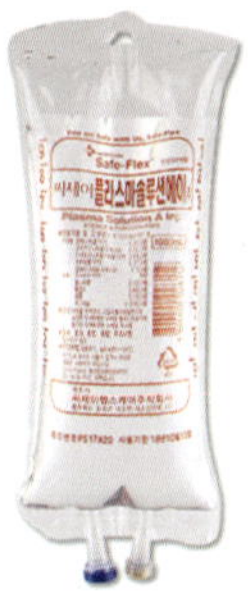

- 목적: **혈액 소실된 환자의 교정**을 위해 투여함

⇨ 순환 혈액량·조직간액 감소로 인한 세포외액이 보충됨

- 특징: **등장액**으로서 혈장 성분과 가장 비슷한 수액임
- 성분: **글루콘산나트륨·염화마그네슘·아세트산나트륨**·염화칼륨·염화나트륨(Ca^{2+} 없어 혈액 응고 위험 없음)
- Tip: 혈액과 함께 투여 가능하며 **OP에 많이 사용함**

⇨ pH 7.4로 혈액 및 세포외액과 같아 pH 변화가 없음

- 기타: 대개 **플라즈마**라고 지칭함

+ 생리식염수 vs 하트만 vs 플라즈마

Normal Solution	Hartman Solution	Plasma Solution A
pH 5.5 등장성 용액	pH 6.5 등장성 용액	pH 7.4 등장성 용액
산증 교정 불가능함	간에서 대사되어 HCO^{3-}로 전환되어 산증을 교정 가능함	
CL^- 많이 포함됨 ⇨ 다량 투여하게 되면 고염소 혈증성 산증 유발함	CL^- 적고 Lactate 포함됨 ⇨ HCO^{3-} 전환이 늦어지면 과젖산혈증 유발함	CL^- 적고 Acetate 포함됨 ⇨ HCO^{3-} 전구체 Acetate 전환이 잘돼 산증 교정에 좋음
Ca^{2+} 포함 안 되어있음 ⇨ 혈액과 함께 투여 가능	Ca^{2+} 포함되어 있음 ⇨ 혈액과 함께 투여 불가	Ca^{2+} 포함 안 되어있음 ⇨ 혈액과 함께 투여 가능
K^+ 포함 안 되어있음 ⇨ 고칼륨혈증에 투여 가능	K^+ 포함되어 있어 체액의 혈장 성분과 비슷함 ⇨ 출혈 후 환자/ OP 환자에게 많이 사용함	

05 5% Dextrose Water

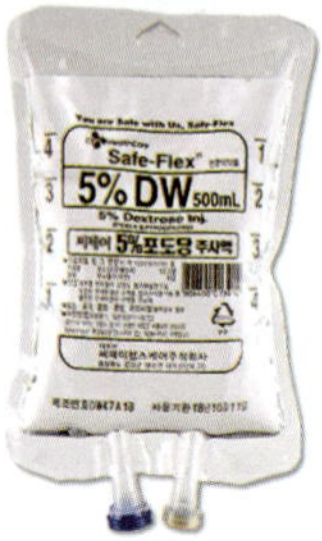

- 목적: **수분 및 에너지 공급**을 위해 투여함
⇨ 질환·수술로 NPO 중인 환자에게 선택되는 수액임
- 특징: **처음에는 등장액**이지만 포도당이 대사된 후 물(Free Water)만 남게 되어 **저장액**으로서 작용함
⇨ 혈장의 삼투압을 낮춰서 세포 내로 쉽게 들어감
- 성분: 포도당(Glucose)만 5% 비율로 포함되어 있음
- Tip: DM 환자는 인슐린 Mix 할 것인지 확인받음
- 기타: 대개 **5(오)-디더블유**라고 지칭함

+ 10% Dextrose Water

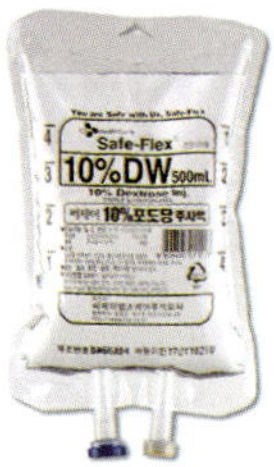

- 목적: **수분 및 에너지 공급**을 위해 투여함
- 특징: 5% DW보다 많은 당분을 공급할 때 선택함
- Tip: ER에서 **Drunken 환자**에게 처방되는 수액임
⇨ 간에서 알코올 분해로 인해 포도당 합성을 못 하면서 숙취가 나타나는데, DW를 투여하면 숙취가 해소됨
- 기타: 대개 **10(십)-디더블유**라고 지칭함

+ 50% Dextrose Water

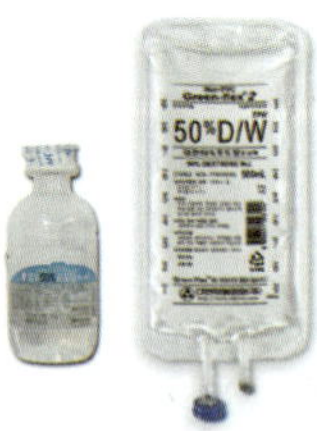

- 목적: **심한 저혈당 환자의 혈당 교정**을 위해 투여함
⇨ 50% DW 50mL~100mL를 Full Drop하여 투여함
- 특징: **고칼륨혈증 환자의 교정**을 위해서도 투여함★
⇨ 인슐린은 세포외액에 존재하는 칼륨을 세포내액으로 이동시켜주므로 고칼륨 환자에게 인슐린을 투여함
⇨ But 인슐린으로 저혈당 위험이 있어 50% DW에 Mix하여 투여함(50DW+Ri Mix 처방나는 이유)
- 기타: 대개 **50(오십)-디더블유**라고 지칭함

- Tip: 고칼륨혈증 교정 시 심장 손상 예방 및 응급으로 증상 완화를 위해 **NS에 Calcium Gluconate Mix하여 투여**를 50DW+Ri 보다 먼저 시행함
⇨ 대사성 산증에 의한 고칼륨혈증은 **산증을 교정하기 위해 Bivon 투여함**
⇨ 이와 함께 장에서 K 흡착하여 제거하기 위해 **칼리메이트 관장** 처방남
⇨ **EKG 및 Lab F/U하면서 고칼륨혈증 교정함**(반드시 알아야 할 내용)

06 Hartman Dextrose

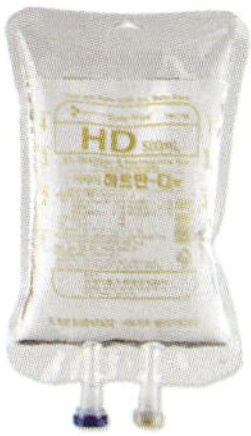

- 목적: **산증 교정과 함께 에너지 공급**을 위해 투여함
- 특징: **HS에서 당분을 추가**하여 만든 **고장액**으로서 HS 장점과 DW 장점이 합쳐져서 만들어진 수액임
- 성분: **염화칼슘·젖산나트륨**·염화칼륨·염화나트륨·**포도당**
- Tip: 임상에서 **Post OP 유지 수액으로 많이 사용함**
- 주의: Ca^{2+} 들어있어 혈액과 함께 투여할 수 없음
- 기타: 대개 **핫덱**이라고 지칭함

07 5% Dextrose Saline

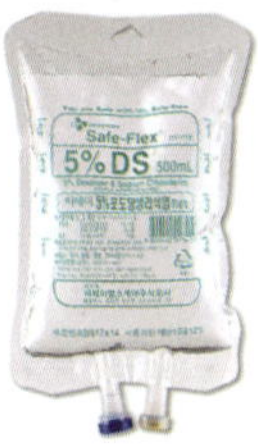

- 목적: **수분·전해질·에너지 공급**을 위해 투여함
- 특징: **NS에서 당분을 추가**하여 만든 **고장액**으로서 NS 효능과 DW 장점이 합쳐져서 만들어진 수액임
- 성분: 염화나트륨(0.9%)과 포도당(5%) 들어있음
- Tip: **질환·검사·수술로 인해 NPO 중인 환자**에게서 탈수를 예방하고 에너지 공급하기 위해 많이 사용함
- 기타: 대개 **5(오)-디에스**라고 지칭함

08 Halfsol

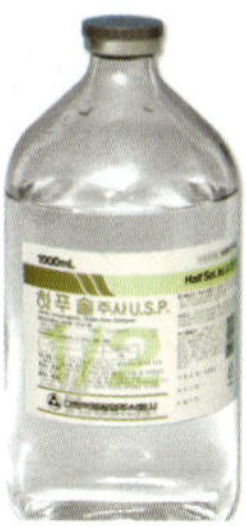

- 목적: **수분·전해질·에너지 공급**을 위해 투여함
- 특징: 같은 용량 5% DS 성분의 1/2만 포함되어 있음
- ⇨ 5% DS 1L에는 NaCL 9g과 Glucose 50g 포함됨
- ⇨ HalfSol 1L에는 NaCL 4.5g과 Glucose 25g 포함됨
- 주의: 0.45% Saline 1L에는 NaCL 4.5g 성분만 있음
- ⇨ 포도당이 없으므로 0.45% Saline과 Halfsol은 다름
- Tip: **항암 전·후에 Hydration 할 때 많이 사용함**
- 기타: 대개 **하푸솔**이라고 지칭함

이외에도 15% DW·20% DW·5% Fructose 등 당질 수액이 있고 복합 전해질 수액으로 5% DW 0.45% NaCL 등이 있으나 흔하게 사용하는 수액은 아니라서 여기서는 제하였다. 위의 수액들이 일반 성인에게 가장 자주 사용하는 수액이니 알아두길 바란다.

09 1:2:3

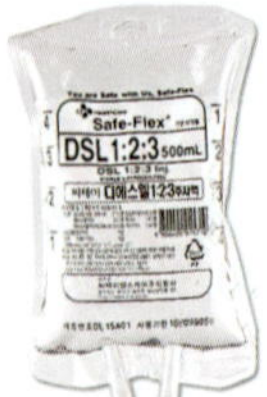

- 목적: **소아의 수분·전해질·에너지 공급**을 위해 투여함
- 특징: 소아는 성인에 비하여 체표면적의 비율이 높아서 불감성 수분 손실이 잘 일어나 성인과 다른 수액 사용

⇨ 소아는 수분 및 열량 요구량도 체중과 비교하면 높음

- 성분: 포도당(D)·염화나트륨(S)·젖산나트륨(L) 들어있음
- Tip: 소아에서 **탈수 초기 교정 수액**으로 많이 사용함
- 기타: 대개 **원투쓰리 or 일대이대삼**이라고 지칭함

10 SD 1:4

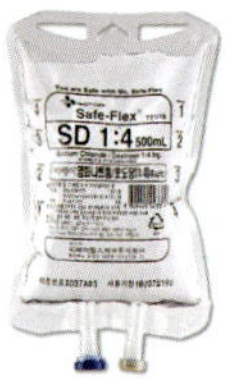

- 목적: **소아의 수분·전해질·에너지 공급**을 위해 투여함
- 특징: 모유와 우유에 함유된 Na 농도와 가장 비슷함
- 성분: 염화나트륨과 포도당이 들어있음(1:4 비율임)

⇨ 5% DS의 **S**aline과 **D**extrose가 **1:4** 비율로 녹아있음

- Tip: 10kg까지의 **소아에게 유지 수액**으로 많이 씀
- 기타: 대개 **일대사**라고 지칭함

+ SD 1:3

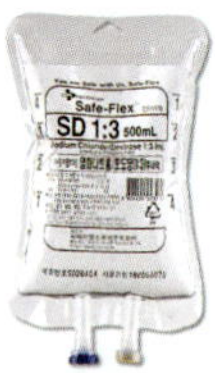

- 목적: **소아의 수분·전해질·에너지 공급**을 위해 투여함
- 특징: 나이가 많아질수록 수분 요구량이 Na 요구량보다 체중에 비해 감소하여 더 많은 Na 포함된 수액 선택함

⇨ 10~20kg 소아에게 SD 1:3을 유지 수액으로 사용함

- 성분: 염화나트륨과 포도당이 1:3 비율로 녹아있음
- 기타: 대개 **일대삼**이라고 지칭함

+ SD 1:2

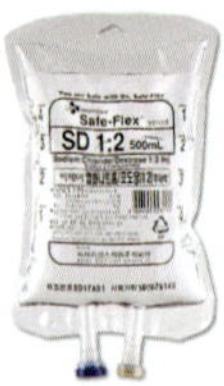

- 목적: **소아의 수분·전해질·에너지 공급**을 위해 투여함
- 특징: 20kg 넘으면 SD 1:2를 유지 수액으로 사용함
- 성분: 염화나트륨과 포도당이 1:2 비율로 녹아있음
- Tip: **중증도 or 중증 탈수 소아 환자**는 Na이 더 많이 필요하여 SD 1:3 또는 SD 1:2 수액이 사용되기도 함
- 기타: 대개 **일대투**라고 지칭함

+ 5% DW NaK1

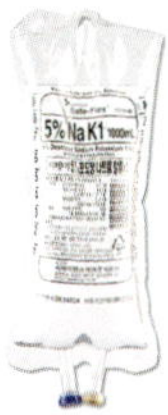

- 목적: **수분·전해질·에너지 공급**을 위해 투여함
- 특징: 탈수 or 수술로 소실 돈 전해질 보충에 사용함
- 성분: **포도당(5%)**·염화나트륨·**염화칼륨**이 들어있음

⇨ 염화나트륨·염화칼륨의 양에 따라 수액 이름 달라짐

- 주의: 고칼륨혈증 환자에게는 수액 사용을 피해야 함
- 기타: 대개 **5디-엔에이케이-원**이라고 지칭함

+ 5% DW NaK2

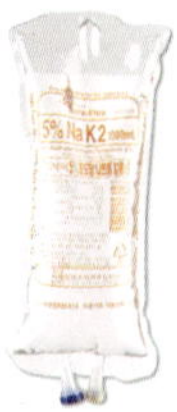

- 목적: **수분·전해질·에너지 공급**을 위해 투여함
- 성분: **포도당(5%)**·염화나트륨·**염화칼륨**이 들어있음

⇨ 성분 함량에 따라 NaK1, NaK2, NaK3 … 등 있음

- Tip: 소아 환자에게 유지 수액으로서도 사용 가능함

⇨ 나이·체중별로 필요한 전해질 양에 따라 수액 선택함

- 기타: 대개 **5디-엔에이케이-투**라고 지칭함

+ 10% DW NaK1

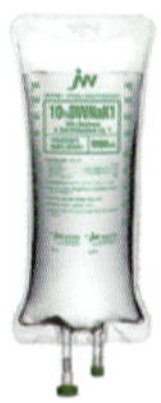

- 목적: **수분·전해질·에너지 공급**을 위해 투여함
- 특징: 5% DW NaK 보다 포도당이 더 많이 포함되어 **더 많은 에너지 공급을 위해서** 10% DW NaK 사용함
- 성분: **포도당(10%)**·염화나트륨·**염화칼륨**이 들어있음

⇨ 염화나트륨·염화칼륨의 양에 따라 수액 이름 달라짐

- 기타: 대개 **10디-엔에이케이-원**이라고 지칭함

+ 10% DW NaK2

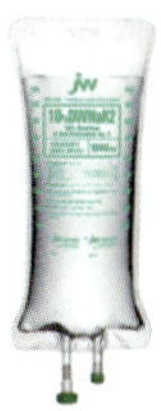

- 목적: **수분·전해질·에너지 공급**을 위해 투여함
- 성분: **포도당(10%)**·염화나트륨·**염화칼륨**이 들어있음
- 기타: 대개 **10디-엔에이케이-투**라고 지칭함

⇨ 임상에서 5% DW NaK 수액을 자주 사용하지 않는데 10% DW NaK는 더 자주 사용하지 않는 수액이라서 5% DW NaK를 엔에이케이라고 줄여 말하기도 함

+ Fluid 용량별 사용

1. 50mL~100mL 수액
- 항생제 or 스테로이드제 같은 약물을 Mix 하여 투여할 때 주로 사용함
⇨ 비교적 단시간에 투여하는 희석이 필요한 약물일 때 희석제로 사용함

2. 500mL~1000mL 수액
- 대부분 Main Fluid로 투여할 때 주로 사용함(비타민제 Mix 가능함)
⇨ 희석하여 천천히 투여해야 하는 약물은 Main Fluid에 Mix 하여 줌

+ 0.9% NS - Tip 아닌 Tip

1. 0.9% NS는 가장 만만하게 사용하는 수액임
- Line 유지 목적으로 K.V.O용으로 NS 많이 사용함(큰 의미 없음)
- Hydration 목적으로 사용하기에 금액적인 면에서도 비교적 저렴한 편임
⇨ 심한 발열 환자는 땀으로 수분이 많이 소실되므로 Hydration 필요함

2. BP 저하가 발생한 경우 0.9% NS 투여함
- NS Loading 한다고 하면 0.9% NS 1L를 Full Drop 하여 투여하면 됨
⇨ BP가 안정화될 때까지 순환 혈액량을 늘리기 위해 NS 때려 박음
- Tip: BP 안정화된 경우 상황에 따라 HS(핫솔)로 바꿔서 주기도 함
⇨ NS 과량 투여 시 고염소 혈증성 산증이 유발될 수 있어서 수액 바꿈

3. 당(Glucose) 성분을 피해야 하는 환자에게 사용 가능한 수액임
- 염화나트륨 성분만 있으므로 DM 환자에게서 혈당 문제없이 사용 가능함
- 신경외과(NS) 환자 中 뇌 손상을 입은 환자는 초기에 DW 수액 제한함
⇨ 혈당 상승은 뇌부종 및 저산소증 부위에서 당대사에 의한 젖산 형성을 증가시켜 세포 내 산성화가 초래되어 뇌 손상이 심해지므로 제한함

4. 간 기능이 저하된 환자에게는 NS 보다는 DW 수액을 보통 선택함
- Na은 수분을 저류시키는 작용을 하므로 간 질환 환자에게는 제한함
⇨ 특히 LC(간경화) 환자는 복수가 더 심해질 수 있음

5. NS 3000mL는 보통 세척용으로 사용함
- 방광세척 or 수술 中 세척이 필요할 때 주로 사용함
- Tip: 세척 시 Line을 구분하여 표시하여 투약오류 안 나도록 주의함

+ 수액 2-1, 2-2 … 의미

*** 수액이 들어갈 순서를 설명한 용어임**
- 앞 숫자는 총 처방된 수액 개수, 뒷 숫자는 지금 투여하는 수액 순서임
⇨ 2-1: 총 2개의 수액 처방이 났는데, 그중에 1번째 수액이라는 뜻임
⇨ 2-2: 총 2개의 수액 처방이 났는데, 그중에 2번째 수액이라는 뜻임

+ Plasma - Tip 아닌 Tip

1. Mg 성분이 있는 수액임
- 신기능이 저하된 환자에게는 고마그네슘 혈증을 유발할 수 있음
- 마그네슘 이온의 혈관 이완 효과로 인해서 저혈량증 환자에서 보상적인 혈압 증가 효과가 감소할 수 있어서 BP 저하 상황에서는 NS 많이 씀
⇨ 무엇보다 금액적인 면에서 비쌈(0.9% NS 보다 약 3배 더 비쌈)

2. OP 들어갈 때 많이 달고가는 수액임
- 가장 혈장 성분과 비슷하여 실혈이 발생하는 OP에 사용하기 좋음
⇨ 무엇보다 혈액과 함께 투여 가능하므로 OP 수액으로 많이 선택됨
- Tip: OP 후에는 OP 시 소실된 전해질과 금식으로 소실된 에너지를 보충하기 위해 하트만덱스와 하트만 수액을 많이 사용함
- 즉시 NPO 해제가 되는 경우가 없어 100~120cc/hr처럼 많은 양의 수액이 들어가면 3Bag이 처방 나는데 종류가 다 다를 수도 있음
⇨ Ex) 3-1은 HD, 3-2는 HS, 3-3은 5% DS

+ 고나트륨혈증 - Main Fluid

1. 0.45% NS 사용함
- 저장액으로서 수분이 수액이 투여된 혈관에서 세포로 이동하여 교정됨

2. 5% DW 사용함
- Na 성분을 포함하지 않는 수액인 5% DW로 수액 교체함
⇨ 5% DW는 대사 후 저장액으로서 작용하므로 전해질 교정에 도움됨

*** 저나트륨혈증 - Main Fluid**
- 3% NS 또는 5% NS 같은 고장성 수액을 천천히 투여하여 교정함

+ 5% DW - Tip 아닌 Tip

1. DM 환자는 Main Fluid에 인슐린 Mix 할 것인지 확인함

- NPO나 다른 이유로 당분이 섞인 수액이 DM 환자에게 처방난 경우 인슐린 Mix 하여 투여할 것인지, Mix 없이 달 것인지 확인해야 함

⇨ TPN 받는 환자는 포도당 10~15g당 RI 1U로 시작하여 Mxi 하고 목표 혈당에 도달하지 않으면 증감한다고 함[9)]

2. 당 대사에 의해 검사 결과가 영향을 받는 검사는 수액을 교체함

- PET-CT와 같은 핵의학 검사는 당 대사에 의해 검사 결과가 달라짐

⇨ Dr. Confirm 하에 Fluid를 잠시 Hold 하거나 NS 수액으로 교체함

3. 포도당 성분 포함된 수액은 IV 투여 시 티아민 결핍 유발 가능함

- 당이 함유된 수액을 IV로 투여하면 Vit .B_1(티아민) 소모율이 높아져 티아민 결핍을 유발할 수 있으므로 관련 증상이 나타나는지 주의함

+ 5% DS - Tip 아닌 Tip

*** 금식하고 있는 환자에게 가장 많이 사용함**

- 특히 소화기내과에서 장염 환자에게 많이 처방되는 수액임

⇨ 고장성 수액으로 세포외액을 보충해주고 대사성 산증을 교정해주므로 Vomiting, Diarrhea 등으로 체액 소실이 많은 환자에게서 사용함

- NPO로 에너지 보충을 해줘야 하므로 당분이 포함된 수액에서 선택함

⇨ 5% DW도 에너지를 공급해줄 수는 있으나 등장성 수액임

암또일화

내가 근무했던 병원은 Night 번이 Main Fluid에 Mix 할 약물과 수액 이름이 적힌 약물 라벨을 붙여두면 Day 번이 Mix를 했었다. 이때, 종종 약물 라벨이 이름이 비슷한 다른 수액에 붙어있곤 했었는데 이거를 못 거르고 Mix 한 뒤에 발견하면 아주 난감한 상황이 펼쳐졌었다. 또한, 내가 약물 라벨을 붙인 것도 아니고 Mix 한 것도 아니었지만 이게 걸러지지 못한 체, 나한테까지 넘어오고 나도 거르지 못하여 다음 Duty 번에게 넘어가서 발견되면 그 잘못은 나한테도 있음을 부인하지 못했었다. 꼭, 5% DS와 5% DW 아니면 핫덱과 핫솔에서 약물 라벨 실수가 생겼었다. 수액 이름이 한글로 적혀있어서 제대로 확인하지 않으면 맞는 것처럼 보였었다. Mix 할 때는 Mix 할 약물만 확인하지 말고 Mix 할 수액도 잘 준비되어있는지 확인하는 습관이 필요하다는 걸 느꼈었다.

9) 참고- 당뇨병환자의 수술 중 및 수술 후 혈당조절

Plus+

'자주 사용하는 영양제' - 아미노산 & 지질 & TPN

임상에서의 환자들을 보면 심심치 않게 영양제를 투여받고 있는 모습을 볼 수 있었다. 기왕 수액을 맞는 김에 영양제로 맞겠다는 분들과 금액은 본인들이 부담할 테니 일반 N/S 또는 D/S가 아닌 영양제로 변경하여 투여해주라는 보호자들도 계셔서 급여 조건이 안되어도 영양제를 투여받는 분들이 꽤 있었다.

그런데 Dr.에게 영양제를 원한다고 똑같이 Noti 해도 **어떤 환자는 투명한 영양제, 어떤 환자는 하얀 영양제가 처방이 나곤 했었다.** 그래서 두 영양제를 처방하는 데 어떤 이유가 있는지 궁금했었다.(물론, 과별로 그리고 담당 교수별로 복잡한 이해관계에 의한 것도 처방이 달라지는 이유로 작용한 것도 있었겠지만 그래도 영양제의 성분과 적응증이 궁금했었다.)

더불어 하얗거나 투명한 비싼 영양제 말고도 일명 '링거'라고 하는 노란 영양제를 놔달라는 분들도 많았었는데, **이때 하루에 2개의 Main Fluid가 들어갈 때, 2-1 수액에는 비타민제를 Mix 하라는 처방이 있어도, 2-2 수액에는 비타민제 Mix 없이 Single로 주라**는 처방이 나오면 왜 2-2 수액에는 Mix를 안 하는지도 궁금했었다.

그래서 여기에서는 **임상에서 자주 사용하는 영양제 종류에 대해 정리했으며, Main Fluid에 자주 Mix 하여 투여되는 비타민제제**에 대해서도 정리해두었으니 가볍게 보고 넘어가길 바란다.

(심한 영양장애를 호소하는 환자가 아니라면 일반적으로 영양제는 단순 피로 회복을 목적으로 투여받는 경우가 많았으며, 이 경우에 모두 비급여로 환자가 비용을 부담하는 경우만 처방했었다. 그래서 여기에서는 백옥주사, 마늘주사, 마이어스 칵테일주사와 같은 영양수액 내용은 제하였다.)

다음은 'TPN'에 대해 정리한 것이다.

❖ 정맥 영양(PN, Parenteral Nutrition)

- 적절한 경구 섭취가 어려운 환자에게 정맥으로 영양을 공급하는 것임

⇨ 정맥 영양제에는 **아미노산 수액제·지질 수액제·TPN 제제** 등이 있음

❖ 총 정맥 영양(TPN, Total Parenteral Nutrition)

- 장관 or 경구로 섭취할 수 없거나 섭취해서는 안 되는 환자에게 필요한 영양소를 소화관을 거치지 않고 말초 or 중심 정맥을 통해 공급함

⇨ **포도당·단백질·지질·전해질·비타민·미량원소가 포함된 영양제**를 사용함

- 구성 성분에 따라 2-in-1 또는 3-in-1로 구분하며 투여경로에 따라서 말초정맥용 영양수액제(PPN)과 중심정맥용 영양수액제(CPN)로 분류됨

▶ 2-in-1 TPN 제제(2 Chamber TPN 제제)

- **단백질·포도당 2가지 성분**으로 구성된 TPN 제제임

⇨ 지질 성분이 포함되어 있지 않아서 3-in-1 TPN 제제보다 공급할 수 있는 에너지는 적지만 안정성은 더 높음

▶ 3-in-1 TPN 제제(3 Chamber TPN 제제)

- **단백질·포도당·지질 3가지 성분**으로 구성된 TPN 제제임
- 3대 영양소(포도당·단백질·지질) 모두를 공급할 수 있지만 불투명하여 육안으로 침전물 확인이 어려움

▶ 말초 정맥 통한 영양 공급(PPN, Peripheral Parenteral Nutrition)

- 중심 정맥을 사용하는 것이 불가능한 경우 or 카테터 패혈증이 있는 경우 or **7~14일 이내의 단기적인 영양공급**이 예상되는 경우에 권장됨
- 말초 정맥의 경우 혈관이 약하고 혈류 속도가 느려 삼투압이 높은 약제를 투여할 경우 정맥염 및 혈전정맥염 발생 위험이 있음

⇨ 최대 900mOsm/L or 최대 포도당 10%까지의 영양제를 말초로 투여함

- 말초정맥용 TPN은 중심정맥용 TPN보다 포도당 농도와 삼투압이 적어서 **CPN보다 더 많은 양의 수액 투여가 필요함**

▶ 중심 정맥 통한 영양 공급(CPN, Central Parenteral Nutrition)

- **7~14일 이상의 장기적인 영양공급**이 필요한 경우에 권장됨
- 중심 정맥의 경우 투여 부위의 혈류 속도가 빨라 고장성 제제를 빠르게 희석시키므로 삼투압의 제한 없이 영양공급이 가능함

⇨ **900mOsm/L 이상 or 포도당 10% 이상의 고농도 영양제 투여 가능함**

- 고농도 영양제 투여가 가능하여 **적은 용량으로도 충분한 영양을 공급함**

+ 정맥 영양(PN)

*** 정맥 영양 적응증**

- 경구 영양 or 경장 영양은 장 기능을 보존하고 감염 위험을 줄이는 등 임상적인 이점 및 비용 효과적인 측면에서 우선하여 고려함

⇨ **경구 영양 or 경장 영양이 불가능한 경우에 정맥 영양 실시함**

- 다음 기준에 해당하지 않으면 정맥 영양 처방이 불가능하거나 비급여임

① 경구로 영양 섭취가 불가능한 경우⇨ 위장 폐색·위장기능 장애 등

② 경구로 영양 섭취가 불충분한 경우 or 영양 요구량이 크게 증가한 경우

⇨ 암성 악액질·영양실조·흡수 장애·화상·심한 설사·만성 구토 등

③ 경구로 영양 섭취가 위험한 경우⇨ 혼수상태, 연하 기능 장애 등

④ 치료를 위해 위장기관 쉬게 하는 경우⇨ 염증성 장 질환·소화기계 출혈 등

⑤ 비정상 대사 상태로 특수 영양공급이 필요한 경우⇨ 간부전·신부전 등

+ 영양수액 특징

1. 아미노산 수액제

- 정맥을 통한 아미노산 공급은 근육에서 단백합성을 촉진 및 상처 치유, 내장 단백 보존 등의 중요한 역할을 함

⇨ 아미노산 수액제는 저단백혈증, 저영양상태 환자에게 주로 사용함

2. 지질 수액제

- 지질은 농축된 열량공급원으로 정맥을 통한 지질의 공급은 포도당 과다 공급으로 인한 합병증(고혈당, 간독성, CO_2 생성 증가)을 최소화함
- TPN만으로 충분한 열량 공급이 어렵다면 지질 수액제를 추가로 투여함

⇨ 지질 수액제는 PN이 필요한 환자에게 열량 보충 시에 주로 사용함

3. 총 정맥 영양수액제(TPN)

- 포도당·단백질·지질·전해질·비타민·미량원소를 정맥을 통해 공급함

⇨ TPN은 PN이 필요한 환자에게 아미노산 및 열량 보충 시에 주로 사용함

- 전해질제제: 세포 내외의 전해질 균형을 유지하고 결핍을 보충해주며 Ca·Mg·P 등을 TPN에 혼합한 경우 침전 가능성이 있어 별도 투여함
- 비타민제제: 새포의 기능과 변성, 대사를 유지하는데 필수적인 물질로 열과 빛에 약하므로 TPN에 혼합한 경우 24시간 이내에 투여되도록 함
- 미량원소제제: 심한 위장관 손실이 없고, 신질환·간질환·담도 or 뇨로 배설되는 원소의 배설 장애도 없는 안정한 상태일 때 투여함

01 아미노산 수액제 종류

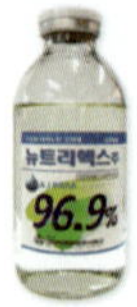	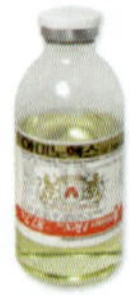	- 저단백혈증·저영양상태·수술 전/후 상태의 환자에게 사용함
뉴트리헥스	아미노헥스	

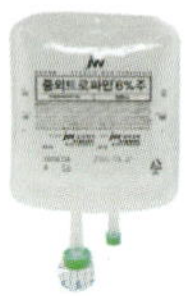	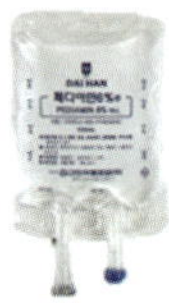	- 저단백혈증·저영양상태·수술 전/후 상태의 유아 및 소아에게 사용함
트로파민 6%	페디아민 6%	

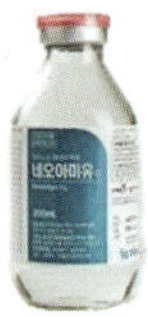	- 저단백혈증·저영양상태·수술 전/후 상태의 급·만성 신부전 환자에 사용함
네오아미유	

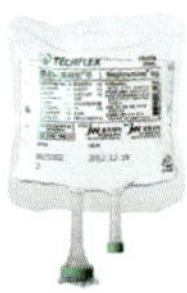	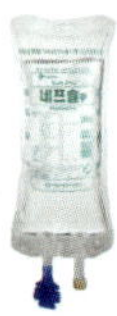	- 급성·만성 신부전 환자에게 아미노산 공급을 위해 사용함
네프라민	네프솔	

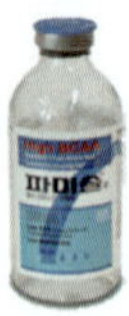	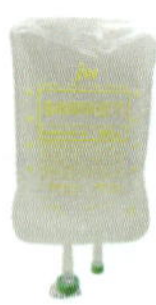	- 급·만성 간 장애에 의한 뇌증 개선·간 장애 환자에게 사용함
파미솔	헤파타민	

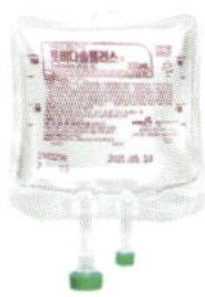	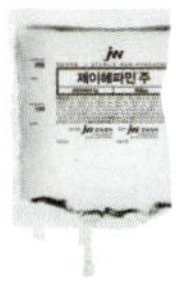	- 만성 간부전 환자에게 아미노산 공급위해 사용함
토비다솔플러스	**제이헤파민**	

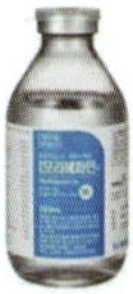	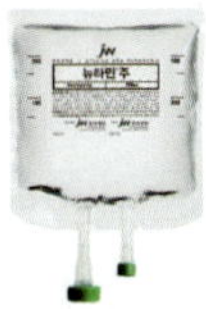	- 만성 간 장애 환자의 뇌증 개선 위해 사용함
모리헤파민	**뉴타민**	

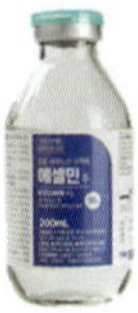	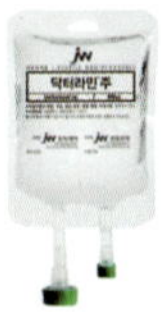	- 뇌 기능 손상 동반 or 동반하지 않는 중증 간 기능 장애 환자에게 사용함
에셀민	**닥터라민**	

02 지질 수액제 종류

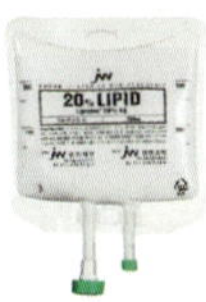	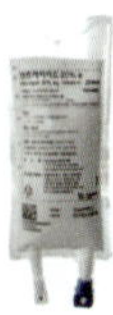	- 비경구 영양공급 처방의 일부로서 에너지·필수 지방산 공급을 위해 사용함
리피션 20%	**인트라리피드 20%**	

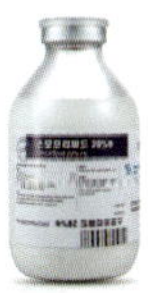	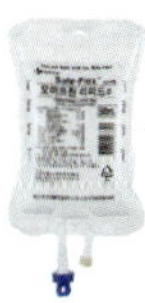	- 비경구 영양요법이 필요한 환자에게 에너지·필수 지방산·오메가-3 지빙신의 공급을 위해 사용함 ⇨ 경구/위장관으로 영양공급이 불가능/불충분하거나 제한된 경우
스모프리피드 20%	**오마프원 리피드**	

03 2-in-1 TPN & 3-in-1 TPN 종류

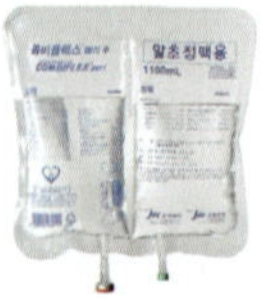	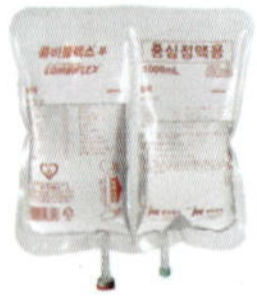	- 경구 or 위장관으로 영양공급이 불가능/불충분하거나 제한되어 PN이 필요한 환자에게 수분·전해질·아미노산·에너지 공급을 위해 사용함 (2-in-1) - 참고: 좌측은 말초용, 우측은 중심용
콤비플렉스 페리	**콤비플렉스**	

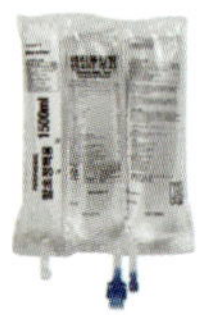	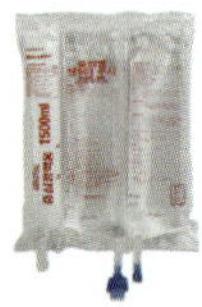	- 경구 or 위장관 영양공급이 불가능/ 불충분하거나 제한되어 PN이 필요한 환자에게 수분·전해질·아미노산·에너지 공급을 위해 사용함 (3-in-1) - 참고: 좌측은 말초용, 우측은 중심용
페리 올리멜 엔4이	**올리멜 엔9이**	

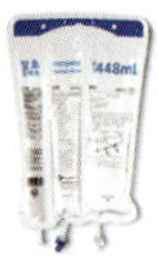	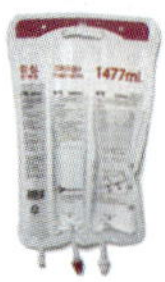	- 경구 or 위장관 영양공급이 불가능/ 불충분하거나 제한되어 PN이 필요한 환자에게 에너지·아미노산·필수 지방산·오메가-3 지방산 공급을 위해 사용함(3-in-1) - 참고: 좌측은 말초용, 우측은 중심용
오마프원 페리	**오마프원**	

+ TPN 투여 시 Tip 아닌 Tip

- TPN 中 **중심정맥용은 말초정맥용에 비해 포도당 농도와 삼투압이 크므로 중심정맥용 TPN을 말초 정맥으로 투여하면 말초 정맥 혈관이 손상됨**

⇨ 중심 정맥 Line에는 말초정맥용 TPN을 투여해도 혈관에 무리가 없지만 **말초 정맥 Line에는 중심정맥용 TPN을 투여하면 안 됨 ★**

- Tip: 중심정맥관(Ex. C-Line)을 가지고 있던 환자에게서 카테터 패혈증 or 다른 이유로 중심정맥관을 제거하고 Peri(말초)로 수액을 연결하기로 한 경우에는 TPN이 중심정맥용이었다면 Dr.에게 Confirm 필요함 ★

⇨ 말초정맥용으로 처방받아 유지할 것인지 or Hold 할 것인지 확인받음

- 기타: 중심정맥용 or 말초정맥용 확인하지 않고 연결하거나 다른 용량의 TPN을 연결한 투약 에러가 잘 일어남(뜯기 전에 한 번 더 확인하자)

다음은 **'자주 사용하는 비타민제제'**에 대해 정리한 것이다.

+ Vit.B 주사제

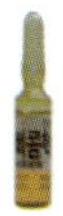 **삐콤헥사주**	- 특징: Vit.B 보급 or 결핍증 예방을 위해 사용함 ⇨ 육체 피로·임신/수유기·병중/병후의 체력저하· 영양불량, 체중감소·위장관질환·신경염, 피부염· 화학요법제 투여 - Tip: 삐콤은 B1, 아스코르빈산은 C1이라고 부르곤 함

+ Vit.C 주사제

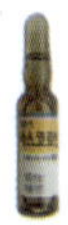 **아스코르빈산주**	- 특징: Vit.C 결핍증 예방 or 치료를 위해 사용함 ⇨ 괴혈병·임부/수유부·심한 육체노동·모세혈관 출혈(비출혈)·골절 시 골기질 형성, 골성 장애·광선 과민성 피부염·기미, 주근깨, 염증 후의 색소 침착 - 기타: 급성 또는 경구 투여가 어려운 경우만 급여됨

+ 혼합비타민제

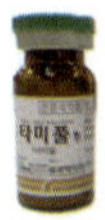 **타미풀주**	- 특징: 수액제로 영양 공급받는 환자의 비타민 유지요법으로 다음 환자의 비타민(Vit.K 제외) 결핍 예방을 위해 사용함 ⇨ 외과 수술 시, 중증화상, 골절 및 기타외상, 중증감염증, 혼수상태에 1일 1회 IV 투여함(실온보관) - 기타: 급여 조건 충족 시 1일 1회만 급여로 투여 가능
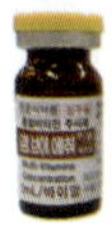 **엠브이에취주**	- 특징: 다음 응급환자의 영양 보급을 위해 1일 1회 투여함 ⇨ 수술 시, 중증화상, 골절, 중증감염증, 혼수상태 등 - 주의: **엠브이에취주는 냉장 보관해야 함(2~8℃)** ★ - 기타: 급여 조건 충족 시 1일 1회만 급여로 투여 가능

+ 기타 비타민제

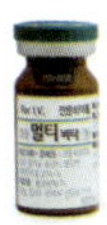 **멀티비타주**	- 특징: 수액제로 영양 공급받는 환자의 비타민 유지요법으로 다음 환자의 비타민(Vit.K 제외) 결핍 예방을 위해 사용함 ⇨ 외과 수술 시, 중증화상, 골절 및 기타외상, 중증감염증, 혼수상태에 1일 1회 IV 투여함(실온보관함) - 기타: 비급여 제제로 허가사항에 맞춰 사용해도 비급여임

4-03 '약물'이 많아 슬픈 신규간호사 '눈물' 쏟기 전에 미리 공부하자!(약물 편)

'자주 사용하는 약물' - 종류와 적응증

임상에 나가면 정말 많은 약물을 사용하게 된다. Pulmo가 Main인 단일 병동에서 근무했다고 해서 호흡기 약물만 접한 것은 아니었다.

기침·가래와 함께 발열·두통·전신통 등을 호소하는 환자분들에게는 **해열·진통·소염제**를 투여했고, 위장관계 부작용이 있는 분들에게는 **위장계약(제산제·지사제·PPI)**을 투여했었다. 또한, 기저질환이 있는 분들에게는 **혈압강하제·혈당강하제·호르몬제**를 투여했으며, 병원에 입원하여 밤에 잠을 못이루는 분들에게는 **정신신경용제(수면제)**를 투여하였고 이외에도 타과(OS·NS 등) 질환을 가진 환자분들에게 협진을 통하여 처방이 난 **근골격계·항경련제** 등을 투여했었다.

이처럼 임상에서는 자신의 Main 부서와 다소 거리가 멀어보이는 약물일지라도 그 질환을 가진 환자가 입원을 왔다면 접할 수 밖에 없다. **그렇기에 다른 과에서 사용하는 약물일지라도 비교적 자주 사용하는 주요 약물들은 눈에 익혀둘 필요가 있다.**

여기서는 지면상 임상에서 사용하는 모든 약물을 정리하는 것은 어려워 **비교적 자주 사용하는 약물이나 다른 Chapter에서 다루지 못하였던 약물들을 선별하여 정리하였다.**[10] **(소화기, 간·담도·췌장, 내분비, 신장, 류마티스, 정형외과, 감염&신경과&피부과 관련 약)**

다음 내용을 참고하여 **어떤 종류의 약물이 있는지와 언제·어떻게 사용하는지를 중점으로 관련 질환에 대해 더 공부해보길 바란다.**(약물과 적응증을 묶어서 공부하는 게 머릿속에 더 잘 남았었다.)

10) **임상노트는 1·2권은 각 Chapter마다 특정 부서와 관련된 약물에 대하여 구성되어 있습니다.** 심장· 및 호흡기는 1권-2단원(V/S), 신경과는 1권-3단원(GCS), 내분비(DM)는 1권-5단원(BST), 소화기 및 비뇨기는 1권-6단원(I/O), 혈액종양은 2권-1단원(항암) 및 2단원(수혈), 마취통증 및 신경과 포함한 모든 과는 2권-3단원(마약), ICU·ER 포함한 모든 과는 2권-6단원(CPR) 부분을 참고바랍니다.

❖ 소화성 궤양(Peptic Ulcer)

- 강산성 위액에 의하여 **위 or 십이지장의 점막이 손상된 상태**를 말함

⇨ 궤양: 점막 아래까지 손상되어 조직이 패임, 미란: 점막층만 손상됨

- 치료제는 기전에 따라서 **공격 인자 억제제와 방어인자 증강제**로 구분됨

⇨ 공격인자 억제제: 위점막 공격하는 위산 분비 억제 or 중화하는 약물

⇨ 방어인자 억제제: 위점막 보호 or 혈액순환 증가하는 약물

01 소화성 궤양 치료제

- **구분: 소화성 궤양 치료제 中 공격인자 억제제 - H_2 수용체 차단제**
- 위벽세포의 H_2(히스타민-2) 수용체에서 히스타민과 경쟁적으로 결합하여 위산 분비를 억제함 [히스타민은 H_2 수용체에 작용하여 위산 분비 자극함]
- 주의: 대부분 신장으로 배설되므로 신장애가 있으면 용량 감량 필요함

- Cimetidine - Lafutidine - Famotidine
- Nizatidine - Ranitidine - Roxatidine

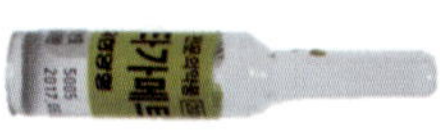	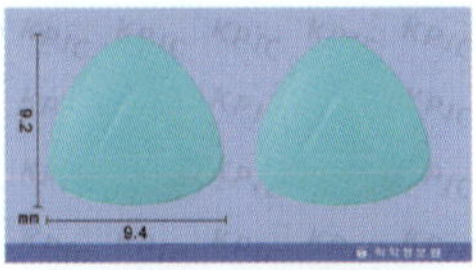	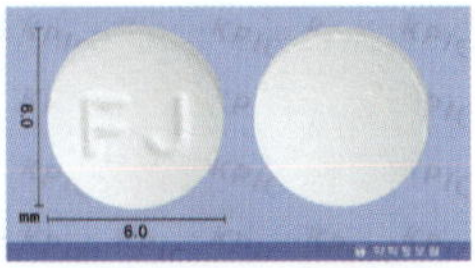
타가메트주	신일시메티딘정	라푸진정
Cimetidine성분		Lafutidine 성분
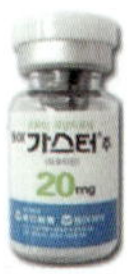	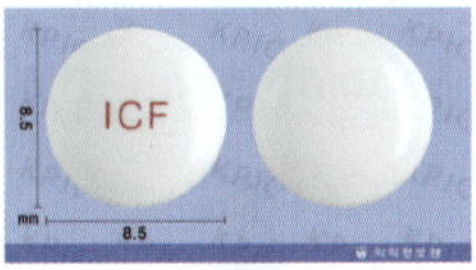	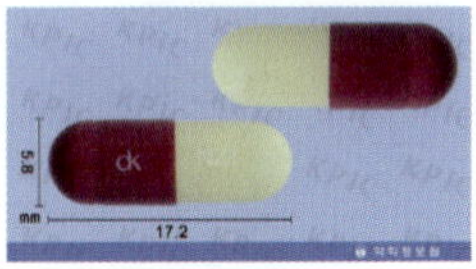
가스터주	파모딘정	니자틴캡슐
Famotidine 성분		Nizatidine 성분
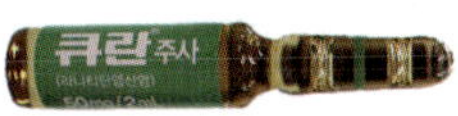	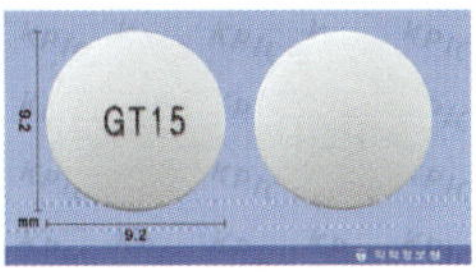	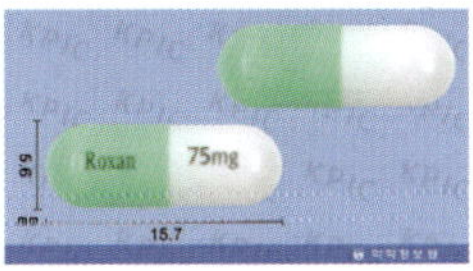
큐란주 50mg	가스티딘정 150mg	록산캡슐
Ranitidine HCl 성분		Roxatidine 성분

- **구분: 소화성 궤양 치료제 中 공격인자 억제제 - 프로톤 펌프 억제제(PPI)**
- PPI(Proton Pump Inhibitor)는 위산을 분비하는 최종단계에서 프로톤 펌프인 H^+/K^+-ATPase에 비가역적으로 결합하여 위산 분비를 억제함

⇨ 프로톤 펌프: K^+은 세포 내로 보내고 H^+(Proton)은 위장으로 내보냄

⇨ 이때 **위장으로 분비된 H^+은 Cl과 결합하여 위산이 되는데** PPI 제제가 프로톤 펌프에 비가역적으로 결합하면 H^+이 더는 들어오지 못함

- 특징: **위산 분비 억제효과가 강력하고 빠름(식전 30분 전에 복용함)**

⇨ PPI 제제는 전구체로 음식에 의해 자극되면 약효를 가진 물질로 전환됨

- 주의: 대부분 간에서 대사되므로 간장애가 있으면 용량 감량 필요함

- Dexlansoprazole - Lansoprazole - Ilaprazole - Omeprazole
- Esomeprazole - Rabeprazole - Pantoprazole

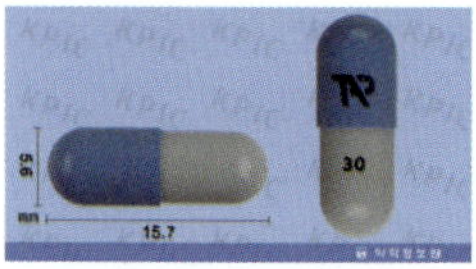	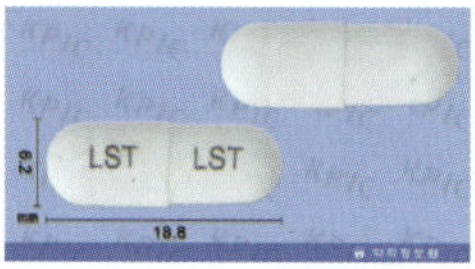	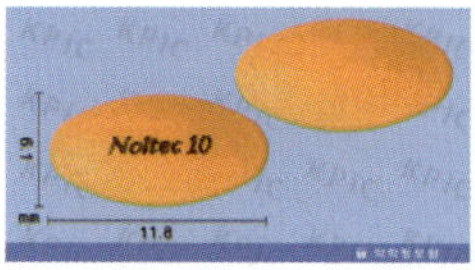
덱실란트디알캡슐 30mg	란스톤캡슐	놀텍정 10mg
Dexlansoprazole 성분	Lansoprazole 성분	Ilaprazole 성분
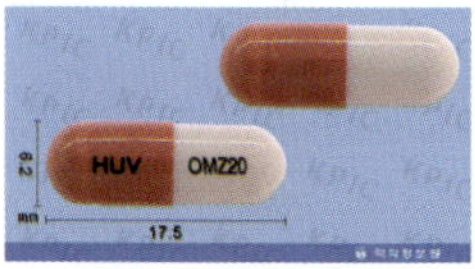	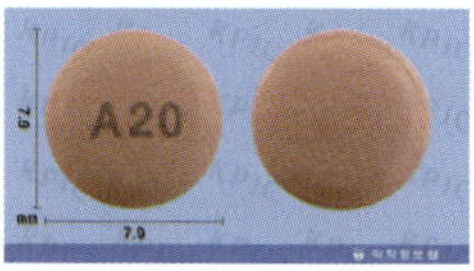	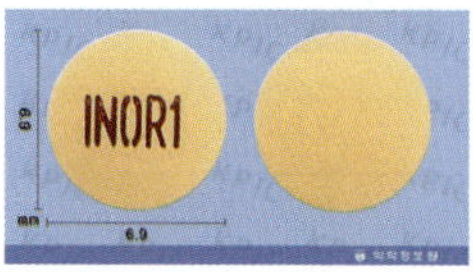
오메졸캡슐	엔티시움정 20mg	라베원정 20mg
Omeprazole 성분	Esomeprazole 성분	Rabeprazole 성분
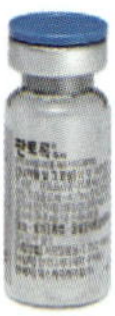	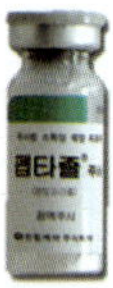	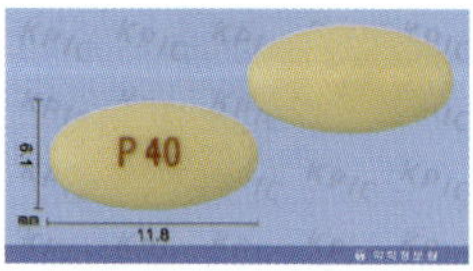
판토록주	펩타졸주	판토록정 40mg
Pantoprazole 성분		

참고로 공격인자억제제의 H_2수용체 억제제와 PPI 제제는 1종류만 급여를 인정(야간 산 과다분비 증상 등 특별한 경우는 제외함)하여 두 제제가 병용 처방되지 않는 게 (약효 및 보험심사적으로) 맞다.

- 구분: 소화성 궤양 치료제 中 공격인자 억제제 – P-CAB
- 벽세포의 H+/K+-ATPase에 가역적으로 결합하여 위산분비를 억제함

⇨ 활성화된 벽세포에 있는 H+/K+-ATPase의 K+에 경쟁적으로 결합하여 H+과 K+의 교환을 방해하여 위산분비를 감소시킴 (식후 복용 가능함)

- 참고: P-CAB = Reversible PPI / APA(Acid Pump Antagonist)
- Revaprazan - Tegoprazan - Fexuprazan

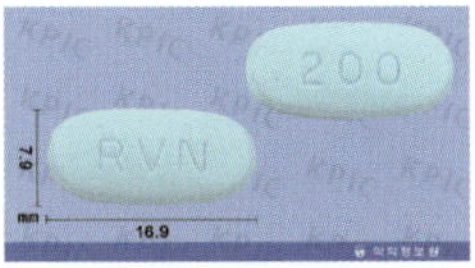	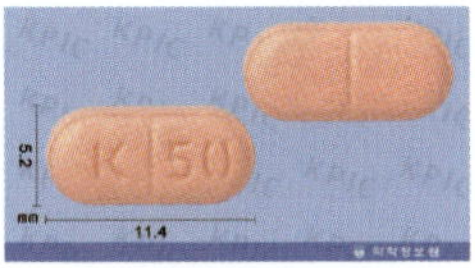	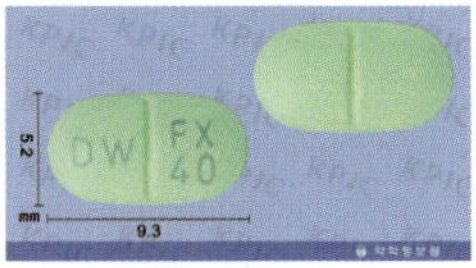
레바넥스정 200mg	**케이캡정 50mg**	**펙수클루정 40mg**
Revaprazan 성분	**Tegoprazan 성분**	**Fexuprazan 성분**

- **구분: 소화성 궤양 치료제 中 공격인자 억제제 – 제산제**
- 위산을 중화시킴으로써 통증을 완화 및 위산에 의한 위점막 손상을 막음

⇨ $Mg(OH)_2 \cdot Al(OH)_3 \cdot NaHCO_3$ 성분 제산제는 OH(수산화기)/CO_3(탄산)이 위산(HCl)과 반응하여 물(H_2O)과 이산화탄소(CO_2)가 되어 중화됨

- 특징: 제산제는 급성 증상에 빠른 효과를 보이지만 위의 pH를 계속하여 높일 수 없고 반작용에 의해 위산 분비가 더 증가될 수도 있음

⇨ **일시적인 중재는 가능**하나 근본적인 소화성 궤양 치료는 어렵기 때문에 보통 **위산 분비 억제제인 H_2 수용체 차단제와 PPI 제제를 먼저 사용함**

- 주의: Mg 제산제는 설사 유발 가능하고 Al 제산제는 변비 유발 가능함
- Magnesium - Aluminium - $NaHCO_3$
- Calcium - Almagate - Boehmite

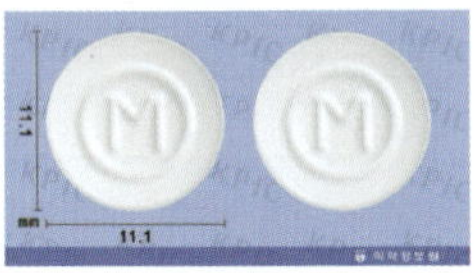	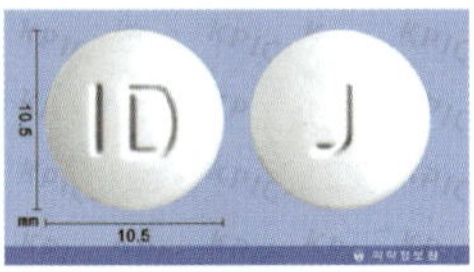	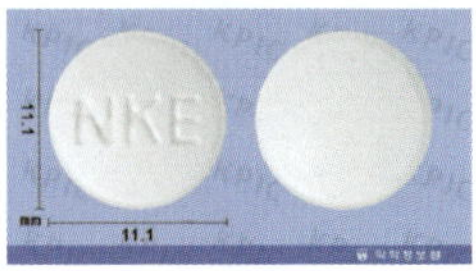
마그밀정	**암포젤정**	**타스나정**
Magnesium 성분	**Aluminium 성분**	**$NaHCO_3$ 성분**
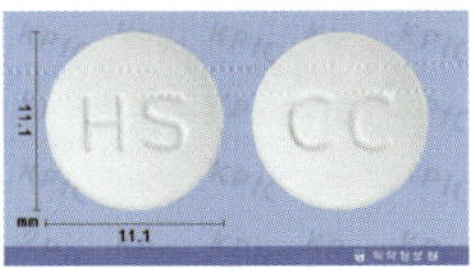	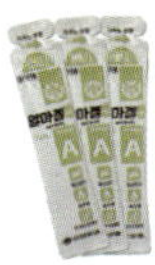	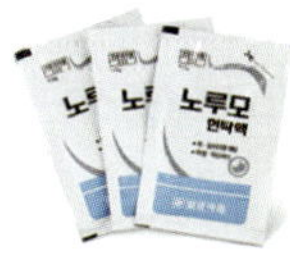
씨씨본정	**알마겔현탁액**	**노루모현탁액**
Calcium 성분	**Almagate 성분**	**Boehmite**

- **구분: 소화성 궤양 치료제 中 방어인자 증강제 - 프로스타글란딘 유사제**
- 위점막을 보호하는 프로스타글란딘(PG) 수용체에 직접 작용해 위점막의 혈관을 확장시켜 점막 치유 효과를 높이고 위 점액과 중탄산 생산을 늘림

⇨ 프로스타글란딘은 위 점액 양을 증가시키고 위점막 조직 재생을 도와줌

- 특징: NSAIDs 투여로 소모된 프로스타글란딘을 보충하여 위장을 보호함
- 기타: **산부인과**에서 항궤양 보다 **자궁수축 유도 목적**으로 처방나기도 함

⇨ 자연유산 후 자궁수축을 유도하여 자궁 내 남아있는 오로 배출을 도와줌 임신 초기에 자궁이 수축되면 유산위험이 있어서 임부에게는 사용 안 함

- 주의: 말초혈관을 확장시키므로 **저혈압 위험**이 있고 **설사·복통**도 유발함
- Misopostol

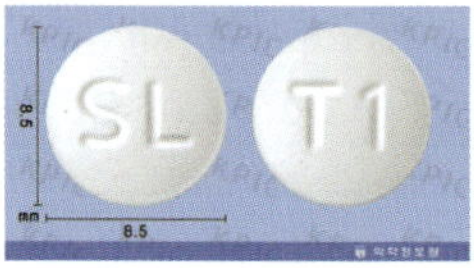

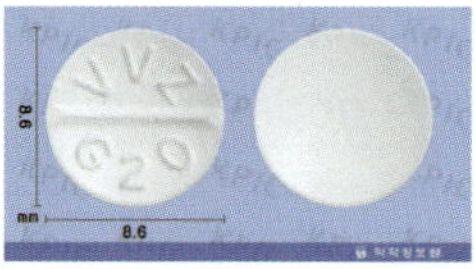

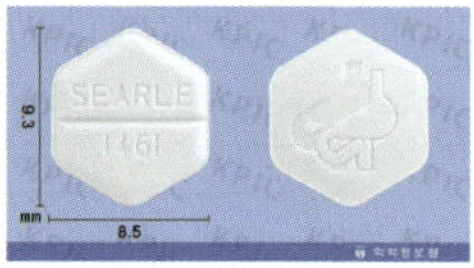

가스텍정	가스토텍정	싸이토텍정 200μg
Misoprostol 성분		

- **구분: 소화성 궤양 치료제 中 방어인자 증강제 - 점막 혈류 촉진제**
- 위점막에 직접 작용하여 혈관의 수축을 억제함으로서 위점막의 혈류량이 늘어나 위 점액 양이 증가되고 위점막 세포의 성장도 촉진시켜서 보호함

⇨ 위장의 COX-2 생성을 유도하여 프로스타글린딘이 생성되도록 자극하여 위장 점막을 재생하고 소화성 궤양을 치료하는 효과가 있음

- 기타: NSAIDs 투여로 소모된 프로스타글란딘을 보충하여 위장을 보호함

⇨ 임상에서 **NSAIDs와 함께 위장 보호를 위해 소화성궤양치료제가 처방남**

- Rebamipide - Teprenone - Benexate

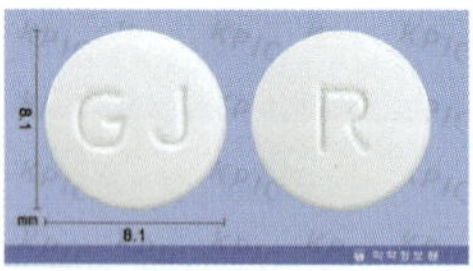

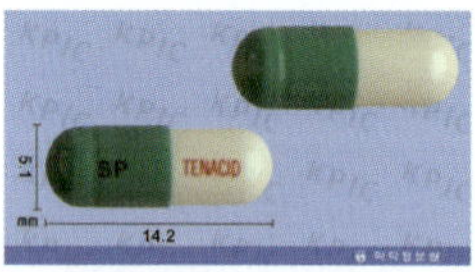

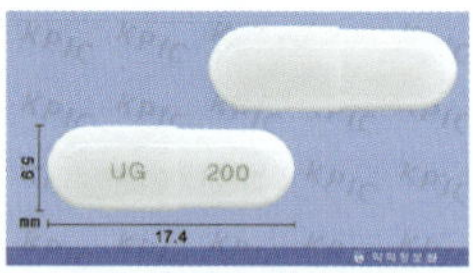

무코레바정	테나시드캡슐	일동울굿캡슐
Rebamipide 성분	Teprenone 성분	Benexate 성분

- **구분: 소화성 궤양 치료제 中 방어인자 증강제 - 점막 보호제**
- 위점막의 프로스타글란딘 생성을 촉진하고 염증 반응을 억제하여 보호함
- 기타: Sodium Alginate는 수렴제로서 위 생검 후 지혈제로 사용가능함

⇨ **Sodium Alginate는 식전에 복용**하여 위에 보호막이 형성되도록 함

- Alginate	- Irsogladine	- Polaprezinc
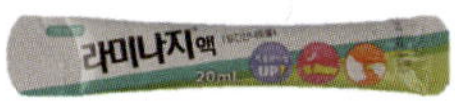	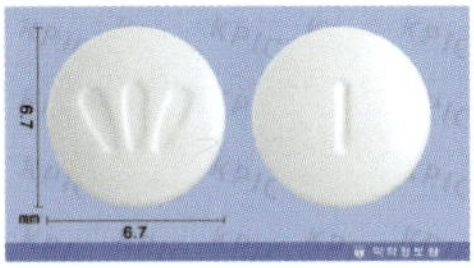	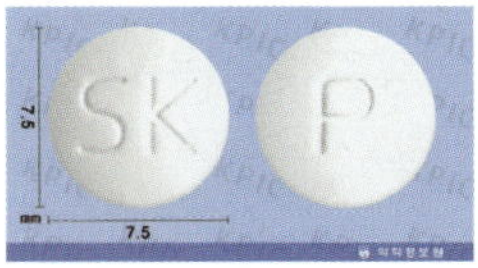
라미나지액	**이소딘정 2mg**	**프로맥정**
Sodium Alginate 성분	**Irsogladine 성분**	**Polaprezinc 성분**

- **구분: 소화성 궤양 치료제 中 방어인자 증강제 - 점막 피복제**
- 손상된 궤양 부위에 보호막을 형성함으로서 위산으로부터 위를 보호함

⇨ Sucralfate는 제산작용과 펩신을 직접 흡착함으로서 펩신 작용을 억제함

⇨ Bismuth는 위산으로부터 궤양 부위를 보호하고 자연치유가 되도록 도움

- 기타: **식전 및 취침 전에 복용**하여 위에 보호막이 형성되도록 함

- Tripotassium	
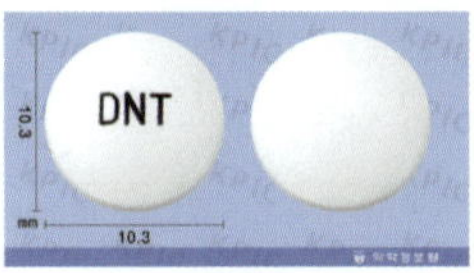	위·십이지장 궤양 환자에서 헬리코박터파일로리 박멸을 위한 항생제 병용요법에 사용됨
데놀정	**Tripotassium Bismuth Dicitrate 성분**

암또일화

소화성 궤양 치료제는 무슨 치료를 받든 꼭 함께 처방되는 약처럼 느껴졌었다. 폐렴이나 다른 부위에 염증이 생겨 항생제를 써야할 때면 항생제로 인해 위장장애 위험이 있어서 처방되었고, 해열·진통·소염 작용을 위해 사용한 NSAIDs의 부작용 예방을 위해서도 소화성 궤양 치료제는 처방되었었다. 특히나, 위 궤양 환자에게서는 위장관 운동 촉진제, 소화성궤양용제(H2 수용체 억세제/PPI 제제), 제산제, 위점막 보호제(방어인자 증강제)라 적힌 것을 보면서 비슷한 약을 너무 남용하는 게 아닌가 싶었었는데, 기전을 공부하면서 이유를 깨닫고 부끄러웠다.

❖ **염증성 장질환(IBD, Inflammatory Bowel Disease)**
- 장관 내 **비정상적인 만성 염증이 호전과 재발을 반복하는 질환**을 말함
- **궤양성 대장염**(Ulcerative Colitis)과 **크론병**(Crohn's disease) 있음

⇨ 궤양성 대장염: 대장에 염증 및 궤양이 생겨 혈액성 설사와 복부 경련 및 열이 재발하는 염증성 장질환임(유병기간 길어지면 대장암 위험 有)

⇨ 크론병: 위장관 전체(구강~항문)에 만성 염증이 생겨 설사와 복부경련 및 열이 재발하며 식욕부진, 체중감소가 있는 염증성 장질환임
- 치료제로 5-ASA·면역조절제·생물학적 제제·스테로이드 등을 사용함

02 염증성 장질환 치료제

- **구분: 염증성 장질환 치료제 中 5-ASA**
- 궤양성 대장염의 관해 유도와 유지·크론병의 회장염·회장대장염에 사용함
- 특징: 염증 감소 효과가 있고 **PO 제제는 광범위 대장염에 먼저 사용함**

각 약제마다 약효가 나타나는 장기 범위 차이가 있음

⇨ **콜라잘**은 장내 세균에 의해서 분해되어 궤양성 대장염 치료에만 씀

⇨ **아사콜**은 말단 회장~대장에 작용하며 궤양성 대장염과 크론병에 씀

⇨ 펜타사는 소장~대장에 작용하며 궤양성 대장염가 크론병 치료에 씀
- 기타: **조피린(Sulfasalazine)**도 장내 세균에 의해 분해되어 대장 염증에 효과가 있어 궤양성 대장염에 사용하나 부작용 문제로 사용이 주는 추세임
- 주의: **신독성을 유발** 할 수 있어 투여 전·후 주기적으로 Cr 수치 확인함
- Plus: **궤양성 직장염**에는 **국소제제인 좌약과 관장액**을 먼저 사용함

⇨ 좌약은 직장염에, 관장액은 원위부 결장까지 침범한 경우에 씀

- Sulfasalazine	- Balsalazide	- Mesalazine
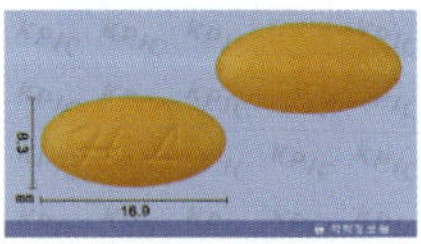	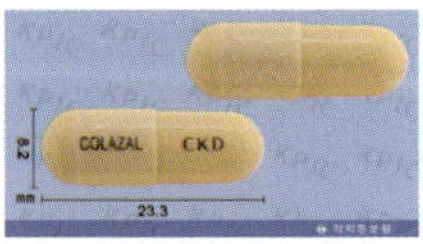	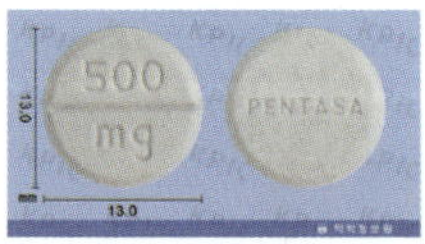
조피린장용정	**콜라잘 캡슐**	**펜타사서방정 500mg**
Sulfasalazine	Balsalazide	Mesalazine 성분
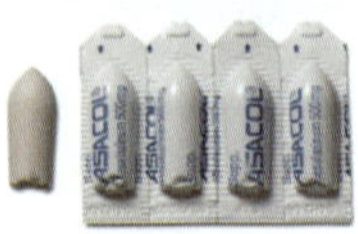	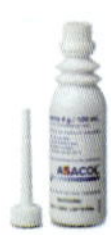	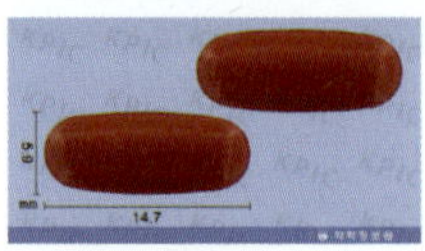
아사콜좌약	**아사콜관장액**	**아사콜디알정 400mg**
Mesalazine 성분		

- **구분: 염증성 장질환 치료제 中 면역조절제(AZA/6-MP)**
- 궤양성 대장염·크론병 환자에서 관해 유도 및 유지요법으로 사용 가능함

⇨ 스테로이드에 반응 없는 염증성 장질환·스테로이드 의존 염증성 장질환·누공성 크론병·크론병 수술 후 재발 방지·부작용에 의해 5-ASA 또는 스테로이드 투여가 불가능한 경우에 사용함

- 기타: 스테로이드 의존 환자의 스테로이드 용량을 줄이기 위해 사용함

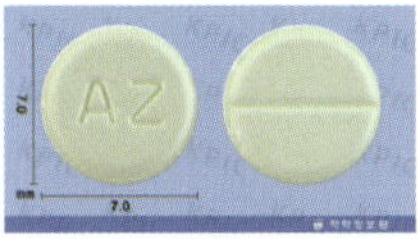	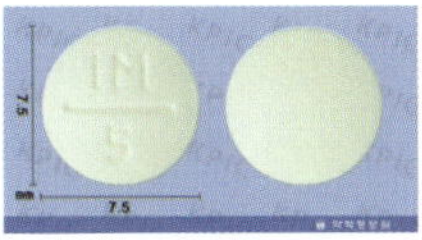	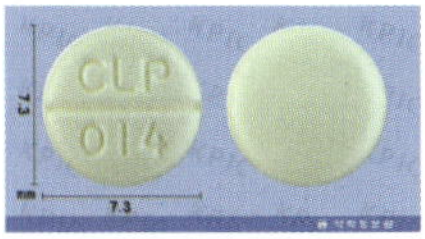
아자프린정	**이뮤란정**	**이무테라정**
Azathioprine 성분		

- **구분: 염증성 장질환 치료제 中 생물학적 제제**
- **항 TNF 제제**는 다른 약물에는 효과가 없거나 내약성이 없는 크론병 및 궤양성 대장염 환자의 관해 유도 및 관해 유지에 사용함

⇨ 휴미라는 베체트병에도 사용가능하고 심퍼니는 궤양성 대장염에만 사용함

- **항 Intergrin 제제**는 항 TNF 제제를 사용했던 환자에서 더 이상 효과가 없으면 2차 치료제로 사용함(궤양성 대장염 및 크론병에 사용함)
- 항 TNF 제제
- 항 Integrin 제제

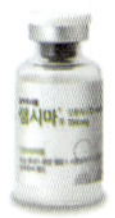	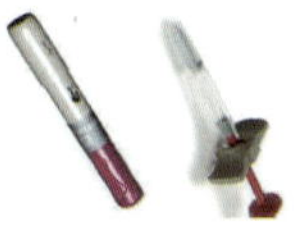	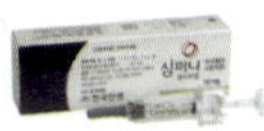
램시마주	**휴미라주**	**심퍼니주**
Infliximab 성분	**Adalimumab**	**Golimumab**
항 TNF 제제		
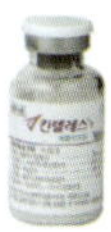	보편적 치료나 종양괴사 인자 알파 억제제에 반응이 없거나 내약성 없는 **중등도~중증 궤양성 대장염 및 크론병에 씀**	
킨텔레스주	**항 Integrin 제제: Vedolizumab 성분**	

이외 중등도~중증 궤양성 대장염에 관해 유도를 위해 일차적으로 스테로이드 PO 제제(Prednisolon·Methylprednisolon)와 관장액(Budesonide)을 사용한다(이외 유산균-뮤타플로 캡슐도 사용함).

❖ 간 질환(Liver Disease)

- **간염**은 간세포 및 간 조직에 염증이 발생한 것으로 발병 원인은 다양함

⇨ 알콜에 의한 알콜성 간염, 바이러스에 의한 A형·B형·C형·D형·E형 간염, 약물에 의한 독성 간염, 면역체계 이상에 의한 자가면역성 간염이 있음

- **간경화(LC, Liver Cirrhosis)**는 염증으로 섬유화된 간의 기능이 떨어진 것임

⇨ 만성 간염에 의해 정상 간 조직이 재생결절 등에 의해 섬유화 조직이 됨

- **간암**은 간세포에서 발생한 악성종양으로 바이러스 간염·간경화·알콜에 의하여 간의 파괴와 재생이 반복되어 많이 발생함

03 간장제

- **간장제는 간질환을 치료·예방해주며 간기능을 개선해주는 효과가 있음**

⇨ **Milk-thistle**는 글루타치온 양을 늘리고 활성산소를 제거하는 항산화작용과 간세포의 단백질 합성을 증가시켜 손상된 간세포가 정상화되게 하며 염증매개물질로부터 간세포를 보호하고 간세포막이 안정화되도록 도움

⇨ Glutathione은 활성산소를 제거해 항산화작용함(알콜성 간염에 효과↑)

⇨ Biphenyl는 독성물질을 불활성화시켜 생체독성을 감소시키며 염증물질의 활성을 억제하여 항염효과가 있음(간세포 효소가 상승된 간염에 효과↑)

⇨ L-Ornithine는 질소 수송과 저장에 관여하여 단백질 합성을 촉진시키며 간의 재생능력을 높이고 독성암모니아가 요소로 전환되도록 도움

- BDD (Biphenyl Dimethyl Dicarboxylate)		- Metadoxine
- L-Aspartic Acid L-Ornithine	- Milk-thistle	- Glutathione
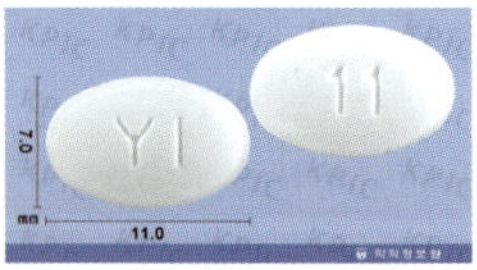	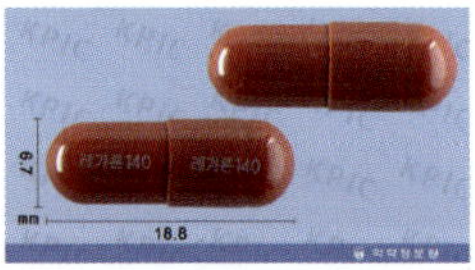	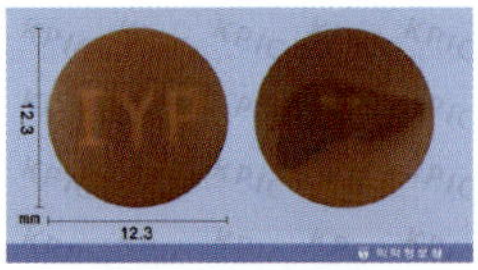
비디텍정	**레가론캡슐 140**	**알코텔정**
BDD 성분	**Milk-thistle 성분**	**Metadoxine 성분**
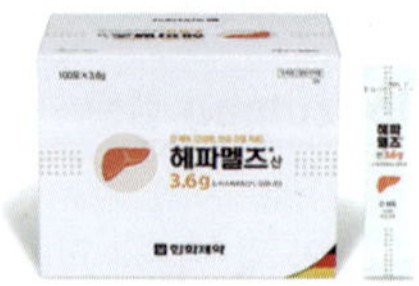	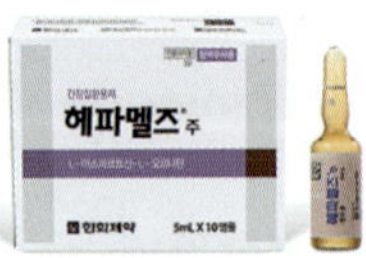	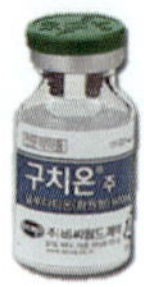
헤파멜즈산	**헤파멜즈**	**구치온주**
L-Aspartic Acid L-Ornithine 성분		**Glutathione 성분**

+ 간장제 복합제

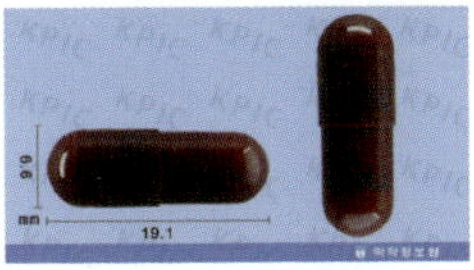	간세포 효소(ALT=SGPT) 상승된 간 질환에 사용함
고덱스캡슐	**BDD + Pyridoxine + Carnitine + Cyanocobalamin + Riboflavin 성분**
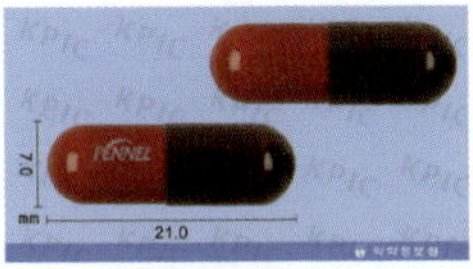	지속적으로 간세포 효소(ALT) 상승된 만성 간염에 사용함
펜넬캡슐	**BDD + Garlic Oil 성분**
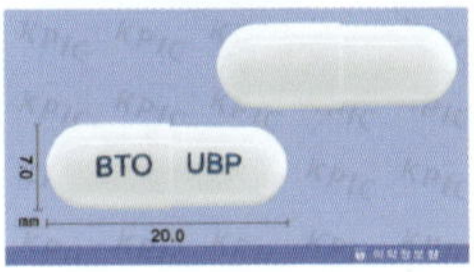	지속적으로 간세포 효소(ALT) 상승된 만성 간염에 사용함
유비펜캡슐	**BDD + UDCA 성분**

+ Tip 아닌 Tip: 간장제 급여 기준

*** 간질환에 투여 시 다음 기준에만 급여하며, 이외는 약값 전액 환자 부담함**

- 이담제를 포함한 경구제 2종 or 주사제 1종과 경구제 1종만 급여 가능함

⇨ 헤파멜즈주(간장제)+레가론(간장제)+우루사(이담제)가 처방난 경우라면 후에 1종류가 D/C 될 수도 있음(급여조건이 안되면 환자 금액부담↑)

- 항바이러스제와 병용투여는 가능하나 항바이러스제를 급여로 처방한 경우 간장제는 약값 전액 환자 부담해야 함

⇨ 비리어드정(B형 간염 항바이러스제)+레가론(간장제)가 처방난 경우라면 비리어드는 급여, 레가론의 약제비(약 240원)는 환자가 전액 부담함

간혹 간질환 환자인데 간장제/이담제가 전액본인부담으로 처방되는 경우가 있다. 간장세 급여 허가 개수를 초과했거나 항바이러스제와 함께 난 경우라면 국내 급여 기준을 따른 것으로, 이를 외울 필요는 없으나 알아두면 좋을 것 같아 정리하였다.

❖ **B형 간염(Hepatitis B)**

- B형 간염 바이러스(HBV, Hepatitis B Virus)에 감염되어 발생한 간염임

⇨ 6개월 이상 지속 시 **만성 B형 간염(CHB, Chronic Hepatits B)**로 보며 간세포의 파괴와 재생이 반복되면 간이 섬유화 되어 간경화·간암을 유발함

+ B형 간염 치료제 中 항바이러스제

- **B형 간염 바이러스 증식을 억제하여 염증을 완화하고 간섬유화를 막음**
  B형 간염으로 인한 합병증(간기능 손상·간경화·간암 등)을 예방함
- 주의: 유산산증과 판코니 증후군 등의 부작용이 발생할 수 있음
- 기타: HBeAg 양성여부와 HBV-DNA 및 AST&ALT 수치로 초치료 결정함

⇨ [대상성/비대상성 간경화 or 간암]+활동성 B형 간염이면 HBV-DNA 봄

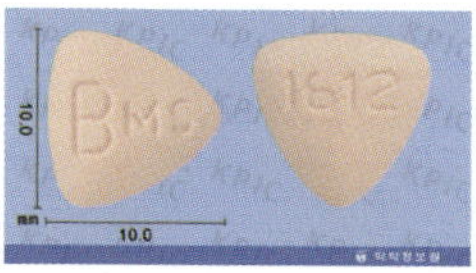	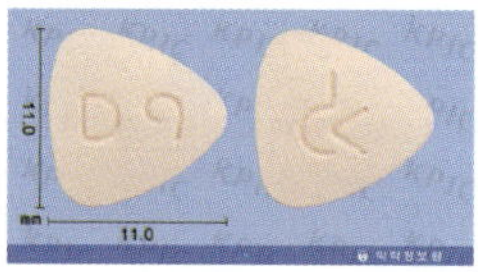	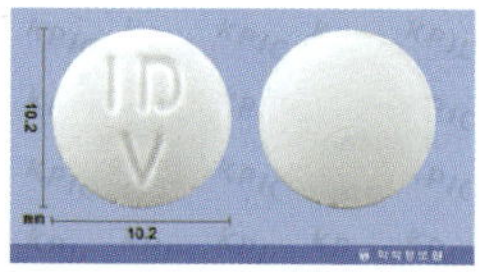
바라크루드정 1mg	엔카론정 1mg	베시보정
Entecavir 성분		Besifovir 성분
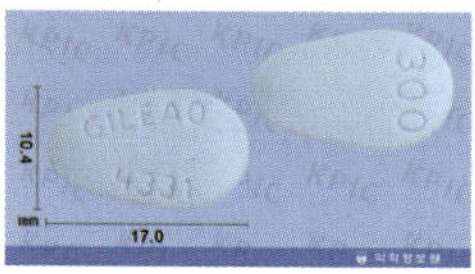	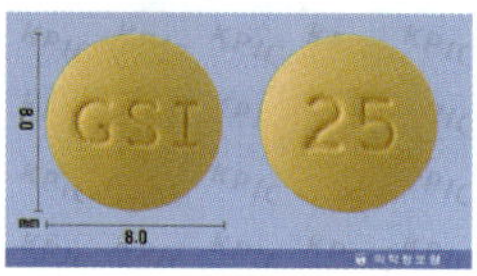	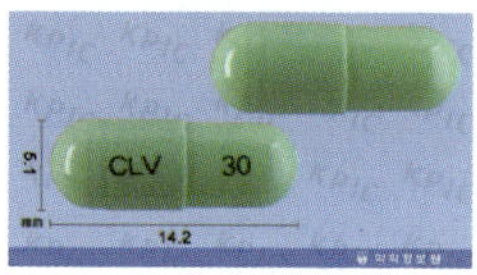
비리어드정	베믈리디정	레보비르캡슐 30mg
Tenofovir Disoproxil	Tenofovir Alafenamide	Clevudine 성분
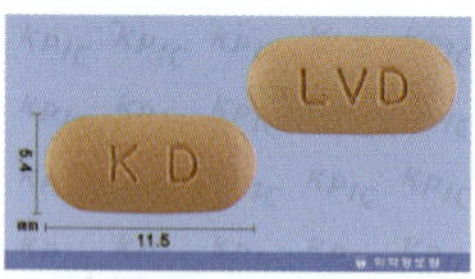	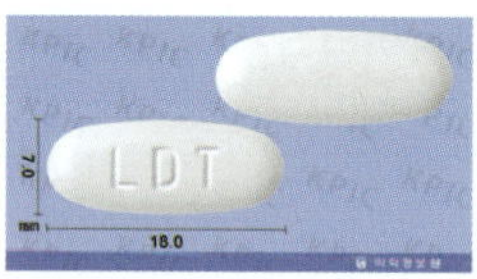	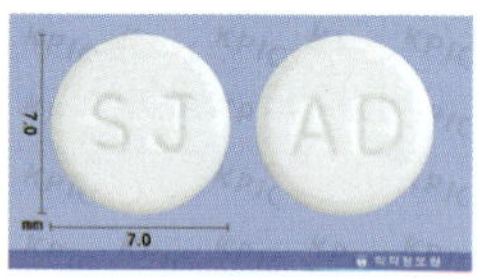
라미픽스정	세비보정	아포리바정
Lamivudine 성분	Telbivudine 성분	Adefovir 성분

❖ **C형 간염(Hepatitis C)**

- C형 간염 바이러스(HCV, Hepatitis C Virus)에 감염되어 발생한 간염임

⇨ 6개월 이상 지속 시 **만성 C형 간염(CHC, Chronic Hepatits C)**로 보며 간세포의 파괴와 재생이 반복되면 간이 섬유화 되어 간경화·간암을 유발함

- Anti HCV Ab 검사에서 Positve가 나오고 HCV RNA가 검출되면 진단함

+ C형 간염 치료제 中 항바이러스제(DAA)

- C형 간염 치료제 선택을 위해 유전자형(HCV Genotyping)을 검사함

⇨ C형 간염 바이러스의 수준을 낮춰 C형 간염으로 인한 합병증을 예방함

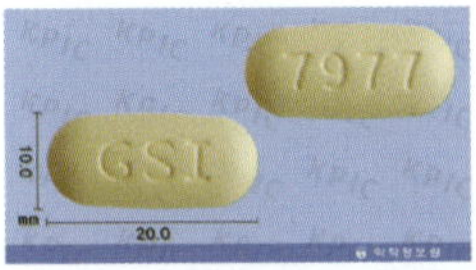	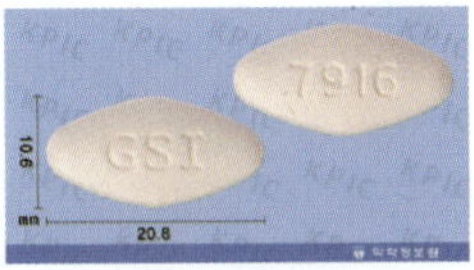	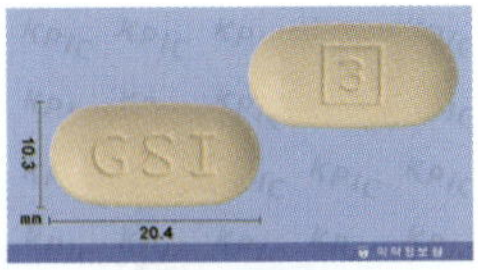
소발디정	앱클루사정	보세비정
Sofosbuvir	Sofosbuvir + Velpatasvir	Sofosbuvir + Velpatasvir + Voxilaprevir
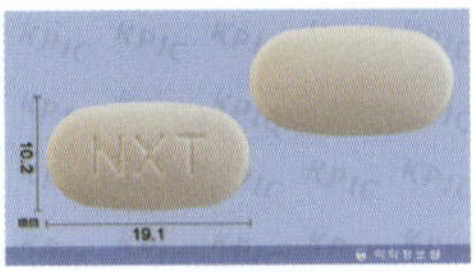	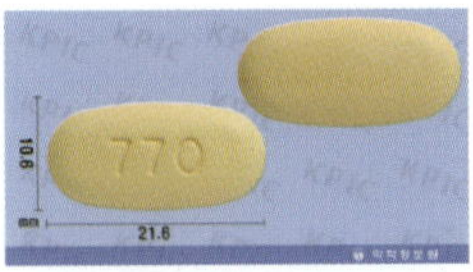	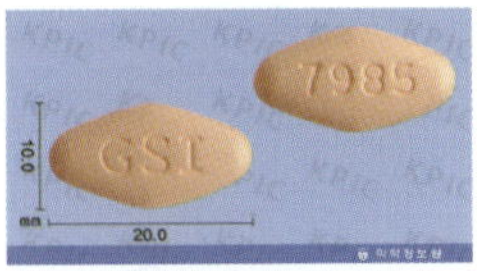
마비렛정	제파티어정	하보니정
Glecaprevir + Pibrentasvir	Grazoprevir + Elbasvir	Ledipasvir + Sofosbuvirw

+ B형 & C형 간염 치료제 中 단백분해효소 억제제

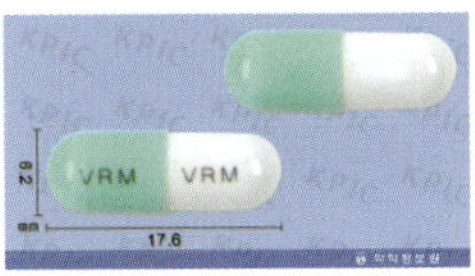	- 바이러스 복제에 필요한 RNA 대사를 방해함 ⇨ 간수치는 개선 되나 바이러스 수준은 못 낮춤
바이라미드캡슐 100mg	Ribavirin 성분

❖ **담낭염(Cholecytitis)**

- 담낭은 간에서 만들어진 담즙을 농축시키고 저장하며 십이지장으로 담즙을 보내 지질성분의 소화·흡수를 도움(담즙은 무균 상태임)

⇨ 담석 등의 이유로 세균이 담도를 통해 담즙에 들어오면 염증을 유발함

- **담석증**은 담낭에 저장된 **담즙이 결정을 이루면서 돌처럼 단단해진 것**임
- **담낭슬러지(Sludge)**는 담석의 전 단계로 담즙 내 콜레스테롤 등 물질이 마치 **진흙같은 형태로 당낭의 아래 부분에 침전된 것**임

03 이담제

- 이담제는 간세포로부터 담즙분비를 촉지하는 **담즙분비촉진제**와 담낭이나 담관에 잔재하고 있는 담즙의 배출을 촉진하는 **담즙배출촉진제**로 분류됨

⇨ **UDCA는** 간에서의 담즙 생성을 촉진함으로서 총 담즙산 양을 증가시켜 노폐물 배출을 돕고 담석의 콜레스테롤을 가용화하여 **담석을 용해함**

⇨ **DHBE는** 간에서의 담즙 생성을 촉진하고 담낭에서 담즙 배출을 촉진함

⇨ **CDCA는** 간의 콜레스테롤과 담즙산 성분 중 콜산의 합성을 억제함으로서 담즙의 콜레스테롤 분비를 억제하여 담석을 용해함

- 기타: UDCA는 100mg·200mg·300mg에 따라 적응증에 차이가 있음

- UDCA	- CDCA	- DHBE
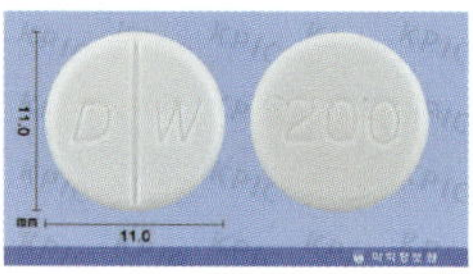	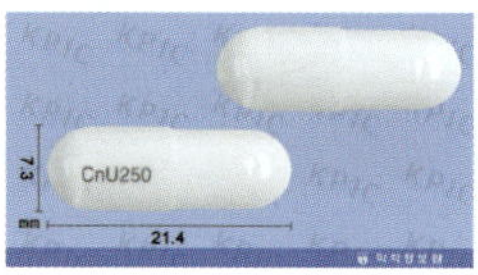	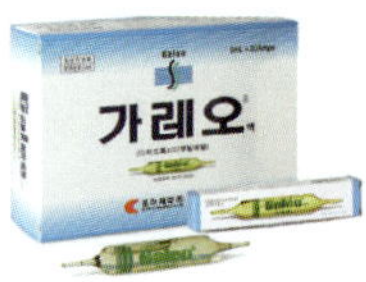
우루사정 200mg	**씨앤유캡슐**	**가레오액**
UDCA	**CDCA + UDCA**	**DHBE**

+ UDCA 적응증

100mg	담즙분비 부전에 의한 간질환, **만성간질환의 간기능 개선**에 사용함
200mg	담석증, 간경화(PBC)·만성 C형 간염 환자의 간기능 개선에 사용함
300mg	간경화(PBC) 환자의 간기능 개선 및 담석예방(비급여)에 사용함

UDCA는 Ursodeoxycholic Acid, CDCA는 Chenodeoxycholic Acid, DHBE는 Dihydroxydibutylether를 뜻한다.

❖ **췌장염(Pancreatitis)**

- 췌장은 십이지장으로 소화효소(아밀라제 etc)를 분비하는 외분비기능과 혈당 조절 호르몬(인슐린·글루카곤)을 생성하는 내분비기능이 있음

⇨ 급성 췌장염은 알코올 or 췌장액이 배출되지 못하면 췌장세포가 파괴되고 췌장의 소화효소가 새어나가 **염증이 발생되며 췌장액이 주위조직을 녹임**

⇨ 만성 췌장염은 외분비 기능이 망가져 지방의 흡수장애로 인한 지방변과 내분비 기능이 망가져 당뇨가 유발됨(이외 상복부통증과 황달도 호소함)

05 췌장 질환 제제

- **구분: 췌장 질환 제제 中 단백분해효소 저해제**
- 췌장에서 분비되는 단백질 분해 소화효소인 트립신이 활성화되면 췌장이 자가소화되는 것을 도와 염증이 심해지므로 **급성 증상 완화를 위해 투여함**
- 기타: Camostat은 위절제 수술 후 역류성 식도염에도 사용할 수 있고 Gabexate와 Nafamostat은 DIC에, Ulinastatin은 급성 순환부전에 씀
- 주의: 후탄은 고칼륨혈증을 유발할 수 있어서 이상 시 호의주를 사용함

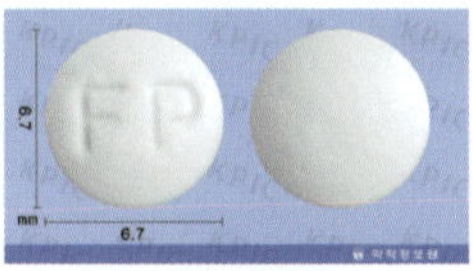	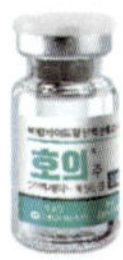	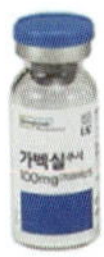
일성호이판정	**호의주**	**가벡실주**
Camostat 성분	**Gabexate 성분**	
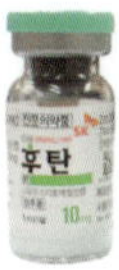	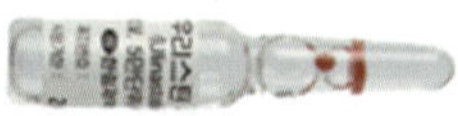	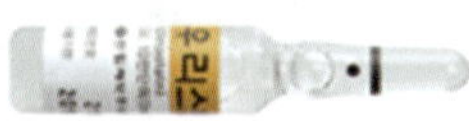
주사용후탄(10)	**우리스틴주 5만IU**	**우리스틴주 10만IU**
Nafamostat Mesilate	**Ulinastatin 성분**	

+ Tip 아닌 Tip: 주사용후탄 50의 적응증

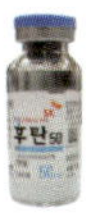 **주사용후탄 50**	- 주사용후탄 50은 췌장질환 치료제로 사용 안 함 - 기타: 항응고제로서 파종형관내 응고증(DIC)와 **혈액투석** 및 혈장분리반출술에 많이 사용함 ★ ⇨ 투석 시 준비약품으로 환자와 함께 내리는 약물

❖ **신부전(RF, Renal Failure)**

- 신장은 혈액을 걸러내고 수분과 노폐물을 제거하는데 신기능이 저하되면 **체내에 노폐물이 쌓여** 합병증(요독증·고칼륨혈증·고인산혈증 등)이 발생함

⇨ 체액 저류로 하지 부종이 발생하며 말기에는 소변을 생성하지 못하므로 투석을 통해 혈액에서 노폐물을 걸러내거나 신장이식 치료가 필요함

06 신부전증 관련 제제

- **구분: 신부전증 관련 제제 中 요독증 증상 개선제**
- **요독성 유발물질과 전구물질을 소화관 내에서 흡착**하여 혈청 내 요독을 줄이고 흡착한 물질과 함께 대변으로 배출되어 요독증 증상을 개선함

⇨ 신장 변형과 사구체 경화를 악화시키는 인독실 황산염 배출 효과 있음

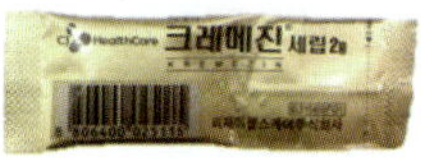	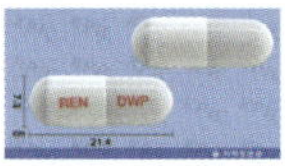	요독증 증상 개선하여 투석 도입을 지연해줌
크레메진세립	**레나메진캡슐**	
Spherical Adsorptive Carbon 성분		

- **구분: 신부전증 관련 제제 中 고칼륨혈증 치료제**
- **장관 내의 칼륨을 흡착**하여 대변으로 배출되어 고칼륨혈증 치료제로 씀

⇨ 만성 신부전에 의한 **대사성 산증** 시에는 혈액의 산성화를 줄이기 위해 산의 핵심인 H+는 세포 내로 보내고 K+은 내보내 고칼륨혈증이 유발됨

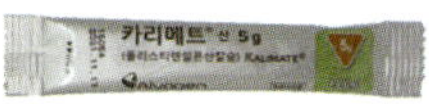	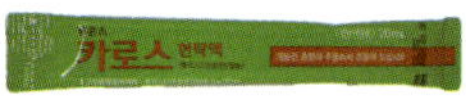	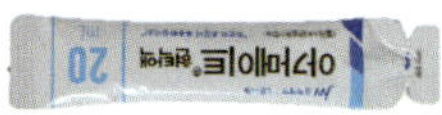
카리메트산	**휴온스카로스현탁액**	**아가메이트현탁액**
Polystyrene Sulfonate Calcium 성분		

- **구분: 신부전증 관련 제제 中 고인산혈증 치료제**
- 인산염과 반응하여 소화관에서 흡수·축적되지 않게 하여 치료제로 사용함

⇨ 만성 신부전으로 인산 배출이 저하되면 고인산혈증이 유발되고 비타민D 활성화 장애를 일으켜 저칼슘혈증과 부갑상선기능항진증을 유발함

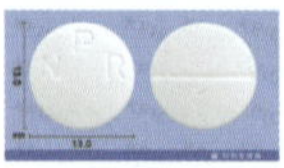	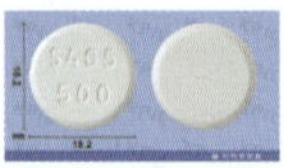	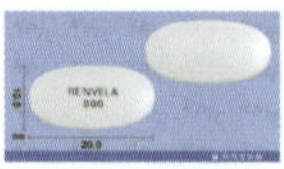
네프로정	**포스레놀정 500mg**	**렌벨라정**
Calcium Acetate	Lanthanum Carbonate	Sevelamer Carbonate

❖ 갑상선(Thyroid Gland)

- 목 앞의 중앙에 위치한 내분비기관으로 **갑상선 호르몬을 생성하고 분비함**

⇨ 갑상선 호르몬에는 **T4·T3·칼시토닌**이 있으며 **신진대사와 체온을 높여 줌**

- **갑상선기능 저하증**은 정상보다 갑상선 호르몬 수치가 낮거나 결핍되어서 **대사기능이 떨어져** 추위에 민감하고 피로감을 호소하며 피부는 건조해짐

⇨ 이외 심박수가 느려지고 식욕은 떨어져도 체중은 증가하고 몸이 붓게 됨

- **갑상선기능 항진증**은 갑상선 호르몬이 과다 생산되어 **대사기능이 늘어나** 더위에 민감하고 과하게 에너지가 소모되어 땀이 많이나며 쉽게 흥분함

⇨ 이외 심박수가 빨라지며 식욕이 증가하나 체중은 감소하고 근력은 약해짐

07 갑상선질환 치료제

- **구분: 갑상선질환 치료제 中 갑상선 기능 저하증 치료제**
- 만성 갑상선염증(하시모토 갑상선염)에 의해 호르몬 합성이 저하된 경우 or 갑상선 암으로 갑상선을 제거한 경우에는 부족한 양을 채우기 위해 투여함

⇨ Levothyroxine은 T4, Liothyronin은 T3를 각각 인공적으로 합성한 형태임

- 기타: 비활성형인 T4로 분비되어 말초에서 효소에 의하여 활성형인 T3가 됨

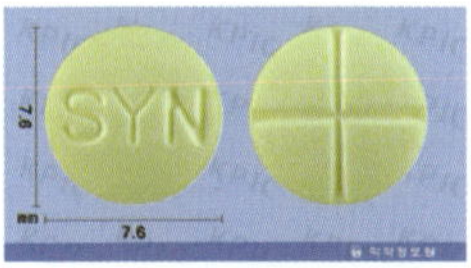	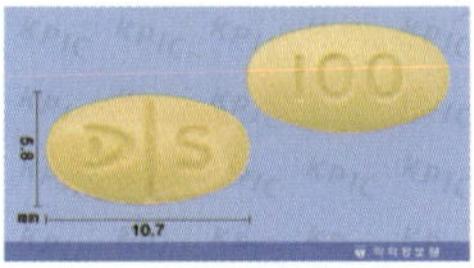	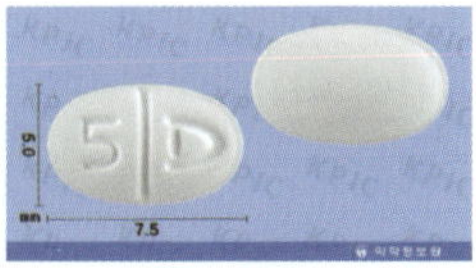
씬지로이드정 0.1mg	씬지록신정 100µg	테트로닌정 5µg
T4(Levothyroxine) 성분		T3(Liothyronine) 성분

- **구분: 갑상선질환 치료제 中 갑상선 기능 항진증 치료제**
- 갑상선호르몬의 생성을 억제하거나 말초조직에서 활성화 되는 과정을 억제함

⇨ 자가면역항체에 의해 갑상선이 자극되어 과하게 생성되는 그레이브스병에도 씀

- 기타: 보조요법으로 증상 완화 목적으로 **β-차단제(인데놀 등)도 함께 처방 남**

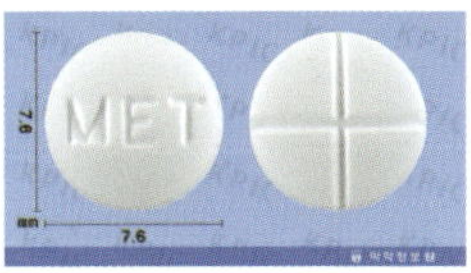	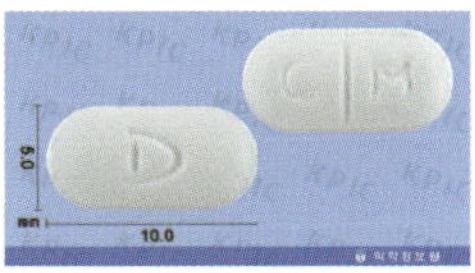	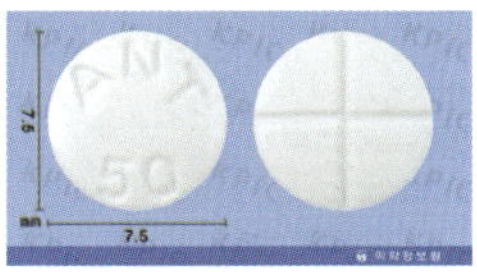
부광메티마졸정	카멘정 5mg	안티로이드정
Methimazole 성분	Carbimazole 성분	Propylthiouracil 성분

❖ **혈전증(Thrombosis)**
- 혈관 내에서 굳어진 핏덩어리인 혈전에 의해 발생하며 **혈전색전증**이라고 하기도 하며 혈전에 의해 **혈관이 막히면 여러 질환을 유발함**
⇨ 동맥에 혈전증 발생 시 뇌졸중·급성 심근경색증·폐 혈전증 등을 유발함
⇨ 정맥에 혈전증 발생 시 뇌 정맥동 혈전증·심부정맥 혈전증 등을 유발함
- 응급 수술/시술 여부와 관계없이 **약물(항응고제·혈전 용해제)치료는 함**

08 항혈전제(Anti-Thrombotic Drug)

- **구분: 항혈전제 中 항응고제(Anti-Coagulant)**
- 헤파린주는 미분획 헤파린으로 피브리노겐이 피브린으로 전환되지 못하게 막고 활성화된 응고인자 IX·X·XI·XII와 트롬빈을 불활성화 시킴(**aPTT 검사 필요함**)
- 저분자량 헤파린은 헤파린의 단점을 개선하여 화학적·물리적으로 분해한 제품임

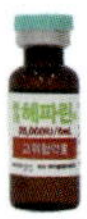	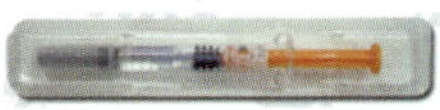	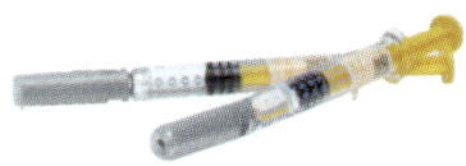
중외헤파린주	**크렉산주 0.4mL**	**크녹산주 40mg**
Heparin Sodium	**Enoxaparin Sodium 성분**	
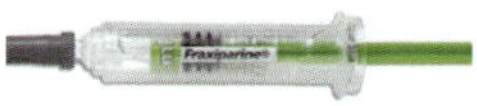	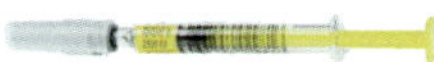	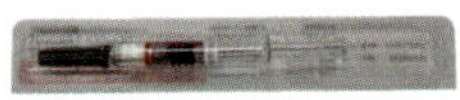
후락시파린주 2850IU	**자이버주 2500IU**	**프라그민주 0.4mL**
Nadroparine Calcium	**Bemiparin Sodium**	**Dalteparin Sodium**
헤파린 유도체		

- **구분: 항혈전제 中 항응고제(Anti-Coagulant)**
- Vit.K 작용을 차단하여 Vit.K가 필요한 응고인자 VII·IX·IX·프로트롬빈의 활성을 억제하여 항응고 작용을 함(INR 수치가 2.0~3.5 범위가 유지되도록 함)

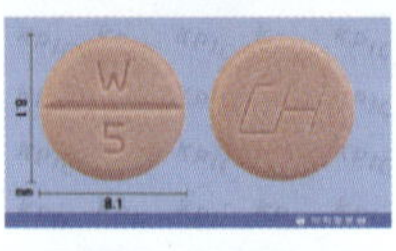	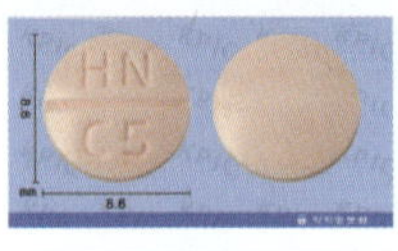	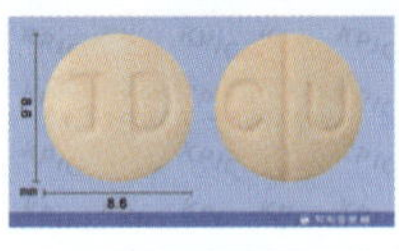
와르파린나트륨정 5mg	**쿠파린정 5mg**	**제일와파린정**
쿠마딘 유도체 계열 : Warfarin 성분		

<table>
<tr><td colspan="3">- 구분: 항혈전제 中 항응고제(Anti-Coagulant)
- 트롬빈에 직접 부착하여 트롬빈의 작용을 차단하여 항응고 작용을 함</td></tr>
<tr><td>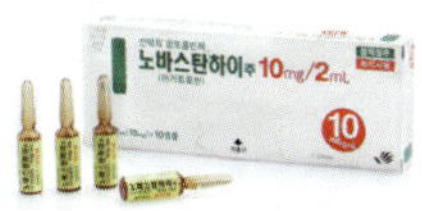</td><td>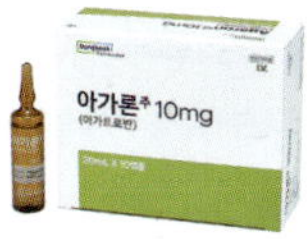</td><td>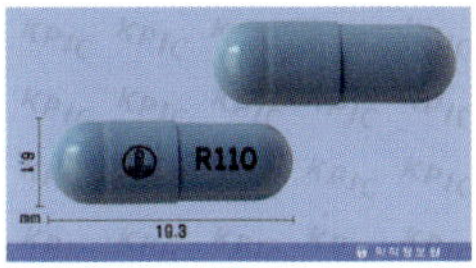</td></tr>
<tr><td>노바스탄하이주</td><td>아가론주</td><td>프라닥사캡슐 110mg</td></tr>
<tr><td colspan="2">Argatroban 성분</td><td>Dabigatran 성분</td></tr>
<tr><td colspan="3">직접 트롬빈 억제제 계열</td></tr>
</table>

<table>
<tr><td colspan="3">- 구분: 항혈전제 中 항응고제(Anti-Coagulant)
- 혈액 응고 과정에서 Xa 응고인자를 선택적으로 억제함으로서 혈전 생성을 막음
⇨ DOAC(Direct Oral Anticoagulant)은 직접 응고인자 억제제로 Xa 응고인자에 직접 결합하여 작용을 억제함(Rivaroxaban, Apixaban, Edoxaban 성분)
⇨ 간접 응고인자 억제제는 Xa 인자에 대한 안티트롬빈 작용을 높임(Fondaparinux)</td></tr>
<tr><td>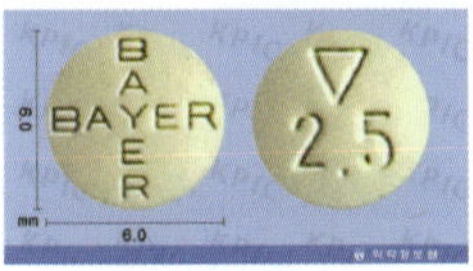</td><td>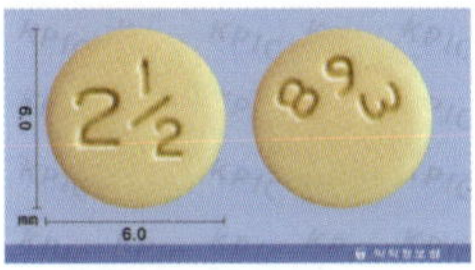</td><td>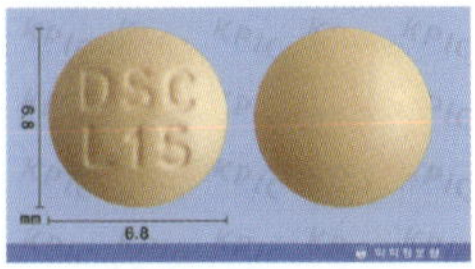</td></tr>
<tr><td>자렐토정 2.5mg</td><td>엘리퀴스정 2.5mg</td><td>릭시아나 15mg</td></tr>
<tr><td>Rivaroxaban 성분</td><td>Apixaban 성분</td><td>Edoxaban 성분</td></tr>
<tr><td colspan="3">★ Xa 인자 억제제 계열 ★</td></tr>
</table>

+ 항혈전제 中 혈전 용해제(Thrombolytic Agent)

<table>
<tr><td>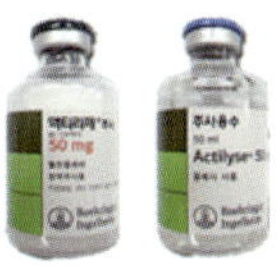</td><td>- 혈전용해 효소인 플라스민(plasmin)의 전구체인 플라스미노겐(plasminogen)을 플라스민으로 전환하여, 혈전의 주된 구성 성분인 피브린(fibrin)을 분해(용해)함으로써 혈전을 제거함</td></tr>
<tr><td>액티라제주 50mg</td><td>Alteplase 성분</td></tr>
</table>

4장 약물

- **구분: 항혈전제 中 항혈소판제(Anti-Platelet Agent)**
- 혈소판의 점성을 약화시켜 **혈소판의 응집을 억제함으로서 혈전 생성을 억제함**
- 특징: **혈전증의 재발 방지와 혈전증 시술 후 혈전 생성 억제**를 위해서 사용함

⇨ 뇌졸중·심근경색 등 재발 방지, 관상동맥 스텐트 시술 후 혈전 생성 억제 목적

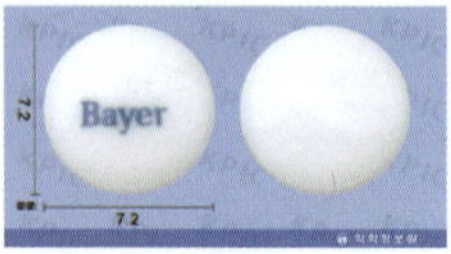	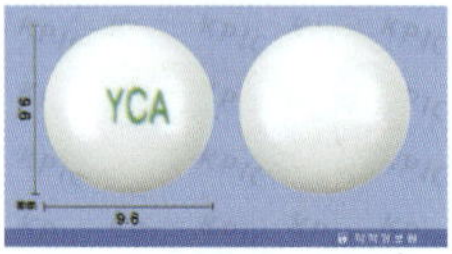	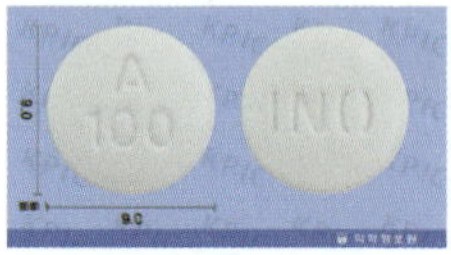
아스피린프로텍트정 100mg	**유유크리드정 100mg**	**안플레이드정 100mg**
Aspirin 성분	**Ticlopidine 상분**	**Sarpogrelate 성분**
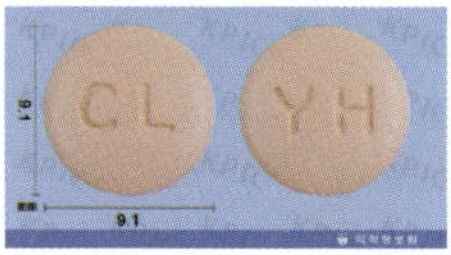	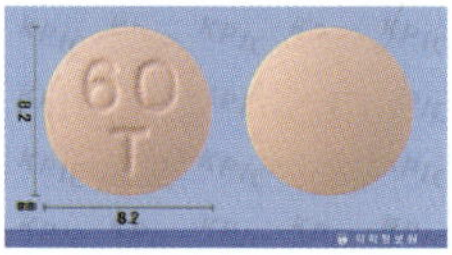	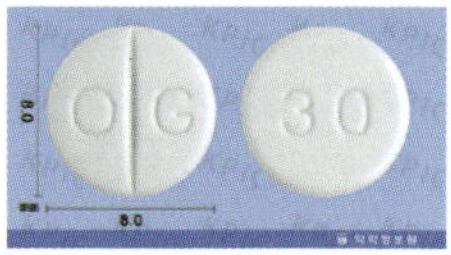
클로그렐정 75mg	**브릴린티정 60mg**	**프레탈정 100mg**
Clopidogrel 성분	**Ticagrelor 성분**	**Cilostazol 성분**
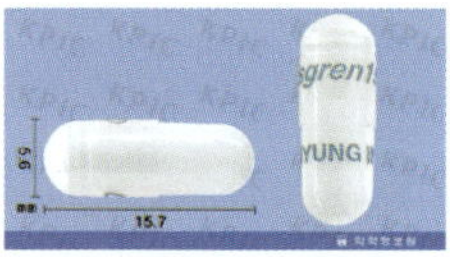	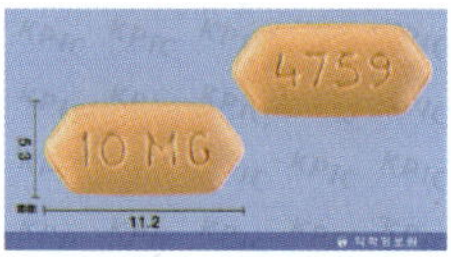	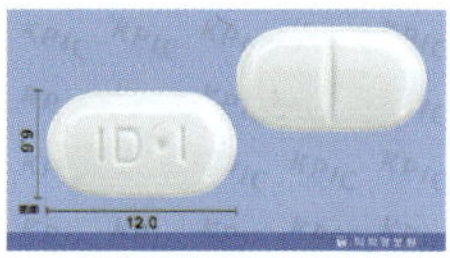
명인디스그렌캡슐 150mg	**에피언트정 10mg**	**이부스트린정 200mg**
Triflusal 성분	**Prasugrel 성분**	**Indobufen 성분**
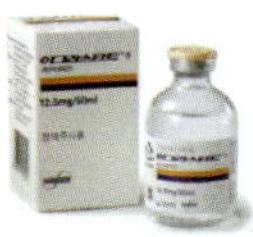	**대상**: 뇌혈관 질환 환자, 급성 관상동맥증후군, 스텐트 삽입술(PCI)	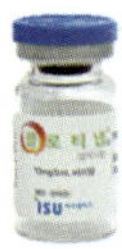
아그라스타트주		**클로티냅주**
Tirofiban 성분		**Abciximab 성분**

+ 항혈전제 복용 환자 Tip 아닌 Tip

*** 수술 or 내시경 시술 or 발치 시에는 출혈위험으로 항혈전제를 Hold 함**

- 혈전증 재발위험으로 가능한 빨리 재투여하며 간혹 Hold 안할 때도 있음

⇨ Aspirin(아스피린) 7~10일, Clopidogrel(클로피도그렐) 5~7일 Hold 등

⇨ **수술/시술 목적으로 입원했다면 꼭 항혈전제 Hold 여부 및 기간 확인함**

- 혈전증 예방 위해 Hold된 경구제 대신 Enoxaparin(크렉산) 투여하곤 함

❖ **지혈(Hemostasis)**

- 손상된 혈관 수축·혈소판 마개 형성·혈액 응고/혈병 형성 단계로 나타남

⇨ 지혈제는 출혈을 멈추게 하는 약물로 출혈 부위에 국소적으로 작용하여 직접 혈액을 응고시키거나 전신적으로 작용하여 혈액응고 작용을 촉진시킴

09 지혈제

- 혈액응고 과정에서 섬유소(Fibrin)가 분해되는 것을 막아 지혈 작용 효과가 있음
- Tip: 객혈·위장출혈 등으로 Mix된 Fluid 달고 있는 환자가 검사를 가는 경우 지혈제 Mix된 수액 유지하는지 확인함(Ex. 내시경 갈 때 유지하는 경우 많음)
- Plus: 간혹 도란사민을 안면홍조 치료제로서 사용하는 경우도 있음

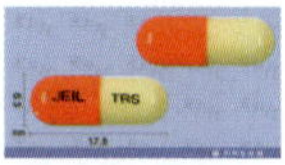	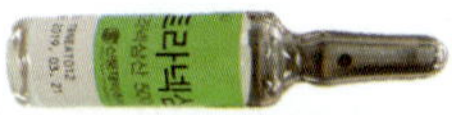	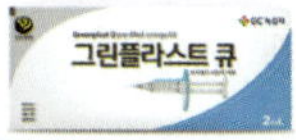
도란사민캡슐	**신풍트라넥삼산주**	**그린플라스트큐PFS**
Tranexamic 성분		**Aprotinin 복합**
항섬유소 용해제 계열		

- 혈액응고 촉진제는 **혈액응고 과정에 관여하는 인자들을 약물로 사용**하여 혈액응고 작용 촉진함(혈액응고인자 Ⅷ·Ⅸ·Ⅹ·Ⅲ, 트롬빈, 피브리노겐 등)
- **ITP 치료제**는 골수에서의 혈소판 생성을 촉진하여 혈소판의 수를 늘려서 혈액응고 작용을 하여 **특발성 혈소판 감소증 환자에게 치료제**로 사용함

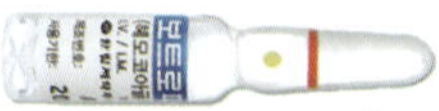	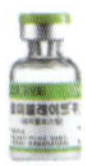	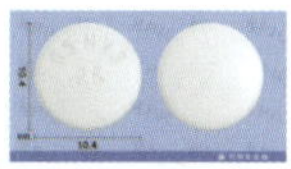
보트로파제주 1mL	**로미플레이트주 250μg**	**레볼레이드정 25mg**
Hemocoagulase 성분	**Romiplostim**	**Eltrombopag**
혈액 응고 촉진제 계열	**ITP 치료제 계열**	

+ 지혈제로 사용될 수 있는 약물

- 점막에 보호막을 형성하여 직접 출혈을 억제하는 약물로 위장관 출혈에 소화성 궤양용제(방어인자 증강제)인 **Sodium Alginate 성분 제제** 사용 가능함

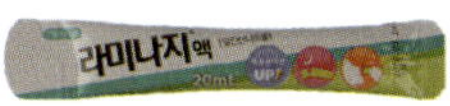	위 생검 출혈 시 지혈제로 사용함 : 위·십이지장의 궤양 및 미란성 위염의 지혈제
라미나지액	**Sodium Alginate 성분**

❖ **근육통(Mylagia★)**

- 근육부위에 생기는 통증으로 대개 **경직된 근육**에서 많이 발생함

⇨ 경직은 과도한 긴장성 신장반사와 운동신경세포의 과도한 흥분작용으로 **근긴장도가 증가되어 근육이 뻣뻣하게 느껴짐**(질병에 의해서도 발생함)

- 근이완제는 근육의 수축작용을 억제하여 근육통을 줄여주는 효과가 있음

⇨ 기전에 따라 **말초성 근이완제·중추성 근이완제·근소포체 억제제**로 나뉨

⇨ 경직된 근육에 의한 통증 완화에 중추성 근이완제·근소포체 억제제를 씀

10 근이완제

- GABA(억제성 신경전달물질) 작용을 증가시켜 중추신경계(뇌·척수)를 억제하여 진정작용을 유도함으로써 근육의 반사작용을 억제하고 근육을 이완함

⇨ 중추성 근이완제 성분은 GABA와 구조적으로 비슷하여 GABA 수용체에 결합함

- 특징: 연축억제제라고도 하며 **경직을 완화하는 효과가 있어 근육통에 사용함**
- 주의: 현기증·어지러움·졸음 등 중추신경계 억제로 부작용이 나타날 수 있음

<table>
<tr><td>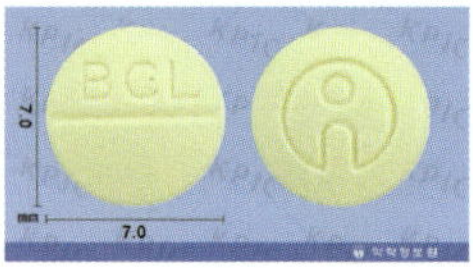</td><td>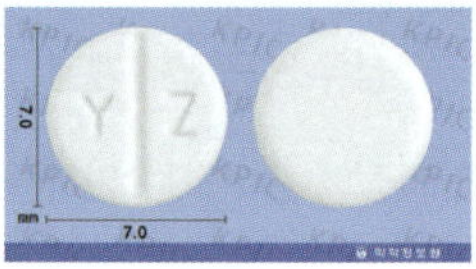</td><td>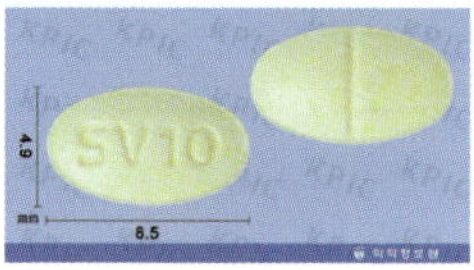</td></tr>
<tr><td>바클란정 10mg</td><td>타자리드정 1mg</td><td>시클펜정</td></tr>
<tr><td>Baclofen</td><td>Tizanidine</td><td>Cyclobenzaprine</td></tr>
<tr><td>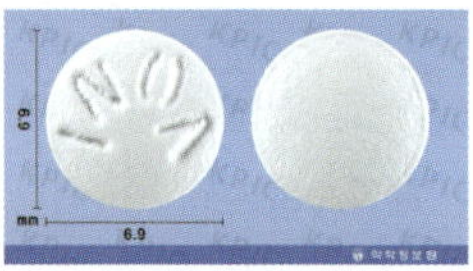</td><td>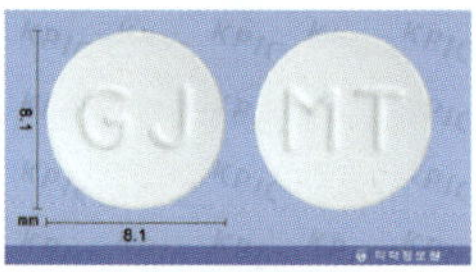</td><td>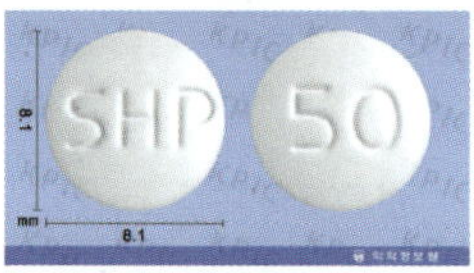</td></tr>
<tr><td>아로베스트정</td><td>미오페닐정</td><td>오페릴50 서방정</td></tr>
<tr><td>Afloqualone</td><td>Eperisone</td><td>Orphenadrine</td></tr>
<tr><td>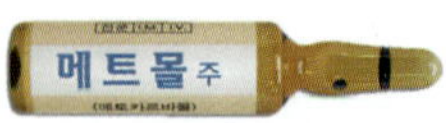</td><td>주의: 3일 투여 후
2일(48시간) 후에
재투여 가능함</td><td>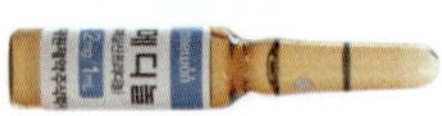</td></tr>
<tr><td colspan="2">메트몰주 5mL</td><td>메디놀주</td></tr>
<tr><td colspan="2">Methocarbamo</td><td>Pridinol Mesylate</td></tr>
<tr><td colspan="3">중추성 근이완제 계열</td></tr>
</table>

- 신경전달물질인 아세틸콜린과 구조적으로 비슷하여 근육의 신경전달물질 수용체에 아세틸콜린 대신 결합함으로써 근육이 이완됨

⇨ 운동신경의 축삭 돌기 말단에서 아세틸콜린이 분비되면 골격근은 수축함

- 특징: 신경근육차단제라고도 하며 **수술/마취 시·중환자 진정제로 사용함**

⇨ Tip: 전신 마취 OP 시 근육 이완을 유도하여 이완된 상태를 유지하거나 기관 내 삽관을 용이하게 하귀 위해 주로 사용함

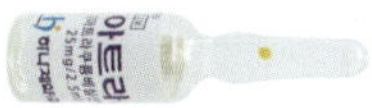	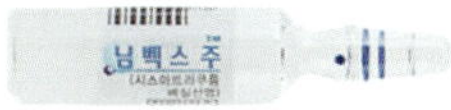	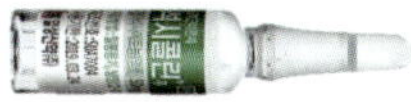
아트라주	**님벡스주**	**석시콜린주**
Atracurium 성분	Cisatracurium 성분	Suxamethonium 성분
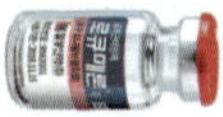	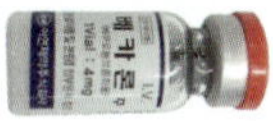	**주로 전신마취제의 보조제로서 사용함**
로큐메론주	**말초성 근이완제 계열**	
Rocuronium 성분	Vecuronium 성분	
말초성 근이완제 계열		

- Ca 이온의 유리를 방해하여 흥분과 수축의 연결을 차단함으로써 근육을 이완함

⇨ **통증을 동반한 근육의 경련 or 긴장 시 근육 이완을 목적**으로 사용 가능함

- 기타: 단트롤렌 주사제는 마취로 인해 유발될 수 있는 악성고열증에 사용함
- 주의: 근력 약화·어지러움·졸음·피로·간장애 등의 부작용이 나타날 수 있음

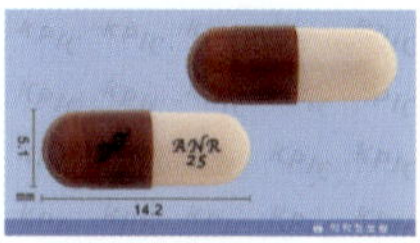	**척추손상·발작·뇌성마비·다발성경화증에 의한 경직 증상에 사용함 [류마티환에는 사용 X]**
아노렉스캡슐 25mg	Dantrolene 성분
근소포체 억제제 계열	

+ Tip 아닌 Tip: OP 후 자주 사용하는 중추성 근이완제

- **신경계 질환에 의한 경직성 마비 완화 목적**으로 사용함

⇨ **수술후 후유증**·외상후유증·뇌혈관 장애·척수혈관장애·기타 뇌척수질환 등

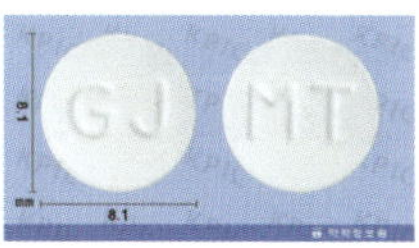	수술 후 근육이 과도하게 긴장되면 통증을 유발하거나 회복을 방해함 (근육을 이완시켜 재활 치료에도 도움됨)
미오페닐정	Eperisone Hydrochloride 성분

+ Tip 아닌 Tip: OP 후 자주 사용하는 진해거담제

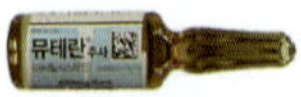	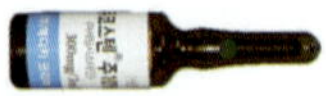	수술 후 **폐합병증 예방 목적**으로 사용 ⇨ 수술 동안 심호흡을 하지 못하므로 가래배출이 잘 되지 않아 폐렴 유발함
뮤테란주	뮤코스텐주 10%	
Acetylcysteine 성분		

+ Tip 아닌 Tip: OP 후 자주 사용하는 항구토제

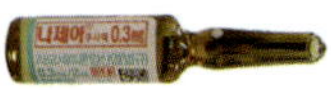	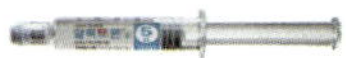	수술 후 **오심/구토 예방 및 치료 목적** ⇨ 마취 시 사용한 약물(아편유사체)에 의해서 오심/구토가 유발될 수 있음
나제아주	알록트론주	
Ramosetron	Palonosetron	

+ Tip 아닌 Tip: OP 후 자주 사용하는 소화성궤양치료제

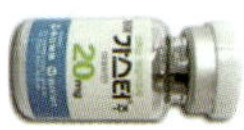	**신체적 스트레스(대수술 후)**에 의한 **상부소화관의 출혈 예방 목적** ⇨ 수술 후 궤양과 마취 전에도 사용함
가스터주	
Famotidine	

+ Tip 아닌 Tip: OP 후 자주 사용하는 NSAIDs

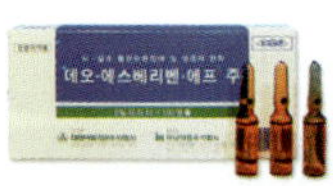	**외상 및 수술 후 연부 종창**으로 인한 **염증 완화 목적**으로 사용함
데오에스베리벤에프주	Proxyphylline + Melilotus Ext.

+ Tip 아닌 Tip: OP 후 자주 사용하는 기타 약제

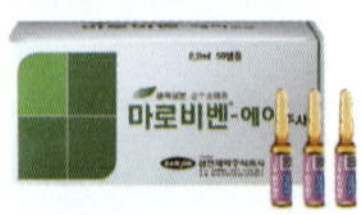	수술 후 **사지의 유연부 부종 및 종창의 완화 목적**
마로비벤에이주	킨도라제정

❖ **골다공증(Osteoporosis)**

- 뼈의 강도가 약해져서 쉽게 골절이 유발되는 골격계 질환으로 뼈의 강도는 뼈의 양과 질에 의해서 결정됨(뼈의 양을 측정하는 **골밀도 검사로 진단함**)

⇨ 골밀도 측정 방법으로 이중에너지 X-선 흡수계측법(DXA)이 가장 많이 사용됨 정량적 컴퓨터 단층 촬영법(QCT)도 사용하는 병원도 있으나 감소하는 추세임

- 골 형성 기능이 떨어지거나 골 형성보다 골 흡수가 과도하면 골다공증이 유발됨

⇨ 치료제로 뼈의 양이 감소 되는 것을 막기 위해 **골 흡수를 억제제**를 투여하거나 뼈의 양을 증가시키기 위해 **골 형성 촉진제**를 투여함

11 골다공증 치료제

- **구분: 골다공증 치료제 中 골 흡수 억제제**
- 파골세포의 성숙 지연 및 사멸을 증가시켜 골 흡수 기능을 억제하는 효과 있음

⇨ 골 흡수 억제 효과 정도와 사용하기 시작한 시기에 따라 1세대~3세대로 나뉨

- 기타: 골다공증 치료제마다 투여 시기가 다르므로 용법 및 급여조건 확인 함

⇨ **Alendronate는 주 1회 1정 투여, Pamidronate 주사제는 3개월마다 1회 투여함**
Risedronate는 주 1회 1정 투여, Zoledronic Acid는 1~2년에 1회만 투여함
Ibandronate 경구제는 월 1회 1정, 주사제는 3개월마다 1번씩 여성만 투여함

- Plus: Zoledronic Acid는 악성종양으로 인한 과칼슘혈증에 항암제로도 사용함

<table>
<tr><td>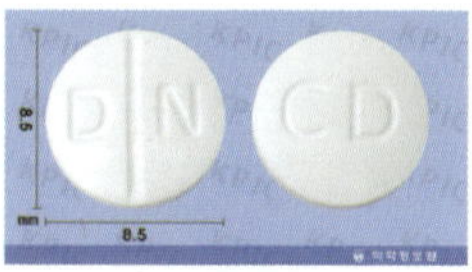</td><td>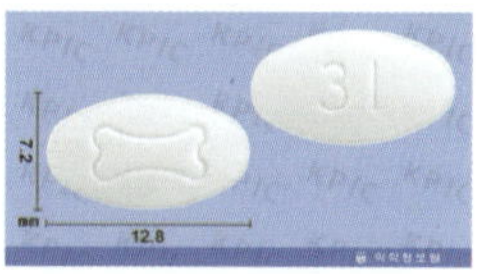</td><td>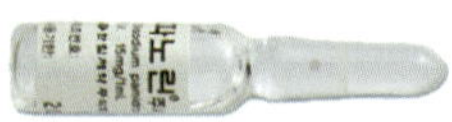</td></tr>
<tr><td>다이놀정</td><td>포사맥스정 70mg</td><td>파노린주</td></tr>
<tr><td>Etidronate Disodium</td><td>Sodium Alendronate</td><td>Pamidronate Disodium</td></tr>
<tr><td>1세대 비스포스포네이트</td><td colspan="2">2세대 비스포스포네이트</td></tr>
<tr><td>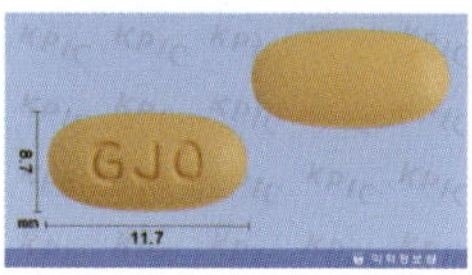</td><td>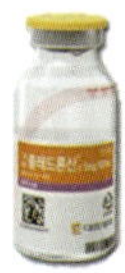</td><td>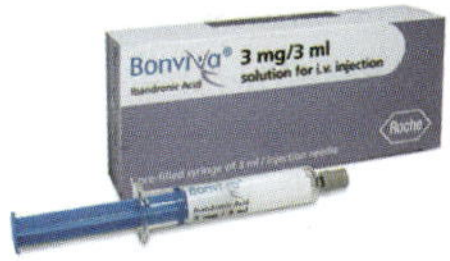
</td></tr>
<tr><td>오소넬정 5mg</td><td>대웅졸레드론산주</td><td>본비바주</td></tr>
<tr><td>Risedronate Sodium</td><td>Zoledronic Acid</td><td>Ibandronate Sodium</td></tr>
<tr><td colspan="3">3세대 비스포스포네이트(Bisphosphonate) 계열</td></tr>
</table>

- **구분: 골다공증 치료제 中 골 흡수 억제제**
- 여성호르몬인 에스트로겐이 감소되면 파골세포에 의한 골 흡수가 증가하게 되어 뼈의 칼슘 유실이 발생하므로 **폐경으로 인한 골다공증 예방**을 위해 투여함
- 세포 유형에 따라 선택적으로 에스트로겐 작용 or 에스트로겐 길항 작용하는 SERM은 뼈에서 골 흡수를 억제하여 골밀도를 증가시키고 골절 위험을 줄임

⇨ 여성 호르몬 제제는(조기) 폐경으로 인한 골다공증 예방제로서 많이 사용함

- 주의: 홍조·정맥 혈전증·다리 경련·두통 등의 부작용 유발 가능함

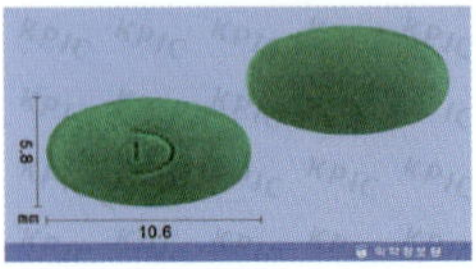	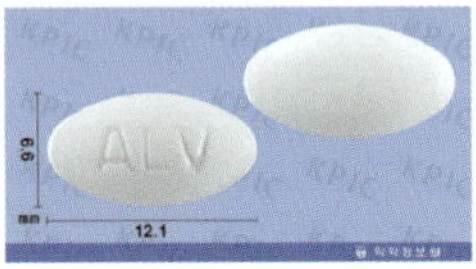	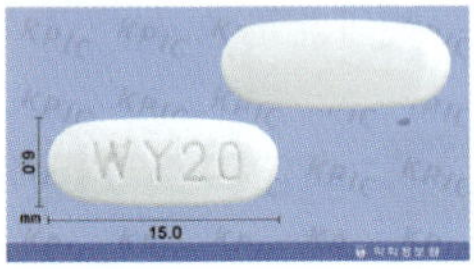
프레미나정 0.3mg	**에비스타정 60mg**	**비비안트정 20mg**
Conjugated Estrogens	Raloxifene HCl	Bazedoxifene Acetate
천연 에스트로겐 계열	**선택적 에스트로겐 수용체 조절제(SERM) 계열**	

- **구분: 골다공증 치료제 中 골 흡수 억제제**
- 단일클론 항체로 특이적인 RANKL에 결합하여 상호작용을 방해하여 파골세포의 기능을 억제하여 골 흡수를 감소시키고 골 강도를 증가시키는 효과가 있음
- 기타: **프롤리아주**는 1 Syringe 당 **6개월마다** 상완·복부·허벅지에 SC 투여함

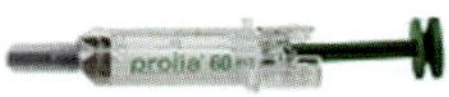	BMD T-Score≤-2.5면 1년에 2회 급여 가능 골다공증성 골절 확인되면 3년에 6회 급여 가능
프롤리아프리필드시린지	
기타(RANKL 억제제) 계열: Denosumab 성분	

- **구분: 골다공증 치료제 中 골 형성 촉진제**
- 뼈를 생성하는 조골세포의 수를 늘려 골량과 골밀도를 증가시키는 효과가 있음
- 기타: **포스테오주와 테로사카트리지주**는 **1일 1회** 대퇴·복부에 **SC 투여**하고 **테리본피하주는 1주에 1회 SC 투여**하며 최대 24개월까지만 투여함

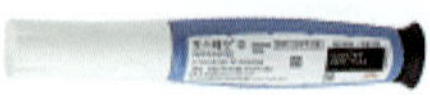	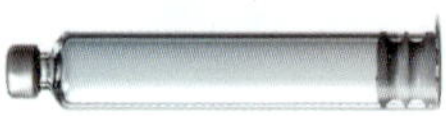	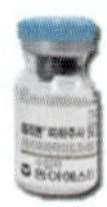
포스테오주	**테로사카트리지주**	**테리본피하주**
부갑상선 호르몬제 계열: Teriparatide 성분		

+ Ca 제제: Calcium Carbonate P.P.T. 성분

- 뼈를 구성하는 주요 무기질로 혈액 중 칼슘이 부족해지면 골 흡수를 통해 뼈의 칼슘을 혈액으로 보내 혈액의 칼슘 농도가 높아지면서 골 흡수를 억제함

⇨ 칼슘 제제 투여 시 **혈액의 칼슘 농도를 높여 골 흡수를 억제하는 효과**가 있음

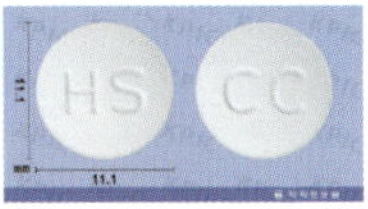	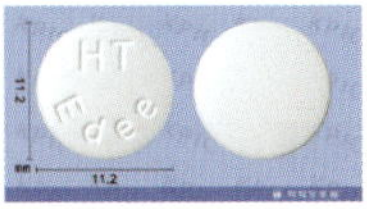	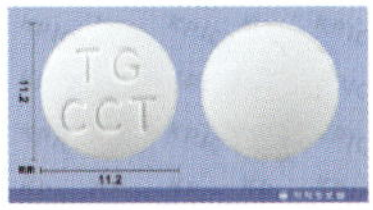
씨씨본정	**에디정**	**태극산탄산칼슘정**

+ Vit.D 제제

- 뼈의 무기질 침착에 중요한 역할을 하며 비타민 D가 부족하면 칼슘을 섭취해도 소장에서 흡수율이 떨어지므로 **비타민 D 제제를 투여하여 칼슘 흡수를 높임**

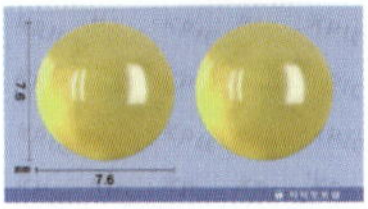	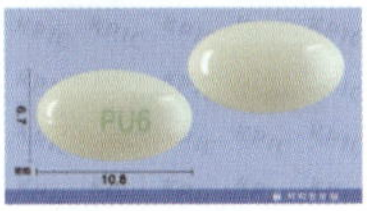	자외선 노출 부족 or 저영양 상태에서는 Vit.D 합성을 못 함 ⇨ **골연화증 유발됨**
알파본연질캡슐	**칼시본연질캡슐**	
Alfacalcidol 성분	**Calcitriol 성분**	

+ 기타 골 흡수 억제제 복합 PO 제제

* 비스포스네이트 + 비타민 D		
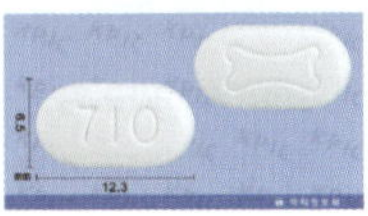	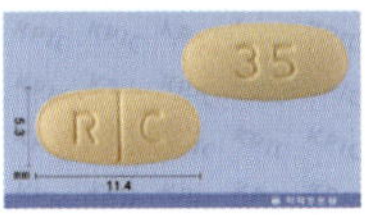	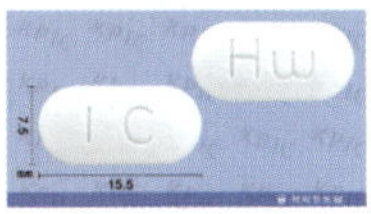
포사맥스플러스 (1주 1회 투여)	**리세넥스플러스정 (1주 1회 투여)**	**본비바플러스정 (1달 1회 투여)**
* 칼슘 + 비타민 D		* SERM + 비타민 D
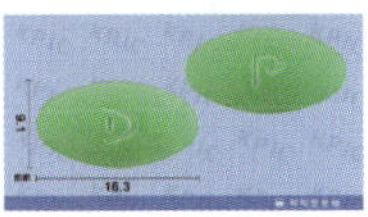	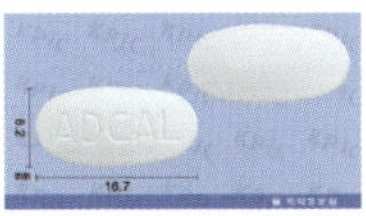	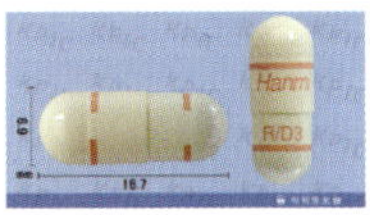
디카맥스디플러스정 (1일 1회 투여)	**애드칼정 (1일 1~2회 투여)**	**라본디캡슐 (1일 1회 투여)**

❖ **류마티스 관절염(Rheumatoid Arthritis)**

- 관절 활막의 지속적인 염증반응이 특징인 원인 불명의 만성 염증성 질환임

⇨ 면역계 이상으로 자신의 몸을 공격하는 **자가면역 장애**에 의한 것으로 추정중임

- 활막의 지속적인 만성 염증반응에 의하여 관절의 연골손상이 발생하여 골 미란·관절 파괴를 유발함(**호전과 악화가 반복**되고 완치는 어려움)

12 류마티스 관절염 치료제

- 전통적인 항류마티스 제제는 **진통 효과는 없으나 면역 억제와 항염 효과**가 있음
- 기타: 염증 및 통증 완화를 위해 **NSAIDs 제제와 Steroid 제제**도 함께 사용함
- Plus: 생물학적 항류마티스 제제(아달리무맵·리툭시맙·아바타셉트·토실리주맙)와 표적합성 항류마티스 제제도 관절 통증 완화와 골미란 억제를 위해 사용 가능함

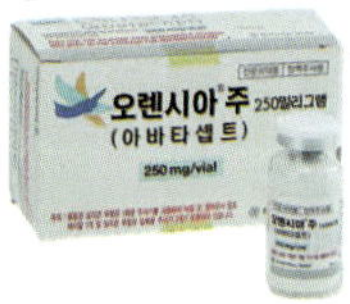	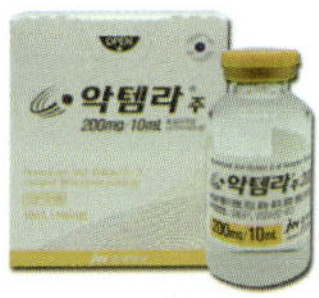	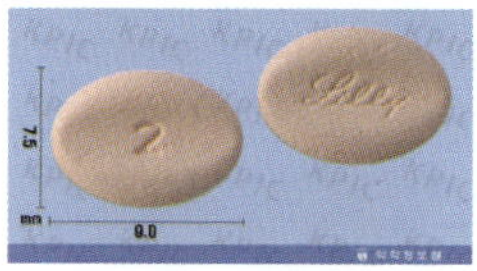
오렌시아주 250mg	악템라주(10ml)	올루미언트정 2mg
Abatacept 성분	Tocilizumab 성분	Baricitinib 성분
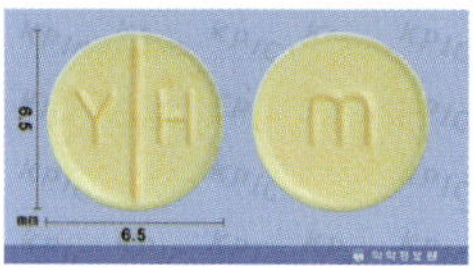	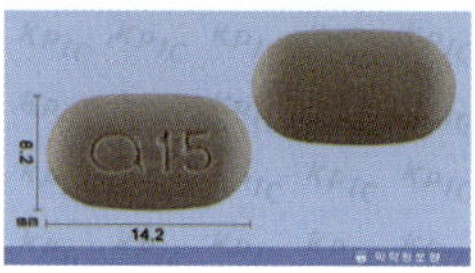	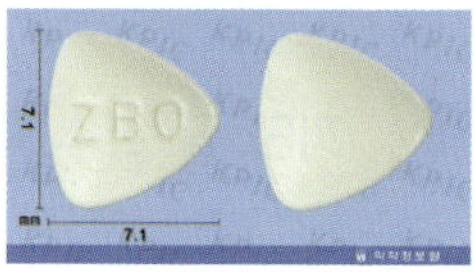
유한메토트렉세이트정	린버크서방정 15mg	아라바정 20mg
Methotrexate 성분	Upadacitinib 성분	Leflunomide 성분
면역억제제 계열		능동 면역제제 계열

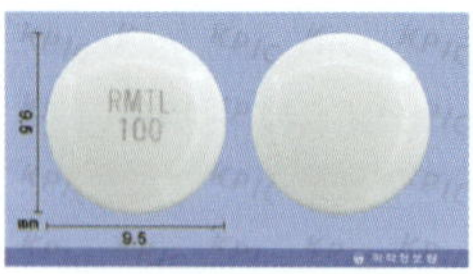	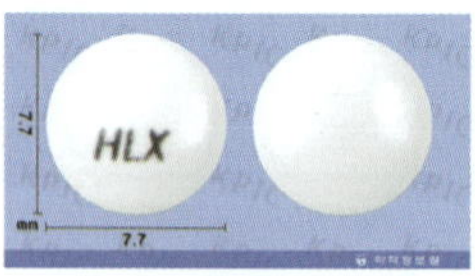	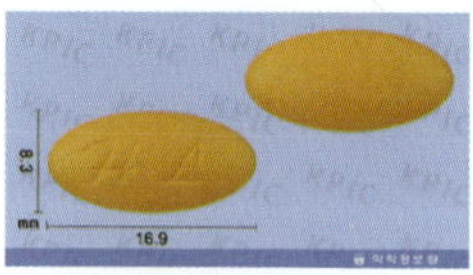
종근당리마틸정	할록신정	조피린장용정
Bucillamine 성분	Hydroxychloroquine	Sulfasalazine 성분
기타 계열		

+ 골 관절염 vs 류마티스 관절염

- 뼈와 뼈가 연결되는 부위로 관절 사이에는 연골·관절낭·활막 등에 의하여 뼈가 부드럽게 운동할 수 있는데 이런 **관절에 염증이 생긴 것이 관절염**임

	골 관절염(OA)	류마티스 관절염(RA)
원인	**점진적인 관절 연골의 소실**로 통증과 부종 및 염증이 생김	**체내의 면역체계 이상**으로 자신의 관절 조직을 공격하여 염증이 생김
호발 부위	**체중부하가 많은 관절** ⇨ 무릎·척추·고관절 등	**전신 관절** ⇨ 손목·발목·손가락·발가락·목 등
특징	**관절염 부위가 비대칭적임** 조조강직 있을 수 있으며 활동하면 통증이 더 악화됨	**관절염 부위가 대칭적임** 조조강직이 1시간 이상 지속되고 활동하면 통증이 서서히 완화됨
검사	X-Ray & 관절경 검사 등 ⇨ K-L Grade	X-ray & **혈액 검사** 등 ⇨ RF & 항 CCP 항체 & ANA
치료	NSAIDs 물리치료	항류마티스 제제

+ RF & 항 CCP 항체 & ANA

＊ RF(Rhematoid Factor, 류마티스 인자)
- 면역글로불린인 IgG와 반응하는 자가항체로 류마티스 관절염 환자에게서 발견됨

＊ 항 CCP 항체(Anti-Cyclic Citrullinated Peptide Antibody)
- 초기에 검출되어 류마티스 관절염의 조기진단 및 치료평과와 예후 평게아 사용함

＊ ANA(Anti Nuclear Antibody, 학행항체)
- 면역글로불린에 속하며 자기 동종 or 이종의 세포핵과 반응하는 특수한 자기 항체로 자가면역 질환의 혈청에서 발견됨

⇨ SLE 환자, 교원병 환자에서 발견됨

+ 골 관절염 & 류마티스 관절염에 자주 사용 하는 PO 제제

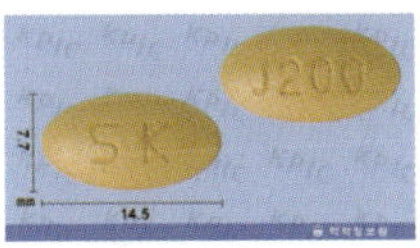	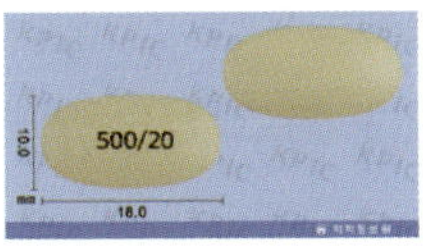	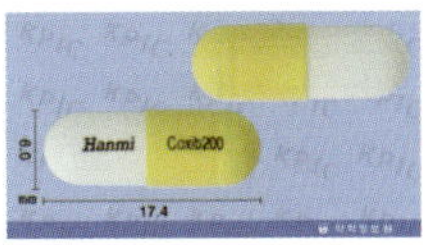
조인스정 200mg	**비모보정 5000/20mg**	**콕시브캡슐 200mg**
천연물	**NSAIDs 계열**	

+ K-L Grade(Kellgre-Lawrence Grading Sclae)

- **방사선 사진상**에서 관절 간격의 감소와 관절 부위의 골극형성 or 연골소실 등의 이상소견을 나타내는 평가지표로 **Grade 1~4**까지 있음

⇨ **K-L Grade 1~3**은 Sodium Hyaluronate 20mg&25mg 주사제 급여 가능함

⇨ 만60세~64세 K-L Grade4·만65세 이상 K-L Grade3 이상 TKRA 급여 인정함

+ 슬관절의 골 관절염에 자주 사용하는 주사제 - 연골 주사제

- 관절강 내에 **히알루론산 성분**을 투여함으로써 연골액을 대신하여 연골과 무릎에 윤활 작용과 완충 작용을 도와 마찰로 인한 통증을 감소해주는 **관절강 내 주사임**

⇨ 염증을 줄여 통증을 개선시키는 항염증 효과가 있으며 연골을 재생시키지는 않음

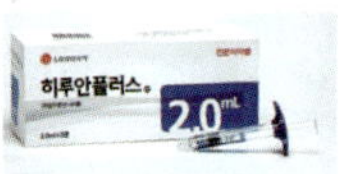	- 특징: 상처 난 연골 주변에 점탄성 막을 형성함으로써 윤활 작용과 완충 기능에 도움을 줌(**완충제·윤활제 역할**) - 기타: 1주에 1회, **1관(25mL)을 3주간 연속**하여 투여함 ⇨ 치료 효과가 있다면 최소 **6개월 경과 후** 재투여 고려함
히루안플러스주	Sodium Hyaluronate 20mg
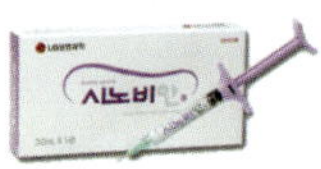	- 특징: 관절강 내 활액의 점탄성을 높여주어 관절 부위의 윤활 작용과 완충 기능에 도움을 줌(**완충제·윤활제 역할**) - 기타: 1회에 1관을 투여하며 **6개월 주기**로 투여함
시노비안주	BDDE bridged Sodium Hyaluronate Gel 3g

+ 슬관절의 골 관절염에 자주 사용하는 주사제 - DNA 주사제

- 인체에 존재하는 DNA 성분으로 **관절 보호 효과 및 연골 조직 재생 효과**가 있음

⇨ 관절강 내 투여 후 일정 형태를 유지하다 서서히 분해/흡수 되어 부작용이 적음

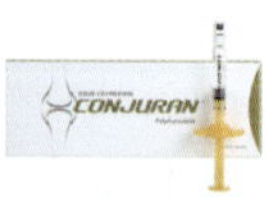	- 특징: 겔 형태로 주입되어 손상된 무릎 연골을 감싸주며 관절 부위의 기계적 마찰을 줄여줌(**완충제·윤활제 역할**) - 기타: 조직수복용 재료대로 약품으로는 조회되지 않음
콘쥬란주	PN(Polynuclotide)

+ 슬관절의 골 관절염에 자주 사용하는 주사제 - 뼈 주사제

- **스테로이드 주사제**로서 신경 손상 or 염증이 심한 경우에 관절강 내 주사를 하면 항염증 효과가 아주 좋음(But 남용은 **관절염 진행 촉진 및 골다공증 위험**을 높임)

❖ **통풍(Gout)**

- 고요산혈증의 결과로 요산이 결정화되어 관절의 연골·힘줄·주위 조직에 침착되는 질환으로 **심한 통증과 급성통풍관절염 및 피하결절** 유발 가능함

⇨ 요산(Uric Acid)은 수명을 다한 세포의 핵산이 유리된 후 Purine 물질이 간에서 대사되면서 생긴 최종 분해 산물임(신장에 돌이 생기는 신석증도 유발 가능함)

- 선천적인 퓨린 대사 장애 or **혈액암 치료로 많은 세포가 한번에 파괴된 경우** or 퓨린 함유량이 높은 음식(등푸른 생선·내장류)을 과다섭취하면 요산 생성이 증가함
- 신장 질환 or **아스피린·이뇨제 복용** or 음주에 의하여 요산 배설이 저하될 수 있음

13 통풍치료제

- 퓨린으로부터 요산이 생성되는 과정에 작용하는 Xanthine 산화효소를 억제하여 요산의 생성을 억제하여 혈중 요산 농도를 감소시킴		
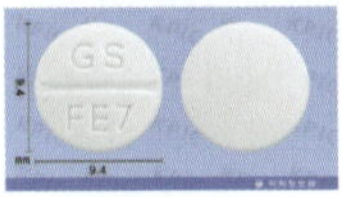	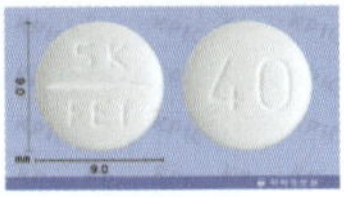	*주의* Allopurinol 성분 : 혈액 세포 수 감소·발진 Febuxostat 성분 : 간기능 저하·발진·구역
자이로릭정	**패브릭정 40mg**	
Allopurinol 성분	**Febuxostat 성분**	**요산 생성 억제제**

- 신장에서 소변이 생성되는 과정에서 요산이 체내로 재흡수 되는 것을 차단하여 소변으로 배출되는 요산의 양을 증가시켜 혈중 요산 농도를 감소시킴		
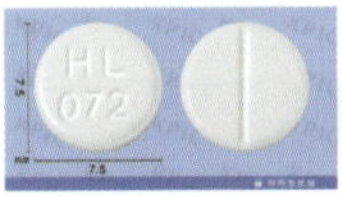	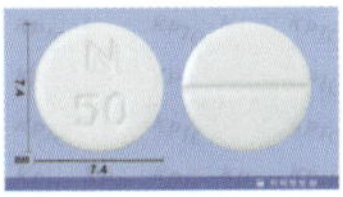	*주의* 간기능 손상·위장장애·발진·가려움 등
유리논정	**명인날카리신정**	
Benzbromarone 성분		**요산 배설 촉진제**

- 관절 조직에 요산 결정이 축적되는 것을 방해하고 염증 세포의 활성화와 이동을 억제하며 **급성 통풍 발적 예방**을 위해서도 저용량의 Colchicine을 투여함 ⇨ 염증 반응에 의한 **부종·발적·통증 조절 위해 NSAIDs와 Steroid**도 함께 사용함		
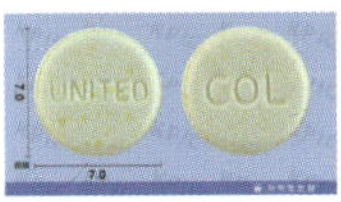	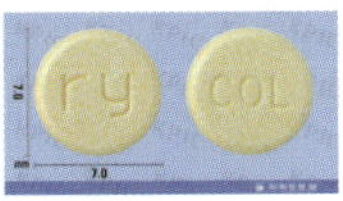	*주의* 혈액 세포 수 감소·근육병증· 말초신경 장애·탈모·혈뇨 등
콜킨정	**콜키닌정**	
Colchicine 성분		**통풍 발작 치료제**

❖ 단순포진(Herpes Simplex)

- 단순 헤르페스 바이러스(HSV, Herpes Simplex Virus)에 의하여 감염되면 피부와 점막이 붉게 변하고 군집을 이루는 작은 물집이 발생함

⇨ **1형은 입술**·각막·얼굴 부위, **2형은 성기**·성기 주변부에 헤르페스 감염을 유발함
2형 단순포진은 성접촉을 통해 전파될 수 있으므로 증상있으면 성접촉 피해야 함

- 병변을 청결하고 건조하게 유지하면 자연적으로 치유됨(꼭 치료할 필요는 없음)
But 병변이 오래 지속되고 증상과 합병증이 동반되면 **항바이러스 제제**로 치료함

14 헤르페스 치료제 中 항바이러스 제제

- Acylclovir는 바이러스의 DNA 복제 및 증식 과정에 필요한 DNA 중합효소를 억제하고 DNA 대신 결합함으로써 바이러스 증식을 억제함

⇨ 생식기포진 포함한 피부 및 점막조직의 **단순포진·대상포진·수두 치료**에 사용함

⇨ Acylcovr 국소제제(연고·크림)은 단순포진에는 사용하나 대상포진에는 사용 안 함

- **Valacyclovir**는 Acyclovir 전구체인 L-Valyl ester로 장에서 흡수가 잘 되며 대사 후 Acylcovr와 L-Valyn으로 전환되어 바이러스 증식을 억제함

⇨ **단순포진·대상포진·수두**·이식 후 CMV(거대세포바이러스) 감염 예방에 사용함

- **Ganciclovr**는 바이러스의 DNA 합성과정에 필요한 dGDP와 DNA 중합효소의 결합을 경쟁적으로 방해하여 바이러스 DNA 합성을 억제함

⇨ **AIDS 포함 면역장애 환자·CMV 감염 환자·이식 후 CMV 감염 위험있는 환자**

- **Valganciclovr**는 신속히 Ganciclovir로 전환되어 바이러스 DNA 합성을 억제함

⇨ **AIDS 환자의 CMV 망막염 치료**·이식 후 CMV 감염 위험있는 환자에게 사용함

- Acyclovir - Valacyclovir - Valganciclovir

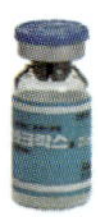	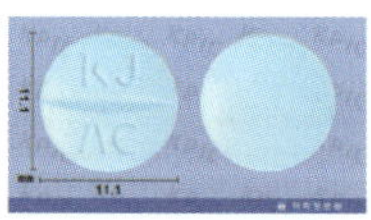	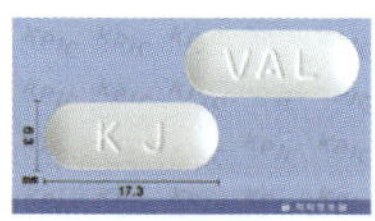
바크락스주 250mg	**국제아시클로버정**	**발라클로정**
Acyclovir 성분		**Valacyclovir 성분**
단순포진 치료제로 사용함		

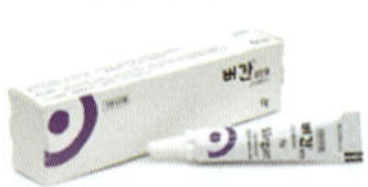	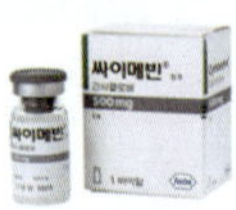	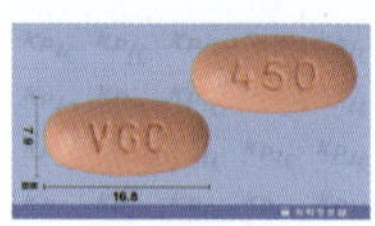
버간점안겔	**싸이메빈정주**	**발싸이트정 450mg**
Ganciclovir 성분		**Valganciclovir 성분**

❖ **대상포진(Herpes Zoster)**

- 수두-대상포진 바이러스(VZV, Varicella Zoster Virus)에 의하여 감염되면 소아기에 수두를 유발한 후, 신경절에 잠복상태로 있다가 **면역력이 저하**되면 활성화되어 신경을 타고 나와 편측으로 띠를 이루는 물집이 발생함

⇨ 심한 통증과 감각이상을 유발하며 물집이 사라진 후에도 통증이 지속될 수 있음

- 초기에 **항바이러스 제제**를 투여하여 치료하며 통증 조절을 위해 **진통제**도 투여함

⇨ **대상포진 후 통증에 Gabapentin·Pregabalin 제제** 많이 사용함 ★

15 대상포진 치료제 中 항바이러스 제제

- **Famciclovr**는 신속히 Penciclovir로 전환되어 헤르페스 바이러스의 효소에 의하여 인산화되고 이후 DNA 합성에 필요한 dGDP와 경쟁적으로 작용하여 HSV-2 중합효소를 방해하여 바이러스 합성을 억제함 ⇨ **대상포진에만 투여함**
- **Inosiplex**는 바이러스의 유전암호 전달을 차단함으로써 바이러스 증식을 억제함

⇨ **단순포진·대상포진·수두**·면역저하 환자의 **홍역**·아급성경화범뇌염 치료에 사용함

- 기타: 피부발진이 생긴 후 72시간 이내에 투여해야 발진 기간과 통증을 줄임
- Acyclovir - Valacyclovir - Famciclovir - Inosiplex

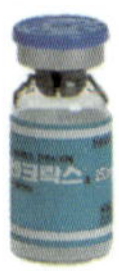	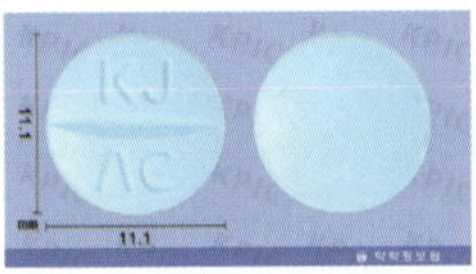	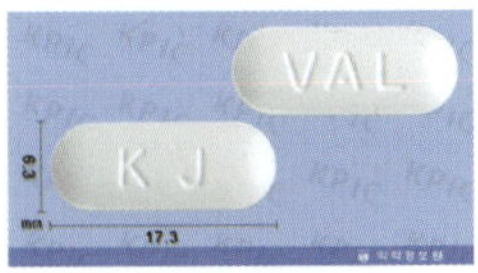
바크락스주 250mg	국제아시클로버정	발라클로정
Acyclovir 성분		Valacyclovir 성분
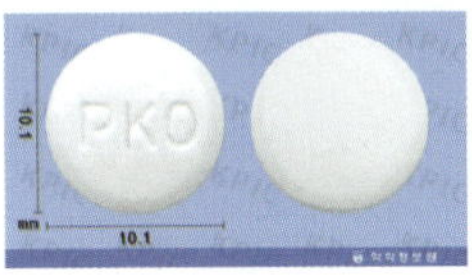	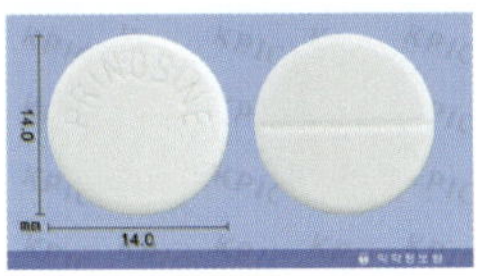	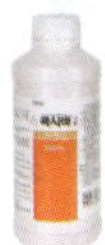
팜시크린정	푸리노신정	콕사바시럽
Famciclovir 성분	Inosiplex 성분	

+ 대상포진 후 신경통에 사용하는 진통보조제

- 말초 신경 장애에 따른 급성 통증에 사용하며 **암·당뇨·대상포진**에 의한 신경 장애에 따른 통증에 많이 사용하는 진통보조제임

⇨ Gabapentin 성분(뉴론틴 등) 및 Pregabalin 성분(리리카 등) 등이 있음

4장 약물

임상 NOTE 2

CHAPTER 05

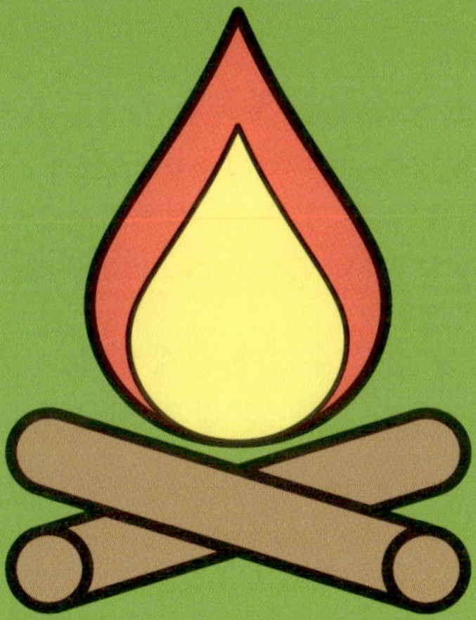

'검사' 보내는 신규간호사
'겸사 겸사' 미리 공부하자!

(검사 편)

5-01 '검사' 보내는 신규간호사 '겸사겸사' 미리 공부하자!(검사편)

'혈액검사 Master' - 참고치 & 의심 질환

병동에 입원 중인 거의 모든 환자에게서 혈액을 채취해야 하는 Lab Day가 일주일에 2번 정도 있었다. 내가 근무했던 곳은 Night 번 간호사가 새벽 5시경부터 Lab을 시작하여 7시까지는 Lab 결과가 뜰 수 있게 했었다.

문제는, 침상 보조 등에 의지하여 힘들게 Lab은 했는데 그 **결과를 보고 질병과 유의미한 수치로 여겨 Dr.에게 즉시 Noti 할 것인지 아니면 관심 있게 봐야 할 거 같다며 인계만 줄 것인지를 스스로 판단하기가 어려웠었다.**

조금이라도 Lab 수치가 흔들린1) 항목을 인계할 Kardex에 적으면 이런 것까진 적을 필요가 없다며 중요한 Lab 수치만 적으라 해서 나름대로 선별하여 적으면 왜 필요 없는 것은 잘 적으면서 중요한 것은 넘어가냐며 임상에 맞춰서 공부하라는 말을 들었었다.

환자의 증상과 관련해서 지금 우리가 중재해 주고 있는 항목이나 아니면 이번 Lab 수치로 중재가 필요할 것 같은 항목을 위주로 보라는 조언과 함께 선생님들은 어떤 항목을 어느 정도 수치일 때 적는지를 보면서 Lab에 대해 다시 공부했었다.

이 단원에서는 질환/기능별로 분류한 Lab 항목의 참고치와 임상적 의미를 묶어 Lab 수치를 보고 간호사인 나는 어떤 것을 생각하면 좋은지에 대해 정리하였다. 부디 이 부분은 차분하게 잘 읽어보고 주요 검사·시술 부분과 4단원 약물 부분과 연결하여 질환별로 더 공부해보길 바란다.

(증상을 보고 추정되는 질환을 진단하기 위해 검사가 처방 나고 치료를 위해 약물이 처방되므로 묶어서 공부하기를 추천함)

---

1) 임상에서 Lab 수치가 abnormal 한 것을 흔들렸다, 깨졌다 등으로 표현하고 Lab 수치가 참고치를 기준으로 올라가 있으면 떴다(떠있다)처럼 표현하고 함

01 전해질 지표

<table>
<tr><td rowspan="4">K</td><td colspan="2">- 참고치: 3.5~5.5mEq/L
- 특징: 세포 내에 존재하는 주요 양이온으로 체내 수분의 양을 조절하고 근수축을 자극하여 산-염기 균형을 유지함
⇨ 심혈관 부정맥 증상이 있거나 K 농도에 영향을 줄 수 있는 약물을 복용 or 신질환/심질환이 있으면 확인함
- 기타: 위장관 내에서 흡수되며 대부분 신장을 통해 배출됨
- 주의: 채혈 시 용혈되면 K 수치 높게 나옴 (가성증가)</td></tr>
<tr><td>↑</td><td>주: 신질환 / 체내 칼륨 배출 감소시키는 약물 투여 등
⇨ 고칼륨 유발하는 이뇨제(알닥톤) 투여 시 주의함
⇨ Ca IV / RI+50%DW IV / Kalimate Enema</td></tr>
<tr><td>↓</td><td>주: 설사, 구토, 탈수, 과도한 발한(땀 흘림) 등
⇨ 저칼륨 유발하는 이뇨제(라식스) 투여 시 주의함
⇨ K IV / 케이콘틴정(PO) / 오렌지쥬스+K PO</td></tr>
<tr><td colspan="2">- Tip: 수치의 작은 변화도 치명적이므로 무조건 확인함
⇨ 심근의 수축능력 소실로 Arrest 위험 有 (EKG 주의)
- K 수치를 변화시켜 라식스와 알닥톤은 병용투여 많이 함
⇨ K 수치에 따라 알닥톤/라식스 D.C 되거나 변경됨</td></tr>
<tr><td rowspan="4">Na</td><td colspan="2">- 참고치: 135~145mEq/L
- 특징: 세포외액에 존재하는 주요 양이온으로 삼투압 조절 및 산-염기 균형에 관여함
⇨ 혈중 Na 농도가 변하면 체액량도 변하므로 탈수/부종 있으면 Na 확인함 (Na 과다는 고혈압의 위험 높임)</td></tr>
<tr><td>↑</td><td>주: 수분결핍(탈수·요붕증) / Na 섭취 증가 등
⇨ 0.45% NS Fluid / 5% DW Fluid / 저염식</td></tr>
<tr><td>↓</td><td>주: 수분증가(물 과다섭취·심부전) / Na 소실 등
⇨ 0.9%~3% NS Fluid / 식사+Na 추가</td></tr>
<tr><td colspan="2">- Tip: Na&Cl 급속 교정하면 뇌부종 위험 있음
⇨ 임상에서 교정한다는 의미로 Replace라고 표현함</td></tr>
<tr><td rowspan="3">Cl</td><td colspan="2">- 참고치: 98~110mEq/L
- 특징: 세포외액에 존재하는 주요 음이온으로 삼투압 조절 및 산-염기 균형에 관여함 (Na 수치와 관계있음)</td></tr>
<tr><td>↑</td><td>주: 수분결핍(탈수) / Na↑ 유발 질환(요붕증) 등</td></tr>
<tr><td>↓</td><td>주: 지속적인 구토·위 흡인 / Na↓ 유발 질환 등</td></tr>
</table>

P		- 참고치: **2.5~4.5mg/dL** - 특징: 세포막이나 DNA의 주요 구성성분인 무기질로서 결합하여 유기 인산염과 무기 인산염 화합물을 만듦 ⇨ 인산염은 **산-염기 균형을 유지하는 완충제 역할**을 하며 에너지 생산과 근육·신경의 기능, 뼈 성장에 관여함 ⇨ P가 과하면 조직에 인산칼슘이 축적되어 장기가 손상됨 - 기타: **P는 부갑상선 호르몬·Ca·비타민 D에 영향받음** - 주의: 식사/활동에 영향을 받으므로 아침 공복에 채혈함
	↑	주: 부갑상선기능저하증 / 신부전 / P 과다복용 등 ⇨ **[말기신부전 환자] 포스포·포슈인정(PO)**
	↓	주: 고칼슘혈증 / 부갑상선기능항진증 / 구루병 등 ⇨ **칼륨결핍 동반 시 PhostenIV**
		- Tip: Ca 수치 이상 반응(테타니·근위약감·뼈 문제)이 나타나거나 Ca 수치가 비정상적일 때 P도 함께 확인함
Ca		- 참고치: **8.8~10.5mg/dL** - 특징: 뼈와 치아에 주로 존재하는 중요한 무기질로서 **근육·신경·심장 기능과 혈액 응고·골 생성에도 관여함** ⇨ 혈중 Ca 농도는 혈액에 순환하고 있는 Ca의 양임 - 기타: 소변 Ca 검사는 신장으로 제거되는 Ca양을 봄
	↑	주: 부갑상선기능항진증 / 악성종양 / 장기부동 등 ⇨ **Hydration / P & Bisphosphonate (PO)**
	↓	주: 저알부민혈증 / 부갑상선기능저하증 / 영양실조 등 ⇨ 저칼슘혈증 시 감각 이상·근력저하·테타니 나타남 ⇨ **10% Calcose·3% Yeomcaru IV / 칼슘제(PO)**
Mg		- 참고치: **1.7~2.6mg/dL** - 특징: 세포 내에 존재하는 주요 양이온으로 **에너지 생산·근수축·신경 기능·뼈 유지에 관여함** ⇨ 신질환 or 장의 흡수 장애가 있으면 Mg 조절이 안 됨 - 기타: **Mg↓ 지속 시 K과 Ca 수치도 저하될 수 있음**
	↑	주: 신부전 / 당뇨병성 산증 / 부갑상선기능항진증 등 ⇨ **10% Calcose·3% Yeomcaru IV [길항작용]**
	↓	주: 위장장애 / Mg 섭취결핍 / 부갑상선기능저하증 등 ⇨ **10% MgSO4 IV**
		- Tip: Mg 수치가 낮으면 Ca 수치가 상승하기 어려움 ⇨ 저칼륨혈증/저칼슘혈증 환자에게 Mg 수치도 확인함

02 간기능 지표

<table>
<tr><td rowspan="2">AST
(SGOT)</td><td colspan="2">- 참고치: **0~40IU/L**
- 특징: 간과 심장에 주로 존재하는 효소로 **간이나 근육이 손상되면 수치가 오름** (전신 세포에서 발견됨)
⇨ 간 손상(간염·간경화·약물로 인한 간독성) 발견에 유용함</td></tr>
<tr><td>↑</td><td>주: 급성·만성 간염 / 간경화 / 담관폐쇄 / 간암 / 심장마비 / 근육 손상 / 심한 운동 / 급성 췌장염 등
⇨ **레가론·고덱스·우루사정 (PO) / 헤파멜즈주 (IV)**</td></tr>
<tr><td rowspan="3">ALT
(SGPT)</td><td colspan="2">- 참고치: **0~40IU/L**
- 특징: 간과 신장에 주로 존재하는 효소로 **간세포가 손상되면 수치가 오름** (증상 나타나기 전에 오름)
- 기타: **ALT는 AST보다 더 간에 특이적임**
⇨ 대개 바이러스성 감염은 ALT가 약 10배 이상 상승함
- 참고: 임상에서 AST/ALT를 OT/PT(오티/피티)라 함</td></tr>
<tr><td>↑</td><td>주: 급성·만성 간염 / 간경화 / 담관폐쇄 / 간암 등
⇨ **레가론·고덱스·우루사정 (PO) / 헤파멜즈주 (IV)**</td></tr>
<tr><td colspan="2">- Tip: 간질환 종류를 알기 위해 ALP, Total Protein, Bilirubin 등의 다른 간기능 지표도 함께 확인함</td></tr>
<tr><td rowspan="3">ALP</td><td colspan="2">- 참고치: **성인 30~115IU/L / 소아 60~300IU/L**
- 특징: 간·뼈·등 전신 조직에 존재하는 가수분해효소임
⇨ 주로 간과 뼈에 존재하여 **간질환/골질환 발견에 사용함**
- 참고: 담관폐쇄 시 AST/ALT 수치보다 많이 상승함</td></tr>
<tr><td>↑</td><td>주: 간질환(간염·간경화) / 골질환(파제트·골육종) 등
⇨ **레가론·고덱스·우루사정 (PO) / 헤파멜즈주 (IV)**</td></tr>
<tr><td colspan="2">- Tip: ALP 증가 시 간질환/골질환을 감별하기 위해서 γ-GTP도 함께 확인함</td></tr>
<tr><td rowspan="2">γ-GTP
(GGT)</td><td colspan="2">- 참고치: **F 8~35IU/L / M 11~63IU/L**
- 특징: 간·신장·췌장 등에 존재하는 효소임 (간에 多)
⇨ **γ-GTP는 담관이 막혔을 때 가장 먼저 증가하는 효소임**
⇨ ALP가 높고 γ-GTP도 높으면 담도 문제일 확률 ↑
ALP가 높고 γ-GTP는 낮다면 골 문제일 확률 ↑
- 기타: 약물/알코올로 인해 일시적으로 수치가 높을 수 있음</td></tr>
<tr><td>↑</td><td>주: 담즙 정체 / 간세포 손상 / 울혈성 심부전 등
⇨ **레가론·고덱스·우루사정 (PO) / 헤파멜즈주 (IV)**</td></tr>
</table>

항목		내용
Total Bilirubin		- 참고치: **0.2~1.2mg/dL** - 특징: 담즙에 주로 존재하며 85%가 정상적으로 분해된 적혈구에서 유래됨 (나머지는 골수/간에서 생성됨) ⇨ 적혈구의 hem이 비결합빌리루빈으로 분해되고 간에서 결합빌리루빈이 됨 **[혈중 Bilirubin↑⇒ 황달 나타남]** ⇨ **간질환(+담석)/ 용혈성 혈액질환 진단 시 많이 확인함**
	↑	주: 용혈 / 담도폐쇄 / 간 질환 등
		- Tip: Urine에서 Bilirubin 나오면 담도폐쇄/간질환 有
Direct Bilirubin		- 참고치: **0~0.3mg/dL** - 특징: 빌리루빈 농도 측정 시 촉진제를 사용하지 않고 측정된 빌리루빈으로 보통 결합 빌리루빈과 같게 여김
Indirect Bilirubin		- 참고치: **0~1mg/dL** - 특징: 총 빌리루빈 농도에서 직접 빌리루빈 농도 뺀 것

03 간기능 & 영양 지표

항목		내용
Total Protein		- 참고치: **6~8g/dL** - 특징: 단백질은 세포와 조직의 기본 요소로 신체 기능을 조절하는 효소와 호르몬을 만듦 ⇨ **간질환/신질환 선별 or 영양 상태 평가를 위해 확인함**
	↑	주: 탈수 / 만성 염증 / 혈액질환 등
	↓	주: 간질환 / 신질환 / 영양결핍 등
		- Tip: 체중감소 / 부종 有 원인 찾는 목적으로 많이 함
Albumin		- 참고치: **3.1~5.2g/dL** - 특징: 혈장에 가장 많이 존재하는 단백질로 혈관으로부터 액체의 유출을 막고, 조직에 영양분을 제공함 ⇨ **간에서 만들어지며 간 손상에 예민하게 수치가 반응함** ⇨ **신장 손상 시 알부민이 소변으로 빠지는 것을 못 막음** - 기타: 영양 상태 평가 시 Pre-Albumin과 함께 처방남 ⇨ **알부민 감소는 단백질 결핍과 영양부족을 반영함** ★
	↑	주: 탈수(혈장 용적 감소에 따른 상대적 증가임)
	↓	주: 간질환 / 신질환 / 영양결핍 / 염증 / 쇼크 등 치료: **Albumin IV / 영양결핍-고단백식**
		- Tip: 간질환은 AST·ALT 등 / 신질환은 BUN·Cr 등/ 영양 상태는 Pre-Albumin 등 다른 지표와 함께 확인함

+ 진단면역검사 中 간염 바이러스 지표

HAV Ab= Anti-HAV	- 참고치: **Negative 〈 0.8S/CO / Positve 〉 1.2S/CO** - 특징: 특히 IgM 양성은 감염 초기 상태임을 의미함 + A형 간염 과거력 있음과 면역상태를 의미함
HBs Ag	- 참고치: **Negative 〈 1S/CO / Positve ≥ 1S/CO** - 특징: **B형 간염 바이러스에 감염되면 제일 먼저 나타남** ⇨ 잠복기에도 혈청에서 검출 될 수 있고 급성 간염 초기에 AST·ALT의 증가 이후 최고치에 도달함 + B형 간염 감염 상태/과거력 있음을 의미함 6개월 이상 지속되면 보균자(Carrier)or HBV 의미함
HBs Ab= Anti-HBs	- 참고치: **Negative 〈 10mIU/mL / Positve ≥ 10mIU/mL** + B형 간염의 회복 및 면역형성을 의미함
HBc Ab= Anti-HBc	- 참고치: **Negative 〈 1S/CO / Positve ≥ 1S/CO** - 특징: B형 간염에 감염된 적이 있으면 평생 검출됨 + B형 간염 과거력 있음을 의미함
HCV Ab= Anti-HCV	- 참고치: **Negative 〈 1S/CO** - 특징: HCV는 예방 백신이 없고 HCV 항체는 중화항체가 아님 ⇨ 잠복기(5~10주)가 긴 편이라 감염 초기에는 음성이어도 후에 양성으로 나타날 수 있음 + C형 간염 감염 상태를 의미함

+ Viral Marker (혈청 표지자)

***침습적 시술/수술★ 전에 의료진 및 다른 환자를 보호하기 위해 시행함** ⇨ B형 간염(HBsAg·Anti-HBs·Anti-HBc)·C형 간염(Anti-HCV)·HIV·매독	
HIV Ag/Ab (Combo)	- 참고치: **Negative** - 특징: 선택적으로 T4 림프구를 공격하여 모든 질병에 대한 면역기능을 저하시키는 **HIV의 선별검사에 이용함** ⇨ 항체는 감염된 3주부터 2~4개월 사이부터 나타남
RPR / VDRL	- 참고치: **Non Reactive 〈 1RU** - 특징: 매독균에 의해 손상된 세포로부터 유리된 지질 단백성분과 매독균의 카디오리핀에 대한 항체를 검사하여 **매독의 선별과 치료 후 경과 추적에 이용함** - Plus: 비슷한 원리로 매독균 선별검사에 VDRL 있음

04 췌장기능 지표

<table>
<tr><td rowspan="3">Amylase</td><td colspan="2">- 참고치: **22~100IU/L**
- 특징: 다당류 탄수화물을 단당류로 분해하는 효소로서 침샘에서 분비되는 S형과 췌장에서 분비되는 P형이 있음
⇨ **췌장이 손상되거나 담석/종양에 의해 막히면 수치 오름**
⇨ 십이지장으로 분비되지 못하고 혈액으로 방출됨
- 기타: 침샘에 염증이 생겨 분비되지 못해도 수치 오름</td></tr>
<tr><td>↑</td><td>주: 급·만성 췌장염 / 담낭염 / 췌장암 / 침샘질환 등
⇨ **췌장염 - 호이판정(PO) / MRCP 고려**</td></tr>
<tr><td colspan="2">- Tip: 급성 췌장염 의심 시 Lipase와 함께 처방 많이 남
⇨ Amylase가 Lipase보다 더 빨리 증가하고 감소함</td></tr>
<tr><td>Pancreatic Amylase</td><td colspan="2">- 참고치: **13~53IU/L**
- 특징: 급성 췌장염에서 참고치의 4~6배 정도로 증가함
⇨ **췌장이 회복될 때까지 수치는 계속 상승되어 있음**
- Plus: 만성 췌장염은 초기에 약간 증가할 수도 있으나 췌장 손상이 계속되면 수치가 감소하기도 함</td></tr>
<tr><td rowspan="3">Lipase</td><td colspan="2">- 참고치: **7~60IU/L**
- 특징: 중성지방을 지방산으로 분해하는 효소로 췌장에서 만들어지며 췌장관을 통해 십이지장으로 분비됨
⇨ **췌장이 손상되거나 담석/종양에 의해 막히면 수치 오름**
- 기타: Lipase/Amylase Ratio에서 3↑은 급성 췌장염의 원인을 알코올성으로 의심하고 5↑은 확진함</td></tr>
<tr><td>↑</td><td>주: 급·만성 췌장염 / 췌장관 폐쇄 등</td></tr>
<tr><td colspan="2">- Tip: 급성 췌장염에서 참고치의 5~10배 정도로 증가함
⇨ **췌장 세포가 영구적으로 손상되면 수치가 낮아짐**</td></tr>
</table>

암또일화

혈액검사 결과에서 중요하게 볼 수치를 선별하는 게 무척 어려웠었는데, 입원하는 환자의 경우 보통 진단명이 있으므로 그 질환의 기능 지표에서 이상 수치를 옮겨 적었었다. 소량의 수치 변화가 생명에 치명적인 지표(Ex. 전해질)가 아닌 경우에는 옮겨 적지 않고, 혹시 모르니까 표시만 해뒀다가 선임께 혹시 이것도 옮겨 적어야 하는지 묻곤 했었다. 이외, 항암 환자는 ANC 수치, 수혈이 잦은 환자(혈액 환자)는 Hb, Plt 수치를 중심으로 봐서 보통 중재가 필요한 수치에 가까워지면 적었었다. Dr. Noti는 중재가 필요한 수치의 전해질, 수혈, ANC를 문자로 보내곤 했었다.

05 신기능 지표

항목		내용
BUN		- 참고치: **10~26mg/dL** - 특징: 단백의 분해 산물로 간에서 생성되어 소변으로 배출됨 ⇨ **건강한 신장은 체내에서 생산된 요소의 90% 이상을 제거하므로 신장의 기능 지표로써 사용 가능함** - 기타: 간 손상 시 요소의 생산이 줄어 수치가 감소함
	↑	주: 신부전 / 요로 결석 / 요로 폐쇄 / 탈수 등 ⇨ **신부전 - 요독증 증상 有: 크레메진(PO)**
	↓	주: 간질환 / 저단백 섭취 / 이뇨제 투여 등
		- Tip: 신기능은 BUN과 Cr 수치를 가장 기본으로 봄
Cr		- 참고치: **(성인) 0.7~1.4mg/dL** - 특징: 근육에서 생성되는 노폐물로 생성속도가 일정함 ⇨ **대부분의 Creatinine은 신장을 통해 배출되므로 혈중 Cr 수치는 신장장의 기능 지표로써 사용 가능함** - 기타: eGFR 계산하여 신장기능을 평가하기도 함
	↑	주: 신부전 / 요관 폐색 / 신장으로의 혈류 감소 등 ⇨ **CKD환자 Cr↑: Hydration&Hourly Urine 확인**
Cystatin C		- 참고치: **F 0.57~0.96mg/L / M 0.5~0.96mg/L** - 특징: 체내의 모든 유핵세포에서 생성되는 단백질로 일정한 속도로 생산 및 분해됨 ⇨ **신장을 통해서만 제거되며 eGFR과 반비례 관계임**
	↑	주: 신부전 / 심부전 등
eGFR		- 참고치: **90~120mL/min** - 특징: 신장 사구체 전체에서 여과되는 단위 시간당 혈장량으로 **신기능이 저하되면 여과율은 감소함** ⇨ 사구체는 혈액으로부터 노폐물을 제거하고 주요성분의 소실을 방지하는데 **신기능 저하 시 노폐물이 축적됨**
	↓	주: 신기능 저하(신부전) 등
CCR (CrCl) 크레아티닌 청소율		- 참고치: **75~125mL/min** - 특징: 근육에서 만들어지는 노폐물인 Creatinine은 신장에서 대부분 제거되므로 CCR로 신기능 알 수 있음 ⇨ **신장 여과 속도와 효율성을 평가하는 데 사용함** - 기타: 24hr Urine Collection 처방도 함께 나곤 함
	↓	주: 급성·만성 신기능 저하(신부전) / 심부전 등

06 심기능 지표

<table>
<tr><td rowspan="3">CK
(CPK)</td><td colspan="2">- 참고치: 20~270IU/L
- 특징: 에너지대사에 관여하는 효소로 심장·뇌·골격근 및 다른 조직에서 발견됨 (심근 손상 시 수치가 상승함)
⇨ 심근 손상 4~6시간 후 상승, 18~24시간 후 Peak임
- 기타: CK는 CK-MM, CK-MB, CK-BB 3종류가 있음
⇨ MM은 골격&심근 / MB는 심근 / BB는 뇌에 존재함</td></tr>
<tr><td>↑</td><td>주: 심근 손상(심근경색★) / 골격근 손상 등
⇨ 심근경색: CAG 또는 CABG 고려, 혈전용해제 IV</td></tr>
<tr><td colspan="2">- Tip: 근육 손상 시에도 CK 수치가 상승하므로 심근에 이상이 있는지 보기 위해 Troponin 수치도 함께 봄</td></tr>
<tr><td>CK-MB</td><td colspan="2">- 참고치: 0~6.6ng/mL
- 특징: 대부분 심장에서 발견되는 CK 효소 중 하나로 심근 손상 시 수치가 상승함 [심근경색 조기진단 ★]</td></tr>
<tr><td rowspan="2">Troponin T</td><td colspan="2">- 참고치: ≤0.01ng/mL
- 특징: Troponin은 골격계와 심근 섬유에서 발견되는 단백질 군으로 Troponin I&T는 심장에서만 발견됨
⇨ 심근이 손상되면 혈중으로 방출되어 수치가 상승하며 CK보다 더 빨리 혈액에 방출되어 MI 진단에 유용함</td></tr>
<tr><td>↑</td><td>주: 심근 손상(심근경색 / 심장마비) 등</td></tr>
<tr><td>Troponin I</td><td colspan="2">- 참고치: 〈0.028ng/mL
- 특징: Troponin은 심근 손상 3~4시간 이내에 상승함</td></tr>
<tr><td rowspan="3">Myoglobin</td><td colspan="2">- 참고치: F 〈106ng/mL / M 〈 154.9ng/mL
- 특징: 심장과 골격근에서 발견되는 산소결합 단백질임
⇨ 심근경색 시 혈중에 가장 빨리 출현하는 심근 단백임
⇨ 심근 손상 2~3시간 이내 상승, 8~12시간 후 Peak임</td></tr>
<tr><td>↑</td><td>주: 심근 손상(심근경색★) / 골격근 손상 등</td></tr>
<tr><td colspan="2">- Tip: Myogloblin은 심근과 골격근 손상에 상승하므로 심근경색을 확진하기에 무리 있음 (Troponin 확인함)</td></tr>
<tr><td rowspan="2">LDH</td><td colspan="2">- 참고치: 100~225IU/L
- 특징: 체내 모든 세포에 존재하는 효소로 세포가 손상 or 파괴되면 혈액으로 유출되어 세포 손상 지표로 사용함
⇨ 조직/세포 손상이 의심되는 급성·만성 질환에 검사함</td></tr>
<tr><td>↑</td><td>주: 심근 손상 / 골격근 손상 / 신질환 / 간질환 등</td></tr>
</table>

07 당대사 지표

<table>
<tr><td rowspan="3">Glucose</td><td colspan="2">- 참고치: 70~100mg/dL
- 특징: 포도당은 체내의 주 에너지원인 단당류로 섭취한 탄수화물은 포도당으로 분해되어 소장에서 흡수됨
⇨ 저혈당·고혈당·당뇨의 선별 진단/감시를 위해 검사함</td></tr>
<tr><td>↑</td><td>주: 당뇨 / 과식 / 스트레스 / 췌장질환 등</td></tr>
<tr><td>↓</td><td>주: 인슐린 과다 투여 / 중증 간질환 / 굶주림 등</td></tr>
<tr><td rowspan="4">Glyco-albumin</td><td colspan="2">- 참고치: 11~16%
- 특징: 알부민과 포도당이 비효소적 산화 반응에 의해 결합한 것으로 최근 2~3주간의 혈당 조절 정도를 반영함
⇨ Glycoalbumin(%)=(Glycoalbumin/Total Albumin)*100</td></tr>
<tr><td>↑</td><td>주: 당뇨 / 당 과다섭취 / 인슐린 부족 / 스트레스 등</td></tr>
<tr><td>↓</td><td>주: 혈중 총 단백·알부민 감소 / 단백 소실 증가 등</td></tr>
<tr><td colspan="2">- Tip: 만성간염·간질환 환자는 알부민 합성이 감소 되어 수치가 높아질 수 있어 HbA1c 수치와 함께 봄</td></tr>
<tr><td rowspan="3">HbA1C</td><td colspan="2">- 참고치: 4~6.4% [당뇨 ≥ 6.5%]
- 특징: 최근 2~3개월간의 혈중 포도당의 평균치를 반영함
⇨ 혈중 포도당 농도가 높을수록 당화 혈색소가 많이 생성됨
- 기타: 당뇨 환자의 치료 효과 평가 지표로 사용함</td></tr>
<tr><td>↑</td><td>주: 당뇨 등</td></tr>
<tr><td>↓</td><td>주: 용혈성 빈혈 / 헤모글로빈 혈종 등</td></tr>
<tr><td rowspan="4">Insulin</td><td colspan="2">- 참고치: F 1.8~15μIU/mL / M 1.9~15μIU/mL
- 특징: 췌장의 β세포에서 생산되어 저장되는 호르몬으로 혈당 수치를 조절하고 지질대사에 관여함
⇨ 인슐린 저항성 확인 or 인슐린 투여가 필요할지 확인함</td></tr>
<tr><td>↑</td><td>주: 인슐린종 / 2형 당뇨병-인슐린 저항증 등</td></tr>
<tr><td>↓</td><td>주: 중증 당뇨 / 췌장질환 / 뇌하수체 기능 저하 등</td></tr>
<tr><td colspan="2">- Tip: Glucose&C-Peptide 수치와 함께 확인함
⇨ 인슐린 종 진단 or 만성 저혈당증 원인 진단에 사용함</td></tr>
<tr><td rowspan="2">C-Peptide</td><td colspan="2">- 참고치: 1.1~4.4ng/mL
- 특징: 인슐린의 전구물질인 프로인슐린이 2개의 분자로 끊어져 분리될 때 만들어지며 Insulin과 똑같은 속도로 생성됨
⇨ 수치의 상승은 내인성 인슐린 생산이 높다는 의미임</td></tr>
<tr><td colspan="2">- Tip: 인슐린 투여환자는 C-Peptide 검사가 더 유용함</td></tr>
</table>

08 지질대사 지표

항목		내용
Total Cholesterol		- 참고치: **0~240mg/dL** - 특징: 세포막의 구성성분으로 혈중에 지단백 형태로 존재함 ⇨ **심혈관질환의 위험도를 평가하기 위해 검사함** - 기타: 음식물 섭취 후 혈청 콜레스테롤 농도에 큰 차이는 없으나 공복에 채혈하도록 권장함 (But 거의 그냥 함)
	↑	주: 원발성·속발성 고콜레스테롤혈증 등
HDL Cholesterol		- 참고치: **F 46~65mg/dL / M 35~55mg/dL** - 특징: 혈중 콜레스테롤을 운반하는 지단백의 한 종류로 조직의 과다한 콜레스테롤을 제거함 ⇨ **심혈관질환의 발생 위험도를 예측하기 위해 검사함**
	↓	주: 비만 / 당뇨 / 동맥경화 / 고중성지방혈증 등
LDL Chlesterol		- 참고치: **0~130mg/dL** - 특징: 혈중 콜레스테롤을 운반하는 지단백의 한 종류로 혈관벽에 과도한 콜레스테롤 침착을 유발함으로써 동맥을 굳게 만들고 심질환을 유발함 ⇨ **심혈관질환(특히 관상동맥질환)의 위험도를 예측함**
	↑	주: 특발성 고콜레스테롤혈증 / 고LDL혈증 등
TG (Triglyceride)		- 참고치: **0~200mg/dL** - 특징: 지방의 한 형태인 중성지방으로 주요 에너지원임 ⇨ **수치 상승은 심혈관질환으로 진행될 위험이 있다고 봄**
	↑	주: 비만 / 당뇨 / 죽상경화증 / 관상동맥질환 등

+ 갑상선 기능 지표

항목		내용
TSH		- 참고치: **0.35~4.94μIU/mL** - 특징: 뇌하수체에서 생성되는 호르몬으로 갑상선 호르몬인 **T4와 T3의 생성과 분비를 자극함**
	↑	주: 갑상선기능저하증 / 뇌하수체 질환 등
	↓	주: 갑상선기능항진증 / 갑상선 호르몬제 과다복용 등
T4		- 참고치: **0.7~1.48ng/dL** - 특징: TSH가 갑상선을 자극하면 T4를 분비함
T3		- 참고치: **58~159ng/dL** - 특징: T4는 간에서 활성도가 높은 T3로 전환됨

09 RBC: 빈혈 & 출혈 & 골수 질환 지표

항목		내용
Hb		- 참고치: **F 12~16g/dL / M 13~17.5g/dL** - 특징: 적혈구에서 발견되는 단백질인 Hb 양을 측정함 ⇨ **적혈구의 산소와 이산화탄소의 운반 능력을 알 수 있음** ⇨ Hb 수치 낮으면 빈혈 가능성 有: 피로, 쇠약감 유발
	↑	주: 탈수 / 골수에서 적혈구 과다생산 등
	↓	주: 출혈 / 골수암 / 빈혈 등
Hct		- 참고치: **F 36~48% / M 39~52%** - 특징: 혈액에 적혈구가 차지하고 있는 비율을 측정함 ⇨ RBC 수가 증가 or 혈장 부피 감소 시 수치가 상승함 RBC 생성 감소 / 파괴 증가 or 출혈 시 수치는 감소함
	↑	주: 탈수 / 적혈구증가증 / 폐질환-보상작용 등
	↓	주: 출혈 / 빈혈 등
Reticulocyte 망상적혈구		- 참고치: **F 0.5~1.8% / M 0.6~2.1%** - 특징: 골수에서 생성된 줄기세포는 적혈구 분화단계를 거쳐 망상적혈구에서 성숙 적혈구로 분화함 ⇨ **골수의 적혈구 생성 능력을 확인할 수 있음** - 기타: 적혈구 파괴에 의한 빈혈인지 or 적혈구 생성 감소에 의한 빈혈인지 감별하는 데도 사용함
	↑	주: 급·만성 출혈 / 용혈 등
	↓	주: 골수 장애 / 재생불량성 빈혈 / 악성빈혈 등
RBC Index		
MCV		- 참고치: **F 79~95fL / M 81~96fL** - 특징: 적혈구 1개당 평균 용적을 알아보는 검사임
	↑	주: 재생불량성빈혈 / 악성빈혈 / 거대적아구성빈혈
	↓	주: 철결핍성빈혈
MCH		- 참고치: **F 26~32pg / M 27~33pg** - 특징: 적혈구 1개에 포함된 혈색소량의 평균치를 검사함
MCHC		- 참고치: **(성인) 32~36g/dL** - 특징: 적혈구 내 혈색소의 평균농도를 알아보는 검사임
RDW		- 참고치: **11.5~14.5%** - 특징: 적혈구 집단 중에서 적혈구 크기의 분포 정도를 알아보는 검사로 빈혈의 진단과 유형을 결정에 이용함
	↑	주: 철결핍성빈혈 / 거대적아구성 빈혈

10 PLT: 출혈 & 골수 질환 지표

<table>
<tr><td rowspan="3">PLT</td><td colspan="2">- 참고치: **150,000~450,000/mm^3**
- 특징: 골수에서 생성되며 혈관/조직이 손상되면 최초로 활성화되는 인자로 **혈액 응고 과정에 관여함**
⇨ PIT≤20,000/mm^{3}는 자연 출혈로 생명에 위험 있음</td></tr>
<tr><td>↑</td><td>주: 혈소판증가증 / 골수 증식성 질환 등</td></tr>
<tr><td>↓</td><td>주: 골수 질환 / 출혈 질환 / ITP 등</td></tr>
<tr><td colspan="3">PLT Index</td></tr>
<tr><td>MPV</td><td colspan="2">- 참고치: **7.4~10.4fL**
- 특징: 혈소판의 평균 크기를 알아보는 검사로 혈소판이 파괴도면 수치는 증가함 (혈소판감소증 감별에 이용함)</td></tr>
<tr><td>PCT</td><td colspan="2">- 참고치: **0.15~0.32%**
- 특징: 혈소판이 혈액 중에 차지하는 비율을 알아보는 검사로 MPV와는 반비례 관계임
⇨ PCT 수치↑은 혈소판 수가 증가한 것을 의미함</td></tr>
<tr><td>PDW</td><td colspan="2">- 참고치: **F 9.8~16fL / M 9.9~16fL**
- 특징: 혈소판 크기의 균일성을 알아보는 검사로 혈소판 기능과 상태를 평가하여 빈혈 진단에 이용함</td></tr>
</table>

+ 수혈 지표

<table>
<tr><td colspan="2">**＊ 수술 및 수혈하기 전에 무조건 검사 나가야 함**
- 검사 안 나가면 수술/수혈 진행 못 함 (혈액 Sample 내리라고 난리 남)
⇨ 침습적 시술로 출혈 위험 있으면 선행 혈액검사로 나가 달라는 경우 있음</td></tr>
<tr><td>ABO Typing</td><td>- 특징: 적혈구 인자 응집원에는 A와 B 2종류가 있음
⇨ A와 B 응집원 2개 다 있으면 AB형, 모두 없으면 O형 A 응집원 1개 있으면 A형, B 응집원 1개 있으면 B형
⇨ **수혈, 장기이식 등에서 용혈 반응 예방을 위해 검사함**</td></tr>
<tr><td>Rh(D) Typing</td><td>- 특징: Rh D 음성인 사람이 Rh D 항원 양성 적혈구에 노출되면 Anti-D 항체가 만들어짐
⇨ **수혈 부작용, 신생아 용혈 반응을 예방을 위해 검사함**</td></tr>
<tr><td>Ab Screening
= AST</td><td>- 참고치: **Negative**
- 특징: 적혈구의 비예기 항체 존재를 확인하는 선별검사
⇨ **수혈 부작용, 신생아 용혈성 반응 예방을 위해 검사함**</td></tr>
</table>

11 PT/PTT: 혈액 응고(출혈/혈전) 지표

항목		내용
PT, INR		- 참고치: **10~13Sec / 70~125% / INR(0.8~1.3)** - 특징: 외인성 경로에 관여하는 응고인자의 기능 평가를 위해 혈액 검체 안에서 혈전이 생성되는 시간을 측정함 ⇨ **응고인자 결핍/기능장애 有⇒PT 연장됨⇒출혈 경향↑** - 기타: 항응고제(와파린) 복용하는 환자는 시약에 따른 결과 차이를 보정한 값인 INR 방식을 이용함
	↑	주: 간질환 / Vit. K & 응고인자 결핍 / DIC 등
	↓	주: 혈전 형성 전 단계
		- Tip: 출혈 장애 진단 시 aPTT 항목과 함께 확인함
aPTT		- 참고치: **25.1~36.2 Sec** - 특징: **내인성 경로**에 관여하는 응고인자의 기능 평가를 위해 혈장에 시약을 첨가하여 응고되는 시간을 측정함 ⇨ 응고인자 결핍/기능장애, 억제인자가 존재하면 연장됨 - 기타: 항응고제(헤파린)로 치료 중인 환자에게 사용함 ⇨ **Heparin Nomogram은 aPTT 수치 보면서 조절함**
	↑	주: 간질환 / 혈우병 / DIC 등
	↓	주: 혈전 형성 후 단계
Fibrinogen		- 참고치: **192~411mg/dL** - 특징: 응고인자(제 I 인자)로 혈전을 만드는 단백 물질임 ⇨ 간에서 생성되며 **혈액 응고 과정에서 활성화되면 감소함** - 기타: 급성기 반응 물질로 염증 있으면 수치가 증가함
	↑	주: 감염 / 암 / 관상동맥질환 / 뇌졸중 등
	↓	주: 저섬유소원혈증 / 간질환 / DIC 등
FDP		- 참고치: **≤5μg/mL** - 특징: 지혈과정이 끝나면 Plasmin 효소에 의해 더는 불필요한 혈전을 작은 조각으로 분해함 (FDP 생성됨) ⇨ **혈전/색전증 질환 or 응고 장애 진단에 많이 사용함**
	↑	주: DIC / 과섬유소용해 / 혈전·색전성 질환 등
D-dimer		- 참고치: **≤0.5μg/mL** - 특징: 체내에서 혈전 용해 시 생성되는 단백 물질임 ⇨ **혈전/색전증 질환 or 응고 장애 진단에 많이 사용함**
	↑	주: DIC / 정맥혈전증 / 폐색전증 등

12 WBC: 감염 & 면역력 & 골수 질환 지표

<table>
<tr><td rowspan="3">WBC Count</td><td colspan="2">- 참고치: 4,000~10,000/mm³
- 특징: 골수에서 생성되어 감염 상황에서 신체를 방어하고 면역반응에 관여함 [감염되면 수치가 상승함 ★]</td></tr>
<tr><td>↑</td><td>주: 급성 감염 / 백혈병 등</td></tr>
<tr><td>↓</td><td>주: 항암치료 / 과립구감소증 / HIV 등</td></tr>
<tr><td colspan="3">WBC Differential Count</td></tr>
<tr><td>Neutrophil</td><td colspan="2">- 참고치: 50~70%
- 특징: 세균과 진균에 대항하며 면역력 지표로 봄 ★
⇨ ANC = WBC X Neutrophil(%) ★</td></tr>
<tr><td>Eosinophil</td><td colspan="2">- 참고치: 0~7%
- 특징: 기생충균에 대항하며 알레르기 반응을 조절함</td></tr>
<tr><td>Basophil</td><td colspan="2">- 참고치: 0~2%
- 특징: 히스타민을 분비하며 염증 반응에 대항함</td></tr>
<tr><td>Lymphocyte</td><td colspan="2">- 참고치: 20~45%
- 특징: 항체를 생산하고 바이러스에 감염된 세포 제거함</td></tr>
<tr><td>Monocyte</td><td colspan="2">- 참고치: 0.5~20%
- 특징: 침투한 병균과 이물질을 포식 제거함</td></tr>
</table>

+ 염증 지표

<table>
<tr><td rowspan="2">ESR
적혈구침강속도</td><td colspan="2">- 참고치: F ≤20mm/hr/ M ≤9mm/hr
- 특징: 길고 얇은 수직 관에 혈액 검체를 떨어뜨린 후 적혈구가 침강되는 속도를 측정함
⇨ 염증이 생기면 단백의 혈중 농도가 증가하여 적혈구를 더 빨리 침강하게 만들어 적혈구침강속도가 증가함
- 기타: 빈혈·임신·고령이면 ESR 수치 증가할 수 있음</td></tr>
<tr><td>↑</td><td>주: 급·만성 염증 / 감염 / 암 등</td></tr>
<tr><td rowspan="2">CRP
C-반응성 단백</td><td colspan="2">- 참고치: 0.5~1mg/dL
- 특징: 감염/염증 있으면 수 시간 내에 간에서 생성되어 혈류로 분비되는 급성기 반응 물질임
⇨ 다른 인자에 영향을 받지 않고 ESR보다 염증 상태에 따라 수치가 빨리 변하여 질환 활성도를 볼 수 있음</td></tr>
<tr><td>↑</td><td>주: 급성 감염 / 염증 / 조직 손상 등</td></tr>
</table>

+ 류마티스 관절염 지표

<table>
<tr><td rowspan="3">ANA
항핵항체</td><td colspan="2">- 참고치: Negative
- 특징: 세포핵의 핵산/수종의 핵단백 성분을 항원으로 하는 대표적인 자가항체로서 자가면역 질환 의심 시 확인함
⇨ 자신과 타인을 적절하게 구별하지 못하면 만들어짐</td></tr>
<tr><td>+</td><td>주: SLE(전신 홍반 루푸스) / 류마티스 관절염 등</td></tr>
<tr><td colspan="2">- Tip: 다른 자가면역항체와 함께 처방 나올 때가 많고 염증과 관련된 ESR, CRP 수치도 함께 확인함</td></tr>
<tr><td rowspan="3">RA factor
류마티스 인자</td><td colspan="2">- 참고치: Negative
- 특징: 면역체계가 만들어낸 면역글로불린 M(IgM)으로 자가면역항체임 (자가조직을 남으로 인식하여 공격함)
⇨ 류마티스 관절염/쇼그렌증후군 진단목적으로 많이 씀</td></tr>
<tr><td>+</td><td>주: 류마티스 관절염 / 쇼그렌 증후군 / SLE 등</td></tr>
<tr><td colspan="2">- Tip: ANA+RA Factor+ANA CCP Ab 함께 많이 남
⇨ RA Factor가 민감도&특이도가 높지 않아 부정확함</td></tr>
<tr><td rowspan="2">CCP Ab =
Anti-CCP</td><td colspan="2">- 참고치: Negative〈5IU/mL, Positive≥5IU/mL
- 특징: 비정상적인 아미노산인 시트룰린을 항원으로 하는 자가항체로 류마티스 관절염에 특이도와 예민도가 높음
⇨ RA Factor 음성이었던 환자의 류마티스 관절염 진단과 비특이적인 RA Factor 양성 환자의 감별진단에 사용함</td></tr>
<tr><td>+</td><td>주: 류마티스 관절염 등</td></tr>
</table>

+ 통풍 지표

<table>
<tr><td rowspan="3">Uric Acid</td><td colspan="2">- 참고치: 3~7mg/dL
- 특징: Purine의 대사산물로 DNA 등의 체내 물질에서 발견되는 질소 함유물임
⇨ 대부분의 요산은 신장에서 제거되고 소변으로 배출됨
⇨ 다량의 요산 생성 or 충분히 배출되지 못하면 체내에 축적되어 고요산혈증이 나타나고 통풍을 유발함</td></tr>
<tr><td>↑</td><td>주: Purine 함유 식품 섭취 ↑ / 신질환 등
⇨ 자이로릭정/패브릭정/콜킨정 PO & 통증 조절</td></tr>
<tr><td colspan="2">- Tip: 항암/방사선 치료로 많은 세포가 사멸하게 되면 다량의 요산이 생성되어 통풍이 유발될 수 있음</td></tr>
</table>

Plus+

'Blood Gas 검사'
- ABGA & VBGA 그리고 BIPAP

혈액으로 나갈 수 있는 검사 중에 ABGA/VBGA도 매우 중요하게 다뤘었다. **체내의 산-염기 균형을 맞춰야 하고 지금 산소 공급이 잘 되는지를 알 수 있는 지표이기에 응급 상황에서는 다른 전해질 검사와 함께 ABGA 검사는 꼭 나갔었다.**

그렇기에 ABGA 수치 결과가 나왔을 때, 이게 지금 Observation 해도 되는 수치인지 즉시 Noti가 필요한지 모르면 꽤 곤란했었다. CO2가 아직 차 있기는 한데 고만고만하고 Mental도 안쳐진다는 인계를 받으면 눈치로 어떤 상태인지는 이해하겠는데, 내가 인계를 줘야 하는 상황이 오면 이 수치를 유의미하게 보고 말해야 할지, 아니면 괜찮은 정도로 봐도 될지를 스스로 판단하기가 어려웠었다.

특히, **호흡기내과는 High-Flow, BIPAP, Home Vent 하는 분들이 많아서 ABGA 수치가 더 중요했는데,** 나는 다른 분들처럼 주치의 Noti 후 BIPAP 적용할 것 같으니까 미리 필요한 기계 찾아놨다는 말을 할 만큼의 센스를 발휘할 지식과 경험이 부족했었다.

참고치를 벗어났다고 무조건 응급 상황이 아니란 것은 알았지만, 대체 언제 무엇을 조금 더 신경 써야 하는지 나름대로 고민하며 여러 책과 논문, 그리고 경험을 토대로 정리하며 공부했었다.

여기서는 ABGA와 VBGA의 차이점, 자주 시행하는 시기, 그리고 ABGA 해석 Tip 아닌 Tip에 신경 써야 할 점에 대해 정리했는데, 이를 참고하여 ABGA에 대한 시각을 더 넓혀가길 바란다.

더불어 **ABGA와 관련된 호흡기 기기 중 NIV(비침습적양압환기)인 BIPAP과 CPAP, 그리고 Home Vent 기기의 주요 특징에 대해서 정리하였으니 이 부분은 가볍게 읽어보고 넘어가길 바란다.**

다음은 'ABGA와 VBGA에 관해 정리한 것'이다.

ABGA(Arterial Blood Gas Analysis, 동맥혈 가스검사)

- 체내의 **산-염기 균형과 산소 공급상태를 확인**하기 위해 시행하는 검사로 **저산소혈증 및 과이산화탄소혈증** 의심 시 많이 시행함

⇨ **저산소혈증**으로 HFNC(Optiflow·Highflow·Airvo 등)적용하는 환자 or CO_2가 Retention되어 Bipap/Home-vent 적용하는 **COPD 환자**에게서 F/U 목적으로 시행하거나 응급상황 시 상태파악을 위해서 시행함

VBGA(Vein Blood Gas Analysis, 정맥혈 가스검사)

- **혈액의 산도(pH)를 확인**하기 위해 시행하는 검사로 정맥혈은 동맥혈에 비하여 산소분압(pO_2)은 큰 차이가 있으나 다른 지표는 큰 차이가 없음

⇨ ABGA에 비하여 채혈이 더 쉽고 환자의 고통이 더 적은 점을 이용하여 **대사 상태만 확인**하고자 할 때 VBGA 함(특히 **소아환자**에게 많이 함)

- 중심정맥(C-Line)으로 VBGA가 나가는 경우 SvO_2 확인하려 할 수 있음

⇨ **SvO_2는 혼합된 정맥 내 산소포화도**로 체내 산소 소모량을 알 수 있고, 수치가 낮으면 산소 소모량이 많았던 것으로 산소 요구량이 높은 상태임

- Tip: 산소요구량이 높아지면 신체는 **혐기성 대사로 젖산을 생성**하므로 **SvO_2와 Lactate 수치를 함께 확인함**(참고치: SvO_2 〉 70%)

⇨ Seizure 같은 뇌/신경 문제가 발생하면 대사 상태를 보기 위해 시행함

ABGA와 VBGA 참고치

	ABGA	VBGA
pH	7.35~7.45	7.33~7.43
pCO_2	35~45mmHg	38~50mmHg
pO_2	80~100mmHg	30~50mmHg
HCO_3^-	22~26mEq/L	23~27mEq/L
SaO_2	98%	75%

+ ABGA 및 VBGA - Tip 아닌 Tip

- **ABGA 검사 결과의 산소분압(pO_2) 수치가 심하게 낮으면서(50 미만) 환자 상태가 심한 저산소혈증으로 여겨지지 않는다면 VBGA 일 수 있음**

⇨ 동맥혈에서 채혈 되었어야 하는데 구처 정맥혈에서 채혈되었을 수 있음

- **주치의 Noti 후 다시 ABGA 시행할 것인지 Confirm 필요한 때가 있음**

⇨ 기계의 Mode 변경/O2 Tapering 예정 or 변경 후 환자 상태 평가 시

+ ABGA 해석

	pH	pCO_2	HCO_3^-	보상반응
호흡성 산증	↓	↑	정상	HCO_3^- ↑
호흡성 알칼리증	↑	↓	정상	HCO_3^-
대사성 산증	↓	정상	↓	pCO_2 ↓
대사성 알카리증	↑	정상	↑	pCO_2 ↑

① pH 수치: [정상] vs [비정상- 산증/알칼리증]

⇨ pH: 산증 〈 7.35 ~ 정상 ~ 7.45 〈 알칼리증

② pCO_2 수치 [호흡성 지표] vs HCO_3^- 수치 [대사성 지표]

⇨ pCO_2: 호흡성 산증 〉 35 ~ 정상 ~ 45 〈 호흡성 알칼리증

⇨ HCO_3^-: 대사성 산증 〈 22 ~ 정상 ~ 26 〈 대사성 알칼리증

+ ABGA 및 VBGA - Tip 아닌 Tip

1. ABGA 결과 수치에서 pH 수치에 따라 즉각 Noti 할 필요가 있음

- pH 7~7.34 범위의 산증, pH 7.46~7.8 범위의 알칼리증은 상태 보면서필요한 중재함(주치의가 알아서 결과보고 처방낼 동안 환자 상태는 살핌)
- But **pH 7 미만의 산증, pH 7.8 초과의 알칼리증은 Expire 위험 있음**

⇨ 응급상황으로 주치의에게 Noti하고 즉각적인 중재가 이뤄지도록 해야 함

2. 갑자기 심한 Dyspnea(호흡곤란) 호소 환자에게서 응급으로 나간 경우

- pO_2 수치 보고 **저산소혈증 정도** 확인하고 다른 지표로 산증 여부 확인함

⇨ ABGA 검사 결과가 나오기 전 Saturation Monitor 통해서 산소 공급이 원활히 이루어지도록 중재(O_2 공급·약물 투여)를 하고 후에 검사 수치를 보면서 당시 환자 상태를 파악하고 원인이 무엇이엇는지 확인함

⇨ 만약 환자가 갑자기 심한 호흡곤란과 함께 SpO_2는 쭉-쭉 내려가는 경우 ABGA 검사 나갈 가능성이 크므로 ABGA Syringe라도 준비해두면 좋음

3. 호흡부전으로 갑자기 의식 흐려진 COPD 환자에게서 응급으로 나간 경우

- pCO_2 수치 보고 **CO_2 Retention(정체) 정도** 확인함

⇨ COPD 환자들은 이전에 시행한 ABGA 검사에서부터 pCO_2 수치가 다소 차있는 경우가 많으므로 **기존 Basal pCO_2 수치와 비교하여 보면 좋음**

⇨ COPD 환자의 pCO_2가 50이상으로 올라가있더라도 기존에 비하여 많이 내려가있고 pH가 정상범위에 들어와있다면 상황에 따라 Obs.하기도 함

★ NIV 中 BIPAP(Bilevel Positive Airway Pressure)

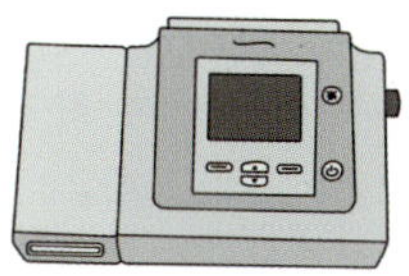

- 특징: IPAP과 EPAP을 설정하여 폐 환기를 도와줌

⇨ 대개 **병동에서 CO_2 Retention된 환자**에게 사용함

- 기타: **I:E 설정값**과 몇시간 동안 할 것인지 확인함

⇨ T-tube 가진 환자는 Mask 말고 T-tube용 준비함

- Tip: Mask를 꽉 밀착시키되 피부가 상처입지 않게 **메디폼/듀오덤 같은 것을 Mask 닿는 부위에 붙여줌**

*** IPAP(Inspiration Positive Airway Pressure, 흡기 시 압력)**

- 환자의 흡기 시 적용되는 압력으로 높은 압력을 설정하여 흡기를 도와줌

⇨ **1회 환기량이 증가하고 pCO_2가 감소되어 저환기와 전산소혈증을 교정함**

*** EPAP(Expiration Positive Airway Pressure, 호기 시 압력)**

- 환자의 호기 시 적용되는 압력으로 **낮은 압력**을 설정하여 호기를 도와줌

⇨ 호기 후에도 일정 압력이 남아 기도 폐쇄를 방지하여 환기 효과를 높여줌

+ Blowing Bottle

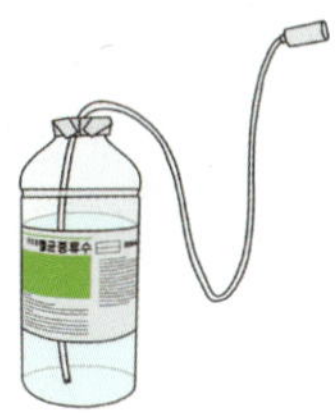

- 특징: **CO_2 Retention된 환자에게 사용함**

⇨ 괴로운 BIPAP에 비하여 편하여 예방/치료로 사용함

- 원리: **Line을 입에 물고 물거품이 일어나도록 불면 수압이 호기 시 양압으로 작용하여 폐의 환기를 도움**

⇨ 생리식염수 or 멸균증류수에 1L에 물을 다소 채우고 수액세트/PVC Line 일부가 잠기게 하고 입구를 막음

+ NIV 中 CPAP(Continous Positive Airway Pressure)

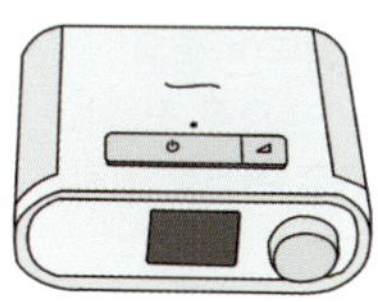

- 특징: **흡기 및 호기 시 지속적으로 양압을 공급함**

⇨ 환자의 폐가 부푼 상태에서 자발호흡을 하도록 도움

- 기타: 흡기 유발과 호기 전환이 환자에 의해 이뤄짐

⇨ 수면 무호흡 환자의 Nasal CPAP 종종 볼 수 있음

- Tip: 대개 저산소증혈증만 있다면 CPAP을 사용하고 **고탄산혈증과 저산소혈증이 있으면 BIPAP을** 많이 씀

- Plus: **High Flow도 CPAP의 일종**으로 Flow 35L/Min 이상에서 PEEP $3cmH_2O$ 정도 양압 효과가 있어 기도 저항성을 줄이고 사강을 감소시킴

⇨ 폐 환기를 증가시켜 CO_2 제거와 산소화 개선 효과로 COPD에도 사용함

5장 검사

★ Home-Vent

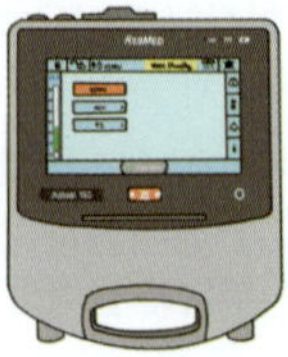

- 특징: 인공호흡을 도와주는 Ventilator를 **가정으로 가져가 사용할 수 있도록 만들어진 작은 Vent임**
- 기타: BIPAP 안 쓰고 바로 Home-Vent 쓰기도 함
⇨ 의료기 회사에서 대여하며 Circuit은 직원이 교체함
- TIP: BIPAP/Home-Vent 환자 서류 요구할 수 있음
⇨ 산소치료 처방전(집에 산소장치 설치 시 비용 혜택 有)
⇨ 내과/결핵과/흉부외과 전문의가 작성함[소아는 소아과]

+ Vent Weaning(벤트 위닝)

＊ 장기간 인공호흡을 하고 있던 환자를 인공호흡기에서 벗어나게 하는 것
- 갑자기 인공호흡기를 떼어낼 수는 없어서 인공호흡기에 연결하는 시간을 점차 줄여가거나 Mode를 바꿔가면서 점차 자발호흡에 익숙해지도록 함
⇨ ABGA 결과상 pO2와 pCO2 보면서 폐 환기가 잘 되고 있는지 평가하고 Vent 화면의 self RR 수치를 보면서 자발호흡 정도를 함께 확인 함
⇨ **보통 CMV → SIMV → CPAP → T-Piece/O2 Tip 순서로 점차 Weaning 함 이후 Extubation → (High Flow) → Mask → Nasal Prong → Room Air**
⇨ 이때 **후두부종을 예방하기 위해서 Dexa(덱사메타손) 처방**이 나기도 함
- 상태가 호전되어 ICU의 큰 Ventilator에서 Home-vent로 기기 변경 후 Weaning 단계에 들어서면 병동으로 올려보내서 Care 하곤 함

+ BIPAP/Home-Vent와 ABGA

＊ 호흡성 산증: CO_2 배출을 늘려주기 위한 중재를 함
- 폐 환기량을 늘리기 위해 의사 처방에 따라 **RR을 늘리거나 I:E를 조절함**
⇨ I:E에 따라 변화정도를 보기 위해 ABGA 검사 옆에 I:E도 적어두면 좋음
Ex) 1/1(22:8) 7.33/50/96/28 [pH/pCO_2/pO_2/HCO_3^- 순으로 적음]
1/1(16:8) 7.31/55/94/30 [I:E 설정 22:8 → 16:8로 변경한 상황]

＊ Plus+ 대사성 산증
- HCO_3^- 수치가 심하게 낮은 산증 상태에서는 교정을 위해 Bivon 투여함
- 필요량(mEq)=부족염기량(mEq/L)x0.2x체중(kg)[ABGA 보면서 투여함]
⇨ CPR 발생 시 조직에 혈류공급이 안되어 CO_2가 쌓이며 혐기성대사에 의해 젖산이 생성되어 산증 상태는 더 심해지므로 **Bivon 투여함** ★

+ 자주 사용하는 Home-Vent Mode

[Time Trigger 유무로 CMV / SIMV / PSV 구분함]			
자발 호흡 없음	CMV	VCV	* VCV(Volume Control Ventilation) - 일정한 용량으로 환기해주는 Mode [Flow 일정함] ⇨ 폐 상태와는 상관없이 설정한 1회 환기량이 전달됨 ⇨ 과도한 기도 압력으로 압력 손상 위험 있음
		PCV	* PCV(Pressure Control Ventilation) - 일정한 압력으로 환기해주는 Mode ⇨ 설정된 압력에 따라 1회 환기량이 달라질 수 있음 ⇨ 압력에 의한 폐 손상 예방 가능함
자발 호흡 약함	SIMV	* SIMV(Synchronized Intermittent Mandatory Ventilation) - 자발호흡에 기계 호흡이 보조하여 환기해주는 Mode ⇨ 환자가 호흡하려는 노력이 감지되면 기계가 맞춰서 환기함 자발호흡 횟수가 증가하면 RR 값 낮추면서 Weaning 함 ⇨ 자발호흡이 적은 환자에겐 CO2↑&호흡성 산증 위험 있음	
자발 호흡 있음	PSV	PSV (PS>0)	* PSV(Pressure Support Ventilation) - 자발호흡에 맞춰 흡기 시 설정한 압력으로 보조하여 환기해주는 Mode **[Weaning 시 PS 값을 내림[2)]]** ⇨ 환자에 의해 모든 환기가 Triggering&Cycling 됨
		CPAP (PS=0)	* CPAP(Contionus Positive Airway Pressure) - 자발호흡 하는 환자의 흡기와 호기 모두에 양압을 일정하게 가하여 환기해주는 Mode [PSV 일종임] ⇨ 환자에 의해 모든 환기가 Triggering&Cycling 됨

암또일화

구형 BIPAP 기기를 사용하는 COPD 환자가 입원을 왔었다. 주치의가 원하는 I:E 설정값이 22:8였다면, 그 구형 기기는 EPAP이 10이 최소로 8까지 내려가지 않아 어쩔 수 없이 병동의 BIPAP 기기를 사용하게 됐었다. 그 날, 난 Night 근무였는데 그 환자분이 도저히 우리 병동의 BIPAP 기기는 불편하다며 밤 동안은 본래 자신의 기기를 사용하고 싶다고 했었다. 하지만 I:E가 다르니까 조금만 참자고 달랬는데, 계속하여 원래 기기를 쓰고 싶다는 말에 Charge 선생님이 기존 기기 해주란 말에 기기를 바꿔줬었다. 다음 날 아침 Dr.에게 ABGA Noti 하며 밤 중 일을 말했다가 그럼 의사는 왜 있냐며, CO_2 빠진 것도 치료가 맞았던 건지 평가할 수 없다면서 내 이름을 물으며 약 20분간 전화로 혼을 내던 그 순간은 잊을 수 없다.

2) PS(Pressure Support): 자발호흡 하는 동안 보조할 압력 값으로 PS가 0이면 CPAP Mode임

5-02 '검사' 보내는 신규간호사 '겸사겸사' 미리 공부하자!(검사편)

'자주 시행하는 영상검사' - X-ray & CT & MRI & SONO

솔직히 영상검사는 임상에서 근무할 때보다 내가 환자로서 아플 때 더 궁금한 점이 많았던 것 같다. 학부 때, 영상검사에 대해서 약간 배웠다고 해도 학점 따기에 급급하여 많은 내용은 잊었었다.

그저 막연하게 CT는 X-ray 상위버전, 제일 정확한 것은 MRI인데 MRI는 비싸서 조영제 사용한 CT를 많이 찍는다. 장기 같은 연부 조직은 SONO 검사로 볼 수 있고 비교적 저렴해서 선호되는 검사라고 생각했던 것 같다.

그러다 **임상에서 Acute Bleeding은 MRI보다 CT가 우선된다 하고, SONO랑 EGD 동시 처방이 나면 EGD 검사에 투여한 Gas에 의해 SONO 영상이 잘 안 보인다며 SONO를 먼저 찍어야 한다는 것에 대해 배우면서 내가 알고 있는 것으론 부족하다고 느꼈었다.**

특히 가끔가다 검사 Schedule 일정이 비었다며 지금 환자 내릴 수 있으면 내려달라는 검사실 연락에 환자를 보냈다가, 이후에 예정된 검사실에서 저희 검사 있는데 그 검사 먼저 하면 안 된다는 연락이 받고 **검사도 순서가 있고 자칫하단 일정이 꼬인다는 것을 느끼고 왜 검사에 순서가 생기는지에 대해 공부해봤었다.**

여기서는 자주 사용하는 X-ray 촬영 방법과 CT/MRI와 조영제, 주요 CT/MRI/SONO 검사에 대해 정리하였다. 후에 영상검사를 보낼 때 무엇을 더 챙기면 좋은지 생각하며 다음 내용을 가볍게 읽어보길 바란다.

참고로 **영상검사 판독에 대해 공부하고 싶다면 의학서원 출판사의 간호·보건의료인을 위한 영상판독입문 or 간호사를 위한 간호실무의 이해를 참고하여 공부하기를 추천한다.**

(판독을 설명하기엔 제 역량이 부족하여 본 단원에서는 생략하였음)

다음은 **'주요 영상검사 종류에 관해 정리한 것'**이다.

▶ Radiography(방사선 촬영) 中 X-Ray(X-선 촬영)

- X-선을 인체에 투과시켜 나타난 **음영의 차이**를 영상화하는 방식임

⇨ 감광판인 X-선 필름은 본래 하얀색으로 X-선이 닿으면 검게 변하는데 **X-선이 몸을 통과하면 검게 찍히고 X-선을 흡수하면 하얗게 찍힘**

- 뼈 부위는 X-선이 통과하기 어려워 필름 색이 변하지 않아 하얗게 보임

⇨ 연부조직(인대·힘줄·근육) 상태 확인은 어려워도 **골절여부는 확인 가능함**

- **단순 촬영**은 조영제를 사용하지 않는 촬영법으로 특수한 장치는 필요 없음

⇨ X-선은 평면적인 1차원 촬영으로 뼈, 장기 등이 겹쳐져서 한 면으로 보이므로 정확한 확인이 필요한 경우에는 추가로 CT를 촬영함

▶ CT(Computed Tomography, 전산화 단층촬영)

- X-선을 인체에 투과시키고 검출기로 X-선 흡수량을 측정하여 컴퓨터로 수치를 계산하여 영상화하는 방식으로 **인체의 단면을 영상화함**
- 장점: 단순 X-선 촬영에 비해 구조물과 병변 부위를 명확히 볼 수 있음

⇨ **3차원 CT**는 여러 방향에서 여러번 촬영한 영상을 3차원으로 구성하여 장기가 겹치지 않게 보이므로 입체적으로 명확하게 확인할 수 있음

⇨ 연부조직 상태도 확인할 수 있어 **종양·출혈 등을 확인할 때 사용**가능함

- **조영제(Contrast Media)**를 투여하면 X-선 흡수차를 인위적으로 높여서 영상의 대조도가 높아지므로 **조직 or 혈관 상태를 더 선명히 볼 수 있음**

▶ MRI(Magnetic Resonance Imagine, 자기 공명 영상)

- 자기장을 발생하는 장치에 들어간 인체에 고주파를 발생시켜 신체부위에 있는 수소원자핵을 공명시켜 각 조직에서 나온 신호의 차이를 측정하여 컴퓨터를 통해 재구성하여 영상화하는 방식임
- 뼈와 연부조직(인대·힘줄·근육), 신경 및 혈관의 병변 부위를 볼 수 있음
- 장점: 방사선을 사용하지 않아 **무해하며 연부조직의 해상도가 가장 좋음**

⇨ CT는 인체를 가로로 자른 모양인 횡단면 영상 위주지만, MRI는 환자의 자세 변화 없이 다방면·다각도의 영상을 자유롭게 얻어 확인할 수 있음

▶ USG/Sono(Ultra-Sonography, 초음파)

- 사람 귀에는 들리지 않는 높은 주파수인 초음파를 만드는 탐촉자를 검사 부위에 밀착시켜 체내로 초음파를 보내고 연부조직에서 반사된 초음파를 영상화하는 방식으로 **장기의 구조와 형태, 혈류의 흐름을 알 수 있음**

⇨ 검사 부위에 초음파가 잘 전달될 수 있도록 수용성 젤을 바르고 검사함

- 장점: 방사선을 사용하지 않아 **무해하며 움직임을 실시간으로 볼 수 있음**

01 X-ray 中 CXR(Chest-X-Ray)

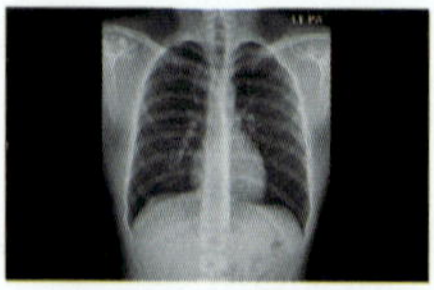 Chest PA	- 목적: **폐의 병변 여부와 심장의 크기를 확인함** ⇨ 결핵·기흉·혈흉·폐렴·폐암 등이 있는지 확인함 - 특징: **PA는 Posterior(뒤) ➜ Anterior(앞)**으로 영상을 찍는 것으로 AP보다는 심장이 작게 보임 - 주의: **환자가 서서 X-ray를 찍을 수 있어야 함**
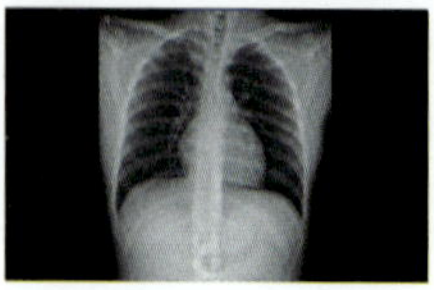 Chest AP	- 목적: **Chest PA 촬영이 어려운 경우에 시행함** ⇨ Bedridden 환자 및 BR(침상안정) 필요한 환자 - 특징: **AP는 Anterior(앞) ➜ Posterior(뒤)**로 영상을 찍는 것으로 PA보다는 심장이 크게 보임 - Tip: **Bedridden 환자는 Chest AP로 처방 받기**
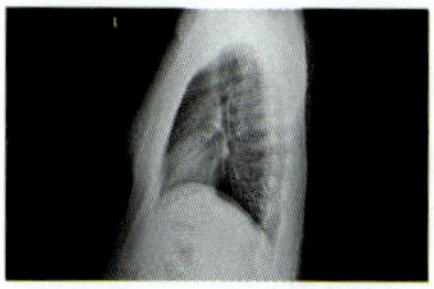 Chest Lateral(Lt.)	- 목적: Chest PA/AP에서 심장·대혈관·척추 등 **다른 구조물에 의해 가려진 폐의 병변을 확인함** - 특징: 보통 Chest PA+Lt. Lateral 함께 촬영함 ⇨ 왼쪽을 영상 검출기에 밀착하여 심장이 더 크게 보이는 걸 줄이고 폐가 더 잘보이도록 함
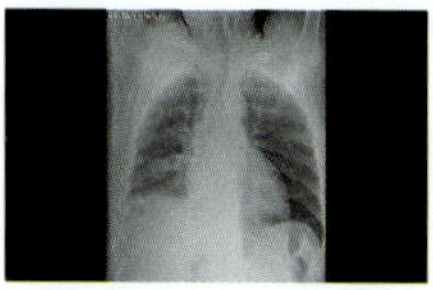 Chest Decubitus(Rt.)	- 목적: **폐와 흉막 공간의 삼출액 존재를 확인함** ⇨ 흉막 삼출액·농흉·기흉 등이 있으면 많이 찍음 - 특징: 환자를 **한쪽으로 눕혀서 영상을 찍으므로** 흉막 삼출액이 중력에 의해 흉곽의 아래에 고임 - 기타: Dec. 영상보고 Pig-Tail Remove 결정함
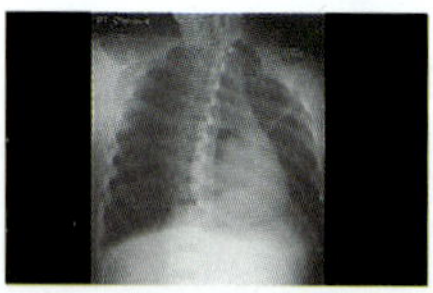 Chest Oblique(Rt)	- 목적: **폐의 중앙 및 심장의 병변 여부를 확인함** - 특징: 검사 부위를 **45° 이상 기울게 해서 찍음** ⇨ 환자 심질환에 따라 각도는 45°~60°로 달라짐 - 기타: 보통 Chest PA+Lt. Lateral+Oblique를 함께 촬영함(Oblique 단독은 거의 촬영 안 함)
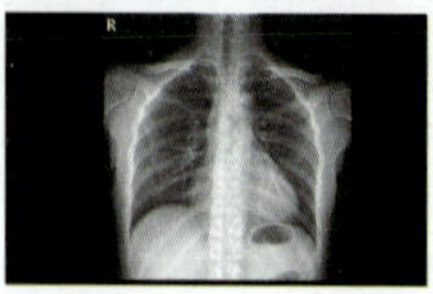 Chest Apicogram	- 목적: **쇄골 상부와 겹친 폐의 병변 여부를 확인함** ⇨ 폐 상부에 결절·염증·종양 등이 있는지 확인함 - 특징: 환자가 영상 검출기를 등지고 서게 하고 환자의 등은 영상 검출기 판에 기대게 한 뒤에 양손은 허리에 대고 팔은 앞으로 내밀고 찍음

+ Chest 외 자주 처방나는 X-ray

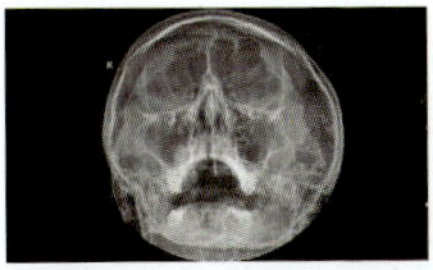 Waters	- 목적: **상악동(Maxillary Sinus)의 병변 확인함** ⇨ 상악동 바닥/안에 액체 등의 병변 있는지 살핌 ⇨ 주로 부비동염 진단 목적이나 골절 여부도 살핌 - 특징: 상악동은 잘 보이나 접형동은 잘 안보임 ⇨ 영상 검출기에 목을 당겨 턱 끝을 대고 촬영함
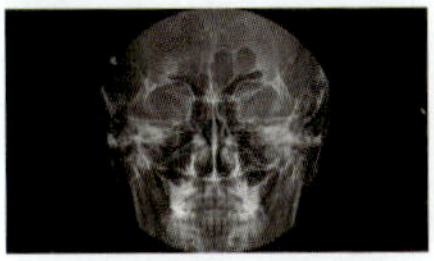 Caldwell	- 목적: **전두동(Frontal Sinus)의 병변 확인함** ⇨ 전두동과 전사골동의 병변이 잘 보이는 자세임 - 특징: 영상 검출기에 이마와 코를 대고서 촬영함 - 기타: 임상에서 화농성 콧물·안면통증·치통 등 부비동염 특징이 지속되거나 악화되면 검사함
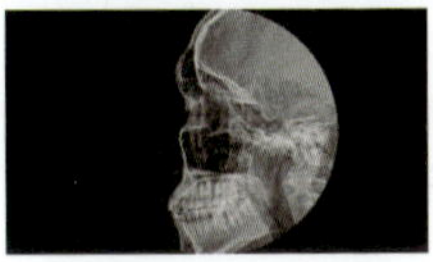 Lateral	- 목적: **상악동·접형동·전두동·사골동 병변 확인함** ⇨ 부비동의 측면을 관찰하여 병변이 있는지 살핌 - 특징: Waters-Caldwell-Lateral이 Series로 임상에서 부비동염 의심 시 자주 처방남 - 기타: Air Fluid Level은 선 자세가 잘 보임
PNS(Para-Nasal Sinus) Series	
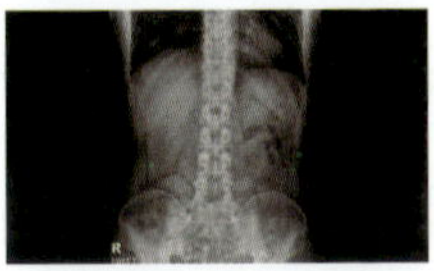 Erect(Upright)	- 목적: **복강 및 장관 내의 병변 여부를 확인함** ⇨ 염증·종양·복수·가스 유무와 장폐색인지를 살핌 - 특징: 횡격막을 포함해 배 전체가 나오게 찍음 - 주의: **환자가 서서 X-ray를 찍을 수 있어야 함** ⇨ Bedridden 환자는 Abd. Supine으로 처방 받기
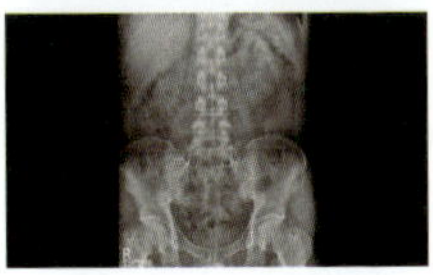 Supine(Flat)	- 목적: **배와 간·신장·비장의 병변 여부를 확인함** ⇨ 염증·종양 및 결석·장내 가스가 있는지를 살핌 - 특징: 상복부에서 치골결합까지 나오도록 찍음 ⇨ **환자를 Supine 자세(앙와위)로 눕혀서 촬영함** ⇨ 누우면 장기가 퍼져보이거나 올라가 있어 보임
Abdomen	
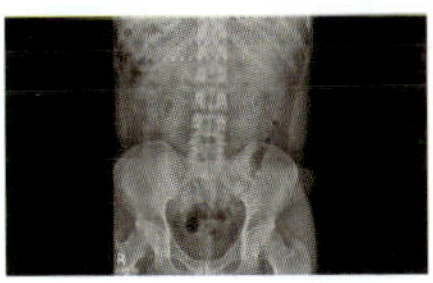	- 목적: **신장·요관·방광의 병변 여부를 확인함** ⇨ 염증·종양 및 요로 결석 등이 있는지를 살핌 - 특징: 상복부에서 치골결합까지 나오도록 찍음 - Tip: 복통 환자에게 Abd X-ray와 함께 나옴
KUB[Kidney-Ureter-Bladder, **신장-요관-방광**]	

02 CT-Non Enhance CT & Enhance CT

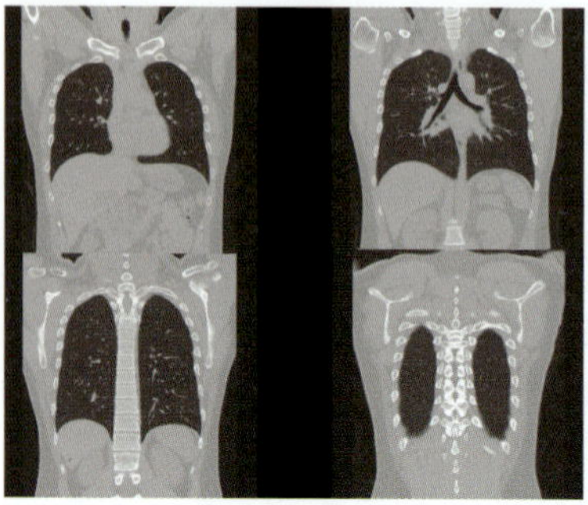	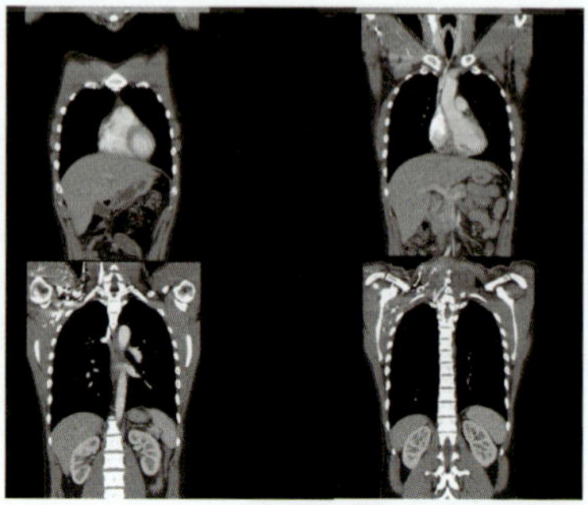
Chest CT [Non-Enhace CT]	Chest CT [Enhance CT]

+ Dye / Contrast Enhance / CE

*** Dye=Contrast Medium(조영제)**

- 영상검사 or 시술 시 특정 조직이나 혈관이 잘 보이도록 투여하는 약물임
- 참고: **Dye는 염색제라는 뜻으로 영상검사에서 Dye는 조영제를 의미함**

⇨ Contrast는 대조, Medium은 매개물이므로 영상검사에서 주위 구조물과 대조되게 만들어주는 매개물이므로 즉 조영제를 의미함

- X-선 및 CT 검사에는 요오드화 조영제와 바륨 조영제를 많이 사용함

⇨ 병변이 있는 조직과 정상 조직의 요오드가 분포되는 정도가 달라 X-선을 이용한 검사에서 X-선 흡수 차이를 높여서 **조직과 병변 상태가 더 대조됨**

⇨ 소화관 조영에는 **바륨 조영제를 이용하면 소화관 윤곽이 잘 드러나 보임**

- MRI 검사에는 가돌리늄 조영제를 많이 사용함

⇨ 특정 고주파에 의해 병변이 있는 조직과 정상 조직에서 발생되는 각각의 수소원자핵 반응 신호의 정도가 다른 것을 이용하여 MRI 검사에 사용함

⇨ **MRI 검사 시 혈관성 질환 or 혈액 공급량이 많은 질환 부위가 더 대조됨**

*** Contrast Enhance(조영 증강)**

- 조영제를 사용하여 주위 구조물과의 차이가 잘 보이게 증강한다는 뜻으로 조영제를 사용한 검사를 **Contrast Enhance라 하여 CE로 자주 표현함**

⇨ Chest CT[CE] / Brain MRI[CE] 또는 Chest **Enhance CT**로도 씀

★ Tip 아닌 Tip: 조영제 CT/MRI 검사와 X-ray 처방이 난 경우 ★

- 조영제를 투여한 부분은 X-ray가 통과하지 못하여 영상이 하얗게 나옴

⇨ **X-ray가 조영제 검사 보다 먼저 시행되어야 함**(영상의 정확도를 위함)

⇨ Non Enhance CT/MRI와 X-ray는 순서 상관 없음(조영제 영향 없음)

+ 조영제 검사와 금식

*** 오심/구토로 인한 흡인성 폐렴 예방 목적으로 금식하게 함**

- CT나 MRI 검사에 조영제를 사용하는 경우 검사 4~8시간 전부터 금식함

⇨ 검사를 위해 누워있는 상태에서 조영제 부작용으로 Vomiting 하게 되면 토사물이 기도로 넘어가 흡인성 폐렴을 유발한다고 알려져 있음

- 2020 대한의사협회지 조영증강 컴퓨터단층촬영 검사 전 금식의 필요성과 2016 주사용 요오드화 조영제 및 MRI용 가돌리늄 조영제 유해반응에 관한 한국 임상진료지침에서는 **흡인성 폐렴을 위해 꼭 금식이 필요한건 아니라 함**

⇨ 물과 같은 액체류는 검사 전까지 경구로 섭취해도 안전하다고 나와 있음 But 대부분의 병원에서 응급상황을 대비하여 조영제 검사 시 금식하게 함

⇨ MRI 조영제는 CT 조영제에 비해 부작용이 적다고 하여 일부 병원에서는 Enhence MRI는 금식을 안하고 Enhence CT만 금식시키는 곳도 있음

- 주의: **검사부위가 복부인 경우에는 조영제 상관없이 금식이 필요함 ★**

⇨ 음식물에 의해 장기와 주변부가 가려지지 않게 하기 위함(SONO도 금식)

+ 조영제 검사와 중심 정맥관

*** 중심 정맥관을 가지고 있어도 Peri Line을 따로 잡아주길 원함**

- 조영제 주입속도와 용량은 대부분 말초 혈관 기준으로 설정되어 있음[3)]

⇨ 중심 정맥으로 투여하게 되면 주입속도와 용량 조절이 필요하나 지침이 있는 곳이 별로 없어서 **안전 위험 문제로 중심정맥 사용은 많이 지양함**

⇨ 만약 중심 정맥으로 조영제 투여 중 혈관이 터져 일할이 발생하게 되면 말초 정맥으로 투여하다 생긴 부작용보다 더 치명적임

⇨ 또한 중심 정맥관 손상으로 다시 중심 정맥관을 삽입하게 되면 비용이 듦

- 일부 병원에서는 Dr. Confirm 하에 중심 정맥관으로 조영제를 투여하면 중심정맥관을 이용한 조영제 주입 동의서를 따로 받기도 함

⇨ 중심 정맥관에서도 Chemo-port는 아예 안된다는 병원도 있으며 조영제 투여가 가능한 특수 Needle 이용 시 Chemo-port도 된다는 곳도 있음

⇨ 중심 정맥관에서 PICC 종류가 Power PICC면 된다는 병원도 있고 종류와 상관없이 PICC면 Peri Line 따로 잡아서 검사를 하라는 병원도 있음

⇨ Subclavian/Jugular Vein에 삽입한 C-Line도 된다는 병원이 있고 절대 안된다며 Peri Line을 따로 잡아서 시행하라는 병원이 있음

↳ **본인이 근무할 병원의 지침을 토대로 Dr. Confirm 받는게 중요함**

5장 검사

3) CT Contrast 검사 시 중심 정맥관을 이용한 조영제 사용에 대한 연구(2016년 18권 1호)

+ 조영제 CT 전 확인해야 하는 Lab ★

*** 조영제는 신독성을 유발하므로 신기능 수치인 BUN/Cr 수치를 확인함**

- 조영제 유발 신독성 CIN(Contrast Induced Neuropathy) 유발함

⇨ 조영제 투여 후 48시간 내에 Cr 수치가 기존에 비해 25% 이상 상승함

- BUN(혈중 요소 농도): 10~26mg/dL, Cr(크레아틴): 0.6~1.2mg/dL

⇨ **조영제 투여 검사 전 BUN/Cr이 높으면 NS(1L~1.5L) Hydration하고 Acetylcysteion 제제를 검사 전·후로 IV 투여하거나 PO 투여함**

★ 조영제 CT와 Acetylcystein 약물 ★

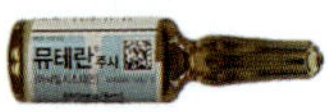

뮤테란주

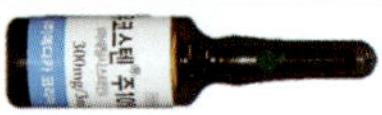

뮤코스텐주 10%

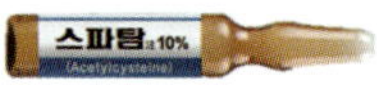

스파탐주 10%

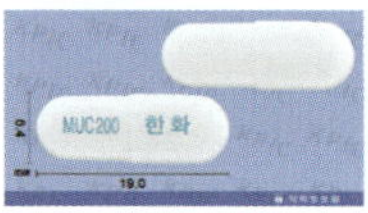

뮤테란캡슐 200mg

*** Acetylcysteine 효능 中 해독 효능 ★**

1. 혈관 확장 효과로 신세뇨관 손상을 줄여줌

- 조영제 투여 시 Adenosine 분비가 증가되어 혈관이 수축하여 혈류량이 감소하여 허혈 상태가 유도됨

⇨ 허혈 상태가 되면 신세뇨관이 손상될 위험 있음

- Acetylcysteine은 Nitric Oxide과 Nitrosothiol의 합성과 생체 이용률을 증가시켜 혈류를 개선해줌

2. 항산화 효과로 신세뇨관 손상을 줄여줌

- 조영제 투여 시 신세뇨관을 손상시키는 활성산소가 발생하는데 Acetylcysteine이 활성 산소를 제거해줌

⇨ Glutachione 전구체로 Glutachione 합성을 늘림

+ 조영제 검사와 당뇨약 中 Metformin 제제

*** 젖산 산증 예방을 위해 검사 전·후 48시간 동안은 Hold 함**

- CT 촬영 시 투여되는 조영제는 Metformin 성분을 체내에 축적되게 함

⇨ 축적된 Metformin은 젖산 산증(Lactic Acidosis)를 유발할 수 있으며 신장에 젖산이 쌓이게 되면 산성화되면서 신장기능이 떨어짐

- 사구체 여과율(eGFR)을 기준으로 Metformin 제제 Hold 여부를 결정함

⇨ eGFR≥60: Metformin 제제 중단할 필요 없음

⇨ 30〈eGFR〈60: 검사 당일 or 그 전부터 Metformin 제제 중단 필요함

⇨ eGFR〈30: 조영제 투여 금지 + Metformin 제제도 투여 금지

- Enhence CT를 갑자기 하게 되는 응급 상황에서는 미리 Metformin을 Hold 할 수 없으므로 신기능 상태 보고 주치의가 검사 진행시키기도 함

★ Coronary Angio CT(관상동맥 CT)

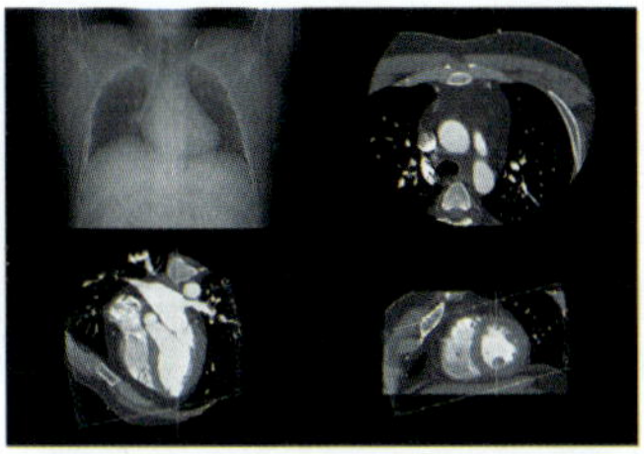

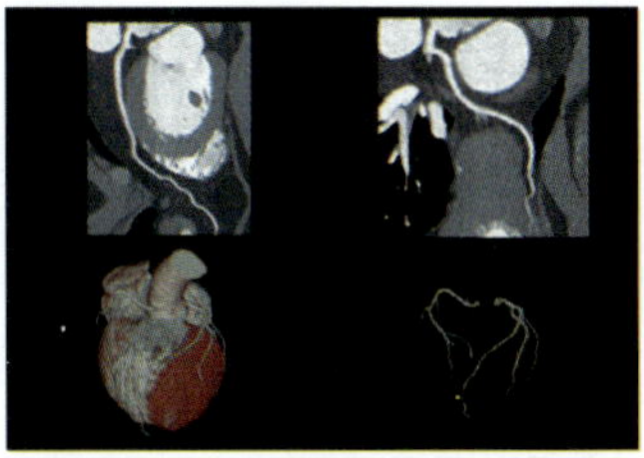

*** Coronary CT와 혈관 확장제**

- 관상동맥에 허혈성 심질환이 의심될 때 시행하는 검사로 HR가 너무 빠르면 일정한 심장 모양의 영상을 얻기 어려움(BP·HR·부정맥 상태를 확인함)
- **HR<70~60회/Min인 경우 진행하며 이상이면 HR 낮춰주는 약물 투여함**

⇨ β-Blocker 제제(인데놀·푸로롤·아테놀·콩코르 등)를 흔하게 사용하는데 SBP가 100mmHg 이하라면 BP 감소 효능이 있는 β-Blocker는 피함

⇨ HR가 높게 측정되면 주치의 Noti 후 약물 투여하고 30분 후에 F/U함 만약 2번째도 높으면 1T를 더 투여하고 30분 후에 F/U함(최대 2T)

- Tip: 혈관 상태를 보는 Angio CT의 Line은 18G로 준비함

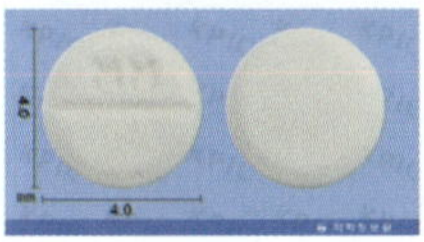	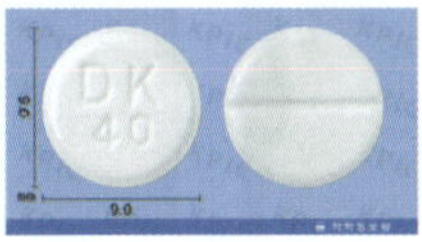	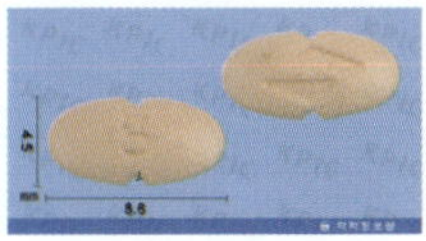
명문NTG설하정 0.6mg	인데놀정 40mg	프로코라란정 5mg
Nitroglycerin Diluted	Propranolol HCL	Ivabradine HCL
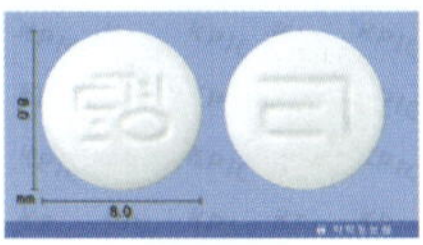	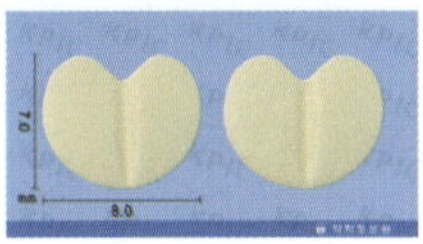	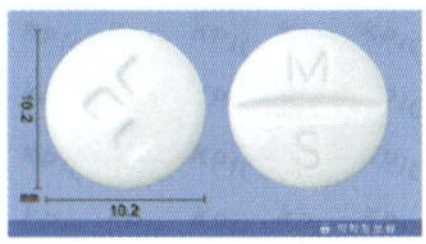
아테놀정	콩코르정 5mg	푸로롤 100 서방정
Atenolol	Bisoprolol Fumarate	Metoprolol Succinate

암또일화

계속되는 극심한 복통으로 Abdomen CT(Enhence)를 찍은 적이 있었다. 처음으로 조영제를 사용해서 CT를 찍었었는데, 가끔 조영제 알러지로 CT실에서 Code Blue 방송이 나오던 게 생각나서 괜히 긴장됐었다. 항생제 알러지가 있으니까 혹시라도 문제가 생기지 않을까 하며 조영제 AST 할 때도, 조영제가 투여될 때도 떨렸었다. 다행히 알러지는 없었는데 조영제가 투여될 때 뜨겁다는 말이 무슨 뜻인지 실감이 됐었다. 하복부, 특히 요관계가 너무 따뜻해져서 소변을 지린 줄 알고 식겁했었다.

03 MRI - X-ray & CT & MRI

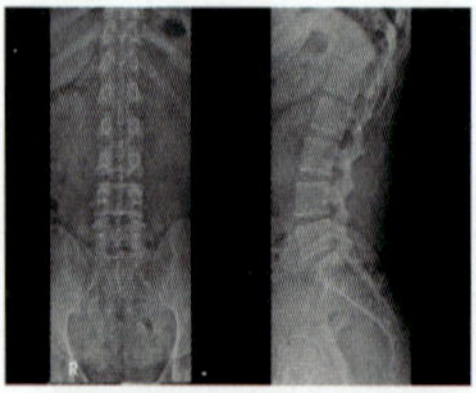	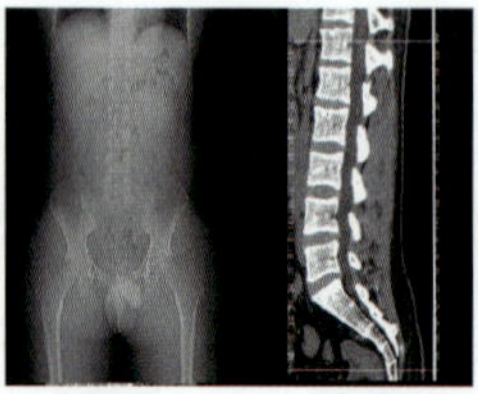	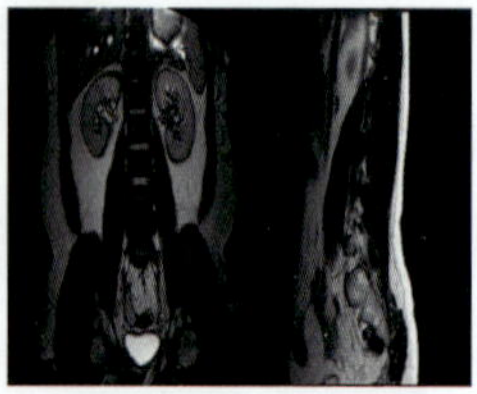
L-Spine X-ray	L-Spine CT	L-Spine MRI
방사선 이용함	방사선 多 이용함	자기장 이용함
뼈 상태 확인함 ⇨ 뼈와 장기 겹쳐 보임	**뼈 및 연부조직 확인함** ⇨ 겹친 부위 확인 가능	**뼈·연부조직·신경·혈관** 다방면으로 확인 가능함

비용면	X-ray 〈 CT 〈 MRI	정확성	X-ray 〈 CT 〈 MRI
안전성	CT 〈 X-ray 〈 MRI	소요시간	MRI 〈 CT 〈 MRI

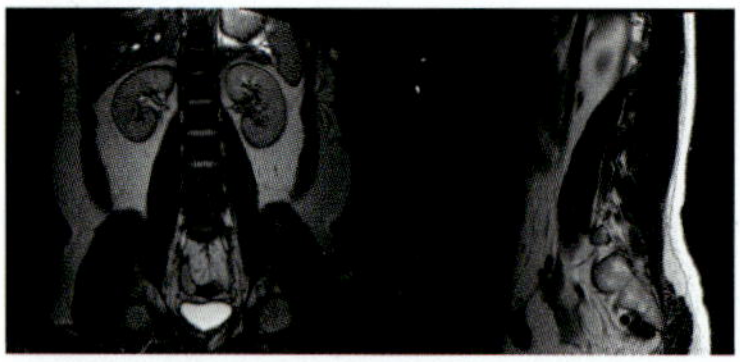	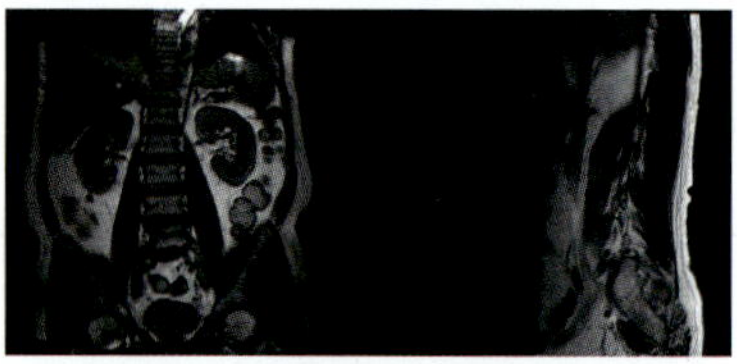
L-Spine MRI [Non-Enhence]	L-Spine MRI [Enhence]

＊ MRI 주의사항 ＊

- 주의 1: 다른 검사에 비하여 약 30분~1시간 정도 검사 시간이 긴 편임

⇨ 통 안에 들어가야 하고 검사 중 시끄러운 소리와 함께 움직이면 안 돼서 **불안 및 폐소공포증을 호소하는 환자분들이 꽤 있음**

⇨ 주치의 Noti 후 검사 진행을 위해 **진정제(Ex. 미다졸람주)** 투여하기도 함

⇨ 소아의 경우 부동을 유지하기 어려울 때 **진정제(Ex. 포크랄시럽)** 투여함 **진정검사 하는 경우 인턴 선생님 Keep&SpO2 Monitor 부착해서 보냄**

- 주의 2: 자기장 이용한 검사이므로 금속 물질을 지참하고 있으면 안 됨

⇨ 강한 자기장에 의하여 금속 물질이 MRI 기기에 끌려가는데 체내 삽입된 금속 물질도 고장 날 수 있고 위치가 변동되어 부작용 위험이 있음

⇨ **ICD(삽입형 제세동기)·DBS(심부뇌자극기)·Stent/Coil 등의 시술 환자는** 주치의 Confirm 후 진행해야 함(이외 보청기·틀니·안경 다 빼도록 함)

⇨ **Infusion Pump 사용하는 환자는 Dosi Flow 수액 세트로 바꿔서 보냄**

+ MRI & MRA & Perfusion & Diffusion

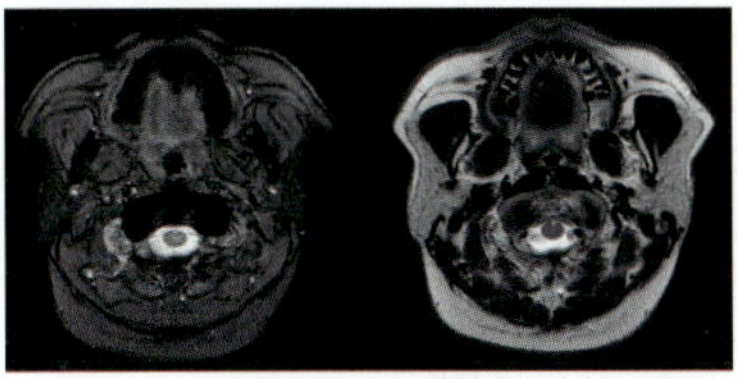

Brain MRI

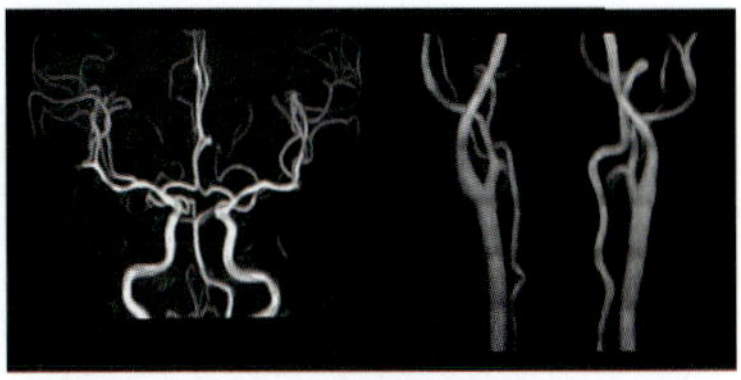

Brain MRA

*** Brain MR-Image(뇌 자기공명-영상)**

- 자기장과 고주파의 상호작용을 이용하여 **뇌의 해부학적 구조와 형태를 봄**

⇨ 주로 뇌종양·뇌졸중·알츠하이머 등 뇌의 구조적 기능적 이상을 확인함

*** Brain MR-Angiography(뇌 자기공명-혈관조영술)**

- 뇌 혈관만 영상화하여 **뇌혈관의 세밀한 형태와 뇌혈관 내 혈류 흐름을 봄**

⇨ 주로 뇌출혈·동맥류 등 뇌 혈관 이상(기형·박리·협착·폐색)을 확인함

*** Tip: Brain MRI는 금식 필요 없음**(MRA도 MRI의 일부로 금식 필요 X)

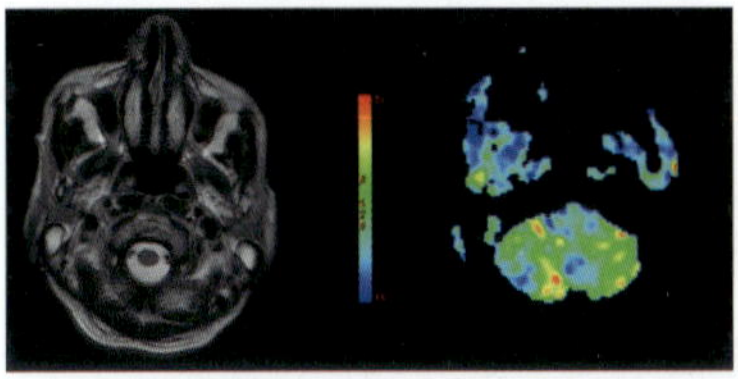

Brain MRI Perfusion

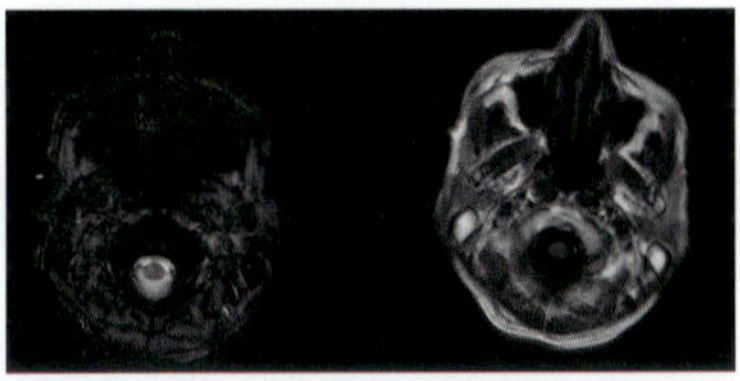

Brain MRI Diffusion

*** Brain MRI Perfusion(뇌 자기공명영상 관류)**

- 주변 조직과의 대조도를 높이기 위해 조영제를 이용하여 뇌 조직의 시간에 따른 **국소 혈류량의 변화를 영상화한 검사임**
- 혈액 공급 부위를 알 수 있고 관류 차이를 비교하여 공급이 원활한지를 봄

⇨ **초급성 허혈성 뇌졸중 진단** or **뇌종양**의 저/고등급 **종양 구분**에 많이 이용함

*** Brain MRI Diffusion(뇌 자기공명영상 확산)**

- 뇌 조직마다 확산 정도가 다른 것을 이용하여 확산 시 미세한 신호 변화를 극대화시켜 **뇌 조직간의 확산 차이를 영상화한 검사임**

⇨ **초급성기의 뇌경색**을 가장 잘 보여주므로 **뇌졸중 조기 진단**에 많이 이용함

*** Plus: Perfuion과 Diffusion 영상의 부위가 일치하지 않다는 말의 의미**

⇨ Perfuion 영상에서 혈액공급이 잘 안 된 부위인데도 Diffusion 영상에서 뇌경색 부위가 작다면 아직 살아있는 뇌 조직이 있다는 의미임

⇨ **적극적인 치료와 시술이 필요한 상태임**

+ Acute 뇌손상 시 Brain CT & Brain MRI

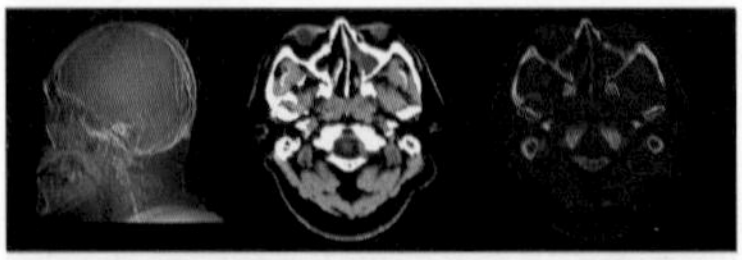

Brain CT [Non-Enhence]

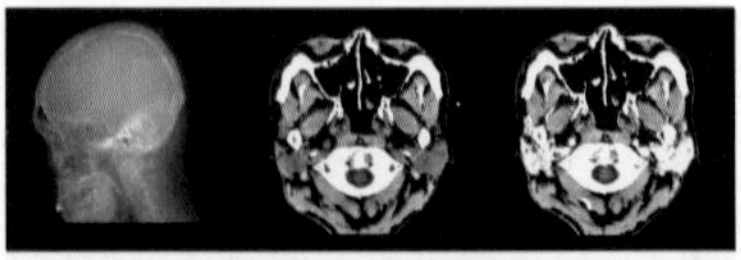

Brain CT [Enhence]

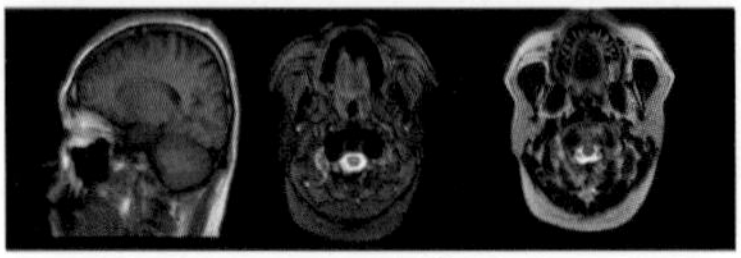

Brain MRI [Non-Enhence]

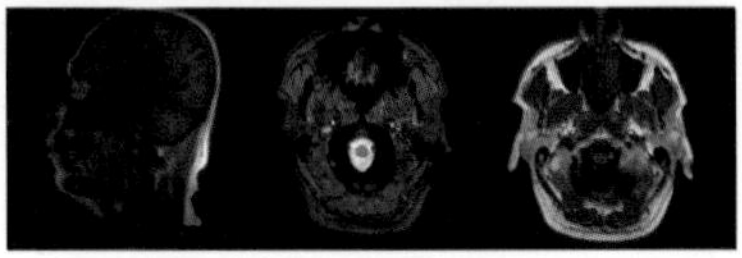

Brain MRI [Enhence]

*** 급성 뇌 손상 시 Brain CT를 MRI 보다 먼저 하는 경향이 있음**

- Brain CT는 뇌 안의 구조를 Brain MRI 보다 빠르게 확인 할 수 있으며 급성기 뇌경색과 뇌출혈을 구별할 수 있어서 뇌졸중 의심환자에게 시행함

⇨ **뇌출혈 위험이 있는 환자에게는 1분 1초가 급하므로 CT를 찍음**

⇨ 뇌출혈이 보이지 않으면 MRI로 뇌졸중 원인 부위를 찾거나 정밀 검사함

- 기타: **Non Enhence 검사 시 출혈이 있는 부위는 피가 하얗게 보임**

⇨ **Infarct 부위는 까맣게 보여서 급성기에는 Brain CT[NCE]로 검사함**

⇨ Bone·Hemorrhage·Infarct은 Non, Tumor·Aneurysm은 CE로 확인함

+ Magnetic Resonance Cholangio-Pancreatography

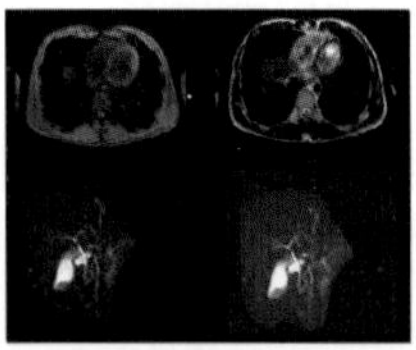

*** MRCP(자기 공명 담췌관 조영술)**

- 목적: **담관 및 췌관의 병변 여부를 확인함**
- 특징: MRI를 이용하여 췌담관 구조와 폐색을 봄

⇨ ERCP 보다 폐색의 먼 부위까지 관찰할 수 있음

⇨ **진단목적으로 많이 시행함**(But ERCP보다 비쌈)

+ Endoscopic Retrograde Cholangio-Pancreatography

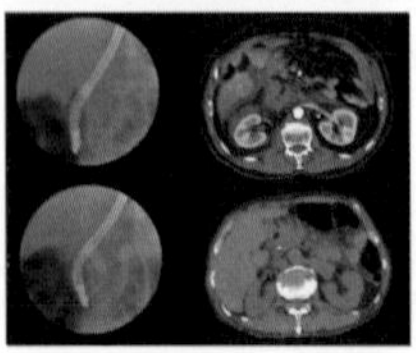

*** ERCP(내시경적 역행 담췌관 조영술)**

- 목적: **담관 및 췌관의 병변 여부를 확인함**
- 특징: 내시경을 십이지장까지 삽입한 후 십이지장 유두부를 통해 췌담관에 조영제를 투여하여 관찰함

⇨ **치료목적으로 많이 시행함**(총담관의 담석 제거○)

04 SONO - SONO & Doppler SONO

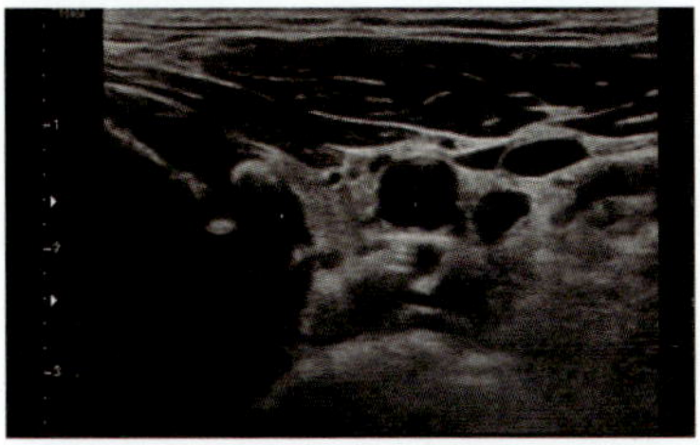	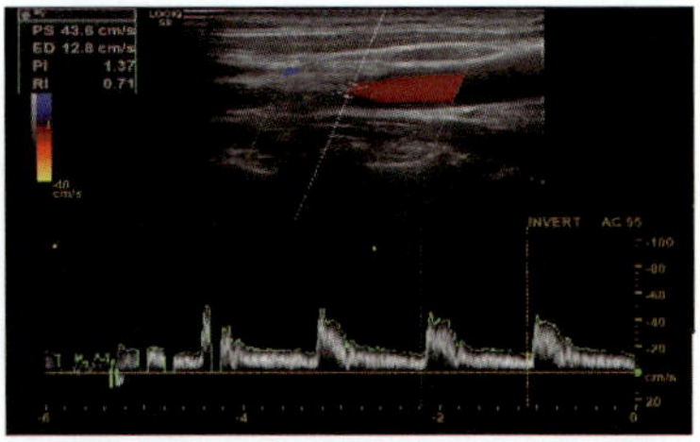
Carotid SONO	Carotid SONO(Doppler)

*** Doppler Sonography(도플러 초음파)**

- **특징: 도플러는 혈관 속에 흐르는 혈액의 흐름을 알 수 있어서 혈류속도로 혈관의 협착여부와 동맥 내 노폐물의 침착상태를 알 수 있음**

⇨ 체내로 전달된 초음파가 혈관 속에 흐르는 적혈구에 부딪혀서 돌아올 때 수신된 초음파의 주파수가 원래 주파수와 달라지는 점을 이용한 검사임

- 참고: 음파는 반사체 사이에 움직임이 있으면 돌아갈 때 음파의 주파수가 변하게 되는데 이를 **도플러 효과**라고 함
- 기타: 도플러 초음파는 혈액의 흐름과 혈관의 협착여부를 확인 하기 위해 경동맥 부위, 상·하지 동/정맥 부위, 심장 부위 검사에 많이 이용됨

⇨ **뇌에 혈액을 공급하는 내경동맥의 혈관이 좁아지면 뇌졸중 위험이 있음**

- Tip: 시술 후에 스텐트와 혈관 상태를 확인하기 위해 도플러 잘 처방남

+ Abdomen SONO

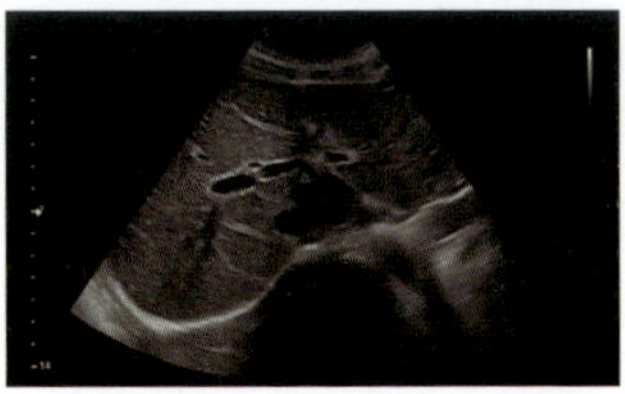

LGPS SONO[4](상복부 초음파)

- 상복부 초음파와 하복부 초음파로 나눔
- 주의: **상복부 초음파는 금식이 필요함**

⇨ 금식을 하지 않으면 장 운동으로 인해 검사 진행이 어렵고 췌장도 잘 안보임

- Tip: **내시경 보다 SONO 먼저 시행함**

⇨ 내시경 검사 시 내부가 더 잘보이도록 투여한 가스로 초음파 투과가 어려움

- 기타: **하복부 초음파 시** 소변을 참아 방광을 채우면 초음파에서 검게 보여 조직 사이가 구분이 더 잘되므로 **소변을 참은 뒤에 검사하도록 안내함**

⇨ 하복부(충수·소장·대장·서혜부·직장·항문), 비뇨기(신장·부신·방광) 초음파 여자는 하복부 초음파에 자궁·난소 부위, 남자는 전립선 부위가 포함됨

⇨ 일부 병원에서는 하복부 초음파는 일절 금식이 필요없다는 곳도 있음

4) LGPS SONO: Liver-Gallbladder-Pancreas-Spleen으로 간-담낭-췌장-비장 초음파임

★ 주요 핵의학 검사 中 PET-CT

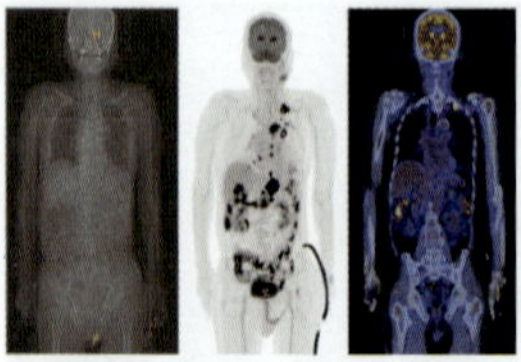

양전자 방출 단층 촬영

* Positron Emission Tomogrphy- CT
- 목적: **암의 전이 여부와 신경계 질환을 확인함**
- 특징: 양전자를 방출하는 방사성의약품을 IV하고 양전자 방출 단층 촬영기기(PET)로 촬영함

⇨ 여기에 CT를 찍어 해부학적 구조물도 함께 봄

- 기타: C-11·N-13·O-15·F-18 등의 동위원소가 방출되는 방사성의약품 중에서 포도당 대사를 영상화 할 수 있는 F-18를 대부분 사용함

⇨ **체내의 포도당 흡수 정도를 이용한 검사로 포도당 농도가 높으면 검사의 정확성이 떨어지므로 검사 6시간 전부터 금식하고 혈당을 조절함**

⇨ **검사 12시간 전에는 포도당 함유된 수액은 피함(TPN·5%DW· 5%DS)** Dr. Confirm 받고 잠시 Hold하거나 N/S로 변경하여 환자에게 투여함

⇨ **FBS 혈당 150mg/dL~200mg/dL 이상 시 Dr. Noti 후 Delay 될 수 있음** 혈당을 낮춘다고 검사 당일에 DM Medi 또는 Insulin 투여해서는 안 됨

- Tip: PET-CT와 Bone Scan은 같은 날 검사하지 못함(스케쥴 확인하기)

⇨ SONO와 핵의학 검사가 동시에 있다면 SONO를 먼저 시행하는게 좋음

⇨ PET-CT 촬영 다음날 Enhence CT 가능하며 Enhence CT 촬영 2일 후 PET-CT 가능함 / 바륨 사용 검사 후에는 3~4일 뒤에 PET-CT 가능함

★ 주요 핵의학 검사 中 Bone-Scan(Whole Body)

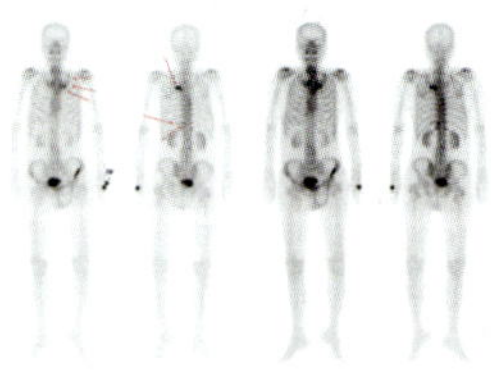

전신 뼈 검사

- 목적: **뼈에 암의 전이 여부와 뼈 손상을 확인함**
- 특징: 뼈에 잘 흡수되는 방사성의약품을 IV하고 혈액이 전신을 순환하면서 뼈에 흡수된 약물에서 방출되는 감마선을 검출하여 뼈 상태를 확인함
- 주의: **Bone Scan은 금식 필요 없는 검사임**

- 기타: 방사성의약품 IV 및 혈류 영상 촬영을 위해 환자를 검사실에 보내고 3~5시간 후에 약물이 뼈에 흡수되었을 때 다시 검사실에 보내 영상을 찍음
- Plus: **2번째 Scan하러 가는 것을 Delay Film 검사라고 말함**
- 주의: Delay 검사 시 **방사성 의약품이 방광에 차 있으면 골반뼈 상태를 확인하기 어려우므로 검사 전에 소변을 봐서 방광을 비우도록 함**
- Tip: Enhence CT 먼저 찍으면 같은 날 Bone Scan 검사 가능함

⇨ But Bone Scan 먼저 찍으면 다음 날 Enhence CT 검사 가능함

★ 기타 영상 검사 中 Mammography

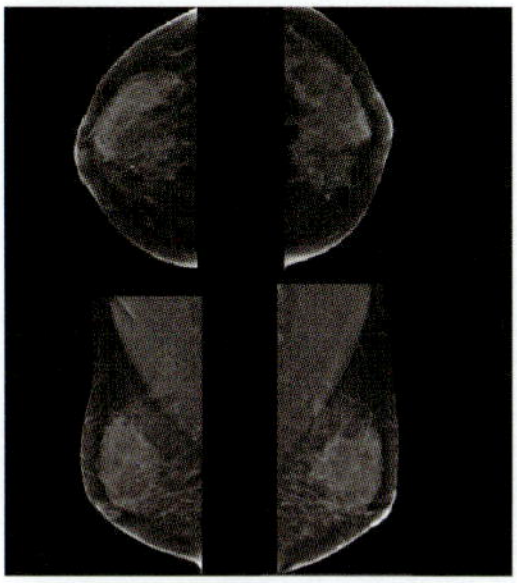

유방촬영술

- 목적: **유방암 및 유방 질환 여부를 확인함**
- 특징: 유방 부위만 촬영하는 전용 X-선 검사임

⇨ 유방은 정상 조직과 병변 조직과의 X-선 흡수율 차이가 다른 부위 보다 적으므로 전용 기기를 씀

- 기타: 치밀유방이면 유방 초음파를 권유하기도 함

⇨ 유방 촬영술 영상에서 유선조직은 하얗게 보이고지방조직은 까맣게 보임(유방암 부분도 하얌)

⇨ **치밀유방은 유선조직이 많고 지방조직이 적어서 거의 하얗게 보이므로 유방암 감별이 어려움**

★ 기타 영상 검사 中 BMD(Bone Mineral Densitometry)

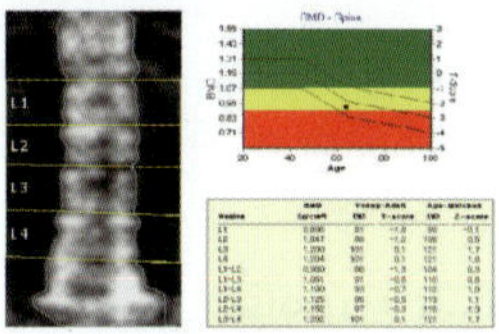

유방촬영술

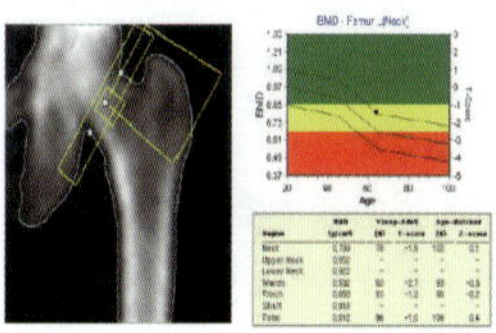

Femur-Neck 부위

- 목적: **골다공증·골연화증·골절 치료 상태 확인함**

⇨ 골절이 잘 발생하는 요추와 대퇴골 부위 검사함

- 특징: 방사선을 이용하여 골 밀도를 측정한 후에 결과를 수치화한 검사로 DXA와 QCT 방법 있음

⇨ 이중에너지 X선 흡수계측법(DXA) 많이 사용함

⇨ 정량적 컴퓨터 단층 촬영법(QCT) 감소 추세임

- 기타: 골다공증 약제 처방을 위해 많이 검사하며 골절로 인한 척추 OP 전/후에도 시행함
- Tip: **조영제를 사용하는 검사나 핵의학 검사보다 BMD를 먼저 시행함**(조영제에 의해 잘 안보임)
- Plus: BMD 결과의 T-Score로 골밀도 평가함

⇨ 골다공증≤-2.5/-2.5〈골감소증〈-1 /-1〈정상

암또일화

방사성의약품을 사용하는 검사는 약물을 투여한 후 체내에 퍼지도록 시간을 두고 다시 검사실(핵의학실)에 Delay 영상을 찍으러 가야 했는데, 걸어 다니는 분들은 아무것도 아닌 검사지만 Bedridden 분들은 Bed에서 Stretcher Car로 옮겼다가, 다시 Bed로 옮기고 또 Stretcher Car로 옮기는 일이 너무 힘들었었다. 간혹가다 보호자 분도 힘드신지 그냥 Stretcher Car에 있다가 검사 때 되면 이대로 가자는 말을 해주시면 행복했었다. 일이 바쁜 날, Delay 영상검사를 시간에 맞춰 보내면 Charge 선생님이 Loss 안 시키고 잘 보냈다는 말에 소소한 행복을 느끼곤 했었다.

+ 영상검사/시술 Tip 아닌 Tip

1. 필요한 동의서&서식 확인함

- 검사/시술 이름이 들어간 동의서 외 다른 서식이 더 필요할 수 있음

⇨ 침습적 시술 점검표&시술 부위 표식지&진정/회복 기록지 등

⇨ 필요한 서식 준비 안 되면 검사/시술 미뤄짐 [내용 잘 적혔는지 봄]

2. 조영제 검사 시 생각할 것(동의서 & 금식 & BUN/Cr)

- Non-Enhance CT는 보통 동의서 따로 안 받으나 Enhance는 받음

⇨ 조영제 알러지 유무 꼭 확인함 [페니라민/덱사 투여 후 검사하기도 함]

⇨ MRI는 비급여 검사가 많아서 Enhance 상관없이 동의서 많이 받음

- 조영제 검사는 보통 금식이 필요하며 BUN/Cr 수치 꼭 확인함

⇨ 병원에 따라 금식이 필요한 검사와 필요한 시간이 다르므로 미리 확인함

⇨ 신독성 예방을 위한 전·후 처치 및 Metformin 제제 Hold 여부 확인함

3. 검사 부위에 따라 필요한 Line G가 다를 수 있음

- 약물 투여 가능한 Line만 있어도 되는 검사는 24G도 가능함

⇨ 검사/시술하는 부서에 문의하면 알 수 있음 [준비물도 물어보면 좋음] 만약 모두 퇴근하셨다면 Main 병동에 조심스럽게 물어보면 알려주심

4. 검사/시술 전 필요한 Lab 또는 Loading 약이나 Post 검사 있음

- 침습적 검사/시술 전에는 Hb·Hct·PT·PTT 등으로 출혈 위험을 확인함

⇨ OP 전에는 Viral Marker Lab 나가서 간염·성병 등이 있는지 봄

- CAG&PCI 검사는 항혈전제로 Loading 필요하므로 복용하는지 확인함

⇨ OP 전에 항응고제를 복용하면 OP 못하므로 Hold 해야 하는 약도 봄

- 삽입술/시술 후에 위치 확인 목적 or 합병증 확인을 위해 영상을 찍음

(EX) Chemoport/Pig tail 삽입 후 위치 확인을 위한 Post X-ray

(Ex) 폐조직검사(PCNA) 후 기흉 생겼는지 보기 위한 Post X-ray

5. 방광 채우는 검사 아니라면 검사/시술 전에 꼭 화장실 다녀오게 함

- 검사/시술 후 ABR 필요한 검사가 많음 [화장실 Complaint 장난 아님]

⇨ Bed에서 소변기에 절대 못 본다며 화장실 다녀오고 Bleeding 난리 남

6. On Call 검사(전화 오면 보내는 검사)는 병동에서 대기하도록 안내함

- 수백번 말해도 사라지는 환자분들 꼭 있음 [Line Function 미리 살핌]

⇨ 전화 왔는데 검사 못 보내면 검사/시술실에서 계속 전화 옴

⇨ 가능한 검사 보낼 때 환의만 입혀서 보내는 게 제일 좋음 [금속 안 됨]

Plus+

'기타 주요 검사 및 시술' - 종류와 주의사항

Study 예정으로 입원했다는 말을 처음 들었을 때, 솔직히 Study가 검사를 뜻하는 말이라는 것도 몰랐었다. 인터넷에 검색해보고 임상경험을 토대로 **'아, 진단을 위해 하는 검사를 Study라고 하는구나!'라고 깨달았었다.**

질병의 종류가 다양한 만큼 그 질병을 진단하기 위한 검사도 정말 많았었다. ㅇ검사를 하면 ㅇ질병은 100% 진단 가능하다는 검사는 없어서 한 질병을 진단하기 위해 2개 이상의 검사를 시행할 때도 많았었다. **그리고 조금 더 세밀하게 병변을 확인하겠다며 그 전에 시행한 검사와 큰 차이가 없는 것 같은 검사를 또 시행했었다.**

그럴 때면 **환자나 보호자들이 그 전에 시행한 검사도 이 검사와 비슷한 게 아니냐며 무슨 차이가 있어서 또 해야 하냐고 물어올 때**, 나도 잘 몰라서 당황한 적이 많았었다.

예를 들어 기관지 내시경인 Brochcoscopy와 초음파 기관지 내시경인 EBUS의 차이를 물어오면 명확하게 그 차이를 설명해주지 못했었고, EGD하면서 Polypectomy와 EMR도 시행해서 EGD와 ESD 차이는 동의서 이름 차이냐고 선임께 묻었다가 한심한 눈빛도 받았었다.

더욱이 이름이 비슷한 검사/시술은 준비사항과 검사/시술 후 간호도 거의 비슷해서 더욱 헷갈렸었다. 솔직히 관심 있게 제대로 찾아보지 않으면 잘 나오지 않은 검사도 많았고, 빈도 있게 시행하는 검사들도 아니라서 잘 모른 체 그냥 검사만 보내고 받은 적도 많았었다.

그래도 임상에서 흔히 접할 수 있는 주요 검사/시술에 대해서 공부를 해둔다면 검사를 보낼 때 더 관심 있세 챙기고, 검사 후에도 무엇을 더 신경을 써야 하는지 알 수 있었기에 다음 내용을 정리하였다.

(단, 동의서와 Line G는 병원마다 다소 차이가 있으므로 생략하였음)

5장 검사

다음은 '소화기 관련 주요 검사 및 시술에 대해 정리한 것'이다.

01 EGD(Esophgo-Gastro-Duodenoscopy)=Endoscopy

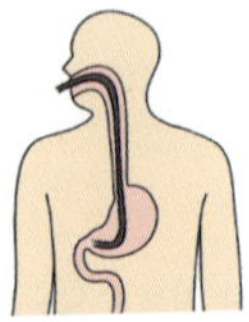

＊ 상부소화관내시경(위내시경)
- 목적: **식도·위·십이지장 상태를 확인함**
⇨ 염증·궤양·암·이물·출혈 등의 이상이 있는지 봄
- 특징: 구강을 통해 내시경을 삽입하여 관찰하며 필요하면 조직을 채취하거나 용종을 제거함

- 주의: **Bx/Polypectomy 등의 시술로 출혈 위험있어 항응고제는 Hold 함**
⇨ 위·대장·결장 내시경 모두 해당(위-틀니/대장-속옷 꼭 제거하고 내리기)
⇨ 수면내시경은 보호자 Keep하고 진정/회복 기록지에 V/S 기재하고 내리기

- 기타: **검사 후 내시경 결과 확인하고 주치의 Confirm 후 NPO 해제함**
⇨ 위·대장·결장 내시경 모두 해당 [EVL/EMR 등을 한 후에 NPO 유지함]
⇨ 내시경 시 유입한 Gas로 복통 호소할 수 있으며 심하면 Dr. Noti 함

02 CFS(Colon-Fiberscopy)=Colonoscopy

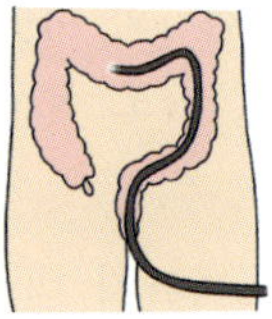

＊ 대장내시경
- 목적: **항문·직장·대장 상태를 확인함**
⇨ 염증·궤양·암·이물·출혈 등의 이상이 있는지 봄
- 특징: 항문을 통해 내시경을 삽입하여 관찰하며 필요하면 조직을 채취하거나 용종을 제거함

- 준비: **자정부터 금식하고 Bowel Prep 함(씨 있는 과일 섭취 금지)**
⇨ 장이 깨끗하게 비워져 대변 찌꺼기가 전혀 섞이지 않은 물이 나오는지 봄 처방난 세정제[쿨프렙(물약)/오라팡(알약)]을 복용 시간에 맞춰 복용시킴
⇨ Ex) 쿨프렙 2P는 전날 8pm 복용, 아침에 남은 2p와 가스콜 복용 만약 장이 깨끗이 비워지지 않았다면 Dr. Noti 해서 추가로 더 복용시킴

03 SFS(Sigmoido-Fiberscopy)=Sigmoidscopy

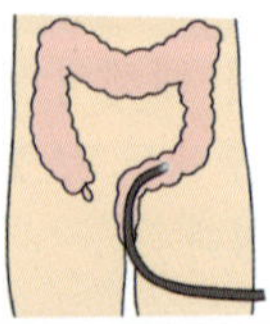

＊ S상결장경
- 목적: **항문·직장·S상결장 상태를 확인함**
⇨ 대장의 1/3까지 국한된 질환을 확인할 때 이용함
- 특징: 항문을 통해 내시경을 삽입하여 관찰하며 필요하면 조직을 채취하거나 용종을 제거함

- 준비: **금식 필요 없으며 검사 전 관장(Yal/Colclean) 시행 후 검사 내림**

+ Polypectomy

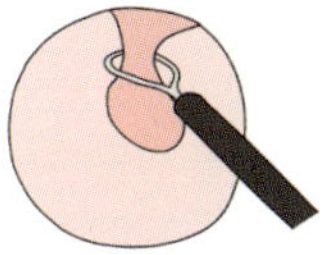

*** 폴립절제술(용종절제술)**

- 목적: **소화관의 용종을 제거함**
- 특징: 내시경을 이용하여 용종 부위에 올가미를 걸고 고주파 전류를 흘려보내 절제함

- 주의: **Polypectomy/EMR/ESD 등은 출혈 위험 있어 항응고제는 Hold 함**

⇨ 시술 후 지연 출혈로 인해 혈변이 나타날 수 있음(양상보고 Dr. Noti 함)

- Plus: Polyp(용종)은 점막의 융기성 병변으로 혹처럼 돌출되어 있음

⇨ 선종·증식성 폴립·염증 폴립 등으로 구분되며 선종은 암이 될 수 있어서 내시경 검사 도중 발견되면 제거함

+ EMR(Endoscopic Mucosal Resction)

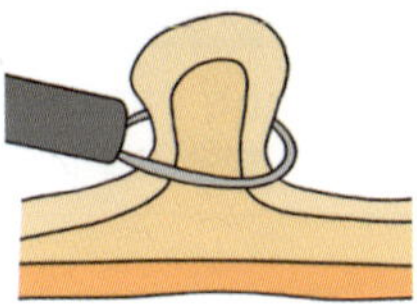

*** 내시경적 점막 절제술**

- 목적: **소화관의 이상 조직을 제거함**
- 특징: 내시경을 이용하여 이상 조직에 올가미를 걸고 고주파 전류로 점막까지 절제함

⇨ 인공적으로 폴립 형태로 만들어서 올가미를 걸음

- 기타: **EMR은 절제 방법에 따라 EMR- C·EMR- L·EMR- P 등이 있음**

⇨ EMR-C: 내시경 끝에 Cap을 부착하여 Cap 내로 이상 조직을 흡인하여 용종 형태로 만든 후 올가미를 걸어서 조이면서 절제함

⇨ EMR-L: 이상 조직을 흡인하고 고무 밴드를 이용하여 용종 형태로 묶고 올가미를 걸어서 고주파 전류를 이용(통전)하거나 조이면서 절제함

⇨ EMR-P: 많은 양의 생리식염수를 점막하에 주입하여 용종 형태로 만들고 Needle Knife 등을 이용해 조직 주위를 360° 절개 후 올가미로 절제함

+ ESD(Endoscopic Submucosal Dissection)

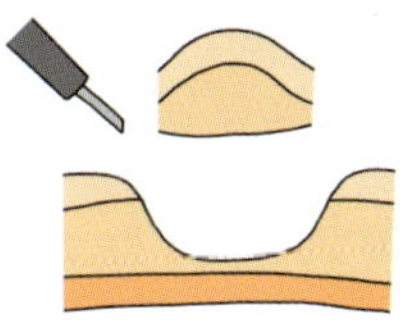

*** 내시경 점막하 박리술**

- 목적: **소화관의 이상 조직을 제거함**
- 특징: 내시경을 이용하여 이상 조직 주변 점막을 Knife로 절개하여 점막 밑층까지 절제함

⇨ 크기 상관없이 궤양 흔적 있는 조직도 제거 가능

- 기타: EMR-P는 점막하층을 박리 하지 않고 올가미로 조여서 조직을 절제함 But, ESD는 Knife를 이용하여 점막근층을 포함하여 점막층을 완전히 절제함

5장 검사

+ EUS(Endoscopic Ultra-Sonography)

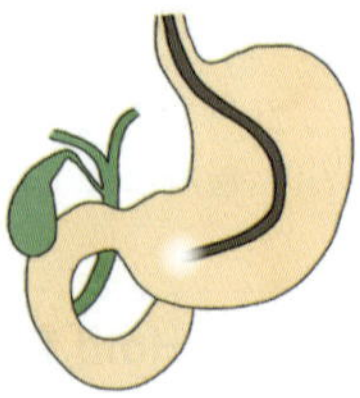

*** 내시경 초음파검사**

- 목적: **소화관 및 주변 장기 상태를 확인함**

⇨ 식도·위·십이지장과 담도계·췌장의 이상을 살핌

- 특징: 초음파 장치가 부착된 특수 내시경을 넣어 위장관 벽에 밀착시켜 내부 장기의 영상을 촬영함

⇨ **병변의 침윤 깊이를 확인하기 위해 많이 시행함**

- 기타: **8시간 이상 금식 필요함(당뇨약 Hold하고 Line 24G↑ 확보함)**

⇨ 반드시 틀니와 의치 제거하고 수면내시경은 보호자 Keep 하게 함

- 주의: **검사 후 내시경 결과 확인하고 주치의 Confirm 후 NPO 해제함**

- 참고: Abd. SONO는 복벽의 지방 및 갈비뼈에 의해 영상이 선명하지 않음

⇨ But, EUS 방법으로 촬영한 SONO 영상은 시야 제한을 받지 않아 선명함 Abd. SONO에서 발견된 담낭용종을 자세히 봐야 하거나 담낭벽의 비후가 확인되어 만성 담낭염·담낭암 등의 감별진단을 위해 EUS 시행함

- Plus: EUS-FNA(Endoscopic Ultrasonography-Fine Needle Aspiration), 내시경 초음파 유도하 세침 흡인술로 EUS하면서 Bx 시행한 것을 말함

04 PEG(Percutaneous Endoscopic Gastrostomy)

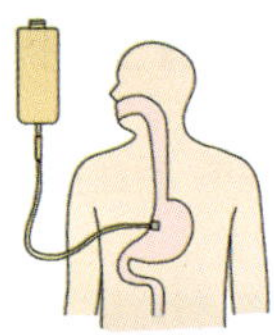

*** 경피적 내시경 위루술**

- 목적: **경장 영양을 위해 삽입함**

⇨ 장기간 관을 통한 영양 공급이 필요할 때 시술함

- 특징: 내시경을 이용하여 Tube를 위에서 복벽을 통해 체외로 위치시킴

- 준비: **8시간 이상 금식하며 출혈 위험으로 항응고제·항혈소판제 Hold 함**

⇨ 전처치 약물로 항생제·진통제·진경제·진정제 투여할 수도 있음

- 기타: **시술 후 Diet 시작은 Dr. Confirm 받은 후 시작함**

⇨ 대개 시술하고 1~2일은 NPO 유지하고 미음으로 식사 조금씩 Start 함

⇨ Feeding 전에 꼭 개폐 유지 확인하고 식사 외에는 Tube의 Cap은 닫아둠

⇨ 만약 PEG 빠지면 Foley Cath로 Ballooning 하여 위루관 폐쇄를 예방함

- 주의: Old Clot의 Vomiting, Melena 있으면 상태파악 후 Dr. Noti 함

- 참고: L-Tube는 역류성 식도염 or 흡인성 폐렴 등을 유발할 수 있어서 장기적으로 관을 통해 영양 공급이 필요할 때 PEG 시술을 함

05 UGI(Upper Gastro-Intestinal) Series=Barium Swallow

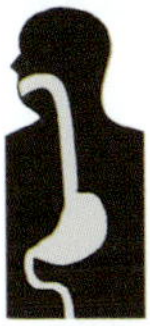

*** 상부 소화관 검사(바륨 연하 검사)**

- 목적: **상부 소화관의 상태를 확인함**

⇨ 염증·궤양·암 진단 및 연동운동 관찰 위해 시행함

- 특징: 조영제인 바륨 액을 구강으로 섭취한 후에 상부 소화관을 X- ray 촬영함

- 주의: 조영제 사용하며 소화기계를 검사 하므로 8시간 이상 금식 필요함

⇨ 검사 전 장관 비울 목적/검사 후 변비 예방 목적으로 하제 투여하기도 함

+ VFSS(Video Flurosope Swallowing Study)

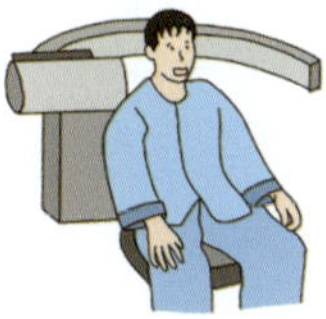

*** 비디오 투시 연하 검사**

- 목적: **연하 기능을 확인함**

- 특징: X-ray 이용하여 고형성분의 여러 음식을 씹고 삼키는 과정을 비디오로 관찰함

⇨ 음식물 섭취하는 방법(L- tube 유지)를 결정함

- 기타: **검사를 위한 연하검사식 있는 병원은 식사 신청해서 검사하도록 함**

⇨ 없는 곳은 칙촉·바나나·플레인 요플레·생수·숟가락 등의 준비물이 필요함

- Tip: L-tube 가진 환자 中 의사소통이 어려운 환자는 VFSS 검사 날은 점심을 1/2~1/3만 먹도록 함(종종 배불러서 안 먹는 환자분이 있음)

⇨ **검사 내려갈 때 L- tube 제거하며 검사 후 Post Chest X- ray 촬영함**

- 참고: MBS(Modified Barium Swallow Study), 보완된 바륨 연하 검사 바륨을 이용하여 연하과정을 X- ray로 촬영하고 비디오에 기록하는 방법임

06 LGI(Lower Gastro-Intestinal) Series=Barium Enema

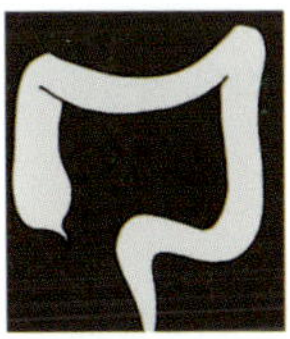

*** 하부 소화관 검사(바륨 관장)**

- 목적: **하부 소화관의 상태를 확인함**

⇨ 염증·궤양·암 진단 및 결핵·분변 등이 있는지 봄

- 특징: 조영제인 바륨 액을 항문으로 투여한 후에 하부 소화관을 X- ray 촬영함

- 주의: 조영제 사용하며 소화기계를 검사 하므로 8시간 이상 금식 필요함

⇨ Bowel Prep위해 검사 당일 좌약을 삽입하거나 청결 관장 시행하기도 함

- Plus: SBS(Smal Bowel Series), 소장촬영술도 많이 임상에서 시행함

다음은 '**소화기(간·담·췌) 관련 주요 검사에 대해 정리한 것**'이다.

01 TACE(Trans-Arterial Chemo-Embolization)

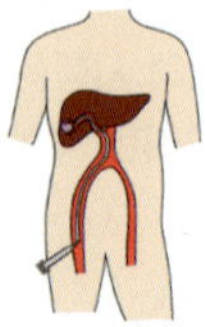

*** 간동맥 화학 색전술**
- 목적: **간암 치료를 위해 시행함(항암)**
- 특징: 간 암세포의 주된 영양분 통로인 간동맥에 항암제를 투여한 후 간 동맥을 막는 항암 방법임

⇨ 색전에 리피오돌(Lipiodol)&젤폼(Gelfoam) 씀

- 기타: 간 조직으로 유입되는 혈류의 75%는 간문맥·25%는 간동맥에 의해 산소와 영양분을 공급받아서 간동맥을 막아도 간문맥에서 공급받을 수 있음

검사 전

- 준비: **8시간 이상 금식하며 출혈 위험으로 항응고제·항혈전제는 Hold 함**

⇨ 시술 당일 Lab에서 PT&Plt 수치 확인함 [수치 낮으면 FFP&PC 수혈함]
⇨ 전처치 약물로 항생제·진통제(Pethidine)·항히스타민제를 투여하기도 함
⇨ 시술 부위인 서혜부 Skin Prep하고 Line은 20G↑ 잡음

검사 후

- 간호: Sand Bag으로 시술 부위 압박·지혈하며 8시간 이상 ABR 하게 함

⇨ 지혈기구(God/s Hand/Angio-Seal 등)에 따라 Sand Bag 안 쓰기도 함
⇨ **시술 부위 Bleeding 확인하고 혈종 예방을 위해 다리 구부리지 않게 함**
⇨ Both 족배동맥에서 맥박 측정하여 비교하고 S/V(Self Voiding) 확인함

- Plus: TACI(Trans-Arterial Chemo-Infusion). 간동맥 내 화학요법으로 TACE의 색전술로 인해 간부전 위험이 있을 때 항암제만 투여하는 방법임

+ Hepatic Artery Angiography & Portography

*** 간동맥 조영술(HAA, Hpatic Artery Angiography)**
- 목적: **간동맥 상태(폐쇄·협착·기형·종양 여부 등)를 확인함**

⇨ 대퇴동맥을 통해 카테터를 넣어 간동맥에 조영제를 투여하여 영상을 촬영함

*** 문맥조영술(Portography)**
- 목적: **간문맥 상태(폐쇄·협착·기형·종양 여부 등)를 확인함**

⇨ TACE로 간동맥을 막은 후 간에 산소와 영양분을 공급해야 하는 간문맥의 상태를 확인하며 협착된 경우 Stent 삽입함 [TACE 전에 검사하기도 함]

*** 간동맥 조영술&문맥조영술: 검사 전·후 간호는 TACE에 준하여 준비함**

⇨ 종종 TACE 전·후로 시술 효과 확인을 위해 조영술만 검사할 때가 있음

02 RFA(Radio-Frequency Ablation)

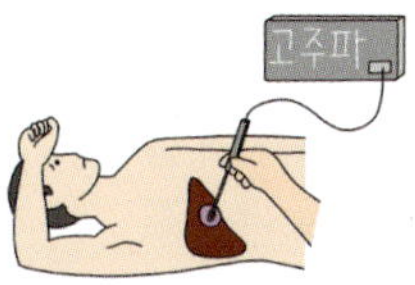

＊ 고주파소작술

- 목적: **간암 치료를 위해 시행함**
- 특징: 간 암세포에 고주파를 발생시키는 전극을 삽입하여 암세포와 주위 조직을 가열·괴사시킴

⇨ 암세포 수 3개↓ & 크기 3cm↓인 경우 효과적임

- 주의: **8시간 이상 금식하며 출혈 위험으로 항응고제·항혈전제는 Hold 함**

⇨ 전처치 약물로 항생제·진통제(Pethidine)·항히스타민제를 투여하기도 함

- 기타: Sand Bag으로 시술 부위 압박·지혈하며 6시간 이상 ABR 하게 함

- Plus: RFA 전에 CT/MRI 찍어서 암세포 크기와 개수 확인할 때도 있음

⇨ **SONO 이용해서 RFA할 때도 있고,** 시술 후 효과 확인을 위해 CT 찍음

+ MWA(Micro-Wave-Ablation)

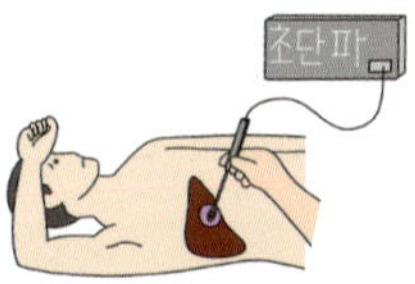

＊ 초단파소작술

- 목적: **간암 치료를 위해 시행함**
- 특징: 간 암세포에 초단파를 발생시키는 전극을 삽입하여 암세포와 주위 조직을 가열·괴사시킴

⇨ RFA와 원리는 같으나 고주파 대신 초단파를 씀

⇨ RFA 대신 WMA 하는 병원이 많아지는 추세임

- 기타: **PMCT(Percutaneous Microwave Coagulation Therapy)**

⇨ 경피적 극초단파 응고법으로 SONO를 이용하여 간 암세포가 있는 부위에 전극을 삽입하여 초단파(Microwave) 발생하여 열응고 시키는 방법임

03 PEI(Percutaneous Ethanol Injection)

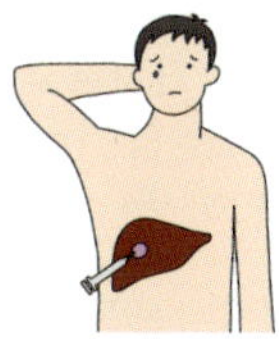

＊ 경피 에탄올 주사

- 목적: **간암 치료를 위해 시행함**
- 특징: CT/SONO 이용하여 암세포 위치 확인 후 고농도의 에탄올을 투여하여 암세포를 괴사시킴

⇨ 2~4회에 걸쳐 반복 시술이 필요함

- 주의: **8시간 이상 금식하며 출혈 위험으로 항응고제·항혈전제는 Hold 함**
- 기타: 암세포만 선택적으로 탈수·괴사시킬 수 있어서 간 기능 보전 가능함

⇨ 암세포 수 1개& 크기 5cm↓ or 3개↓& 크기 3cm↓에서 많이 시행함

04 ICG Test(Indo-Cyanine Green Test)

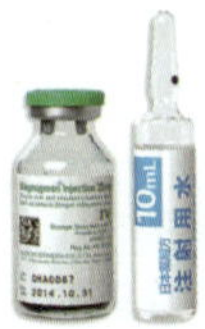

＊ 간색소 부하 검사
- 목적: **간 절제술 전 간 기능 확인함**
⇨ 간경화 정도와 절제 가능한 범위 측정을 위해 함
- 특징: ICG 약물 IV 투여 후 혈액 Sampling 함
⇨ 0·5·10·15분 간격으로 채취함

- 준비: **자정부터 금식하며 모든 수액 Hold 함(IV Line은 18G로 확보함)**
⇨ ICG 약물 1V, 10cc Syringe 8~10개, SST/Plain Bottle&차광봉투 8개
- 방법: 약물 투여 전 Basal Sampling하고 약물 투여 후 5·10·15분마다 반대쪽 팔에서 Sampling 함 **[이때 Sampling 한 검체는 무조건 차광함]**
⇨ 용혈 가능성 있어 채혈 시 Syringe 여유분으로 1회 검사에 2개씩 채혈함

05 Liver Biopsy

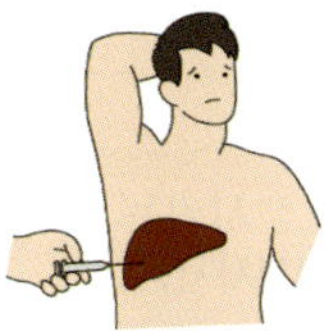

＊ 간 조직 검사
- 목적: **간 조직 세포의 상태를 확인함**
⇨ 간염·간경화·간암 등 간질환 진단을 위해 시행함
- 특징: 초음파를 보면서 조직 검사 필요한 부위에 얇은 바늘을 삽입하여 간 조직을 채취함

- 주의: **6시간 이상 금식시키고 출혈 위험으로 항응고제는 Hold 하도록 함**
⇨ 검사 부위는 Sand Bag으로 압박·지혈하고 ABR 및 필요하면 복대를 채움

06 Ascites Tapping=Paracentesis

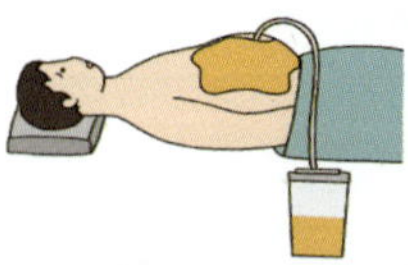

＊ 복수 천자
- 목적: **과도한 복수제거를 위해 시행함**
⇨ 복수로 인한 호흡곤란·복통·복부 불편감 있으면 함
- 특징: 16~18G의 천자용 카테터를 좌하복부 or 배꼽과 치골결합 중간 부위에 삽입하여 배액함
⇨ 필요하면 SONO 이용함(병동에서도 많이 함)

- 준비물: Glove+16~18G Catheter+50cc Syringe+수액 Set+공병 등
- 기타: **치료목적으로 복수 천자 할 시 Dr.에게 Target/Limit 양 확인함**
⇨ **2L 이상 다량의 복수 배액은 쇼크 위험이 있어서 Albumin 처방 잘 남**
⇨ 3L≤배액량<5L는 20% Albumin 1병, 5L≤배액량은 Albumin 2병 급여됨
- 주의: 천자 전 방광 손상 안 되게 소변 보게 하고 천자 후 저혈압 조심함

07 PTBD(Percutaneous Transhepatic Biliary Drainage)

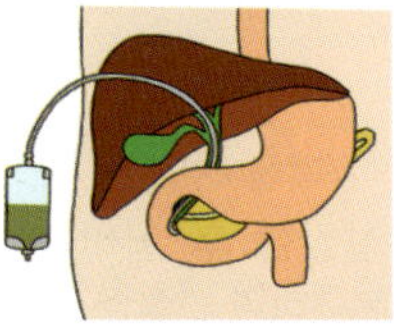

*** 경피경 간 담도 배액술**

- 목적: **담즙을 배액함**

⇨ 담석·염증·암으로 인해 담관이 협착/폐쇄되면 함

- 특징: X-ray·SONO 이용하여 카테터를 담도에 삽입하여 담즙을 배출함

- 주의: **금식 필요하며 침습적인 시술이라 항응고제는 출혈 위험으로 Hold 함**

⇨ 전처치 약물로 항생제·진통제(Pethidine)·진경제(Alpit)를 투여하기도 함

⇨ 시술 부위 Oozing/Bleeding 여부 확인하고 초반은 배액량 자주 확인하기

+ ENBD(Endoscopic Naso-Billiary Drainage)

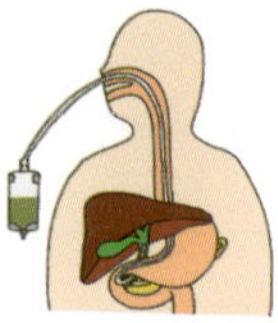

*** 내시경적 비담도 배액술**

- 목적: **체외로 담즙을 배액함 [외류법]**

⇨ 담관 협착·화농성 담관염·담석 용해 치료에 이용함

- 특징: 내시경을 이용하여 담관에 카테터를 넣은 후 다른 한쪽은 코를 통해 담즙을 배출함

- 기타: **ERCP 검사로 담도 폐쇄 부위를 확인한 후에 ENBD 시술 시행함**

⇨ 8시간 이상 금식 필요하며 전처치 약물로 항생제·진통제·진경제 투여하기도 함

⇨ Post X-ray(Abd.Supine/Errect) F/U하고 다음 날 Lab 보고 NPO 풀림

- Tip: ENBD 관이 잘 빠질 수 있어서 옷핀 이용해서 환의에 고정함

⇨ **배액관은 항상 복부보다 낮게 위치하여 담즙 역류로 인한 상행 감염을 막음**

+ ERBD(Endoscopic Retrograde Billiary Drainage)

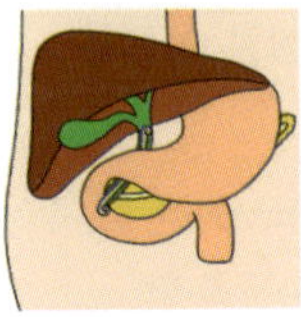

*** 내시경적 역행 담도 배액술**

- 목적: **체내로 담즙을 배액함 [내류법]**

⇨ 암에 의한 담관 협착·담석 제거가 어려우면 이용함

- 특징: 내시경을 이용하여 협착된 담도에 스텐트를 삽입하여 십이지장으로 담즙을 배출함

- 기타: **ERCP 검사로 담도 폐쇄 부위를 확인한 후에 ERBD 시술 시행함**

⇨ 8시간 이상 금식 필요하며 전처치 약물로 항생제·진통제·진경제 투여하기도 함

⇨ Post X-ray(Abd.Supine/Errecut) F/U하고 4~6시간 후에 NPO 해제함

- Plus: ENBD에 비해 배액관이 체내에 있으므로 체액과 전해질 손실이 없음 But 배액관 Irrigation 어렵고 잘 막히며 배액 양상을 눈으로 보기가 어려움

08 ERCP(Endoscopic Retrograde Cholangio-Pancreatography)

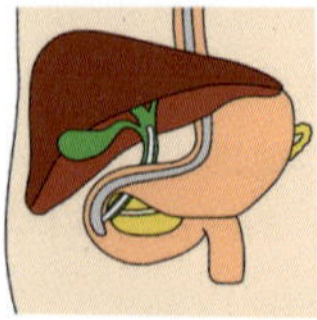

＊ 내시경적 역행 담췌관 조영술

- 목적: **담관·췌관의 상태를 확인함**
⇨ 담석·염증·암의 진단과 담관의 협착/폐쇄 여부 봄
- 특징: 내시경을 십이지장까지 삽입한 후 십이지장 유두부를 통해 담췌관에 조영제를 투여하여 관찰함

- 기타: 8시간 이상 금식 필요함(당뇨약 Hold하고 Line 22G↑ 확보함)
⇨ 전처치 약물로 항생제·진통제(Pethidine)·진경제(Alpit)를 투여하기도 함
⇨ 검사 직전에 Full V/S 측정하고 **진정/회복 기록지에 V/S 기재하고 보냄)**

- 주의: Post X-ray(Abd. Supine/Errect) 하는지 확인함
⇨ **식사는 다음 날 Lab(Amylase&Lipase) 보고 주치의에게 Confirm 받음**
⇨ ENBD 가지고 온 경우 배액 양상 주의 관찰함(통증 호소하는지도 확인함

+ EST(Endo-Scopic Sphincterotomy)

＊ 내시경적 유두괄약근 절개술

- 십이지장 유두부가 협착·폐쇄된 경우 or 팽대된 경우 유두괄약근을 절개함
⇨ ERCP 후 ENBD/ERBD 등의 시술이 필요하나 협착된 경우 EST 시행함

09 MRCP(Magnetic Retrograde Cholangio-Pancreatography)

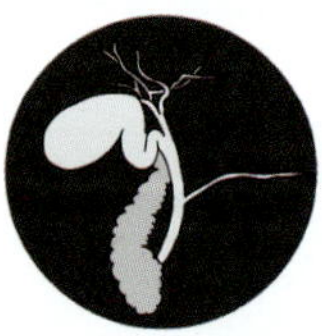

＊ 자기공명 담췌관 조영술

- 목적: **담관·췌관의 상태를 확인함**
⇨ 담관&췌관의 협착·폐쇄·염증·암 등이 있는지 봄
- 특징: MRI를 이용하여 담췌관 구조와 폐색을 봄
⇨ ERCP 보다 폐색의 먼 부위까지 관찰할 수 있음

- 기타: 8시간 이상 금식 필요함(당뇨약 Hold 함)
⇨ 전처치 약물로 필요하면 진경제(Alpit/Bropium) 1A IM 투여하기도 함
⇨ **자기장 이용하므로 반드시 금속제품은 모두 제거한 뒤에 검사하도록 함**

- Plus: **ERCP와 MRCP 차이**
⇨ ERCP는 내시경을 이용한 침습적인 검사면서 조영제 투여가 필요한 검사임 But, ICD 또는 DBS 등 체내에 금속기기가 삽입된 환자에게 이용 가능함
⇨ MRCP는 MRI를 이용한 비침습적인 검사면서 조영제 투여 없이도 가능함 So, 조영제 투여가 곤란한 환자에게 이용 가능함(But ERCP보다 비쌈)

다음은 **'호흡기 관련 주요 검사 및 시술에 대해 정리한 것'**이다.

01 BFS(Bronch-FiberScopy)=Bronchoscopy

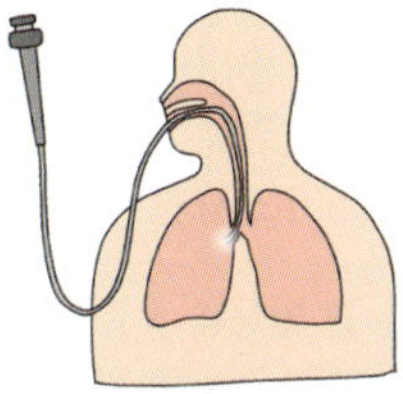

*** 기관지내시경**

- 목적: **기관·기관지·폐의 상태를 확인함**

⇨ 객혈·폐암(병기 결정)·폐렴 등의 폐 질환 진단함

- 특징: 코나 입을 통해 내시경을 기도로 삽입하여 기관과 기관지의 점막에 이상이 있는지 관찰함

⇨ 이상 병변 확인 시 분비물/**조직 채취**하여 검사함

검사 전

- 준비: **Vomiting으로 흡인성 폐렴 위험 있어서 검사 전 6시간은 금식함**

⇨ **항응고제(와파린)&항혈소판제(아스피린)는 출혈 위험 있으므로 Hold 함**

⇨ 검사 당일 혈압약은 주치의 Confirm 하에 먹도록 함 [당뇨약은 Hold 함]

- 주의: **검사 전 입과 목의 국소마취를 위해 Lidocaine Nebulizer 시행함**

⇨ 근육 이완 및 기도의 분비물 감소를 위해 약물(아트로핀) IM 함

검사 후

- 간호: **검사 후 4시간 정도는 금식 유지함(물 안됨+입안 헹구기만 가능)**

⇨ 기관지 마취로 인해 정상적인 기침 반응이 떨어져 음식물 흡인 위험 있음

⇨ 인후통 or 피가 묻은 객담은 있을 수 있으나 **객혈은 즉시 Dr. Noti 함**

- Plus: Post Chest PA F/U 하는지 확인함 [합병증(기흉) 발생 확인함]

⇨ 기흉이 발생하면 고용량(7L) O2 공급하거나 CTD 삽관을 고려함

+ EBUS(Endo-Bronchial Ultra-Sound)

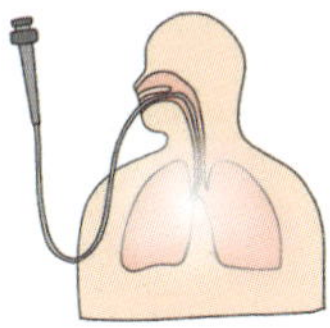

*** 초음파 기관지내시경**

- 목적: **기관지 인접한 부위 상태를 확인함**

⇨ 기관지 인접 종격동·폐실질·폐문부림프절 확인함

- 특징: 기관지 내시경 끝에 초음파 장치가 있어서 **눈에 보이지 않는 부위까지 검사할 수 있음**

- 기타: 일반 BFS는 내시경 진입 가능한 곳까지만 확인 및 생검 가능하지만 EBUS는 폐 기관지 주변 림프절까지 확인 및 생검 가능함 [비급여라 비쌈]

⇨ **Lung Ca. 의심 시 정확한 병기 진단을 위해 BFS 후 EUBS 하기도 함**

- Tip: **BFS는 L-tube 제거하나 EBUS는 L-tube 제거 안 필요했음**

- 참고: **EBUS를 통해 조직을 채취하는 것을 EBUS-TBNA 라고 표현함**

⇨ TBNA(Trans-Bronchial Needle Aspiration, 경기관지 세침 흡입술)

5장 검사

02 PCNA(Per-Cutaneous Needle Aspiration)

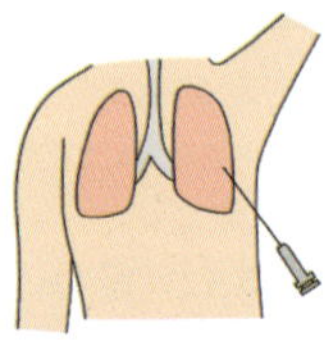

*** 경피적 세침흡입술 [폐]**
- 목적: **폐 조직 검사를 위해 시행함**
- 특징: 흉곽에 있는 Mass를 개흉술 없이 CT 또는 SONO를 보면서 얇은 바늘로 조직을 채취함
- 준비: 4시간 이상 금식&항응고제 Hold 필요함

- 기타: **Post Chest PA F/U 하는지 확인함 [기흉 or 혈흉 잘 발생함 ★]**
⇨ **검사 부위는 Sand Bag으로 압박·지혈**하며 4시간 정도는 ABR 하도록 함
- 참고: 조직 검사 시 준비물로 검사실로 포르말린 Bottle 필요할 수도 있음

- Plus: CT 촬영하여 폐 조직 검사할 부위를 결정하고 국소 소독·마취 후에 Needle을 삽입하고 다시 CT 촬영하여 부위 재확인하고 흡인/생검 시행함
⇨ **병변이 폐 근처에 존재하여 BFS로는 조직 채취하기가 어려울 때 시행함**

03 Pleural Biopsy

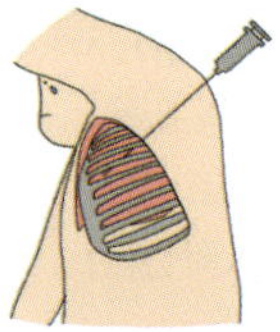

*** 흉막 생검**
- 목적: **흉막의 상태를 확인함**
⇨ 흉막 삼출액 원인이 TB 또는 Ca 의심 시 시행함
- 특징: 국소 소독·마취한 흉부의 늑간 사이 피부로 Needle 삽입해서 삼출액/조직을 채취함

- 주의: **침습적인 시술이므로 항응고제·항혈소판제는 출혈 위험으로 Hold 함**
⇨ 검사 후 Post Chest PA F/U하고 검사 부위 Sand Bag으로 압박·지혈함
- 기타: PCD(Pig- tail) 가진 환자는 Locking하고 검사할 때도 있음 ★

+ Pleural Tapping=Thoracentesis

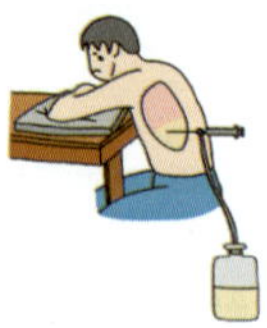

*** 흉막 천자**
- 목적: **흉강의 액체나 공기 제거를 위해 시행함**
- 특징: 병동에서 시행 가능하며 X-ray/SONO를 토대로 천자 할 부위 결정 후 Needle로 뚫음
- 기타: Post Chest PA F/U 확인함(기흉 위험)

- 기타: 침대 책상에 베개를 올리고 그 위에 어깨와 팔을 올리게 하여 앉혀서 Needle로 흉강을 뚫음(이 자세가 늑골 사이가 넓어져서 천자하기에 좋음)
- 준비물: Glove+Lidocaine+Catheter+50cc Syringe+수액 Set+공병 등

04 PCD(Percutaneous Catheter Drainage)/Pig-Tail

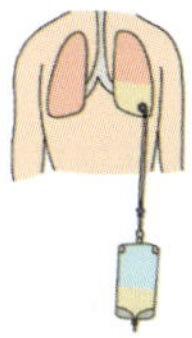

*** 경피적 카테터 배액술 [폐]**

- 목적: **폐의 삼출액·농흉을 배액함**

⇨ PCD는 주로 삼출액 or 농흉 환자에게 많이 시행함

- 특징: X-ray·SONO 이용하여 카테터를 폐까지 삽입하여 흉수/농흉을 배출함

- 주의: **금식 필요하며 침습적인 시술이라 항응고제는 출혈 위험으로 Hold 함**

⇨ 검사 시 준비물로 50cc Syringe 필요할 수 있음(배액된 검체를 담아줌) PCD 후 배액된 검체에 대한 Lab 검사는 삼출물을 Bottle에 담아서 나감

- 기타: **Post Chest PA F/U 하는지 확인하고 1L 이상 배액 시 Dr.Noti 함**

⇨ 수분/전해질 균형을 위해 1L 이상 시 Locking 할 때 있음 [3way 돌림] **Locking 시 배액량 Target Confirm 받음**(시술 초기 시 배액량 많음)

⇨ 시술 부위 Oozing/Bleeding 여부 확인하고 초반은 배액량 자주 확인하기

- Plus: PCD 대신 삽관된 Catheter의 끝이 돼지 꼬리처럼 말려있다고 하여 **Pig- Tail**이라고 함 [Pig-Tail 시술은 영상의학과(혈관조영실)에서 많이 함]

⇨ **PAD(Percutaneous Abscess Drainage)**, 경피적 농양 배액술로도 말함

+ CTD(Chest Tube Drainage)

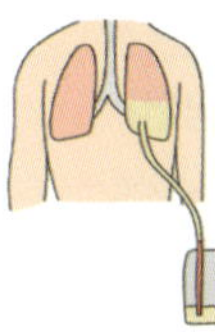

*** 흉관 삽입술**

- 목적: **폐의 삼출액·공기·혈액을 배액함**

⇨ CTD는 주로 기흉 or 혈흉 환자에게 많이 시행함

- 특징: 늑간 사이 피부를 절개하고 겸자를 이용해 흉막까지 뚫은 뒤 Tube를 삽입함

- 기타: Bottle 개수로 A-Type과 C-type으로 구분하며 Wall Suction 가능함

- 참고: **PCD와 CTD 차이 [둘 다 폐의 삼출액을 배액 할 수 있음]**

⇨ PCD에 사용하는 Catheter는 일반 수액 세트 두께 정도로 Fr. 얇음 CTD에 사용하는 Tube는 3~5cc Syringe 두께 정도로 Fr. 두꺼움

⇨ CTD는 두꺼운 Tube에 Plastic Bottle을 연결하여 자연 배액도 가능하나 Suction기에 연결하여 압력을 주면서 Wall Suction 배액이 가능함

⇨ PCD는 얇은 Catheter에 대개 Bile Bag 연결하여 자연 배액을 함

- Plus: 임상 경험에 의하면 PCD는 보통 Pleural Effusion 많은 환자에게 시행했으며 CTD는 Pneumothorax 환자에게 CS 협진해서 했었음

⇨ PCD는 혈관조영실로 보내서 시술했고 CTD는 병동 처치실에서 삽관했음

05 BAE(Bronchial Artery Embolization)

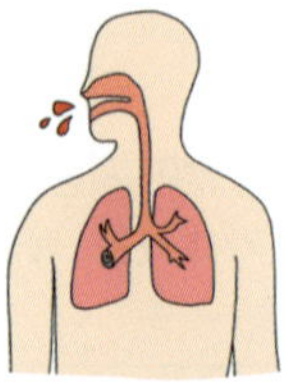

*** 기관지 동맥 색전술**

- 목적: **객혈 치료를 위해 시행함**
- 특징: 대퇴동맥에 카테터를 넣어 기관지 동맥까지 삽입 후 조영제를 투여하여 출혈 영상을 확인함

⇨ 출혈 부위 발견 시 미세관을 카테터 안에 넣어서 색전 물질로 혈관을 막아 지혈시킴

- 주의: **출혈 위험 있어 항응고제(와파린)·항혈소판제(아스피린)는 Hold 함**

⇨ 6시간 이상 금식 후 시행하는데 응급 상황이면 상황 보고 진행하기도 함

- 기타: Sand Bag으로 시술 부위 압박·지혈하며 4시간 이상 ABR 하게 함

⇨ BAE 시행 후에도 다시 객혈 할 수 있음(즉시 Noti 하고 재시술 준비함)

- Tip: BAE 시술 후 Main Fluid에 도란사민주(지혈제) Mix 처방 많이 남

06 PFT(Pulmonary Function Test)

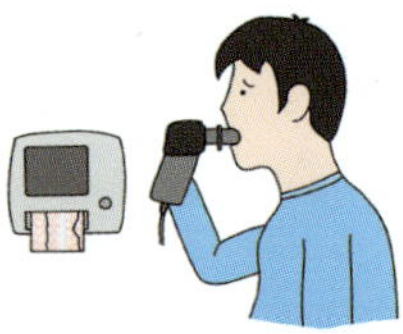

*** 폐 기능 검사**

- 목적: **호흡 기능 확인함**

⇨ 천식·COPD·간질성 폐 질환 환자에 많이 시행함

- 종류: 폐활량검사·기관지확장제검사·폐용적검사·폐확산능검사·기관지수축유발검사 등이 있음
- 주의: **기관지확장제검사 전까지 확장제 투여는 Hold 함(검사 전 금연)**

⇨ 폐활량 검사 후 검사에 사용하는 기관지 확장제를 흡입한 후 10~20분 뒤 다시 폐활량검사를 하는 검사이므로 검사에 영향을 줄 수 있어서 Hold 함

⇨ 속효성 기관지 확장제는 8시간/지속성 기관지 확장제는 48시간 전 Hold

- 기타: 천식 진단을 위한 기관지수축유발검사 전에는 히스타민도 Hold 함
- Plus: OP 전 Risk 확인 위한 기본 검사로 Echo+PFT+EKG 처방 잘 남

+ Lung Ventilator&Perfusion Scan

*** 폐 환기&관류 검사**

- 목적: 방사성의약품을 투여하여 폐의 구조와 기능을 확인함

⇨ Perfusion Scan으로 COPD·폐 색전증·국소적인 폐 관류 상태를 진단하고 Ventilator Scan으로 발생 부위 확인함 **[OP 전 폐 기능 평가에 사용함]**

⇨ Ventilator와 Perfusion 동시에 하는 경우 Ventilator 먼저 하도록 함

다음은 **'순환기 관련 주요 검사 및 시술에 대해 정리한 것'**이다.

01 CAG(Coronary Arterio-Graphy)

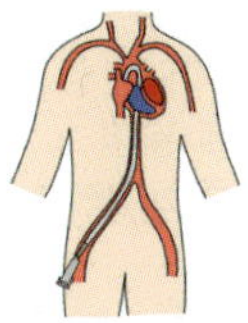

*** 관상동맥 조영술**
- 목적: **관상동맥의 상태를 확인함**

⇨ 협심증·심근경색증·동맥경화·폐쇄·협착을 확인함
- 특징: 대퇴/요골동맥에 Catheter를 넣어 심장의 관상동맥에 조영제를 투여하여 검사함

검사 전

- 준비: **Line은 Lt. Arm 20G~18G 많이 잡으며 시술 부위는 Saving 함**

⇨ 시술자가 환자 오른쪽에서 시술하며 Aorta 접근하기가 오른쪽이 편하다 함
- 주의: **PCI 예정 시 항혈소판제(아스피린·클로피도그렐·플라빅스) Loading 함**

⇨(Ex) 아스피린 100mg 3T+클로피도그렐 75mg 4T 전날·아침에 복용함

⇨ 시술 시 혈소판끼리 붙어서 혈전이 발생하는 것을 예방하기 위해서 복용함 항혈소판제 평소에 복용하는 환자는 필요한 약만 Loading 하거나 Skip 함

⇨ **수술 or 진단목적(혈관 상태 확인) 시 Loading 안 하므로 확인 필요함**
- Plus: 항응고제(와파린)는 출혈 위험이 있어서 시술 2~5일 전에 Hold 함

⇨ 조영제 사용하므로 금식함(안 하는 곳도 있음) Metformin 제제 Hold 함

검사 후

- 간호: **검사 시행한 부위(대퇴/요골) 확인하고 Oozing&Bleeding 확인함**

⇨ 출혈·혈종 예방을 위해 검사 부위는 구부리지 않게 하고 4~6시간 ABR 함
- **대퇴동맥은 Sand Bag으로 압박·지혈하고 요골동맥은 TR Band를 이용함**

⇨ 요골동맥의 TR Band는 4~6시간 Compression 유지 후 Air 조금씩 뺌 **인턴선생님 Call** 해서 30분~1시간 간격으로 2~3cc Air 뺌(**출혈 주의**)
- Plus: CAG 검사/PCI 시술 후 SMC(Sensor·Motion·Circulation) 확인함

02 PCI(Percutaneous Coronary Intervention)

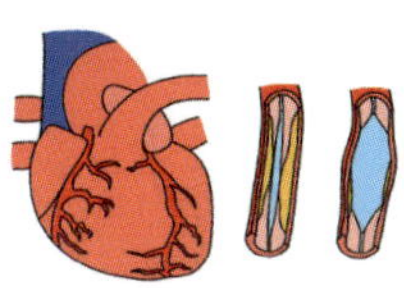

*** 경피적 관상동맥 중재술**
- 목적: **협착된 관상동맥을 넓혀줌**

⇨ CAG는 협착된 혈관을 찾고 PCI는 혈관을 넓힘
- 특징: CAG하면서 관상동맥의 협착부위 발견 시 Stent·Balloon·Laser 등을 이용하여 넓혀줌

- 기타: PCI 후 ICU에서 Post Care 하는 곳은 중환자실 입실 동의서 받음

⇨ 시술 당일에 무조건 보호자 Keep 시키고 입실 결정되면 짐 정리하게 함

+ PTCA(Percutanous Transluminal Coronary Angioplasty)

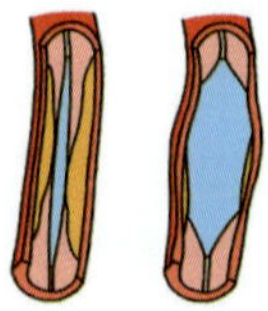

*** 경피적 관상동맥 성형술**
- 목적: **협착된 관상동맥을 넓혀줌**
- 특징: 피부를 통해 Catheter를 넣어 관상동맥의 협착된 부위를 Stent 또는 Balloon으로 넓힘

⇨ PTA는 일반 다른 혈관에 중재한 시술을 포함함

- 기타: **PTCA는 PCI의 일종으로 PCI가 PTCA보다 더 큰 개념임**[5)]

⇨ PCI는 처음에는 PTCA에 국한된 표현이었으나 죽종제거술(Atherectomy)·레이저 혈관 성형술(Coronary Laser Angioplasty)·관상동맥 내 스텐트 설치술(Intracoronary Stention) 등의 방법이 생기면서 개념이 더 커짐

⇨ **Stent 또는 Balloon 이용한 PCI를 많이 사용해서 PTCA와 큰 차이 없음**

- Plus: PTCA/PCI 시술 후에는 항혈소판제(아스피린) 계속 복용함

+ CABG(Coronary Artery Bypass Grft)

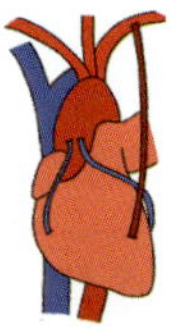

*** 관상동맥 우회술 [OP]**
- 목적: **혈류공급을 위해 시행함**
- 특징: 가슴을 열어 관상동맥 협착 부위에 새로운 혈관을 연결하여 우회로를 만들어주는 수술임

⇨ 우회로로 혈류가 공급되므로 심장의 허혈을 막음

- 기타: 심장을 둘러싸서 영양과 산소를 공급하는 관상동맥은 3개가 있음

⇨ 관상동맥 3개: LAD(좌전하행동맥)+LCX(좌회선동맥)+RCA(우관상동맥) **협착된 관상동맥의 개수에 따라 1·2·3 VD(Vessel Disease)라고 표현함**

⇨ 보통 1개만 협착되면 PCI 고려하나 PCI가 실패 or 합병증 발생한 경우나 2개 협착+당뇨 or 3개가 협착된 경우 CABG 고려함 [3VD 표현 잘 씀]

03 24hr Holter Monitoring

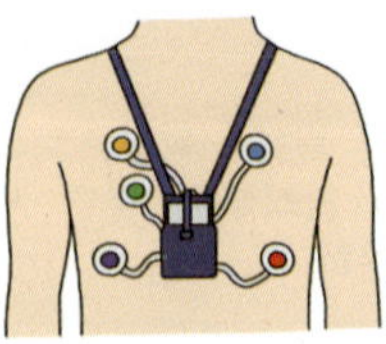

*** 24시간 활동 심전도 검사**
- 목적: **부정맥 진단을 위해 시행함**
- 특징: 가슴에 전극과 기록해주는 장치를 붙이고 일기장에 활동 사항과 증상을 적어서 비교함
- 주의: X-ray·CT·MRI 금지(전기매트도 피함)

5) 경피적 관상동맥 중재술을 시행 받은 환자에서의 비심장 수술 시 주술기 관리(대한마취과학회지)

04 DC Cardioversion(Direct-Current Cardioversion)

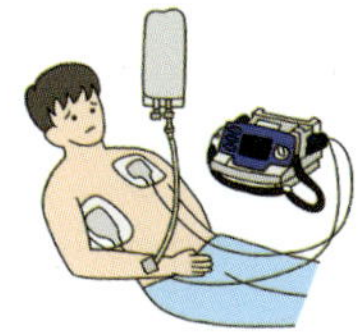

＊ 심율동전환술

- 목적: **부정맥 치료를 위해 시행함**
- 특징: 전극을 통해 심장에 직류 전기충격을 줘서 심실을 탈분극시켜 심장 내 비정상적 회귀회로를 차단하고 정상적인 전도체계를 회복함

- 준비물: EKG Patch·Simple Mask·Sedation 약물 [응급 상황 대비함]

⇨ 시술 전에 금식 필요하며 응급 상황 대비하여 Line은 20G~18G로 잡음

- 기타: O2 공급 및 EKG 리듬 보면서 전기충격을 가함
- Plus: 내가 근무했던 병원은 시술 전에 코다론주 Loading 하기도 했음

(1) 5% DW 100mL+코다론주 1A Mix 후 10분간 Loading 함

(2) 5% DW 500mL+코다론주 6A Mix 후 34cc/hr 8시간→17cc/hr

05 EPS(Electo-Physiologic Study)

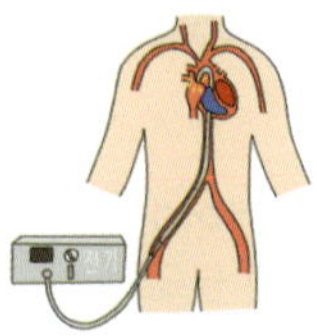

＊ 전기생리 검사

- 목적: **부정맥 원인파악 및 진단 위해 시행함**

⇨ 전도체계 기능 평가 및 Pacemaker 필요한지 봄

- 특징: 대퇴정맥/경정맥을 통해 우심장으로 전극이 달린 관을 삽입하여 심장의 전기적 활동을 기록함

- 주의: **검사 전 6시간 이상 금식하며 항부정맥제는 며칠 전부터 Hold 함**
- Plus: **RFCA(Radio-Frequency Catheter Ablation, 전극도자절제술)**는 부정맥 원인 부위에 고주파 전류를 쏴서 발생한 열로 절제하는 시술임

+ Pacemaker

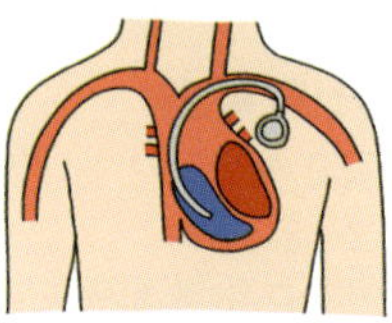

＊ 심박조율기 삽입술(OP)

- 목적: **부정맥(서맥) 치료를 위해 삽입함**
- 특징: 심장의 전기신호를 감지하여 정상수치 보다 맥박이 느리면 전기자극을 심장에 주는 장치를 심음

⇨ 전기자극을 받은 심장은 맥박이 다시 빨라짐

- 주의: **출혈 위험이 있으므로 OP 전에 항응고제(와파린 등)는 Hold 해야 함**

⇨ 금식 필요하며 OP 당일 보호자 Keep 하게 함 [OP 후 ICU 입실하게 됨]

- 기타: 체내에 기구를 삽입하므로 감염 예방을 위해(예방적) 항생제 투여함

⇨ **OP 부위 Oozing·Redness·Swelling 있는지 보고 Fever 나는지 확인함**

5장 검사

06 TMT(Tread-Mil Test)

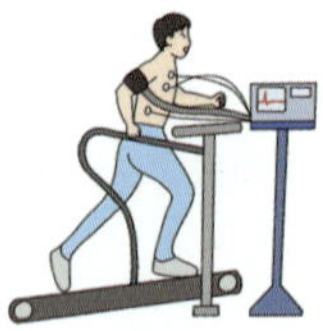

*** 운동부하 검사**

- 목적: **심장의 기능을 평가함**

⇨ 관상동맥 질환·협심증·부정맥 등의 심질환에 함

- 특징: 전극을 가슴에 부착한 후 Treadmill에서 운동하면서 EKG와 BP 변화를 확인함

- 기타: 운동부하 검사로 트레드밀 대신 자전거를 이용해서 하는 곳도 있음

⇨ 검사 2~3시간 전에는 금식&금연하도록 함(금식 필요 없다는 곳도 있음)

- 주의: **검사 중 흉통 및 호흡곤란 호소할 수 있으며 낙상 위험 있음**

+ Stress Echocardiography

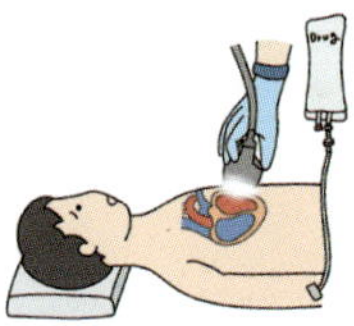

*** 약물 부하 심장 초음파 검사**

- 목적: **스트레스 전·후 심근의 상태를 확인함**

- 특징: 심장 초음파 검사를 하면서 5분 간격으로 Dobutamine 또는 Ergonovine 투여 후 환자의 EKG와 BP 변화 및 흉통 여부를 확인함

- 주의: **검사 전까지 심혈관계 제제(심부전·협심증·부정맥·혈압약) Hold 함**

⇨ Isokect Spray 또는 NTG는 Confirm 후 투여함(검사 전 금식 필요함)

- 기타: Dobutamine은 운동하는 상태처럼 심장에 스트레스를 줌

⇨ Dobutamine은 강심제로 IV하면 심근의 수축력과 심박수를 항진시키므로 관상동맥 질환·협심증 등에서 심장근육의 손상 정도를 평가하는 데 사용함

- Plus: Ergonovine은 관상동맥 경련에 의한 변이형 협심증 진단에 사용함

07 HUT(Head Up Tilt)

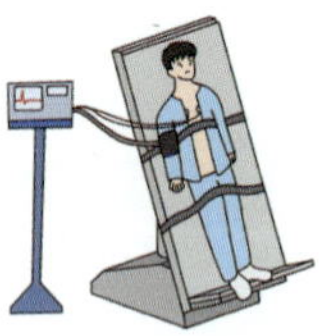

*** 기립경 경사도 검사**

- 목적: **혈관미주신경성실신/심인성실신을 확인함**

- 특징: 환자를 Tilt Table(침대)에 묶고 눕혔다가 침대를 70° 이상 기울였다 세웠다 하면서 검사함

⇨ Isoproterenol 투여하고 EKG 및 BP 변화 확인함

- 주의: **구토 예방을 위해 검사 6시간 전부터 금식하도록 함**

⇨ 검사 중 실신·심정지 위험이 있어 대개 Line을 Lt. Arm에 18G로 준비함

08 Echo(Echo-Cardiogram)

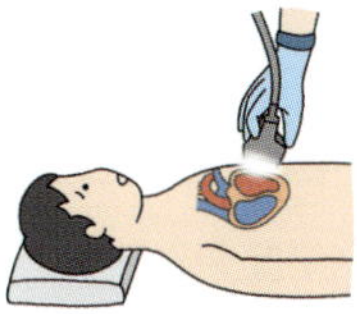

*** 심초음파**

- 목적: **심장의 내부 구조와 기능 확인함**

⇨ 심근의 두께·판막질환의 원인과 정도 확인 가능함

- 특징: 비침습적으로 초음파를 이용하여 흉부에 젤을 발라서 심장의 모습을 실시간으로 확인함

- 기타: **TTE(Trans-Thoracic Echocardiogram), 경흉부 심초음파라고 함**

⇨ 흉부에 젤을 발라서 검사하므로 **금식은 필요 없음**

- Tip: OP Risk 확인을 위해 PFT와 함께 Echo 처방이 많이 남
- Plus: 심초음파는 다른 초음파와 비교하여 급여 조건이 까다로워서 비쌈

⇨ 산정특례 환자 또는 PCI 시술한 환자 외에는 비급여 동의서 받는 게 좋음

+ TEE(Trans-Esophageal Echocardiogram)

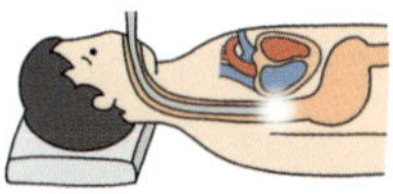

*** 경식도 심초음파**

- 목적: **심장의 내부 구조와 기능 확인함**

⇨ 심근&판막 상태·대동맥 상태·혈전 존재를 파악함

- 특징: 침습적으로 초음파를 이용하여 식도에 검사 기구를 넣어 심장의 모습을 실시간으로 확인함

- 주의: 검사 전 꼭 ★ 틀니 제거 함 ★(이외 안경·콘택트 렌즈도 빼게 함)
- 기타: 식도를 통한 내시경적 검사로 심장 가까이서 찍어서 영상이 선명함

⇨ But 식도에 기구를 넣어 검사하므로 **금식이 필요함**

⇨ 국소마취로 음식물 흡인 위험 있고 검사 후 구개 반사 돌아오면 먹도록 함

암또일화

내가 근무했던 곳은 호흡기 내과였지만, 나와 같은 층의 다른 병동은 순환기 내과·흉부외과·부인과·Sub 호흡기내과였기에 우리 병동에 Cardio 환자도 종종 있었다.

그래서 Pulmo 환자는 병동 Manual을 보면서 필요한 동의서와 준비물을 챙길 수 있는데, 간혹가다가 하는 Cardio 검사는 옆 병동에 물어보거나 경험이 많은 Old 선생님께 도움을 요청했어야 했다. 입사하고 Acting으로서 처음 독립하기 전 날, 저녁에 병원 도서실 컴퓨터로 전산에 들어가 내가 보내야 하는 검사들이 무엇이 있는지 확인을 하던 중 Head Up Tilt 검사가 잡혀 있어서 당황했었다. OT 중에 한 번도 경험한 적 없던 검사라 독립한 날부터 검사를 제대로 못 보낼까 걱정을 하면서 집에 돌아갔었다. 그날 밤, Night였던 프리셉터 선생님이 내가 내일 가서 담당할 환자들의 인계 내용을 미리 적어둔 사진과 함께 Head Up Tilt는 무엇을 챙기면 되는지와 응원 글을 보내 주셔서 든든하고 용기가 났었다.

다음은 '혈액/종양 관련 주요 검사 및 시술에 대해 정리한 것'이다.

01 Bone Marrow Biopsy & Aspiration

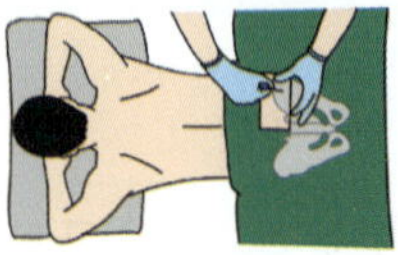

*** 골수 생검 & 흡인**

- 목적: **골수(조직) 상태를 확인함**

⇨ 혈액질환(백혈병 등)과 암의 전이 여부를 확인함

- 특징: 천자 할 부위 소독하고 피하조직과 골막을 마취한 후 BM Needle을 뼈에 닿도록 삽입함

⇨ 심한 통증 호소로 미리 Pethidine 투여하기도 함

- 기타: 골수 생검에 필요한 Bx. Set은 미리 중앙공급실에서 받아서 준비함

⇨ Bx. Set, Bone Marrow Needle, Lidocaine, EDTA&Heparin Bottle, Glove, 11 Knife, 10cc Syringe(10개↑), 부직포 Gauze, 면 Plastar

⇨ Bone Marrow Needle 간호 처방 내야 함 (Both 검사는 2개 처방 냄)

- Plus: 골수조직검사 동의서·**유전자 검사 동의서** 등 원내 필요한 서류 준비

⇨ Bone Marrow Bx는 병리팀 선생님이 검체 Slide 가져와서 함께 시행함

- 주의: **Bx. 한 부위 Oozing 또는 Bleeding 있는지 확인함 (ABR 시킴)**

⇨ 검사 전에 화장실 다녀오도록 하고 검사 당일 CBC의 PLT 수치 확인해둠

- Tip: 심한 통증을 호소하므로 Pethidine 투여를 위한 Line 24G로 잡음

02 Chemoport Insertion

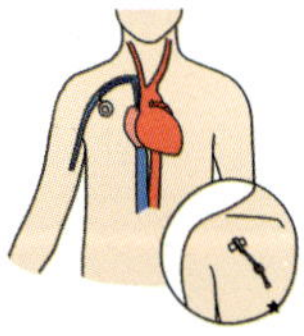

*** 케모포트 삽입술**

- 목적: **항암제 투여를 위해 삽입함**

- 특징: Chemoport를 피부 밑에 심어서 외관상 보이지 않음(수개월~수년간 사용 가능함)

⇨ Chemoport에 Huber Needle 삽입하여 사용함

- 기타: 대개 혈관조영실(영상의학과)에서 시행하며 시술 전에 금식 필요함

⇨ Chemoport는 지혈·혈액 역류가 확인되면 바로 Open 해서 사용함

- 주의: **삽입 후 Chest PA 촬영하여 삽입 위치 이상 없는지 확인함**

⇨ 삽입한 부위 Oozing 또는 Bleeding 있는지 확인함(Sand Bag 올려둠)

⇨ 출혈 위험이 있어 항응고제(와파린 등)는 시술 당일에는 복용하지 않게 함

- Plus: 과거엔 시술 부위를 꿰매서 Daily Dx. 하고 7~10일 뒤에 S/O 했음

⇨ But 최근에는 Glue로 굳히는 추세로 S/O(Stich Out) 필요 없음

- 참고: Chemoport Needle(Huber Needle)은 7일마다 교환함

⇨ Flim(Tegaderm) Dx.은 7일마다, Gauze(Neo) Dx.은 2일마다 시행함

+ PICC(Peripherally Inserted Central Catheter)

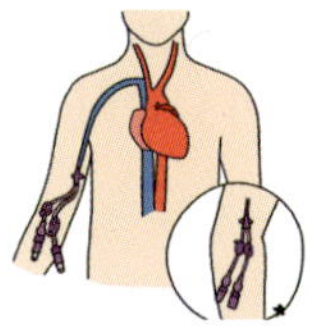

*** 말초 삽입형 중심정맥관**

- 목적: **말초 혈관 확보가 어려우면 시행함**

⇨ 항암제·장기적으로 약물&TPN 투여 필요하면 함

- 특징: 팔 정맥을 통해 카테터를 넣어 중심정맥을 지나 심장까지 삽입함(상완에 많이 삽입함)

- 기타: 대개 혈관조영실(영상의학과)에서 시행하며 시술 전에 금식 필요함

⇨ PICC도 시술 부위 지혈되고 혈액 역류 확인되면 Open 해서 사용함

- 주의: **삽입 후 Chest PA 촬영하여 삽입 위치 이상 없는지 확인함**

⇨ 삽입한 부위 Oozing 또는 Bleeding 있는지 확인함(Sand Bag 올려둠)

⇨ 출혈 위험이 있어 항응고제(와파린 등)는 시술 당일에는 복용하지 않게 함

- Plus: 다른 중심정맥관보다 기흉·공기색전·패혈증 위험이 적은 편임

⇨ 투명 필름 드레싱은 7일마다 소독하고 멸균 거즈 드레싱은 2일마다 소독함

+ Subclavian Catheter / Jugular Catheter

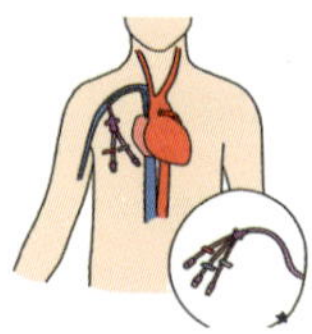

*** 쇄골하정맥 카테터 / 경정맥 카테터 [C-Line]**

- 목적: **응급 상황에서의 투약을 위해 시행함**

⇨ CVP 측정·OP&CPR 시의 투약 Line으로 사용함

- 특징: 국소 소독·마취 후 쇄골하정맥/경정맥으로 카테터를 삽입함 [단기간(2주) 사용 권장됨]

- 기타: 혈관조영실(영상의학과)에서도 할 수 있지만 대부분 병동에서 삽입함

⇨ Post Chest PA에서 카테터 Tip 위치 확인 후 Open 해서 사용함

- 주의: 삽입 부위 Oozing 또는 Bleeding 여부 확인함(Sand Bag 올려둠)

⇨ 출혈 위험이 있어 항응고제(와파린 등)는 시술 당일에는 복용하지 않으면 좋으나 C-Line 삽관은 응급으로 갑자기 시행하는 경우가 많은 편임

- Plus: Suture Set, C-Line Set, Lidocaine, 10cc Syringe, Nylon 3-0, 4x4 Gauze, Tegaderm(Film), Surgical Glove, Gown, 소독제(CHG), C-Line Cath. + Potable Sonograph 기계 빌려서 시행하기도 함

암또일화

간혹 호흡기 병동인데도 Bone Marrow Bx.를 할 때가 있었다. 처치실에 Bed 채 환자를 빼내고 Lidocaine으로 국소마취 후에 Bone Marrow Needle로 살과 뼈를 뚫고 채취한 골수액을 담고 조직은 병리팀 선생님께 드리면서 끙끙대던 환자분과 간혹 침대에서 실례하는 분들을 보면서 정말 괴로운 검사라는 것을 느꼈었다.

+ 혈액암 Cancer Study

*** 대개 일반혈액검사에서 이상 수치 발견되면서 Cancer Study 시작함**
- 림프절 종창/통증으로 내원하였다가 일반혈액검사에서 이상 수치가 나와 시작하는 경우도 많음 [필요하면 종양표지자 검사(혈액검사) 함]

⇨ 림프절 부위 CT/MRI/SONO 촬영하며 이상 병변은 Bx 시행함

- 혈액암은 꼭 Bone Marrow Bx 시행하여 Ca 진단하고 병기를 확인함

⇨ 추가로 분자유전학적 검사(염색체 검사·PCR 검사·FISH 검사) 시행함

⇨ 필요하면 PET-CT와 Bone Scan 등의 검사 시행함

- 혈액암 진단 후 Chemo 전에 심기능 상태 확인을 위해 Echo 촬영함

⇨ Chemoport Insertion하고 항암치료를 시작함 (주로 Chemo 치료함)

⇨ 이외 방사선 치료나 조혈모세포 이식도 시행함

+ 고형암 Cancer Study

*** 이상 증상 호소 및 종양표지자 검사(혈액검사)의 이상 수치 발견으로 Cancer Study 시작함 (Mass가 만져진다며 내원하는 경우도 많음)**

⇨ 해당 부위의 CT/MRI/SONO 촬영하며 이상 병변은 Bx 시행함

⇨ 내시경 검사가 가능한 부위는 내시경 시행하며 이상 병변은 Bx 시행함

- 채취한 조직 검사상 Ca 확률이 높으면 PET-CT 시행하여 Ca 진단함

⇨ 이후 골전이 확인을 위해 Bone Scan 시행함

⇨ 뇌로 전이가 잘 되는 암은 Brain MRI 시행함

- Ca 병기 확인 후 OP 가능한 경우 Echo&PFT 등 OP 전 검사 시행함

⇨ OP Risk 확인 후 OP Schedule 잡고 OP 시행함

⇨ OP 어렵지만 Chemo 가능하면 Chemoport 심고 Chemo를 시작함

⇨ Ca 병기에 따라서 OP&Chemo&RT 병행하거나 하는 순서가 달라짐

Ex) Lung Cancer Study

혈액검사[종양표지자 포함] ⇨ Chest CT [Enhence] ⇨ Bronchoscopy & PCNA & (prn EBUS) ⇨ PET-CT ⇨ Bone Scan ⇨ Brain MRI ⇨ Echo & PFT ⇨ Lung Ventilation&Perfusion Scan

OP: VATS(Video Assisted Thoracic Surgery, 비디오 흉강경 수술) 등
Chemo: Cisplatin·Carboplatin·Paclitaxel·Docetaxel·Gemcitabine 등
RT: CCRT(동시 항암 화학-방사선 요법)나 Cyber Knife 등 시행함

다음은 **'내분비 관련 주요 검사 및 시술에 대해 정리한 것'**이다.

01 Thyroide Scan

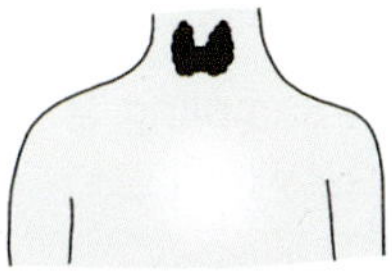

*** 갑상선 스캔**
- 목적: **갑상선의 상태를 확인함**

⇨ 결절·갑상선염·갑상선 비대·기능 저하/항진증 등
- 특징: 갑상선에 축적되는 방사성의약품을 투여 후 영상을 촬영하여 갑상선 상태를 확인함

- 주의: **갑상선호르몬제와 스테로이드제는 검사에 영향을 주므로 Hold 함**

⇨ 요오드가 많이 함유된 해조류도 피함(Thyroid Uptake 검사도 동일함)

+ Thyroide Uptake

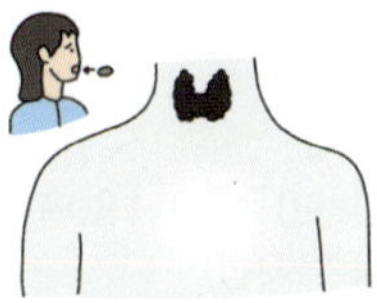

*** 갑상선 섭취율 검사**
- 목적: **갑상선의 기능 상태를 확인함**

⇨ 갑상선기능저하증 or 갑상선기능항진증을 진단함
- 특징: 방사성의약품을 이용하여 갑상선에 축적된 옥소(요오드)의 이용과 분비율을 확인함

02 Thyroide SONO

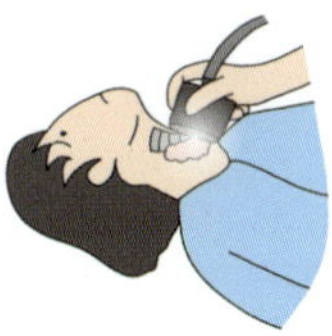

*** 갑상선 초음파**
- 목적: **갑상선의 모양과 크기를 확인함**

⇨ 결절의 모양·크기·범위와 종양의 여부를 진단함
- 특징: 초음파를 이용하여 갑상선 부위를 촬영함

⇨ 수용성 젤을 바르고 탐촉자를 밀착시켜서 검사함

- 기타: 금식은 따로 필요 없으며 누운 상태에서 목을 뒤로 젖혀서 검사함

⇨ 검사 중 FNA 시행하게 되는 경우 항응고제 복용 여부 확인함(출혈위험)

+ Thyroide FNA(Fine Needle Aspiration)

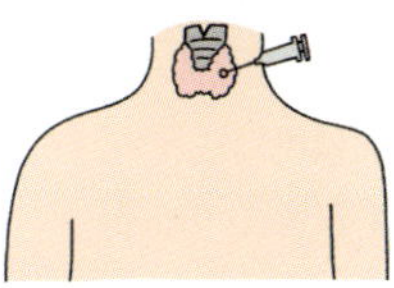

*** 갑상선 세침 흡인 검사**
- 목적: **갑상선 조직 세포의 상태를 확인함**
- 특징: 갑상선 초음파 검사 중에 악성 결절(암)이 의심되는 병변을 미세 바늘로 조직을 채취함

⇨ 세침 부위에서 출혈 or 염증 생기는지 확인함

03 Glucagon Stimulation Test

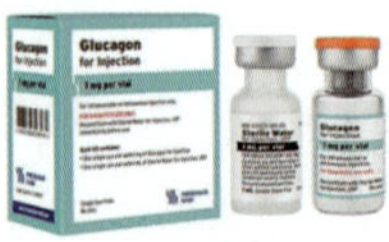

*** 글루카곤 부하 검사**

- 목적: **β-세포의 인슐린 분비 능력을 확인함**

⇨ IDDM(1형 DM)과 NIDDM(2형 DM)을 감별함

- 특징: Glucagon 1mg IV 후 혈액 Sampling 함

⇨ 0·3·6·9·15·30·60·90분 간격으로 채취함

- 주의: **Sampling은 IV한 반대 팔에서 채취 하며 3cc 이상 채취해야 함**

⇨ C-Peptide 수치를 보는 검사로 금식 필요하며 검사 후에 당뇨약 투여함

- TIP: **처음 Sampling 할 때 굵은G+3Way로 잡아서 Sampling하면 편함**

⇨ 3way로 시간 될 때마다 혈액을 채취하면 환자도 안아프고 나도 안 힘듦

+ OGTT & IVGTT

*** 경주 당 부하 검사(Oral Glucose Tolerance Test)**

- 목적: **정해진 당 투여 후 혈당을 측정하여 당 처리 능력을 확인함**
- 특징: Glucose 50g 또는 100g PO 복용 후 0·30·60·90·120·180분에 채혈하여 혈당과 혈중 인슐린 수치를 확인함(검사 전까지 금식 유지함)

*** 정주 당 부하 검사(Intravenous Glucose Tolerance Test)**

- 목적: **정해진 당 투여 후 혈당을 측정하여 당 처리 능력을 확인함**
- 특징: 50% Glucose 50mL 4분간 IV 후 5·10·20·30·40·50·60분까지 채혈하여 혈당과 혈중 인슐린 수치를 확인함(소화 흡수인자 영향 안 받음)

04 Rapid ACTH Stimulation Test

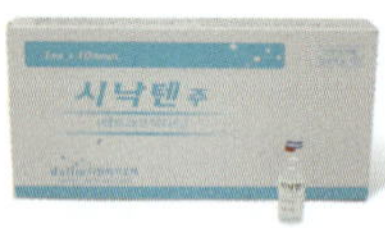

*** 급속 부신피질 자극 검사**

- 목적: **부신 및 뇌하수체 질환을 진단함**

⇨ 쿠신증후군·에디슨증후군·부신/뇌하수체 종양 등

- 특징: ACTH 약물을 IV 투여 후 부신이 생성하는 Cortisol과 Aldosterone 수치 변화를 확인함
- 기타: ACTH 약물 투여 전에 Basal 수치 확인을 위해 Sampling 시행함

⇨ 약물 투여 후 30분·60분에 Sampling 함(굵은 G+3Way 잡으면 편함)

- 주의: **Steroid 복용 중이면 주치의 Confrim 하에 시행함**

⇨ 환자가 움직이면 수치가 변할 수 있다며 ABR 시키고 검사 시행하기도 함

- Plus: 뇌하수체 상태를 보는 Cocktail Test도 있으며 검사 방법은 비슷함

다음은 **'신장/비뇨기 관련 주요 검사 및 시술에 대해 정리한 것'**이다.

01 IVP(Intra-Venous Pyelography)

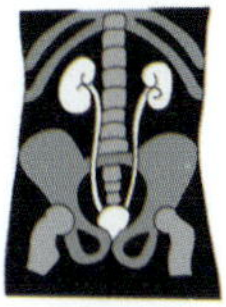

*** 정맥 신우조영술**
- 목적: **신장·요관·방광의 상태를 확인함**
⇨ 결석·종양·폐쇄/협착 등을 진단하기 위해 시행함
- 특징: 조영제를 정맥에 투여하고 신장을 통해서 배출되는 과정을 시간 간격을 두고 X-선 촬영함

- 기타: 신장과 요관이 장에 가려지는 것을 막기 위해 관장 or 좌약 투여함
⇨ **검사 전 4~6시간 이상 금식함(조영제 농도가 흐려지므로 물도 금식함)** But 신부전환자는 조영제로 인한 신독성 위험으로 수분제한 안하기도 함
- 주의: Metformin 제제 당뇨약은 신독성을 유발하므로 검사 전에 Hold 함
⇨ 검사 후 48시간 후 복용이 원칙이나 Dr.Confirm 하에 복용 시기 결정함

+ Kidney Scan(DTPA/MAG3/DMSA//Captopril)

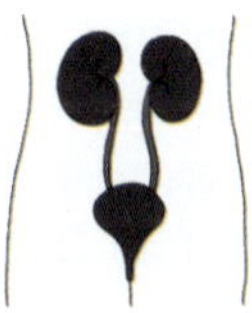

*** 신장 스캔**
- 목적: **신장의 기능 상태를 확인함**
⇨ 형태학적 변화보다 먼저 나타나 조기 진단 가능함
- 특징: 방사성의약품을 정맥투여 후에 신장 촬영함
- 주의: **검사 30분 전 물 500mL 마심(금식 필요×)**

- 기타: DTPA·MAG3는 투여하고 연속으로 찍고 DMSA는 3시간 뒤에 찍음
⇨ DMSA는 염증성질환(신우신염)의 진단 및 신기능 평가를 위해 시행함
- Plus: 배설기능 저하가 의심되면 이뇨제(Diurectic) IV하고 신장을 촬영함
⇨ 폐쇄성 요로 질환의 폐쇄성 유무 및 치료 후 경과추적을 위해 시행함
- Plus: 신성고혈압이 의심되면 검사 1시간 전 Captopril PO복용 후 촬영함

02 Kidney Biopsy

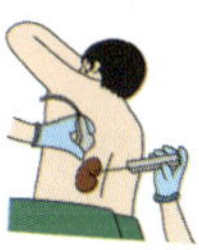

*** 신장 생검**
- 목적: **신질환 진단 및 신이식 후 예후를 확인함**
- 특징: 정확한 생검 위치를 위해 초음파/방사선을 이용하여 신장 조직의 일부를 떼어냄

- 주의: 출혈 위험이 있으므로 Dr. Noti 후 항응고제·항혈소판제는 Hold 함
⇨ 검사 후 6시간 ABR 및 모래주머니로 압박/지혈함(검사 전 금식 필요함)
- Plus: 검사 다음 날 CBC&Urine 검사하고 필요시 Sono로 혈종 유무 봄

03 Perm Cath(Permanent Catheter)

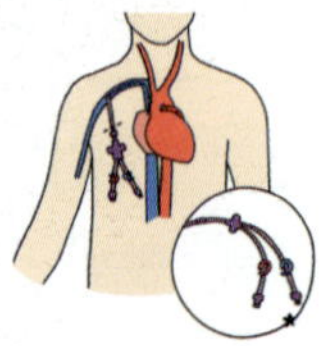

*** 혈액 투석 도관 삽입술**

- 목적: **일시적인 혈액투석이 가능함**

⇨ Perm Cath는 투석에만 사용함(IV/Lab 사용×)

- 특징: 쇄골하 정맥에 삽입하여 상대정맥을 지나 우심방에 Cath가 위치하도록 삽입함

- 기타: 대개 혈관조영실(영상의학과)에서 시술하며 시술 전에 금식 필요함
- 주의: **Post X-ray(Chest Pa) 있는지 보고 Oozing과 Bleeding 확인함**

⇨ 시술 부위에 Sand Bag으로 압박·지혈하고 1시간 이상은 ABR 취하게 함

- Plus: 신부전 환자에게서 혈액투석이 필요해지면 Perm Cath를 먼저 하고 한쪽 팔을 Arm Save 시킨 후 사용가능해지면 AVF 시술함

+ AVF(Arterio-Venous Fistula)

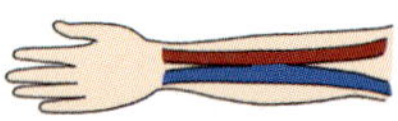

*** 동정맥루**

- 목적: **장기적인 혈액투석이 가능함(CKD 환자)**
- 특징: 동정맥루 시술 받을 팔은 Arm Save 하여 혈관을 최대한 튼튼하게 만든 후에 시술함

⇨ 혈관 보호 위해 BP 측정 금지·Line 및 Lab 금지

- 기타: AVF는 동맥과 표피 정맥을 연결한 것으로 동맥혈이 정맥으로 흘러 정맥의 내경이 넓어져 다량의 혈액이 흐를 수 있고 혈류벽이 튼튼해짐

⇨ 동맥과 정맥이 연결되면 동맥의 압력이 정맥에 전달되어 정맥이 울혈되서 혈액투석을 할 수 있음**(시술 6~8주 후 혈관이 성숙되면 사용 가능함)**

- 주의: **시술 후 Thrill(전율)·Pulsation(맥동)·Bruit(잡음) 상태 확인함**

+ AVG(Arterio-Venous Graft)

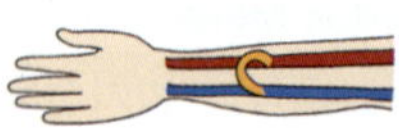

*** 동정맥 이식**

- 목적: **장기적인 혈액투석을 위해 시행함**
- 특징: 당뇨·동맥경화 환자 등에게서 합성 물질인 인조혈관을 이용하여 동맥과 정맥을 연결함

⇨ 혈관 상태가 가늘거나 안 좋은 환자에게 시행함

- 기타: AVG는 투석 3~6주 전에 시술 해야함(협착·혈전 발생하는지 봄)

⇨ 혈관의 성숙을 기다릴 필요는 없으나 시술로 인한 부종이 가라앉아야 하며 인조혈관이 주변 조직에 유착되어 고정되어야 사용 가능함

04 Ureteral Stent

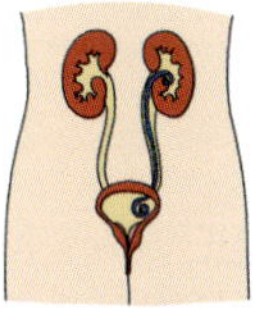

*** 요관 스텐트**

- 목적: **소변 통로를 만들고 요로의 압력을 낮춤**

⇨ 결석·종양 등으로 요관이 폐쇄/협착되면 시행함

- 특징: 방광경을 통해서 역방향으로 삽입 하거나 PCN 경로를 통해 순방향으로 삽입함

- 기타: Double J Catheter를 많이 사용하여 **D-J Cath 시술**이라고도 함
- 주의: **Post X-ray(KUB) 있는지 보고 소변 양상(혈뇨)과 복통있는지 봄**
- Plus: 요관이 폐쇄/협착되면 PCN 먼저하고 7일 뒤에 D-J Cath 삽입함

⇨ 혈전/요관찌꺼기에 의해 스텐트가 막히는 것을 예방하기 위해 7일 뒤에 함

⇨ PCN 시술 시 삽입한 Cathter 통해 Guide Wire 넣고 조영제를 투여하여 폐쇄/협착 부위를 확인하면서 방광까지 넣음(협착 시 Ballon Cath 이용)

⇨ D-J Cath를 넣어 한 쪽은 신장, 한 쪽은 방광에 있게 넣고 끝을 말아줌

⇨ 시술 후 PCN 하루 이상 유지하고 D-J Cath 배액이 좋으면 PCN 제거함

+ PCN(Per-Cutaneous Nephrostomy)

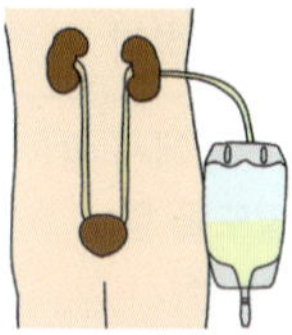

*** 경피적 신루설치술**

- 목적: **요로 상부부위 폐쇄 시의 소변 배출 통로**

⇨ 요로 폐쇄 시 요독증 예방·신우감압 위해 시행함

- 특징: 옆구리를 통해 신우·신배에 도뇨관을 넣어 소변이 배출되도록 만듦

- 기타: CT 또는 SONO 이용하여 시술 부위 확인하면서 Giude Wire 넣고 조영제를 투여하여 폐쇄/협착 부위 확인하면서 배액관 삽입함

+ Cystostomy

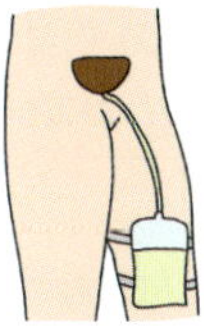

*** 방광루**

- 목적: **요로 하부부위 폐쇄 시의 소변 배출 통로**

⇨ 요로 폐쇄 시 or 신경인성 방광 문제 시 시행함

- 특징: 치골상부를 통해 방광에 도뇨관을 넣어서 소변이 배출되도록 만듦

- 기타: 시술 전 Foley Cath 삽입하여 N/S로 방광을 가득 채워서 준비함

⇨ 이후 치골상부를 소독 및 마취하고 피부를 절개한 후 Trocar로 방광까지 뚫어서 Cath 삽입 및 고정함

다음은 '**신경계 관련 주요 검사 및 시술에 대해 정리한 것**'이다.

01 EEG(Electro-Encephalo-Gram)

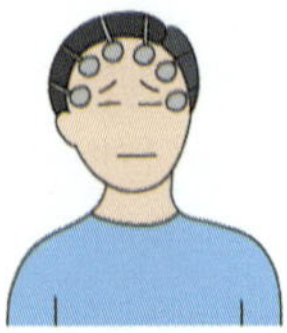

*** 뇌파검사**
- 목적: **뇌 기능 상태를 확인함**
⇨ 뇌질환(뇌졸중·뇌종양·뇌염·뇌전증) 진단에 시행함
- 특징: 두피에 전극을 부착하여 뇌의 미세한 전기 활동을 증폭하여 기록함**(수면 검사로도 시행함)**

- 주의: 두피가 청결해야 전극이 잘 부착되어 뇌파 신호가 검출이 잘 되므로 **검사 전 머리를 감는 게 좋고 헤어제품(왁스·젤·스프레이)는 사용 금지임**
⇨ 금식 필요 없으나 수면 검사는 전 날에 잠을 적게 자고 카페인 등을 피함

+ ENG(Electro-Neuro-Gram)=NCS(Nerve Conduction Study)

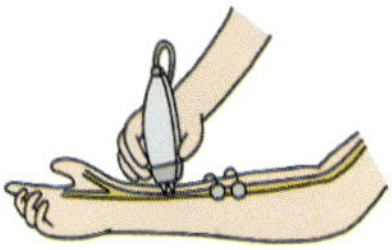

*** 신경전도검사**
- 목적: **말초신경의 전도성과 통합성을 확인함**
⇨ 운동신경전도검사 및 감각신경전도검사를 시행함
- 특징: 말초신경을 전기적으로 자극 한 후에 다른 부위(근육/신경)에서 나타난 활동전위를 기록함

- 기타: 주로 상지는 정중·척골·요골신경, 하지는 비골·경골·비복신경에서 함
- 주의: **전기자극을 주는 침을 피부에 삽입하므로 로션은 바르지 않도록 함**
⇨ 전기 자극에 민감한 심박제세동기 or 심박조율기 있는 환자는 Dr. Noti함
⇨ 출혈 유발하는 약물(항응고제) 복용하는 환자는 출혈 주의함

+ EMG(Electro-Myo-Graphy)

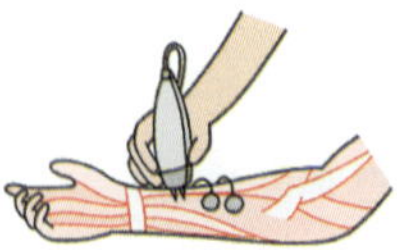

*** 근전도검사**
- 목적: **말초신경 or 근육의 상태를 확인함**
⇨ 근육 내 침근전도 검사 및 표면 근전도 검사 있음
- 특징: 근육은 신경의 지배를 받는데 신경 자극에 대한 근육의 전기적 활성도를 기록하여 확인함

- 기타: 근육 or 신경의 손상 여부와 범위를 알기 위해 ENG·EMG 시행함
⇨ 운동장애 or 말초신경/중추신경 장애인지 확인함(Ex. 근무력증·루게릭병)
- Tip: 신경전도검사와 근전도검사 중에서 대개 **신경전도검사를 먼저 시행함**
- 주의: **피부에 로션을 바르지 않게 하고 항응고제 복용 환자는 출혈 주의함**

02 Spinal Tapping=Lumbar Puncture

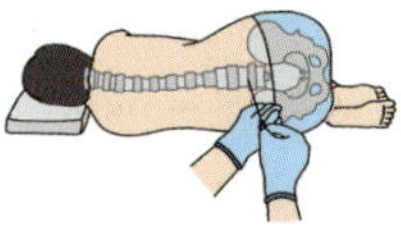

*** 요추 천자**
- 목적: **뇌·척수·뇌막 및 척수막 상태를 확인함**
⇨ 뇌수막염·뇌압·다발성 경화증 등 진단에 시행함
- 특징: 중추신경계 상태를 알 수 있는 뇌척수액은 뇌의 경막과 지주막하 공간에 존재함

- 기타: 요추 천자 전에 CT 촬영하여 뇌의 상태를 확인함
⇨ 뇌압이 높은 상태에서 검사하면 급격한 압력 변화로 뇌 탈출 위험 있음
- 주의: **검사 후 뇌척수액 누출로 인한 두통 예방위해 6~8시간 안정취함**
- Tip: 천자 후 Glucose Level 확인하여 뇌수막염인지 봄(뇌수막염은↓)
- Plus: 침대 측면에 누워서 머리와 무릎이 닿도록 최대한 구부리게 하고 양쪽 엉덩뼈의 능선 위인 L3~5번 사이 공간에 바늘을 찔러서 검사함

+ Cisternography

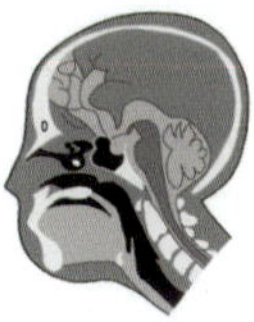

*** 뇌수조조영술**
- 목적: **뇌척수액의 흐르는 모양과 구조를 확인함**
⇨ 뇌척수액 누출·수두증 진단과 단락기능을 평가함
- 특징: 요추천자 통해 방사성의약품을 척수강 내에 투여하여 뇌척수액의 흐름을 확인함

- 기타: 방사성의약품 투여 후 2시간·4시간·6시간·24시간 후에 영상 촬영함
⇨ 방사성의약품 투여 후 1시간에 뇌저조, 2~6시간에 전두부와 실비우스열, 12시간에 대뇌철면, 24시간에 지주막 융모와 시상정맥동에 도달함
⇨ 정상적인 뇌척수액의 흐름은 뇌실에서 지주막하강쪽으로 흘러 요추천자로 방사성의약품을 투여하면 뇌실 내로는 방사능이 들어가지 않음
⇨ 정상적으로 뇌실은 보이지 않고 24시간 후에 뇌저조나 실비우스열 부위의 방사능은 사라짐(후에 방사능은 뇌척수강에선 안보이고 대뇌에서만 보임)

+ Shunt Function Test

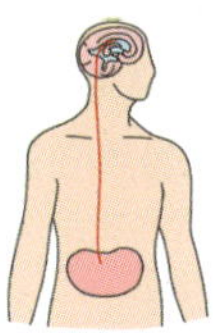

*** 뇌실 단락 기능 평가 검사**
- 목적: **단락 기능 상태를 확인함**
⇨ 수두증·단락(Shunt)OP 후 기능 평가 등에 시행함
- 특징: 방사성의약품을 뇌척수액 저장소에 투여 후 뇌실/복강 내로 잘 통하는지 확인함

03 Cerebral Angiography

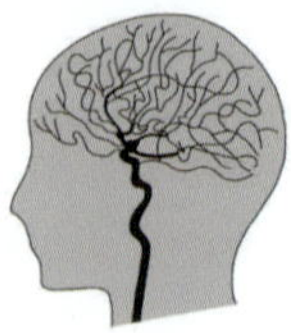

*** 뇌혈관 조영술**

- 목적: **뇌혈관의 구조와 상태를 확인함**

⇨ 뇌동맥류·뇌출혈·뇌경색·뇌종양·뇌혈전 등 확인함

- 특징: 말초 동맥에 카테터를 삽입하여 뇌혈관에 접근시킨 후 조영제를 투여하여 혈관 상태를 봄

검사 전

- 기타: 대퇴동맥 or 요골동맥에 카테터를 삽입하여 뇌혈관 조영술 검사함

⇨ **대퇴동맥에 카테터를 삽입하는 경우에는 검사 전에 서혜부 Shaving 함**

⇨ 대퇴동맥을 이용하면 TFCA(Trans Femoral Cerebral Angiography)임

- 준비: 금식 안 함(하는 병원도 있음) & Line은 Lt. Arm 24g~18G 잡음

검사 후

- 간호: **대퇴동맥으로 검사한 경우 족배동맥 맥박을 확인하여 검사 전·후와 차이가 있거나 양쪽의 맥박 수가 다른지 확인함(Oozing 여부도 확인함)**

⇨ 출혈·혈종 예방을 위해 검사 부위는 구부리지 않게 하고 4~6시간 ABR 함

⇨ 대퇴동맥은 Sand Bag으로 압박·지혈하고 요골동맥은 TR Band를 이용함

- Plus: 뇌의 주요 혈관은 **ICA 1쌍·VA 1쌍·ECA 1쌍**으로 총 6개가 있음

⇨ **ICA·VA 검사는 4-Vessel, ICA·VA·ECA 검사는 6-Vessel이라고 말함**

+ TCD(Trans-Cranial Doppler)

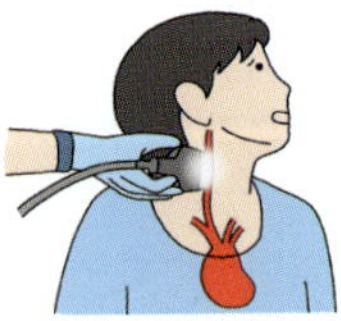

*** 경두개 도플러 검사**

- 목적: **뇌혈관의 폐색·협착 여부를 확인함**

⇨ 뇌졸중·뇌혈관 기형·두개강 내 측부 순환 등 확인함

- 특징: 초음파를 통해 뇌동맥의 혈류속도를 측정함
- 주의: 검사 전 컨택트렌즈 및 의안은 제거함

+ Carotid IMT(Intima-Media-Thickness)

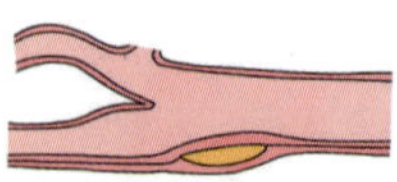

*** 경동맥 내막 두께 및 비후 검사**

- 목적: **경동맥의 혈관상태·플라크(Plaque) 확인함**

⇨ 뇌졸중·허혈성 심질환·동맥경화 위험 등을 확인함

- 특징: 경동맥의 내막과 중막의 두께를 측정하여 내막 속에 지질이 얼마나 침착되어있는지 확인함

임상 NOTE 2

CHAPTER 06

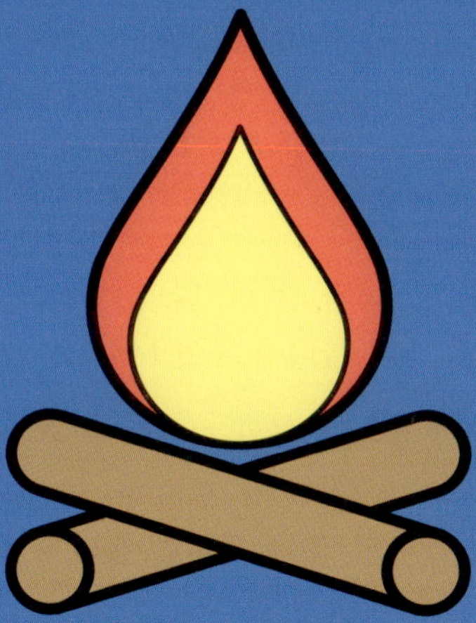

‘Emergency’야! 신규간호사,
‘이게 뭐지’하고 있으면 안돼!

(CPCR 편)

6-01 'Emergency'야! 신규간호사, '이게 뭐지'하고 있으면 안돼!(CPCR 편)

'Emergency Cart' - 응급약물 & 응급기구 & 응급간호

병동 막내는 CSR 물품 Count를 한다면 2nd Grade부터는 E-Cart 물품 Count를 하게 된다.(병원마다 차이가 있을 수 있음) 처음에 E-Cart도 Count 하는 줄 몰라서 Skip 해버렸더니, 다른 선생님이 **"이제 응급 상황이 발생하면 네가 Intubation을 준비해야 하는데 E-Cart에 어떤 약물들과 기구가 있는지 알아야 하지 않을까?"**라고 말씀하셨었다.

실제로 병동에서 Code Blue가 뜨면 근처 병동(위·옆·아래)의 동료 간호사들과 각 과의 인턴 및 Dr.가 정말 빨리 뛰어왔었다. 처치실 안에는 많은 사람이 들어가 있어서 혼잡하고 다급하게 돌아가는 미숙한 나를 긴장되게 만들었었다.

거기에 축 늘어져 버린 몸과 초점 잃어버린 눈을 한 환자를 보니 무서웠고, 내가 뭘 해야 할지 몰라서 혼이 나갈 것 같았었다.

그런 상황에서 우리 병동을 도와주기 달려온 많은 이들이 **각자의 병동이 아니기에, 물품의 위치를 몰라서 필요한 약물과 기구들의 위치를 물어보는데 이 병동의 주인인 내가 위치를 몰라서 재빨리 전해주지 못할 때는 정말 더 답 없는 상황이 펼쳐졌었다.**

정신없이 Intubation 준비를 하고, ICU Arrange 하는 선생님들께 "○○이 필요하다는데 어디 있어요? 어떻게 생겼어요?"하고 묻기는 어려웠었다.

응급 상황에 신규간호사에게 많은 것을 바라지 않으니 물품조달만이라도 잘해달라고 하는 분들이 많은데 그러기 위해서는 반드시 **E-Cart에 어떤 약물들과 기구들이 있는지 알아두고 언제 사용하는지 공부해두길 바란다.**

다음은 **'주요 응급 약물에 관해 정리한 것'**이다. **(주사제 위주)**

❖ **승압제**

- 심기능 저하 or 쇼크에 의하여 저혈압이 발생하면 혈압을 높이기 위해 투여하는 약물로 작용기전에 따라 **혈관수축제와 심근수축제**로 분류됨

⇨ N/S Fluid로 혈액량(Volume)을 보충하여 혈압을 올릴 수도 있으나, 심기능 문제(심부전 등)에 의한 저혈압에는 효과가 없어 승압제 사용함

⇨ 체내 Volume이 충분한 환자에게 Fluid 쏟아부으면 폐·심장에 무리가 가서 폐부종 or 전신 부종 등의 문제가 발생하므로 승압제 사용함

▶ **혈관수축제(Vasopressor)**

- **혈관(모세혈관 or 세동맥)을 수축시켜 평균 동맥압을 높이는 작용**을 함

⇨ 종류: Norpin, Vasopressin 등

▶ **심근수축제(Inotropic)**

- **심근의 수축력을 증가시키는 작용을 함**

⇨ 종류: Dopamine, Dobutamine, Epinephrine 등

❖ **항부정맥제**

- 부정맥과 관련된 기전에 영향을 주어 재발을 막고 치료하기 위해 투여함

⇨ 기전에 따라 Class Ⅰ(Na^+ Channel Blocker), Class Ⅱ(β-Blocker), Class Ⅲ(K^+ Channel Blocker), Class Ⅳ(Ca^{2+} Channel Blocker)

⇨ 1권의 2장(V/S) 주요 HR 관련 약물 - AAD: 항부정맥제 참고바람

❖ **혈압강하제**

- 혈압을 조절하는 부위에 영향을 주어 혈압을 낮추기 위해 투여함

⇨ 기전에 따라 Angiotensin 전환효소 억제제, Angiotensin Ⅱ 수용체 차단제, β-차단제(β-Blocker), 이뇨제로 분류됨

⇨ 1권의 2장(V/S) 주요 BP 관련 약물 - 혈압강하제 참고바람

★ **혈관확장제(Vasodilator)**

- 혈관을 확장시키는 작용을 함(혈관이 확장되면 혈압이 낮아짐)

⇨ 협심증 치료제는 관상동맥을, 고혈압 치료제는 말초혈관을 확장시킴

❖ **전해질 제제**

- 전해질은 삼투압에 영향을 주어 수분·전해질 불균형을 일으킬 수 있음

⇨ 부족하거나 과하면 Shock·Arrest 등 문제 발생함(정상범위로 교정함)

⇨ 부족하면 부족한 전해질을 투여하고 과하면 길항 작용하는 약물을 투여함

01 Norpin(노르핀) ★ Norepinephrine Bitartrate Hydrate

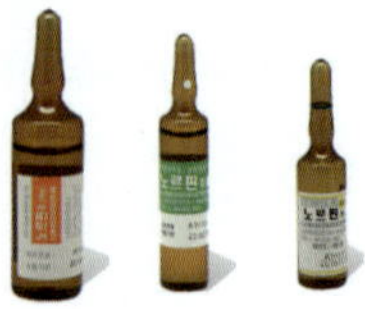

2mg/mL

- 구분: 부신호르몬제 → 아드레날린 효능약
- 특징: **급성저혈압 및 쇼크·심정지 보조치료에 투여함**

⇨ α수용체 자극하여 혈관 수축 및 혈압을 상승시키고, β_1수용체 자극하여 심근수축력 증가시켜 혈압 상승함

- 기타: 1회 8mg 5% D/W or 5% D/S Mix하여 IV 투여함

⇨ 2~3ml/min 속도로 투여함(유지 시 0.5~1ml/min)

- Tip: N/S은 Norpin의 안정성을 떨어뜨려 **5% D/W에 주로 Mix 하며** Doubling(용량 늘려 투여) 할 때는 투여 속도 변경할지 Confirm 받음

+ Levophed(레보페드) Norepinephrine Bitartrate Hydrate

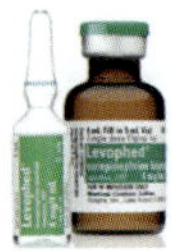

2mg/mL

- 구분: 부신호르몬제 → 아드레날린 효능약
- 특징: 말초혈관 저항이 증가하여 간·신장·골격근의 혈류량은 감소시키고 관상동맥 혈류량은 증가시킴
- Tip: 반사성 서맥(Atropine), 부정맥(Propranol), 혈압상승(Pentolamine) 발생 시( )약물 투여함

+ Q Phrine(큐프린) Norepinephrine Bitartrate Hydrate

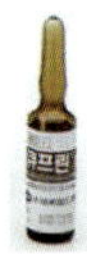

2mg/mL

- 구분: 부신호르몬제 → 아드레날린 효능약
- 특징: **Norepinephrine Bitartrate Hydrate 성분**을 과량 투여 시 말초혈관의 과도한 수축으로 인하여 혈액순환 문제 나타남(**말초 청색증 or 괴사 발생함**)
- Tip: 가능한 중심정맥관 or 큰 혈관으로 투여함

02 Vasopressin(바소프레신) Vasopressin

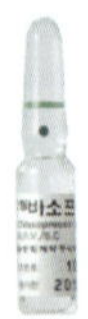

20U/1mL

- 구분: 뇌하수체 후엽 호르몬제 → 바소프레신제제
- 용량: 40U IV(반감기 길어서 CPCR 中 1회만 투여)
- 특징: V1 수용체에 작용하며 말초혈관을 수축시킴

⇨ 첫 번째·두 번째 Epinephrine 대체 약물로 투여함

- 기타: 원래는 항이뇨 효과로 뇌하수체 요붕증에 투여함

⇨ 1회 2~10U 1일 2~3회 SC/ IM 투여함

03 Dopamine(도파민) Dopamine Hydrochloride

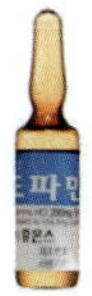

200mg/5mL

- 구분: 기타 순환계용약 → 아드레날린 효능약
- 특징: **쇼크 및 심박출량 감소에 의한 저혈압에** 투여함

⇨ $\alpha \cdot \beta_1$수용체 자극하여 수축기 혈압과 맥압 상승시켜 심박출량 증가시킴(소변량 및 빈맥 주의 관찰함★)

- 용량: 초기 2~5mcg/kg/min IV 투여함(단독Line)

⇨ 중증 환자는 20~50mcg/kg/min까지 증량 가능함

- 기타: α수용체는 혈관 벽에 분포하고 혈관수축 유도하여 혈압상승 시키고 β_1수용체는 심장에 분포하며 수축력과 심박동수 증가시키는 작용함

⇨ 2~10mcg/kg/min 투여는 β_1 수용체에 작용하여 심박출량은 증가해도 혈압상승 없음(10mcg/kg/min이상부터 α수용체 작용으로 혈압 상승함)

+ Dopramin(도프라민) ★ Dopamine Hydrochloride

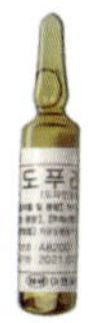

200mg/5mL

- 구분: 기타 순환계용약 → 아드레날린 효능약
- 특징: 복부 내장혈관·신동맥을 이완시켜 신혈류량이 증가되어 소변량 증가시킴(소변 안 나올 때 투여함)

⇨ **10mcg/kg/min 이하 저용량을 Renal Dose라 함**

- 기타: 쇼크 증상이 나타나기 전에 사용하면 효과적임

⇨ 소변량이 30cc/hr로 감소하기 전에 투여하면 좋음

+ Tropin(트로핀) Dopamine Hydrochloride

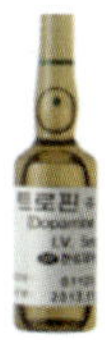

- 구분: 기타 순환계용약 → 아드레날린 효능약
- 주의: 과량 투여 시 심근수축력 및 심박동수가 많이 증가하여 빈맥·부정맥·이완기 혈압상승·말초 허혈 나타남

⇨ 상태 보고 투여 용량 감량 or 잠시 중단하고 Noti함

- 기타: 트로핀은 50mg, 200mg, 400mg 짜리 있음

+ Dopamine Premix(염산도파민프리믹스)

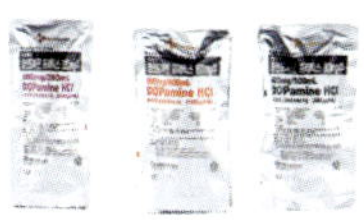

- 구분: 기타 순환계용약 → 아드레날린 효능약
- 특징: 5% D/W에 Dopamine 성분 Mix 되어있음

⇨ Dopamine Hydrochloride + Glucose Monohydrate

- Tip: D/W Fluid 사용 금기 환자인지 확인 필요함

04 Dobutamine(도부타민) Dobutamine Hydrochloride

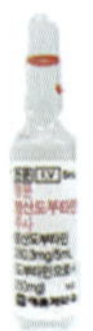

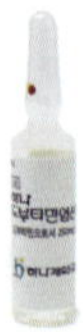

250mg/5mL

- 구분: 심부전치료제 → 베타-흥분제 강심제(강심제)
- 특징: **수축력 저하된 심부전증 단기 치료**에 투여함

⇨ 심박출량을 상승시키고 폐동맥쐐기압과 혈관저항은 감소시키지만 혈압에는 거의 영향을 주지 않음

⇨ AV node 전도증가 및 심근의 수축력을 증진시킴

- 용량: 2.5~10mcg/kg/min IV 투여함(단독 Line)

⇨ 40mcg/kg/min까지는 거의 증량하지 않음

- 기타: β_1 수용체에 작용하며 심근수축력은 도파민보다 효과가 더 높음

⇨ β_2 수용체에도 작용하여 혈관 확장 효과가 있는 승압제임

- 주의: AV node 전도가 증가되므로 심방세동 환자는 주의하여 투여함

⇨ 심방세동 환자에게 투여 전 디기탈리스제제 투여하여 심실세동 예방함

+ Tobrex(토부렉스) Dobutamine Hydrochloride

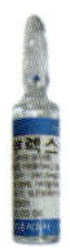

250mg/5mL

- 구분: 심부전치료제 → 베타-흥분제 강심제(강심제)
- 특징: **도부타민 성분 투여 전 저혈량증 교정 필요함**

⇨ 혈량증강제 투여로 혈액량감소 상태를 개선시켜야 함

- 기타: 말초혈관수축작용은 없어서 과도한 혈압강하를 보이는 급성 순환부전 환자는 말초혈관수축제를 투여함

+ Doburan(도부란) ★ Dobutamine Hydrochloride

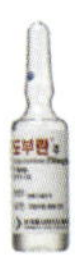

250mg/5mL

- 구분: 심부전치료제 → 베타-흥분제 강심제(강심제)
- 기타: 72시간 이상 투여 시 내성이 생겨 증량 필요함
- 주의: 비본 or 알칼리 용액과는 함께 투여하지 않음

⇨ 병용 투여 시 도부타민의 OH기가 가수분해됨

- Tip: BP, HR, EKG, Urine Out 주의 관찰해야 함

+ Dobutamine Premix(도부타민 프리믹스)

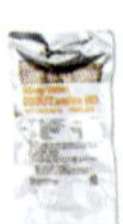

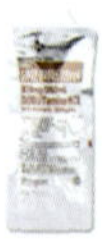

- 구분: 심부전치료제 → 베타-흥분제 강심제(강심제)
- 특징: 5% D/W에 Dobutamine 성분 Mix 되어있음

⇨ Dobutamine Hydrochloride + Glucose Monohydrate

- Tip: Mix 된 도부타민 용량에 따라 종류가 다양함

05 Epinephrine(에피네프린) ★ Epinephrine

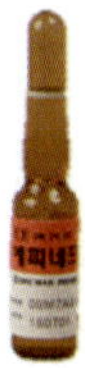

1A = 1mg/1mL

- 구분: 부신호르몬제 → 아드레날린 효능약
- 특징: 심근자극제 및 기관지확장제로 투여함 ★

⇨ 쇼크·심정지 보조치료, 기관지 천식 발작 완화 등

⇨ β_1 수용체 흥분시켜 심근수축·심박동수를 증가시켜 심박출량이 증가함(직접적인 심장자극제임)

⇨ 심근 흥분성도 증가시켜 전극 전도시간이 단축되어 심근의 산소 소비량의 증가로 심장 효율은 감소함

- 용법: **Cardiac Arrest(심정지) CPCR 상황에서는 3분마다 IV 투여함**

⇨ **환자에게 가장 가까운 Line에 Side Shooting 한 후에 20cc Push 하여 에피가 빨리 전달되도록 함** ★(말초보다 중심정맥관이 좋음)

⇨ N/S Fluid에 Mix하여 1~4mcg/Min 속도로 IV infusion 하기도 함

⇨ E-tube로 투여는 Suction Catheter 삽입하고 에피 5개 + N/S 5cc에 희석하여 투여함(분사 후 5번 정도 연속해서 Ambu-Bagging 함)

- 기타: 에피네프린은 β수용체 모두 작용하지만 α수용체의 흥분작용이 강해(특히 소동맥과 모세혈관 괄약근에서) 혈관 수축이 나타나게 됨

⇨ 피부 혈류는 감소하고 골격 혈류는 증가함(심장-관상동맥 혈류도 증가함)

⇨ 투여량에 비례하여 맥압 증가하며 **이완기압보다 수축기압이 더 상승함**

- 주의: IV 후 혈압이 급격히 상승하였다가 일시적으로 하강할 수도 있음

⇨ 압력 수용체에 의해 미주신경이 반사적으로 흥분되어 나타나는 일시적 현상으로 다시 혈압 상승함(전처치로 Atropine 투여 시 안 나타남)

- Tip: 에피네프린은 기관지근을 이완 확장시켜 기관지확장제로도 사용함

⇨ 기관지 천식 or 히스타민 중독 등 기관지가 수축 되었을 때 투여함

⇨ 기관지 경련, 과민반응(아나필락시스 등) 시 0.1~0.5mL SC/IV 함

암또일화

승압제까지만 쓰겠다는 대부분의 DNR 환자에게 거의 노르핀까지만 투여했고, Intubation도 하고 CRRT도 하겠다는 적극적인 치료를 원하는 환자들의 경우 병동에선 에피네프린, 노르핀 쓰면서 BP를 어느 정도 유지시킨 뒤 ICU 보내면 거기에서 도파민, 도부타민, 바소프레신 등의 승압제를 투여하는 걸 보았었다. 어느 날, 노르핀으로만 간신히 BP 유지를 하던 고령의 DNR 환자의 Line을 교체하려 손을 봤었는데 검지 끝이 새까맣게 괴사하여가는 것을 보게 되었다. 나날이 괴사하여지는 손가락은 늘어가지만 그렇다고 노르핀을 Cut하면 혈압 유지가 어려워 생명이 위태로운 것을 아는 보호자가 어찌할지 모르는 것을 보면서 왜 승압제를 Tapering 하려 하고 많이 안 쓰려고 하는지 알 수 있었다.

+ 승압제 투여 시 Tip 아닌 Tip

1. 승압제는 단독 Line으로 투여하며 Infusion Pump 사용함

- 다른 약물에 의해 효능변화를 막고 정확한 양이 들어가도록 Pump 사용함
- 응급 상황 시 승압제 처방이 나면 Infusion Pump 눈치껏 가져오면 좋음

⇨ 소량에도 BP 변화가 크므로 Fluid에 Mix 하여 사용하면 꼭 Pump 씀

2. 승압제 조절을 위한 Target BP와 증감량 조절량 Confirm 받음 ★

- BP가 어느 정도 조절되면 승압제를 Tapering[1] 함(투여 속도를 줄임)

⇨ 고용량의 승압제를 계속 투여하게 되면 주사 부위의 조직이 침윤되면서 괴사가 일어나거나 심실 허혈 및 심실성 부정맥을 유발하는 등 부작용이 나타날 수 있어서 가능하다면 승압제의 용량을 Tapering 함

- **Tapering 하는 기준은 환자의 BP로 수치가 몇이면 투여 속도를 얼마나 조절할지를 Dr.에게 처방이 날 때 Confirm 받아서 조절함**
- Tapering뿐만 아니라 갑자기 BP가 더 떨어져서 승압제를 올려야 할 때 정해준 기준에 따라 빠른 대처를 위해서도 Confirm 받아야 함

⇨ Ex) SBP 100mmHg 이상 시 Norpin Fluid Cut 함
SBP 80mmHg 미만 시 Norpin Fluid 2cc/hr Start 함
SBP 70mmHg 미만 시 Norpin Fluid 4cc/hr 증량함 … 등

⇨ **Target BP 기준은 SBP 또는 Mean BP를 많이 사용함**

⇨ Target BP랑 조절량 Confirm 안 받고 Dr. 처방 난대로 Fluid만 달고 다음 Duty에게 인계 주면 조절은 어떻게 하기로 했냐는 질문 듣게 됨(Dr. 연락 잘 안 되거나 Dr. 퇴근했는데 환자 상태 안 좋으면 슬퍼짐)

3. 약물 유효시간 보면서 Connect 시간과 다음 Connect 시간 기록함

- 대개 Mix 한 기준으로 24시간으로 보는데(식약처 효능 참고 바람) Start 한 기준으로 24시간이 지나면 새 약물을 Fluid에 Mix 하여 교체함

⇨ 약효 기간과 감염 문제로 인해 기존 Mix 된 Fluid는 폐기하고 교체함

⇨ 승압제는 들어가는 Fluid 양이 약 1~12cc/hr 정도이므로 약효 기간 내 Fluid가 다 안 들어갈 확률이 높으므로 눈에 보이는 대로 '많이 남았네' 하고 내버려 두었다가는 후에 한 소리 들을 수 있음

- Connect 시간 확인하고 24시간 이내에 연결될 수 있도록 해야 함

⇨ 그렇다고 24시간 아직 한참 남았는데 미리 막 교체해버리면 안 됨

---

1) 테이퍼링(Tapering): 의학적 의미로는 어떠한 질환 치료를 위해 약물을 투여하다가 약물을 중단하고자 할 때, 한 번에 중단하는 것이 아니라 기간을 정하여 약물을 서서히 감량하면서 중단하는 방법을 의미함(약물뿐만 아니라 치료요법에서도 사용하는 표현임 ex. 산소요법)

06 Digoxin(디곡신) Digoxin

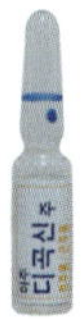

250μg/1mL

- 구분: 심부전치료제 → 디기탈리스 배당체(강심제)
⇨ 부정맥치료제 → 디기탈리스 배당체 → Na-K ATPase억제제
- 특징: **심부전 및 각종 빈맥의 예방·치료**에 투여함
⇨ 심장의 수축력을 강화시키며 불규칙한 심장 박동을 조절하기 위해 투여함(체내 포화량은 1~2mg)
- 용법: 1회 0.25~0.5mg을 2~4시간마다 IV 투여함
⇨ 유지 시 1일 0.25mg IV 투여함(0.25mg=250μg)

07 Aminophylline(아미노필린) Amynophylline Hydrate

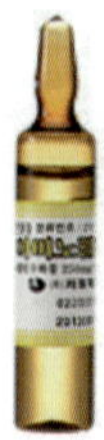

250mg/10mL

- 구분: 기관지 천식치료제 → 크산틴유도체(강심제)
- 특징: 기도 폐쇄성 장애에 의한 **호흡곤란**에 투여함
⇨ 호흡기의 평활근을 이완시키고 중추신경은 흥분시킴
- 용법: 1회 250mg을 1일 1~2회 N/S or D/W에 Mix하여 5~10분 동안 IV 투여함
⇨ 투여간격은 8시간이며 최대 1일 12mg/kg까지 줌
- 기타: 울혈심부전, 심장천식에도 효능 있어 투여함
- Tip: BP 저하된 환자에게 **강심제로 자주 사용됨**

08 Atropine(아트로핀) Atropine Sulfate Hydrate

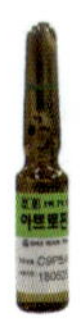

0.5mg/1mL

- 구분: 진경제 → 항콜린제 / 산동제 → 항콜린제
- 특징: 방실전도 장애 및 미주신경성 서맥에 투여함
⇨ 부교감 신경 차단제로 동발결절의 흥분성을 증가시켜 방실결절의 전도를 촉진시킴(혈압에는 영향 없음)
⇨ Arrest 시 전기활동과 심방·심실 간 전달 회복시킴
⇨ **서맥 시 1차 선택 약제이며** 심실 무수축 시 투여함
- 용량: 0.5mg/1mL IV 투여함(SC 또는 IM 투여 가능함)
⇨ CPCR 상황에서는 1mg 3분 간격으로 3회만 IV 투여함(에피대신 씀) 3mg 이상 투여해도 이미 미주신경이 완전히 차단되어 있어 의미 없음
⇨ 2011년 개정 ACLS 부터 CPCR 시 아트로핀 사용을 권고하지 않음
- 기타: 기관지 내시경 전 분비물 억제 목적으로 0.5mg/1mL IM 함
⇨ **위산분비 억제·항경련·진통·마취 전 투약** 목적으로 사용하는 경우 많음
- 주의: 1~2mg 이상 투여는 빈맥 유발될 수 있음(VF인지 구분 필요)

09 Brevibloc(브레비블록) Esmolol Hydrochloride

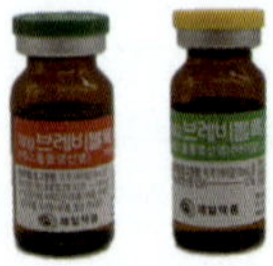

100mg / 2.5g

- 구분: 부정맥치료제 → 베타차단제 → Class Ⅱ
- 특징: **심방세동·심실세동·빈맥**에 투여함
- 용법: 처음 1분간 부하용량 500㎍/kg/min IV하고 유지할 때는 4분간 50㎍/kg/min로 증량하여 투여함
- 기타: 반감기가 짧아서 약물 효과 유지시간이 짧음
- Tip: 맥박 조절 초기에 사용하며 안정되면 변경함

- Plus: 100mg/10mL 바이알은 IV를 바로 할 수 있게 10mg/ml 농도로 미리 희석해 둔 것이며, 2.5g/10mL 앰플은 농축형으로 희석하여 투여함

⇨ 2.5g: 500mL + 2@ Mix / 250ml + 1@ Mix(10mg/mL 농도)

10 Cordarone(코다론) ★ Amiodarone Hydrochloride ★

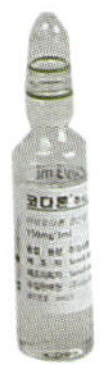

150mg/3mL

- 구분: 부정맥치료제 → 칼륨유출차단제 → Class Ⅲ
- 특징: **심방성부정맥 및 심실성부정맥**에 투여함
- 용법: Loading은 20분~2시간 동안 천천히 투여함

⇨ 5mg/kg을 5% D/W 250mL에 Mix하여 IV 투여함 24시간 동안 2~3회 반복투여 가능함(포화요법)

⇨ 유지요법은 10~20mg/kg을 5% D/W 250mL에 Mix하여 2~3일간 IV 투여함(1일 최대 1200mg)

- 기타: 다른 부정맥치료제로 치료가 어려운 재발성 중증부정맥에 투여함
- Tip: 유지요법 전에 체내 코다론 약물 농도를 높이기 위해 Loading 함

⇨ 5% D/W 500mL + 2@ Mix 한 농도 미만의 용액은 사용하지 않음 다른 Fluid에 Mix하면 결정이 생기므로 5% D/W Fluid에만 Mix 함

11 Isoptin(이솝틴) Verapamil Hydrochloride

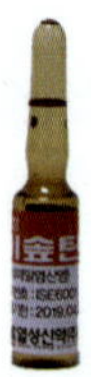

5mg/2mL

- 구분: 부정맥치료제 → 칼슘채널차단제 → Class Ⅳ
- 특징: **협심증 및 부정맥**에 투여함

⇨ 혈관평활근 및 심근세포 수축에 관여하는 칼슘이온의 세포 내 유입을 억제하여 부정맥을 완화시킴

- 용법: 1회 5~10mg IV 투여함(반복투여 가능함)

⇨ EKG 및 BP Monitoring 하면서 2분 이상 투여함

- 주의: 저혈압 or 중증 서맥 및 무수축 유발 가능함

12 Herben(헤르벤) ★ Diltiazem Hydrochloride

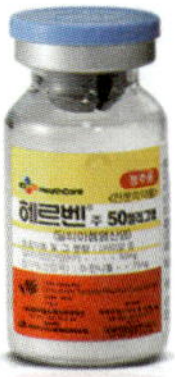

1V = 50mg

- 구분: 협심증치료제 → 칼슘채널차단제 → Non-DHP계
- 특징: **빈맥성부정맥·불안정 협심증·고혈압**에 투여함
- 용법: 빈맥성부정맥 시 1회 10mg 3분동안 IV 투여함

⇨ 불안정 협심증 시 1~5μl/kg 1분동안 IV 투여함

⇨ 응급성 고혈압 시 5~15μl/kg 1분동안 IV 투여함

⇨ 수술 시 고혈압은 5~15μl/kg 1분동안 IV 투여하며 1회 10mg 1분동안 IV Bolus 투여도 가능함

- 주의: 완전방실블록 or 서맥 나타날 수 있으며 심하면 Arrest 일어나며 과량 투여는 저혈압 유발하므로 EKG 및 BP Monitoring 하면서 투여함
- 기타: 협심증 발작 15분 이상 지속되면 PTCA 또는 CABG 등 고려됨

13 Adenocor(아데노코) ★ Adenosine ★

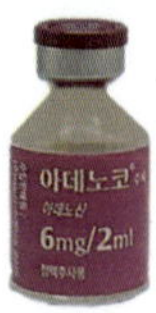

6mg/2mL

- 구분: 기타 순환계용약
- 특징: **발작성 심실상성 빈맥(PSVT)에 투여함**
- 용법: 1회) 3mg IV Bolus 투여함(2초 이상)

→ 2회) 1~2분 이내에 소실 안되면 6mg IV 투여

→ 3회) 1~2분 이내에 소실 안되면 12mg IV 투여

- 기타: 1회) 3mg 대신 6mg 투여하는 곳 있음 ★

- Tip: 반드시 EKG Monitoring 하면서 투여함(EKG Strip도 출력함)

⇨ 3회 투여에도 무반응이면 제세동 시행하므로 **D/C기**로 준비하면 좋음

- Tip2: 약물은 희석하여 사용하지 않으며 환자에게 가장 가까운 Line에 아데노코 투여 후 N/S 10cc 정도 Push 함(반감기가 짧은 약물임)

14 Lidocaine(리도카인) Lidocaine Hydrochloride Hydrate

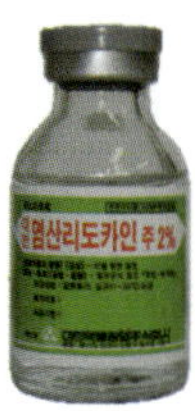

- 구분: 국소마취제 → 말초 지각신경 차단
- 특징: 코다론 투여가 어려운 **심실성부정맥**에 투여함
- 용법: 부정맥에 1회 50~100mg(1~2mg/kg)을 1~2분간 IV 투여함(1시간내 300mg까지 투여함)

⇨ 효과X 5분 후, 효과O 10~20분 후 같은양 투여함

⇨ 유지는 EKG 감시하면서 1~2mg/min 속도로 IV 투여함

- 기타: 마취목적으로 60~200mg 투여할 때가 많음

6장 CPCR

15 Isoket(이소켓) Isosorbide Dinitrate-NaCl

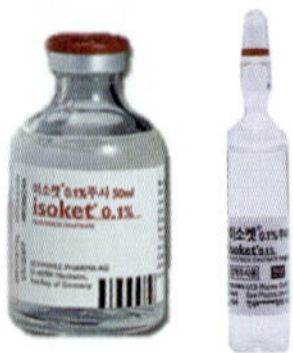

- 구분: 혈관확장제(협심증치료제 → 질산염제제)
- 특징: **급성심부전 or 중증 및 불안정협심증**에 투여함
  ⇨ 혈관을 확장시키고 심장으로의 산소 공급을 증가시켜 심장의 부담을 감소시켜줌
- 용법: 2~7mg/hr 속도로 투여함(최대 10mg/hr)
- 기타: PVC 재질의 수액세트 사용 시 약물이 흡착됨

16 Carsodil(카소딜) Isosorbide Dinitrate Diluted

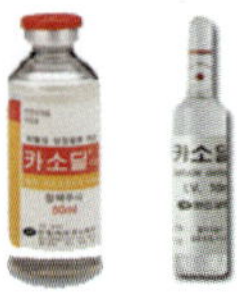

- 구분: 혈관확장제(협심증치료제 → 질산염제제)
- 특징: **급성심부전 or 중증 및 불안정협심**증에 투여함
- 용법: 2~mg/hr 속도로 투여함(최대 10mg/hr)
- 주의: 투여 초기 or 증량 시 안면홍조 발생 가능함
  ⇨ 투여 초기 일시적으로 두통 호소할 수도 있음

17 Nitro(니트로) Nitroglycerin Diluted

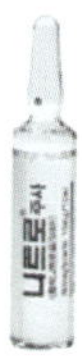

250mg/5mL

- 구분: 혈관확장제(협심증치료제 → 질산염제제)
- 특징: **협심증 및 울형성심부전**에 투여함
- 용법: 협심증 시 10μg/min을 30분간격으로 투여함
  ⇨ 울형성심부전 시 처음은 20~25μg/min 투여한 후, 10μg/min or 20~25μg/min 15~30분 **간격으로 투여함**
- 기타: OP 전·중·후 혈압조절을 위해 사용하기도 함

+ 항부정맥제 투여 시 Tip 아닌 Tip

1. EKG Monitoring 하면서 투여하는 약물인지 확인함

- 특히 아데노코 같은 경우에는 투여하면서 계속 EKG Strip 출력하면서 항부정맥제 용량을 증량하므로 EKG 기계가 필요한지 알고 있어야 함

⇨ EKG 리듬이 정상으로 돌아오면 Tapering 함(승압제만 하는 것 아님)

2. 몇 개의 항부정맥제는 혈관확장제로서 혈압이 갑자기 떨어질 수 있음

- 맥박과 혈압을 함께 Monitoring 하면서 약제 투여하는 것이 좋음

⇨ 갑작스러운 맥박, 혈압, EKG 리듬 변화가 발생하면 즉시 Dr. Noti함

18 Nimodipine(니모디핀) Nimodipine

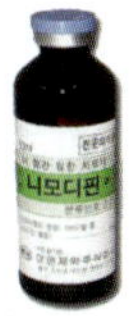

10mg/50mL

- 구분: 혈관확장제(혈액순환장애치료제 → 뇌순환개선제)
- 특징: **허혈성 신경장애의 예방 및 치료**에 투여함

⇨ 지주막하 출혈 후 뇌혈관 경련에 의해 발생한 신경장애

- 용법: 1mg/hr로 시작하여 2시간 이상 IV 투여함

⇨ BP가 감소되지 않으면 2시간 후 2mg/hr로 증량함

- 기타: PVC 재질의 수액세트 사용 시 약물이 흡착됨

- Tip: 출혈 후 4일 이내에 IV 투여 시작하여 10~14일까지 IV 투여함

⇨ IV 투여 후 7일간 4시간 간격으로 1회 60mg PO 투여함(예방목적)

- Tip2: 출혈 후 신경성 장애가 이미 발현된 경우 최대한 빨리 IV 투여함

⇨ 5일~14일간 IV 투여함(IV 후 7일간 4시간 간격 1회 60mg PO 투여함)

19 Nitropress(나이트로프레스) Sodium Nitroprusside

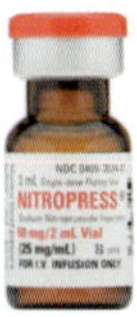

10mg/50mL

- 구분: 혈압강하제(고혈압치료제 → 혈관확장제)
- 특징: **응급성 고혈압 및 OP 中 혈압강하**에 투여함
- 용법: 0.3mcg/kg/min 속도로 IV 투여 시작함

⇨ 0.5~1mcg/kg/min 속도로 IV 투여용량 증량함

- 기타: 빛에 약물이 노출되면 주황~짙은 갈색으로 변함
- Tip: 차광백 or 차광 수액세트 이용하여 투여함

- 주의: 1mcg/kg/min 속도 이상으로 투여하면 혈압이 급격히 떨어짐

⇨ 최대 속도로 10분 내 혈압이 적당히 떨어지지 않으면 투여 중지함

20 Trandate(트란데이트) Labetalol Hydrochloride

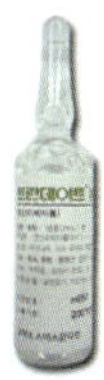

100mg/20mL

- 구분: 혈압강하제(고혈압치료제 → 베타-차단제)
- 특징: **임신성 고혈압 및 응급성 고혈압**에 투여함
- 용법: 고혈압으로 신속히 혈압을 떨어뜨리기 위해
  50mg 1분동안 IV Bolus 투여함(최대 200mg)

⇨ 1mg/mL 농도로 IV Infusion 투여도 가능함

- 기타: 약효는 IV 5분 후 Peak, 6~18시간 유지됨
- Tip: 투여 시 환자의 체위는 배위 or 좌측위 취해줌

- Plus: 임신성 고혈압은 20mg/hr로 IV 투여 시작하여 160mg/hr까지
  30분마다 2배씩 증량함(MI 고혈압은 15mg/hr 시작~120mg/hr까지)

+ Perdipine(페르디핀) Nicardipine Hydrochloride

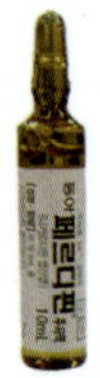

10mg/10mL

- 구분: 혈압강하제(고혈압치료제 → 칼슘채널차단제)
- 특징: 칼슘통로로 유입되는 칼슘을 차단하여 심근의 수축력은 감소시키고 혈관은 확장시켜 혈압 감소시킴
- 용법: 1회 1~2mg IV 투여함

⇨ 5% D/W or N/S Fluid에 Mix하여 유지하기도 함

- 주의: 과량 투여 시 **빈맥 유발될 수 있음**
- Tip: Fluid 유지 시 Target BP 정하여 Tapering함

+ Labesin(라베신) Labetalol Hydrochloride

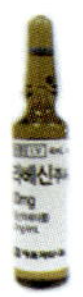

100mg/20mL

- 구분: 혈압강하제(고혈압치료제 → 베타-차단제)
- 특징: 교감신경의 베타수용체를 차단하여 맥박수와 심근수축력을 줄여 혈압 감소시킴(**서맥 유발 가능**)
- 용법: 1회 50mg/10mL IV 투여함

⇨ 5% D/W or N/S Fluid에 Mix하여 유지하기도 함

- Tip: 10mg/2mL, 20mg/4mL 용량 많이 사용함

+ Hydralazine(히드랄라진) Hydralazine Hydrochloride

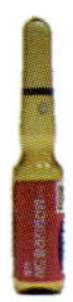

20mg/2mL

- 구분: 혈압강하제(고혈압치료제 → 혈관확장제)
- 특징: 혈관을 확장시키고 혈관의 근육을 이완시켜서 혈관을 넓혀 심장의 부하를 줄여 혈압 감소시킴
- 용법: 1회 20mg/2mL IV 투여함
- 기타: 칼슘채널차단제, 베타차단제 투여해도 혈압이 저하되지 않으면 선택되는 **2차 약제임**

+ Lasix(라식스) Furosemide

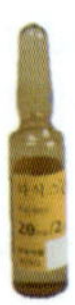

20mg/2mL

- 구분: 이뇨제 → Loop계(과다 투여 시 K 소실됨)
- 특징: 신장에서 수분 배출량을 높여 혈관을 통과하는 혈액량을 줄여서 혈압 감소시킴(체내 수분은 감소됨)

⇨ BP 조절보다는 체액(부종)제거를 위해 많이 투여함

- 용법: 1회 10~20mg IV 투여함
- Tip: 투여 후 소변량 많아지므로 **I/O 주의 관찰함**

21 Isuprel(이수푸렐) Isoproterenol Hydrochloride

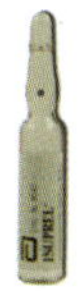

200μg/1mL

- 구분: 순환계용약 → 아드레날린 효능약(진해거담제)
- 특징: **심한 서맥·심근경색·급성 심부전**에 투여함

⇨ 심근의 수축력·심박동수·심근 흥분성·심박출량을 증가시키며, 골격근 내 혈관을 확장시켜 전신의 말초저항의 저하로 평균혈압이 약감 감소됨

⇨ 이완기압은 약간 감소되고 수축기압은 약간 상승함

- 용량: 5% D/W or N/S 10mL에 200μg Mix하여 IV Bolus 투여함, 5% D/W 500mL에 1~2mg Mix하여 0.5~5μg/Min 속도로 IV 투여함

⇨ 희석하지 않은 1:5000용액의 0.2mg을 SC 또는 IM 투여가 가능하며, 희석하지 않은 1:5000용액의 0.02mg 심장 내에 투여하기도 함

- 기타: 기관지 or 위장관의 평활근을 이완시키는 작용도 함
- Tip: 투여 시 맥박 변화를 보기 위해 EKG Monitoring 필요함

22 Ulistin(우리스틴) Ulinastatin

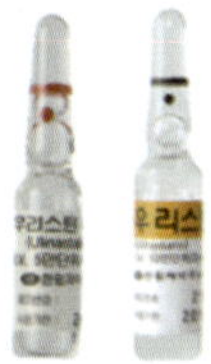

- 구분: 순환계용약 / 소화계용약 → 췌장질환제제
- 특징: **급성 순환부전(쇼크)**에 투여함
- 용량: 1회 100,000U 500mL Fluid에 Mix하여 1회당 1~2시간에 걸쳐 1일 1~3회 IV Infusion
- 기타: 췌장염은 1회에 25,000~50,000U Mix함
- Tip: 쇼크 증상 개선되면 투여 중지함

23 Cortisolu(코티소루) Hydrocortisone Succinate Sodium

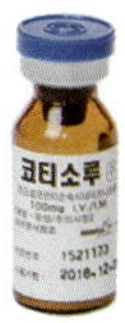

1V = 100mg

- 구분: 부신피질호르몬제
- 특징: **내분비·류마티스·교원성·피부·알레르기성·안과 위장관·호흡기·혈액·종양·신경계 질환** 등에 투여함

⇨ 다형핵 백혈구의 이동을 저해시키며 증가된 모세혈관의 투과도를 회복시켜 염증을 감소시킴

- 용량: 1회 100~500mg 2·4·6시간 간격으로 투여함

⇨ 48~72시간 동안 과량 투여하면 고나트륨혈증 유발함

- Tip: 갑자기 호흡 유지가 안 되는 환자에게 IV 투여함

⇨ 코티캡 이라고도 말하며 IV 투여 후 호흡이 좋아져서 사용하는 약물임

24 Etomidate(에토미데이트)★ Etomidate

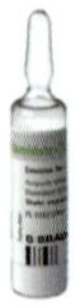

20mg/10mL

- 구분: 전신마취제
- 특징: 수술 시 **전신마취 유도제** 약물로서 투여함
⇨ 뇌 조직에 마취작용을 나타내어 마취상태를 만듦
- 용법: 1회 0.15~0.3mg/kg IV 투여함
⇨ 1회 투여 시간은 30초 정도로 천천히 분할 투여함
- 기타: 에토미데이트 리푸로주가 정식명칭임

25 Succicholine(석시콜린) Suxamethonium Chloride

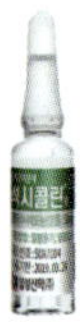

- 구분: 골격근이완제(신경근차단제 → 지속적탈분극제제)
- 특징: **마취 시 근이완 or 기관내 삽관 유지**에 투여함
⇨ 후두경련 시 근이완과 골절탈구 정복시에도 사용함
- 용법: 간헐적 투여는 1회 10~60mg IV 투여함
⇨ 지속적인 투여는 N/S 또는 5% D/W에 Mix하여 2.5mg/min 속도로 IV 투여함

26 Vecaron(베카론) Vecuronium Bromide

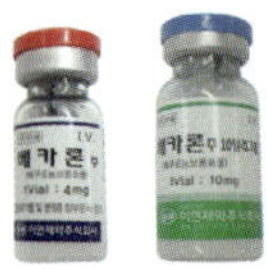

4mg / 10mg

- 구분: 골격근이완제(신경근차단제 → Ach 상경적길항제)
- 특징: **마취 시 근이완 or 기관내 삽관 유지**에 투여함
⇨ 수술 시 근이완 및 기계적 조절호흡에도 사용함
- 용법: 처음은 0.08~0.1mg/Kg 속도로 IV 투여함
⇨ 유지할 때는 0.03~0.05mg/kg 속도로 IV 투여함
⇨ 수술할 때는 0.01~0.15mg/kg 속도로 IV 투여함

27 Flunil(플루닐) Flumazenil

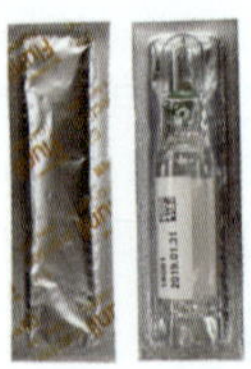

- 구분: 해독제 [Dr.(마취과 등)가 투여함]
- 특징: **벤조디아제핀계 약물의 중추진정작용 역전**을 위해 투여함(벤조계열 약으로 유도한 전신마취 종료 등)
- 용법: 마취 시 초회 0.2mg 15초 이내 IV 투여함
⇨ 의식회복 안되면 60초 간격으로 0.1mg 반복 투여함
⇨ 중환자는 초회 0.3mg IV하고 회복안되면 반복 투여함

28 8.4% Bivon(8.4% 탄산수소나트륨) Sodium Bicarbonate ★

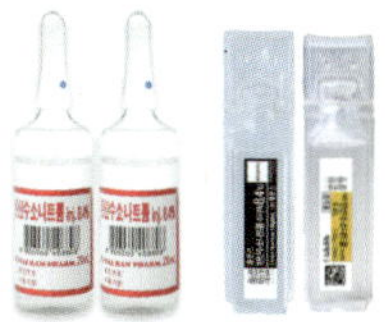

- 구분: 해독제(소화성궤양치료제 → 제산제 → 흡수성)
- 특징: **산증 및 급성두드러기**에 투여함
- 용법: 1회 1~5g(12~60mEq) 씩 IV 투여함

⇨ 필요량(mEq) = 부족염기량(mEq/L) × 0.2 × 체중(kg) 위 공식에 의해 산증에 필요한 용량 구하여 IV 투여함

- 기타: 탄산수소나트륨, 비본, 소비용액 등으로도 말함
- Tip: ABGA 결과의 pH 및 HCO_3 수치에 따라 투여함

29 Calcose(글루콘산칼슘) Calcium Gluconate ★

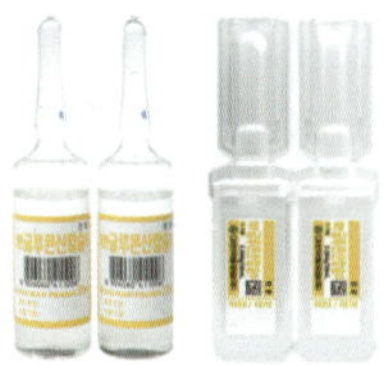

- 구분: 칼슘제
- 특징: **저칼슘혈증에 의한 테타니 증상**에 투여함

⇨ 고칼륨혈증·두드러기·마그네슘 중독에도 투여함

- 용법: 0.4~2g 0.66~1.36mEq/min 속도로 IV 투여함
- 기타: IV 1~3분 후 효과 나타남(약효 30~60분 지속)
- 주의: 빠른 속도로 투여 시 EKG 리듬 변화 발생함

+ Yeomcaru(3% 염카루) Calcium Chloride

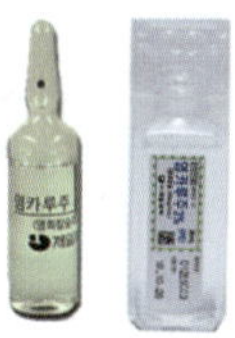

- 구분: 칼슘제
- 특징: **저칼슘혈증에 의한 테타니 증상**에 투여함

⇨ 마그네슘 중독에도 투여함(Ca과 Mg 길항작용)

- 용법: 0.4~1g 1일 1회 IV 투여함
- 기타: 염카루는 3% Ca, 글루콘산 칼슘은 10% Ca

30 10% $MgSO_4$(10% 황산마그네슘주) Magnesium Sulfate

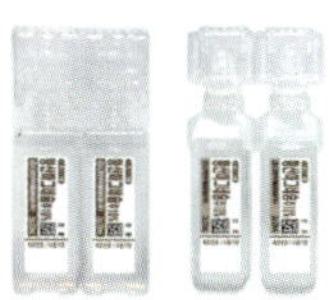

- 구분: 무기질제제 → 마그네슘(진경제)
- 특징: **저마그네슘혈증·경련·자간증 발작**에 투여함
- 용법: 저그네슘혈증 시 5g을 5% D/W or N/S에 Mix 하여 3시간 동안 IV 투여함

⇨ 저마그네슘혈증에 의한 경련 발생 시 1~2g IV 투여함

- 주의: 과량 투여 시 호흡억제 및 심정지 위험 있음

+ Phosten(포스텐) Monobasic Potassium Phosphate

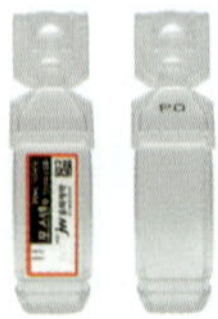

- 구분: 기타 혈액 및 체액용약(저인산혈증 치료제)
- 특징: **칼륨결핍을 동반하는 저인산혈증**에 투여하며 Fluid 희석하여 IV 투여함(IV Shooting 금기 ★)
- 기타: 수액에 Mix 한 칼륨농도가 40mEq 안 넘게 함

⇨ 포스텐 1Pack 성분 및 함량: K 20mEq + P 20mmol

+ KCL(염화칼륨) Potassium Chloride(K 40mEq)

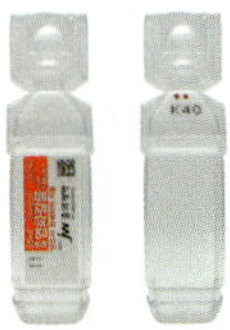

- 구분: 혈액대용제(저칼륨혈증 치료제)
- 특징: **저칼륨혈증** 시 Fluid 희석하여 IV 투여함

⇨ 희석하지 않고 단독으로 IV Shooting 절대 안 됨 ★

- 용법: 말초로 투여 시 희석농도를 40mEq/L가 되게 함

⇨ 중심정맥으로 투여 시 희석농도를 60mEq/L가 되게 함

- 기타: 고농도로 급속 투여는 부정맥·Arrest 위험 있음

- Tip: 칼륨은 체내에서 소변으로만 배출되므로 칼륨 교정 시 시간당 소변량과 투여되고 있는 이뇨제의 종류를 확인함(칼륨 보존형인지★)

+ NacL(염화나트륨) Sodium Chloride(Na 40mEq)

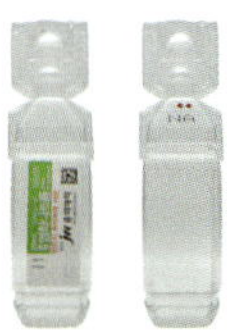

- 구분: 무기질제 → 대량무기질 → 나트륨
- 특징: **저나트륨혈증** 시 Fluid 희석하여 IV 투여함

⇨ 희석하지 않고 단독으로 IV Shooting 절대 안 됨 ★

- 기타: 하루에 10mEq/L 이상 교정하지 않음

⇨ 빠르게 교정하면 삼투압에 의해 뇌부종 발생함

- Tip: 식사에 소금 추가하여 교정하기도 함

암또일화

인계를 듣다 보면 'Lab이 다 깨졌다'라는 표현을 여러 번 들었는데, 눈치 상 전해질 수치가 정상 범위를 심하게 벗어난 경우를 말하는 것 같았었다. 그리고 Lab 처방으로 Na, K은 Main Fluid에 Mix하라는 경우가 많았고, 마그네슘, 포스텐, 글루콘산 칼슘은 N/S 100mL에 Mix해서 투여하라는 처방이 많았었다. 어느 날, 어떤 신규 선생님이 처방 난 전해질제제 3개를 3way에 연결하여 한 번에 투여해버린 사건이 발생했었다. 그때 Anti처럼 전해질제제는 1개씩 투여해야 하고 30분~4시간 이상 투여해야 하는 전해질도 있다고 배웠었다.

다음은 **'응급기구에 관해 정리한 것'**이다. (E-Cart 물품 위주)

01 E-tube(Endo-tracheal Tube)

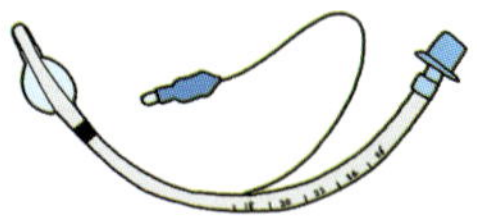

- 특징: 환기와 산소화를 돕기 위해 사용함
- 기타: 기도로 삽입하여 기도확보를 하고 입구에 Vent 기계와 연결함(수술 시에도 사용함)
- Tip: **체격에 따라 사용하는 E-tube 크기 다름**

⇨ Dr.에게 몇 Fr.(ID) 사용할 것인지 묻는 게 좋음

- Tip2: **고정위치는 E-Tube에 적힌 숫자 확인함**

02 Stylet

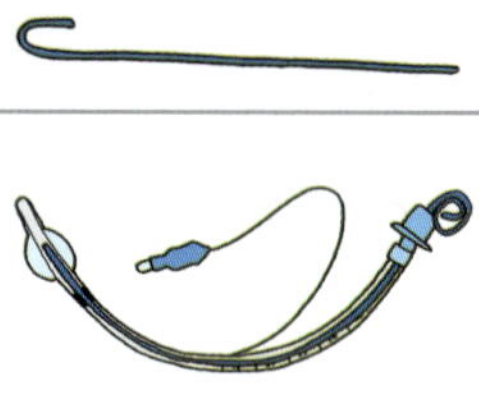

- 특징: 관을 지지하여 삽관을 돕기 위해 사용함

⇨ E-tube에 Stylet 넣어서 안 흐물거리게 함

- 기타: 금속이나 플라스틱 같은 재질로 만들어짐
- Tip: Stylet이 E-Tube 뚫고 밖으로 나오지 않게 **E-tube 끝에서 1.5cm 정도는 덜 놓은 뒤에 끝을 꺾어줌으로써 Stylet 빠지지 않게 함**

03 Laryngoscope

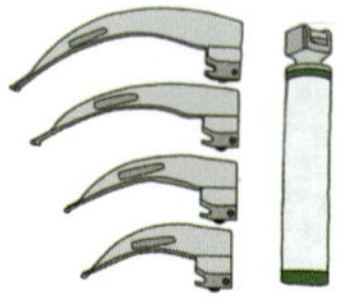

Blade + Handle

- 특징: 후두의 성문을 확인하기 위해 사용함
- 기타: **Blade는 혀를 눌러주고 불빛으로 성문의 위치를 확인하여 제 위치로 E-tube가 삽입되게 함**

⇨ 후두경은 Blade 끝이 후두개곡까지 가도록 삽입함

- Tip: Blade도 체격에 따라 사용하는 크기 다름

04 Airway

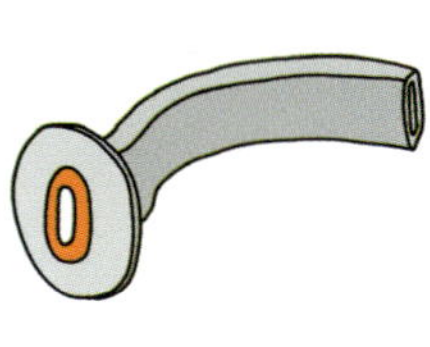

- 특징: 구강 인두 기도확보를 위해 사용함
- 기타: **기도 폐색 및 혀가 물리는 것을 막아줌**

⇨ E-tube 못 물도록 Bite Block(재갈)도 사용함

- Tip: 크기별로 입구의 색이 달라 구분 가능함

⇨ **Upside(윗면)는 입의 아래를 향하도록 삽입함**

05 Ambu Bag

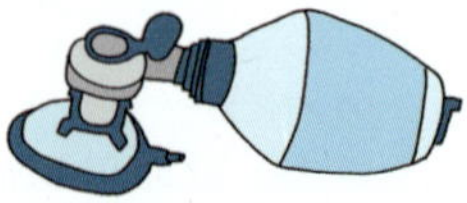

마스크 + 호흡낭
(Mask + Ventilation Bag)

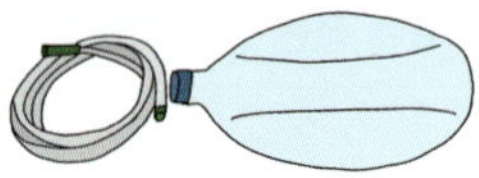

산소저장 백
(Reservoir Bag)

- 특징: 환기 유지를 돕기 위해 사용함
- 기타: **호흡낭을 눌러서 호흡 가스를 전달해줌**

⇨ 산소저장 백은 산소가 임시로 저장되는 공간임

⇨ 흡기밸브는 호흡낭을 누르면 산소저장 백의 산소를 차단하고 놓으면 산소가 공급되게 함

- Tip: 산소저장 백 제거하고 O_2 연결 안 한 체 시행한 Ambubagging은 40% 산소 공급함

⇨ O_2 연결 없이 고농도 산소 공급 시 사용함

- Tip 2: 산소저장 백 연결하고 O_2 연결한 체 시행한 Ambubagging은 90~100% 공급함

06 O_2 Line

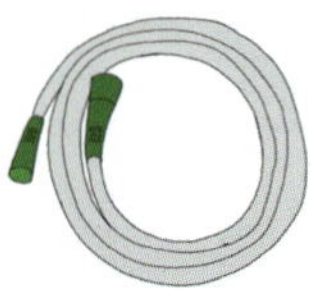

- 특징: 산소 공급을 위해 사용함
- 기타: 한쪽은 산소 유량계에 Line을 연결하고 반대쪽은 O_2 공급을 받으려는 기구에 연결함
- Tip: **Ambu-bag의 Ventilation Bag 아래에 산소 공급 튜브 연결구가 있음**(툭 튀어나옴)

07 Tie / Plastar

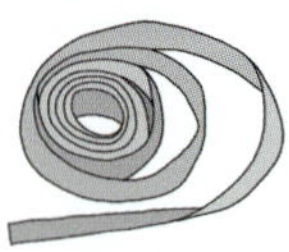

- 특징: 기구를 고정하기 위해 사용함
- 기타: E-tube 및 Airway 고정에 사용함
- Tip: 고정 전용 물품 or **Plastar(반창고★)**로 E-tube를 고정하는 곳도 많음

08 Stethoscope(청진기)

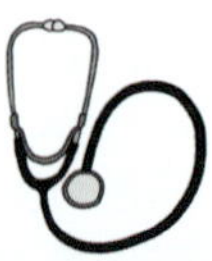

- 특징: 폐음을 청진하기 위해 사용함
- 기타: Intubation 후 E-tube가 적절한 곳에 삽입되었는지 청진으로 우선 확인함
- Tip: **T-tube가 기도가 아닌 식도로 들어가면 복부(명치 부근)에서 꾸룩 거리는 소리가 들림**

09 Nasal Prong

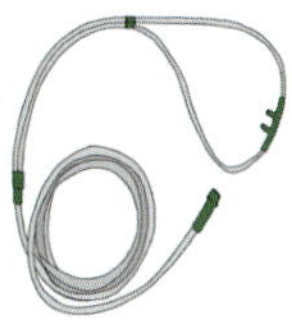

- 특징: 저농도(2~5L) 산소 공급 시에 사용함
- 기타: Intubation까지는 안 해도 되는 **비교적 가벼운 호흡곤란을 호소하는 환자에게 사용함**
- Tip: O_2 6L 이상으로 증량하면 Mask로 교체함

⇨ 고농도 산소는 두통 or 점막 건조를 유발함

10 Non-reserve Mask

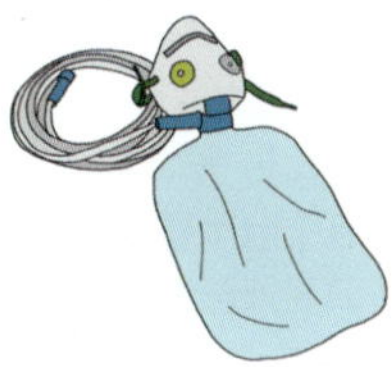

- 특징: 고농도(6~15L) 산소 공급 시에 사용함
- 기타: Intubation까지는 안 하지만 **심한 호흡곤란을 호소하는 환자에게 사용함**
- Tip: High Flow 적용하는 환자에게 Mask를 덧씌어서 더 고농도의 산소를 공급할 때도 씀

⇨ 응급 검사로 High Flow 사용이 어려울 때도 씀

11 Suction Line(PVC Line)

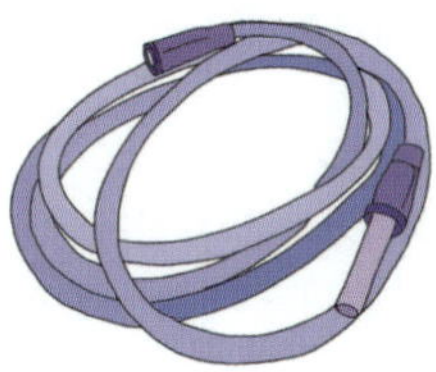

- 특징: 이물질 제거를 위한 흡인 시 사용함

⇨ Suction 기기와 Suction Cather 연결해줌

- 기타: **1번이라도 사용 후에 Suction Bottle과 Suction Line 꼭 새것으로 교체함(매너★)**
- Tip: Suction 기기에 새것을 연결해두면 좋음

⇨ 응급 시 Cather만 연결하면 바로 사용 가능함

12 Suction Catheter(PVC / Rubber)

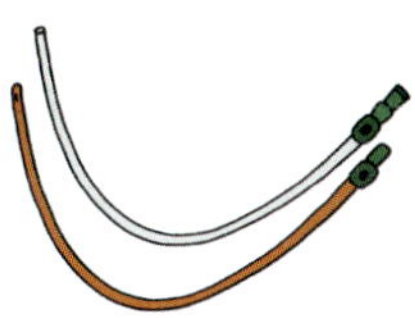

- 특징: 이물질 제거를 위한 흡인 시 사용함
- 기타: 재질에 따라 PVC와 Rubber로 구분함

⇨ Intubation으로 **E-tube 있으면 PVC 사용함**

⇨ Oral Suction/T-tube 있으면 Rubber 사용함

- Tip: 12 Fr. 보다 14 Fr. 준비해두는 게 좋음

⇨ Suction Cath. 잘 막히므로 여러 개 준비해둠

13 Electrode

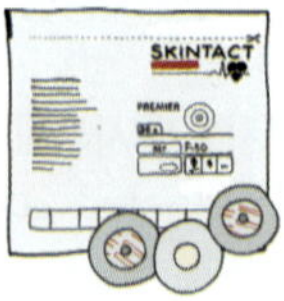

- 특징: 심전도 리듬을 확인을 위해 사용함
- 기타: CPCR은 EKG 리듬에 따라 처치가 다름

⇨ Potable EKG보다는 DC기 연결하는 게 좋음

- Tip: DC기 있는 곳에도 1~3개 두면 좋음

⇨ 제세동 대비해서 Jelly도 근처에 준비해두기

14 Pen Light

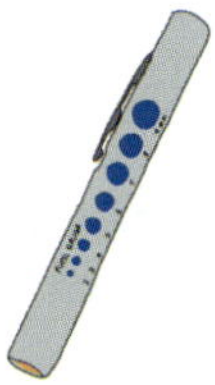

- 특징: 동공 사정으로 의식확인을 위해 사용함
- 기타: **ROSC 된 후 Pupil 확인이 필요함**

⇨ Pupil Size, Reflex, Shape 등 확인함

- Tip: E-Cart 점검 시에 Pen Light를 켜서 불빛 강도 확인하고 약하면 배터리 교환해둠★

⇨ 막상 쓰려 했을 때 안 되면 빌리러 가야 함

15 Surgical Glove

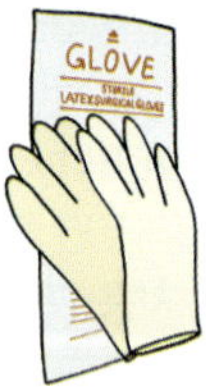

- 특징: 멸균적으로 술기를 행하기 위해 사용함
- 기타: 이물질(구토·토혈 등)에 오염되지 않으려 사용하는 경우가 많음(기본적으로 착용함)

⇨ 기관삽관, 흡인, 흉부 압박 담당이 많이 찾음

- Tip: CPCR 상황 시 크기별로 여러 개 빼두면 거의 알아서 자기가 평소에 쓰던 거 찾아서 낌

⇨ 챙겨주라고 하면 눈치껏 맞는 Size 주기 ★

16 Normal Saline

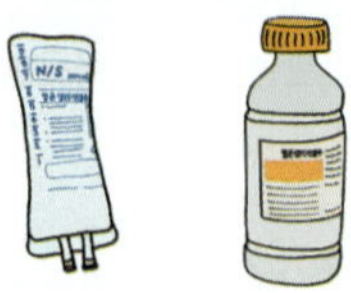

- 특징: BP 및 Line 유지를 위해 사용함
- 기타: BP 하강 시 Full Drop/Loading 많이 함

⇨ 승압제 처방 전까지 혈량 유지를 위해 투여함

- Tip: Bag 말고 **Bottle 형은 Intubation 시 Ballooning 확인을 위해 준비함** ★

17 Infusion Set

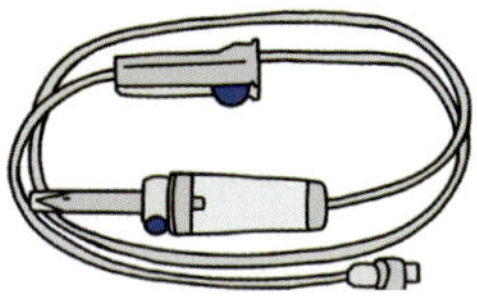

- 특징:(응급) 수액 투여를 위해 사용함
- 기타: 도파민 프리믹스 or 도부타민 프리믹스, 생리식염수 등 E-Cart 내의 수액준비 시 편함
- Tip: I자형, Y자형, Infusion용, Extension 등 종류별로 여러 개 준비해두는 게 좋음

⇨ 대개 Fluid와 함께 있거나 근처 칸에 있음

18 Angio / IV Catheter

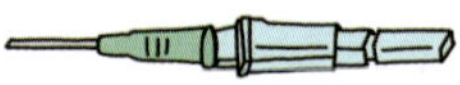

- 특징: IV Line 확보를 위해 사용함
- 기타: **응급 상황에서는 가능한 18G로 확보함**

⇨ 원활한 수액 투여 및 응급 검사 대비 위함

- Tip: Gage 별로 충분히 준비하는 게 좋음

⇨ A-Line / C-Line 관련 물품이 있는 곳도 있음

19 Syringe

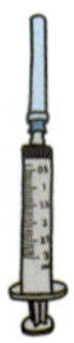

- 특징:(응급) 약물 투여를 위해 사용함
- 기타: **Lab/Puncture, Intubation에도 사용함**

⇨ Syringe 크기별로 여러 개 준비하는 게 좋음

- Tip: Syringe Needle, Heparin Cap, 3Way, Scalp Needle(나비 바늘), 알콜 솜 등 관련된 물품을 함께 준비해두는 게 좋음

20 Lab Bottle

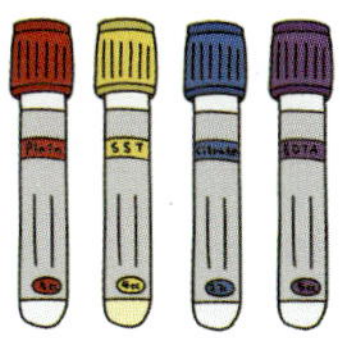

- 특징: 혈액검사를 위해 사용함
- 기타: CPCR 시 환자 상태를 알아보기 위해서 ABGA 및 Lab 처방이 나면 바로 나가줘야 함
- Tip: 대개 Lab Bottle까지는 E-Cart 안에 준비해두지 않으므로 눈치껏 준비해오면 좋음

⇨ 응급 상황 대비하여 검체 접수법 알아두기 ★

+ ABGA Syringe Kit

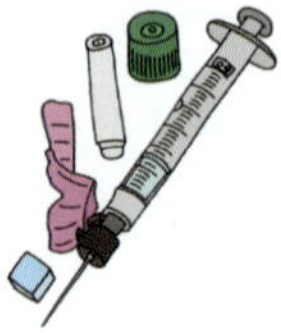

- 특징: **혈중 가스 상태 확인을 위해 사용함**
- 기타: 시판되는 ABGA Syringe Kit는 채취 전 **따로 Heparin 코팅할 필요가 없어 간편함**

⇨ 응고되지 않도록 Heparin 코팅한 Syringe임

- Tip: 2cc Syringe에 Heparin 0.2cc를 재서 내관을 끝까지 당겨 수제로 만들 수도 있음

+ 처치실 기본 Setting

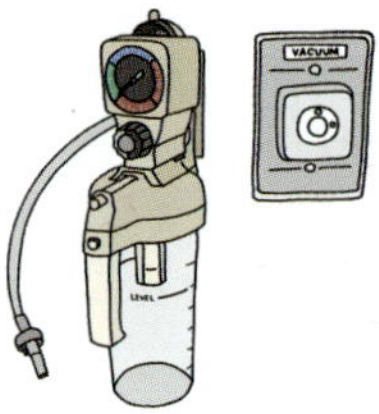

- 특징: **이물질을 진공 장치로 흡인 시 사용함**
- 기타: Secretion으로 SpO_2 떨어지면 사용함

⇨ **Intubation 시 기도확보를 위해 Suction 함**

- Tip: 환자의 삽입된 관(T-tube, CTD 등)과 연결하여 Continuous하게 배액 할 때도 사용함
- Tip2: Suction Line 연결해두고 기계 근처에 Suction Catheter를 놓아두면 대처하기 좋음

Suction Unit(흡인 장치)

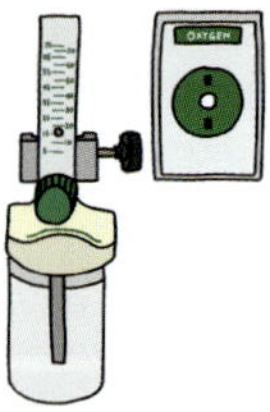

- 특징: O_2를 적정하게 조정하여 투여 시 사용함

⇨ **0~15L/Min까지의 산소** 제공함(Full=15L)

- 기타: 습윤병에 **멸균증류수는 적정선**까지 채움

⇨ 점막의 건조 예방을 위해 산소를 가습화 해줌

⇨ 일회용 멸균증류수 팩(Atomizing Pack)도 있음

- Tip: O_2 사용 장치(High Flow, Bipap 등)는 증류수를 채우는 Humid 장치가 거의 존재함

Oxygen Flowmeter(O_2 유량계)

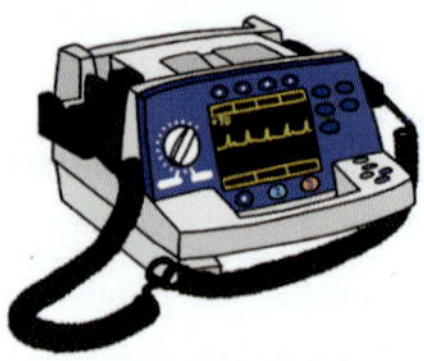

- 특징: **강한 자극으로 심실세동 제거 시 사용함**

⇨ 응급 상황에서 Patient Monitor 더 많이 사용함

- 기타: EKG 확인 가능하며 **Lead II로 많이 봄**

⇨ 전기 축이 좌우 심방의 탈분극 벡터 방향과 같아 P파가 잘 보여서 부정맥 진단에 편리함

- Tip: Mode(제세동/심율동전환) 확인이 필요함

Direct Current Defibrillator(DC기, DC형 제세동기)

다음은 **'응급 환자 간호에 관해 정리한 것'**이다.

❖ **응급상황**

- 사고로 인한 부상 or 질병에 의해 생명이 급속히 위협받는 긴박한 상황임

❖ **응급처치**

- 사고로 인한 부상 or 질병에 의해 생명이 위급하고 긴박한 상황에 처한 응급 환자에게 행하는 즉각적이고 임시적인 처치를 말함

⇨ 통증 경감 및 질병 or 손상 악화를 예방하여 생명을 구하기 위해 시행함

❖ **응급환자**

- 응급처치를 받지 않으면 생명보존이 어렵거나 심신상의 중대한 위해가 초래될 가능성이 있는 의학적 상태의 환자 or 이에 준하는 환자를 말함

❖ **응급환자 간호**

- 환자의 신체적·정신적 고통을 경감시키고 빠른 회복을 이룰 수 있도록 필요한 간호 중재를 하는 것을 말함(체계적이고 적절하게 시행해야 함)

⇨ 응급 상황을 정확하고 신속히 파악하여 적절한 응급처치가 이뤄지도록 함

+ 응급처치가 필요한 질환

＊ 내과 질환

- CVA(뇌졸중), CHF(울혈성 심부전), Angina(협심증), Athma(천식), UGI Bleeding(상부 위장관 출혈), Varix Bleeding(정맥류 출혈), Hpatic Coma(간성혼수), D-I(요붕증) 등

＊ 외과 질환

- FCCD(개방성 복잡함몰골절), 자상(Stab), V/S 영향 주는 외상(Trauma), Burn(화상), Hemothorax(혈흉), Pan-peritonitis(범복막염) 등

+ 응급 환자에게 자주 처방되는 수액

1) N/S: DM 환자, 실신(Syncope) 환자, 출혈(Bleeding) 환자 등
2) 5% D/S 또는 5% D/W: 구토&설사 환자, 심혈관 및 신질환 환자 등
3) 10% D/W: 간 질환 환자, 영양장애 환자 등
4) H/S(하트만): 쇼크 환자, 화상 환자, 외상환자, 수술환자 등

01 위장관 출혈(GI Bleeding) - 응급처치

1. V/S 측정 및 출혈 양상 확인한 뒤 즉시 Dr. Notify 함
⇨ BP < 90/60, Pulse 120 이상일 경우 꽤 응급한 상황임
⇨ Active Bleeding 양상일 경우 O_2 5~10L/min 정도로 공급함
2. NPO 시키고 침상안정(BR) 취하게 함
3. IV Line 확보 후 수액 투여함(대개 N/S)
⇨ 필요시 혈액검사 시행함(대개 Anemia Study, 수혈 대비 Lab)
4. 필요시 Rectal Exam 시행함(출혈 위치 확인하기 위함 - 상부/하부)
5. 필요시 L-tube 삽입 및 L-tube Irrigation 시행함
6. 출혈로 인한 저혈량 처치 시행 및 필요시 수혈할 수 있으므로 준비함
7. 필요시 응급 위내시경 or 대장내시경 시행될 수 있으므로 준비함

02 발작(Seizure) - 응급처치

0. 주변 위험한 물건은 치우고 Side Rail 올려 환자 안전 확보함
1. 기도 확보하며 Patient Monitor 적용함
⇨ Airway 삽입하여 혀 기도확보 및 혀 손상을 예방함
2. O_2 2~5L/min 정도로 공급한 후 V/S 및 Pupil & EBD 사정함
3. 가능하면 IV Line 확보하며 필요시 항경련제 투여함
⇨ 필요시 Lab 및 ABGA 시행함(대개 전해질, Lactic Acid 등 포함됨)
4. 응급으로 Brain Image Study 시행될 수 있으므로 준비함

03 심근경색(MI) - 응급처치

1. V/S 측정하고 Patient Monitor 적용 및 ABR(절대 안정) 취하게 함
2. ABGA 검사 후 O_2 처방에 따라 공급함
3. IV Line 확보 후 수액 투여함(대개 5% D/W)
4. Lab 시행함(대개 Cardiac Enzyme, Troponin I 포함됨)
5. Potable EKG(12 Lead) 시행하고 필요시 Potable Chest X-ray 촬영함
6. 필요시 NIG, Morphine 등 약물로 통증을 조절함
7. 필요시 Aspirin, Ticagrelor(Brilinta) 등 경구 혈소판응집억제제 투여함
8. 필요시 Heparin을 Fluid에 Mix하여 IV 투여함
9. 필요시 PCI(경피적 관상동맥 중재술) 시행될 수 있으므로 준비함
⇨ PCI 후 ICU로 입실할 수 있으므로 함께 준비하는 게 좋음

04 쇼크(Shock) - 응급처치

1. 쇼크 증상 관찰하고 쇼크 체위를 취해줌(머리를 아래로 내려준 체위)
⇨ 쳐지는 의식 / 차갑고 축축한 피부 / 저혈압&빈맥 / 핍뇨 or 무뇨
⇨ 의식이 없다면 기도를 유지하고 Patient Monitor 적용함
2. V/S 측정 및 ABGA 검사 후 O_2 처방에 따라 공급함
3. IV Line 확보 후 수액 투여함(대개 N/S 또는 H/S)
4. 필요시 Foley cath. 삽입하고 Shock 원인에 따라 처치 시행함

05 혼수(Coma) - 응급처치

1. 의식확인하고 Pulse 없으면 바로 CPCR 시행하고 Dr. Notify 함
⇨ Pulse 없으면 바로 Compression 하면서 도움 요청함
⇨ V/S 측정 및 Pupil 확인하고 DC기 적용함(또는 Patient Monitor)
⇨(DM 환자는) BST 측정하여 저혈당으로 인한 Syncope인지 확인함
2. 기도확보 하며 O_2 15L(Full)/Min으로 공급함
⇨ Head Tilt & Chin Lift 자세 + 구강 or 비강으로 Airway 삽입함
⇨ 필요시 Intubation 시행 및 Ambu-bagging 하므로 준비함
3. IV Line 확보 후 수액 투여함(대개 N/S)
4. 필요시 응급 약물 투여함(E-Cart에서 빼서 사용함)
5. Coma 원인 사정하고 원인과 환자 상태에 따른 처치 시행함

+ Coma 中 CVA 의심 상황 - 응급처치

1. V/S 측정 및 GCS & Pupil 사정하고 Patient Monitor 적용함
⇨ BP 주의 관찰하며 비정상적인 수치는 즉시 Dr. Notify 하여 조절함
2. IV Line 확보 후 수액 투여함(대개 N/S)
3. 필요시 응급으로 Skull Series, Brain CT, Brain MRI 등 영상검사가 시행될 수 있으므로 준비함
⇨ Hemorrhage로 진단되면 응급 OP 할 수 있으므로 준비함
⇨ Infarction으로 진단되고 적응증이 되면 처방에 따라 TPA 투여함

위는 **병동에서 자주 볼 수 있는 응급 상황 시 처치 방법을 정리한 것**으로 3대 응급인 중증 외상(Multiple Trauma) 내용은 제하였으며, CPCR 관련 내용은 이 뒤를 참고해주길 바란다.

6-02 'Emergency'야!신규간호사, '이게 뭐지'하고 있으면 안돼!(CPCR 편)

'CPCR Master' - 순서 & 방법 & 기록

학부 때 취업을 위해서 간호사가 취득하면 좋을 자격증을 보던 중, BLS나 KALS는 거의 다 취득하는 분위기인 것 같아서 교육을 받고 취득하여 가지고 있었다.

그래서 Compression 하는 방법이나 Ambu-bagging 하는 방법을 알고는 있었지만, 실제로 병원에서의 CPCR 상황에서 간호사로서 담당하는 주된 업무인 Intubation Assist, Line 확보, 기록 중에서 어느 것 하나 제대로 할 줄 아는 건 없었다.

24G도 어려워하는데 혈관이 숨어버린 심정지 환자에게서 18G의 Line 확보하는 게 쉽지 않았으며, 기록도 무엇을 기록하고 표시를 해야 할지 몰라서 도움이 되지 않았었다. Intubation Assist는 정말 Dr. 옆에서서 재빨리 손을 움직여서 준비해줘야 해서 더더욱 내가 할 수 있는 일은 아닌 것 같았었다.

초반에는 신규간호사니까 모를 수 있다 해도, 후에 연차가 쌓이면 내가 주도적으로 해야 할 텐데 언제까지 CPCR을 경험해본 적이 몇 번 없어서 잘 모른다며 손을 놓고 있으면 안 될 것 같았었다.

그래서 많은 경험은 아니었지만, 타부서에서 CPCR이 발생했을 때 도우러 가서 내가 할 수 있었던 일들을 기억했었다가 다른 CPCR 상황에서 챙겨봤었다. 눈에 띄고 Main 역할은 아니더라도 그래도 조금이라도 도움이 된 것 같을 때는 내심 뿌듯했었다.

저연차였던 내가 할 수 있을 정도의 일이었기에 신규간호사 선생님이나 Helper 선생님들도 충분히 CPCR 상황에서 도울 수 있는 일이라 생각하며 다음 내용과 Tip 아닌 Tip을 정리하였으니 참고해보길 바란다.

다음은 **'CPCR에 관해 정리한 것'**이다.

❖ CPR(Cardio Pulmonary Resuscitation, 심폐소생술)

- 자발 순환이 정지된 환자에게 **순환이 유지 or 회복하기 위해 시행하는 가슴 압박·인공호흡·투약·제세동 등의 술기 및 처치를 말함**

⇨ 흉부 압박을 통해 흉골과 척추 사이의 가장 큰 기관인 심장이 압박되어 심실 내의 압력이 증가하고, 증가한 압력에 의해 혈액순환이 이루어짐

⇨ 인공호흡을 통해 호흡과 대사를 도와 산소를 공급해줌

❖ CPCR(Cardio Pulmonary Cerebral Resuscitation, 심폐뇌소생술)

- 호흡·순환기능을 회복시켜 뇌로 산소를 공급하기 위해 시행하는 응급처치를 말하며, **비가역적인 뇌 손상을 예방하기 위해 시행함**

⇨ 의료시설이 갖춰진 병원에서는 심(폐)정지로 인해 손상되는 뇌의 피해를 최소화하기 위해 시행하는 더 높은 수준의 CPR을 CPCR이라고 표현함

❖ CPCR 팀

- **CPCR 상황에서 전문적으로 대처할 수 있도록 훈련 시킨 팀을 말함**

⇨ 전문 소생술 훈련 과정을 이수한 의료인으로만 이루어진 곳도 있으며, EMT가 포함된 곳도 있음(레지던트로만 팀을 꾸리는 곳도 있음)

❖ CPCR팀 - 팀원의 역할 및 권한(★: Main 역할)

역할	Dr. 레지던트 ↑	Dr. 인턴 ↑	간호사
팀리더	★	×	×
처방(약제·검사)	★	×(입력은 ○)	×
환자 상태 감시	★	○	○
흉부 압박	○	★	○
인공 호흡	○	○	○
E-tube 삽관	★	×	×
I-gel 삽관	○	○	○
수동 제세동	★	○	×
자동 제세동	○	○	○
CPCR 관련 기록	○	×	○
투약	○	○	★
물품조달	○	○	★
검사확인	○	○	★

+ CPCR 상황 - 인력배치

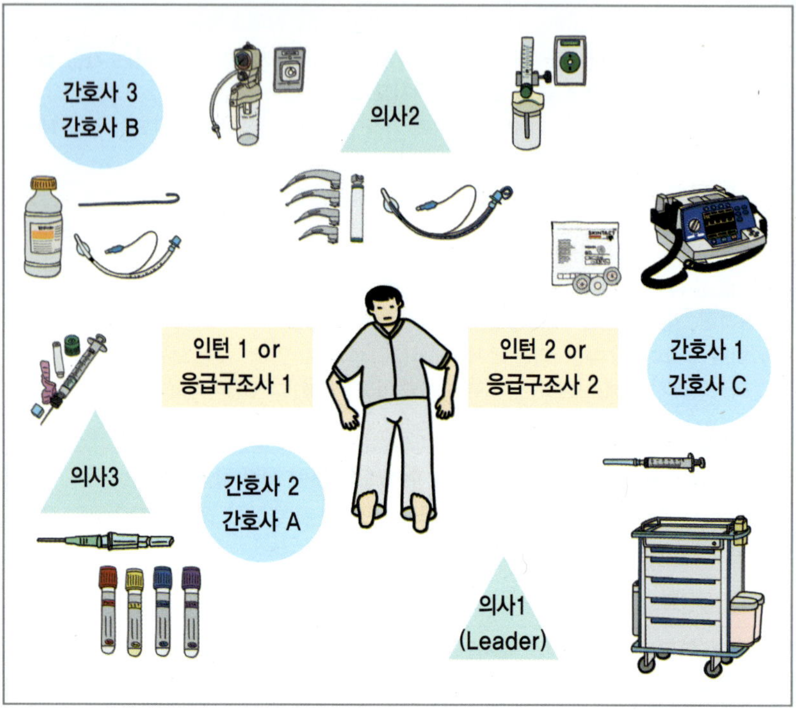

+ CPCR 상황 - 위치별 역할

<table>
<tr><th rowspan="2"></th><th colspan="2">Dr. 레지던트 ↑</th><th colspan="3">간호사</th><th colspan="2">Dr. 인턴 ↑</th></tr>
<tr><th>1</th><th>2~3</th><th>1</th><th>2</th><th>3</th><th>1</th><th>2</th></tr>
<tr><td>역할1</td><td rowspan="4">팀 리더
CPCR상황
총체적으로
지휘함</td><td rowspan="2">Dr.2
기도확보
E-tube
삽입</td><td>제세동
모니터
부착</td><td>IV Line
확보
말초 Line</td><td rowspan="4">Intubation
준비·보조·
고정함

*보조하며
Suction 함</td><td colspan="2" rowspan="4">교대하면서
흉부 압박
시행함

*응급실 or
중환자실에서
응급구조사가
대신하기도 함

*인턴 없는
병원에서도
EMT가 함</td></tr>
<tr><td>역할2</td><td>약물준비</td><td>추가약물
준비·투약</td></tr>
<tr><td>역할3</td><td rowspan="2">Dr.3
Line 확보
C-Line&
A-Line</td><td>투약시간
알림</td><td>승압제 준비
용량 계산함</td></tr>
<tr><td>역할4</td><td>간호기록</td><td>각종
Acting
수행</td></tr>
</table>

+ CPCR 상황 - 간호사의 역할

인력이 여유로운 경우				
간호사 a	간호사 b	간호사 c	간호사 d	간호사 e
발견자 도움 요청 환자 사정 흉부 압박 (Dr. 도착 전) 민원관리 ICU Arrange	**Line 확보** **혈액검사 접수** 18G Line 확보 (말초혈관) C-Line 준비 및 보조 (중심정맥관)	**기도삽관 보조** +Suction 산소 공급 Ambu Mask + Bagging	**EKG monitor** DC기 부착함 **약물 담당** 응급 약물 준비 응급 약물 투여	**기록 담당** CPCR 종료 후 E-cart 채움
순환 보조 위주		호흡 보조 위주	기록 & 투약준비 위주	
간호사 A		간호사 B	간호사 C	

*** CPCR 도움 요청이 들린 경우**
- 즉시 CPCR 방송 요청함(Dr. Call)
- 발견자와 심정지 환자가 있는 곳으로 도우러 감

⇨ Potable O_2, Non-Reserve Mask, Ambu-Bag 등 들고 감

⇨ 인턴 or 응급구조사 or CPCR팀 도착 전까지는 간호사가 흉부 압박을 담당하므로 흉부 압박하는 간호사와 손을 바꿔줌

1) CPCR 발생 시 처치실로 환자 빼는 경우 처치실 물품 Setting함

2) CPCR 발생 시 병실 안에서 하는 경우 E-Cart 끌고 감

- 보호자에게 연락하여 상황 설명 후 도착시간 확인하고 Dr. 연결해줌

⇨ DNR 환자인지 확인하기(DNR 환자는 소생술 안 함)

*** 처치실 / 병실 - 본격적인 CPCR 시작된 경우**
- 처방된 혈액검사 진행되도록 필요한 Lab Bottle 가져다주고 접수함
- ABGA 시행되도록 필요한 Syringe 준비해서 가져다주고 접수함
- N/S Push위해 NS 1L Setting 해서 안에 넣어줌
- CPCR 중인 간호사의 담당 환자를 간호함
- 병동 민원관리 처리함(부서로 걸려온 전화, 다른 환자 요구 등)

⇨ 이 부분들은 신규선생님 or 헬퍼로 온 선생님들이 해주면 큰 도움 됨

*** ICU 입실하기로 결정된 경우(추가 담당)**
- ICU Arrange & ICU 내릴 약 챙김
- 엘리베이터 잡음

+ CPCR의 3단계와 진행 과정

*** 1단계: 1차 소생술(BLS, Basic Life Support, 기본 소생술)**
- 심정지의 발생을 인지하고 환자의 생명을 유지하기 위한 단계임
- 인공호흡과 흉부 압박으로 혈액을 순환시켜 조직에 산소 공급을 유지함

⇨ 수초 내에 중추 신경계에 산소를 공급하는 게 중요함(응급 산소 공급)

✓ A: Airway Control(기도확보 및 유지)

✓ B: Breathing Support(인공호흡)

✓ C: Circulation Support(순환보조), Cardiac Resuscitation(심장 소생)

⇨ 순서는 신속하게 소생술이 이뤄지도록 C-A-B 순으로 시행함

*** 2단계: 2차 소생술(ALS, Advanced Life Support, 전문 소생술)**
- 응급 약물을 투여하고 심전도 감시 및 전기적 제세동을 시행함으로써 환자의 심박동 및 혈액순환을 회복시키는 단계임(ROSC 시키는 단계)

⇨ 심정지 후의 의학적 치료로 ROSC 되게 하는 게 중요함(자기 순환 회복)

✓ D: Drugs & Fluids(약물 & 수액 요법)

✓ E: EKG Diagnosis(심전도 진단)

✓ F: Fibrillation Treatment, De-fibrillation(세동 치료, 제세동)

*** 3단계: 3차 소생술(PLS, Prolonged Life Support, 장기 소생술)**
- ROSC 된 상태를 유지하기 위해 집중적으로 치료하고 뇌 손상을 막기 위한 치료와 심정지의 원인을 찾고 예후에 관해 평가하는 단계임

⇨ 뇌가 심(폐)정지로 손상되지 않게 하는 게 중요함(뇌소생술 및 집중치료)

✓ G: Gauzing(측정)

⇨ V/S, ABGA, 기타 검사를 실시하여 원인과 환자 상태를 파악함

✓ H: Hypothermia(저체온 요법)

⇨ 조직에서의 산소 소모량을 줄이고 뇌부종과 뇌압 상승을 치료함

✓ I: Intensive Care(집중 간호)

⇨ 소생술로 환자 상태가 호전되면 ICU로 이동시켜 집중 간호를 받게 함

암또생각

임상에서의 실제 CPCR은 이론처럼 단계별로 하나씩 하는 게 아니라 도울 수 있는 인력 모두가 달라붙어서 할 수 있는 것은 동시에 했었다. 또한, CPCR이란 용어는 이제 환자의 심(폐)정지만 되돌리는 것이 아니라 멈춰있던 동안의 장기의 피해를 줄여서 환자의 건강을 더 생각한다는 의미로 차별화된 3차 소생술을 표현하려 하는 것 같지만, 아직은 CPR이란 용어를 더 많이 사용하고 큰 의미를 안 두는 것 같았다.

+ ROSC(자발적 순환 회복)

*** ROSC(Return Of Spontaneous Circulation, 자발적 순환 회복)**
- 심정지 된 환자의 호흡과 순환이 재개되는 것을 의미함
⇨ 쉽게 말하여 멈추었던 심장이 다시 기능하는 상태를 말함
⇨ ROSC 되면 심기능과 호흡 기능이 유지되도록 처치가 필요함
- 심폐소생술과 제세동은 환자가 ROSC 될 수 있도록 도와줌

+ CPCR 적용시기 & 종결시기

*** 적용시기**
- 맥박이 소실되었을 때 및 호흡이 정지되었을 때 시행함(심/폐 정지 상황)

*** 종결시기**
- 환자 스스로 자발 순환 및 호흡을 회복하였을 때 중단함(ROSC 상황)
- 더는 CPCR을 계속할 수 없을 때 Dr. 지시하에 중단함(확실한 사망 등)

+ TTM / Therapeutic Hypothermia(저체온 요법)

*** 저체온 요법(TTM, Target Temperature Management)**
- 심장 기능이 일시 정지된 환자의 정상체온에서 인위적으로 체온을 낮추어 신진대사 및 산소 소비량을 줄임으로써 뇌 손상을 예방하거나 완화함
⇨ 신진대사가 느려지면 인체의 조직 반응도 그만큼 느려져서 손상이 적음
- 경도(~32℃), 중등도(32~26℃), 고도(26~20℃), 극심한 저체온(20℃↓)
- 심정지 환자, 뇌 손상이 우려되는 환자(뇌경색 등)에게 시행함
⇨ 포도당 소모되면 효과적인 TTM이 안 되어 승압제 D/W에 Mix 잘 안 함

*** 저체온 치료과정**
1. 기도삽관(Intubation) 시행 후 벤틸레이터(Ventilator)을 적용함
2. (의식이 있는 경우) 진정제를 투여하여 환자를 Sedation 시킴
3. 체온을 Monitoring 하기 위해 체온계를 환자에게 적용함
4. 저체온 요법 기계의 Pad를 환자의 몸에 부착함
5. Dr. Order에 따라 목표한 저체온에서 일정 시간 유지함
6. 다시 정상체온에서 일정 시간을 유지함

⇨ Ex) 34℃에서 24시간 유지한 후 36.5℃에서 48시간 유지함
- BST 수치 잘 확인해야 함(체온이 낮아지면 혈당 조절이 잘 안 됨)
- 저체온 요법 시행 시 동의서를 꼭 받아야 함(치료비용 고가임)

★ Defibrillation(제세동)

*** 제세동(Defibrillation = Unsynchronized Cardioversion)**
- 강한 자극으로 심실세동(Fibrillation)을 제거(De-)하는 것을 말함
- 동기화가 필요 없어서 환자의 심전도에 상관없이 전기충격을 가함

⇨ 전기 자극으로 불규칙적으로 뛰고 있는 심근세포를 동시에 탈분극화하여 심실세동을 종료시키고 정상 전기 활동으로 돌아가도록 유도함
- 일시적으로 완전한 불응기에 빠뜨려 SA Node가 회복되기를 기대함

+ 제세동 시행하는 EKG

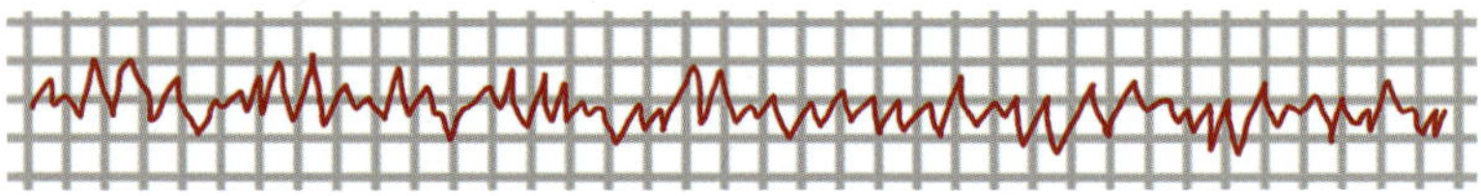

심실세동(VF, Ventricular Fibrillation)
⇨ P파 안보임 + 'QRS군' 이상 + 제멋대로 뾰족 거리는 리듬

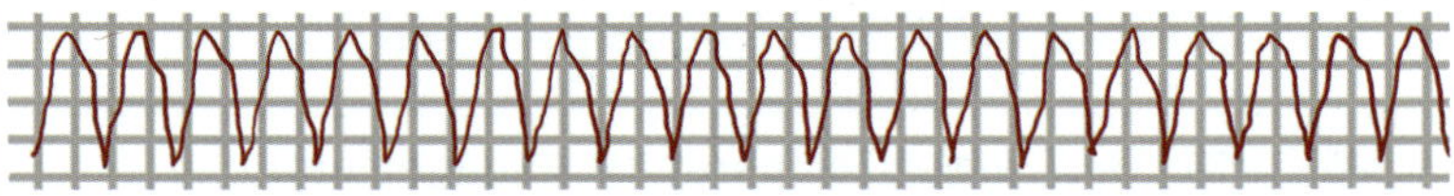

무맥성 심실빈맥(PVT, Pulse-less Ventricular Tachycardia)
⇨ P파 안보임 + 'QRS군' 이상 + 빈맥 리듬(비교적 VF보다는 규칙적임)

- VT 리듬 확인되면 맥박 여부 확인해야 함

⇨ 맥박 없는 경우만 제세동 시행함(맥박 있으면 제세동 시행 안 함)
- Shock 버튼 눌러도 제세동 안되면 Sync. 버튼 눌러져 있는지 확인함

⇨ Sync. 버튼은 Synchronization 할 때만 누름

+ DC Cardioversion(심율동 전환)

*** 심율동 전환(DC Cardioversion)**
- 맥박이 있고 QRS군이 뚜렷한 환자에게 Synchronization을 가함

⇨ QRS파에 맞춰 전기충격을 가해 너무 빠른 리듬을 줄여줌
- AF, AFL, PSVT, Pulse 있는 VT 환자에게 낮은 에너지의 전기충격을 가함

⇨ Pulse가 있는 부정맥 환자에게 제세동을 가하면 오히려 VF를 유발하게 됨

⇨ VF나 PVT는 Synchronization 할 수 있는 QRS파를 찾을 수 없음

+ 제세동기 사용법

1. 제세동기의 전원을 켠 뒤, 심전도 Monitoring 함

⇨ EKG 케이블에 연결된 Electrode(전극)를 환자에게 부착함(RA, LA, LL)

⇨ Lead Selection 버튼을 눌러 Lead를 선택함(Paddle, Lead Ⅰ/Ⅱ/Ⅲ)

⇨ Lead를 Paddle로 선택하고 흉골(Sternum)과 우심방 첨부(apex)에 Paddle을 대면 심전도 관찰이 가능하기는 함

2. 심전도 리듬을 분석함(리듬 분석하는 동안에는 흉부 압박을 중단함)

3. 전기충격을 가하기 위해 충전(Charge)함

⇨ Paddle에 젤리를 충분히 바른 후 충전 버튼을 누르고 위치에 놓음

⇨ 성인: 150~200J(Biphasic), 소아: 처음 2J/Kg ~ 이후 4J/Kg

4. 전기충격(Shock)을 가하기 전에 주위 사람들에게 떨어지라고 외침

⇨ 외친 후 눈으로 모두 떨어졌는지 확인 후 전기충격을 가함

⇨ Paddle을 10~12kg의 압력으로 누른 상태에서 양쪽 Paddle의 Shock 버튼을 동시에 누르면 전기충격이 가해짐

5. 제세동 직후 반응이 없으면 즉시 흉부 압박을 시작함

6. 2분 후 다시 리듬을 분석하여 필요하면 제세동을 시행함

+ 제세동 - Paddle 부착 부위

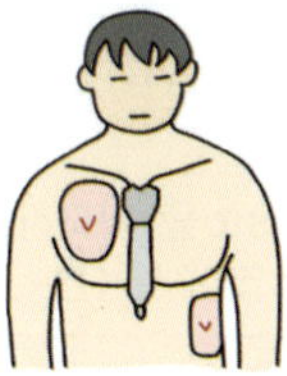

＊ Sternum(흉골) ⇨
우측 쇄골 밑, 흉골 옆

＊ Apex(우심방 첨부) ⇨
좌측 유두의 왼쪽, 중앙 액와선상

Pacing Patch도 같은 위치에 붙임

Paddle 위치

+ 제세동 주의사항

- 무수축(Asystole), 무맥성 심율동(PEA, Pulse-less Electrical Activity) 시 제세동을 시행하면 지속적인 무수축을 조장하므로 절대 시행하면 안 됨
- 환자 몸이 젖어 있으면 패들 놓는 위치를 닦은 후에 제세동을 시행함
- 패들 놓는 위치에 약물 패치가 붙어있으면 떼어내고 닦은 후에 시행함
- **피부 화상 방지를 위해** Paddle이 다 덮일 정도로 충분히 Jelly 발라 줌

+ 제세동기 - DC기(DC형 제세동기)

*** 제세동기를 DC기라고 하는 이유**

- 과거에는 AC형 Alternating Current(교류) 제세동기에 변압기를 연결하여 제세동기가 크고 무거워 휴대성이 떨어졌었음

⇨ AC형 제세동기는 제세동에 필요한 전류가 인체에 전달되는 시간이 길어서 환자의 고통이 크고 제세동 후에도 다시 심실세동이 발생하는 경우가 많아 지금은 사용하지 않음

- 현재 사용하는 **DC형 제세동기의 DC는 Direct Current(직류)를 의미하며** 직류형으로 전류의 전달시간이 매우 짧고 빠르며 휴대성이 좋음

⇨ 임상에서는 DC형 제세동기만 사용하고 DC기를 가져오라 하면 제세동기를 가져오라는 말임을 알아먹어야 함

+ 제세동기 - Monophasic VS Biphasic

*** Monophasic(일상파)**

- 파형이 한 개의 극성(Polarity)만 있어서 제세동 전류 흐름이 한 방향임

⇨ 처음에 200J로 시작하여 에너지를 점차 시켜야 함

⇨ 최초 200J 권장⇨ 무반응 시 200~300J⇨ 무반응 시 360J

*** Biphasic(이상파)**

- 파형이 두 개의 극성을 가져서 제세동 전류의 흐름이 제세동 도중에 바뀜

⇨ 일정방향 후에 반대 방향으로 전류 흐름이 바뀜

- 에너지(J)를 높이지 않고 동일한 에너지로 제세동을 시행해도 성공률이 높음

⇨ 150J 내외로 심실세동 치료가 가능함(적은 에너지로도 효율이 높음)

⇨ 세포의 충전 현상이 적어져 제세동 후 심근 손상이 적음

- 낮은 에너지의 Biphasic와 높은 에너지의 Monophasic를 비교하였을 때 제세동 시 비슷하거나 더 좋은 효과를 Biphasic을 지금 더 많이 사용함

+ 제세동기 - 수동형 VS 자동형

- 부정맥 판독장치 여부에 따라 수동형과 자동형으로 구분함

⇨ 수동형 제세동기를 이용하여 의료인은 EKG 리듬을 확인하고 부정맥을 판독하여 제세동 여부와 에너지를 결정함

⇨ 자동형 제세동기를 이용하여 일반인도 기기의 부정맥 판독장치에 의해 제세동 시기를 알 수 있고 제세동 에너지가 자동으로 충전됨

01 BLS(Basic Life Support, 기본 소생술)

<table>
<tr><th></th><th colspan="2">영아</th><th colspan="2">소아</th><th colspan="2">성인</th></tr>
<tr><td>반응</td><td colspan="6">소리 및 통증 자극에 반응 없음</td></tr>
<tr><td>도움 요청</td><td colspan="6">주변에 도움 요청 ⇨ 코드블루, 응급카트, 제세동기</td></tr>
<tr><td rowspan="3">호흡&맥박
동시 확인
(10초이내)</td><td colspan="6">무호흡 or 비정상 호흡</td></tr>
<tr><td colspan="2">상완동맥, 대퇴동맥</td><td colspan="2">경동맥, 대퇴동맥</td><td colspan="2">경동맥</td></tr>
<tr><td colspan="3">맥박 없음</td><td colspan="3">맥박 없음</td></tr>
<tr><td rowspan="3">가슴압박</td><td colspan="6">분당 100~120회</td></tr>
<tr><td colspan="3">유두선 중앙 바로 아래</td><td colspan="3">흉골 아래쪽 절반</td></tr>
<tr><td colspan="2">두 손가락 기법
두 엄지손가락 기법</td><td colspan="2">한 손꿈치
두 손의 손꿈치</td><td colspan="2">두 손의 손꿈치</td></tr>
<tr><td>인공호흡
BMV</td><td colspan="3">압박:호흡 = 30:2(1인 구조)
압박:호흡 = 15:2(2인 구조)</td><td colspan="3">압박:호흡 = 30:2</td></tr>
<tr><td>인공호흡
E-tube</td><td colspan="6">6초마다 1회(10회/분)
가슴 압박 멈추지 않고 지속함(압박 중단 시간 10초 이내)</td></tr>
</table>

- 인공호흡 주입시간(Inspiration Time): 1초에 걸쳐서 주입함
- 인공호흡량: Bag Mask Ventilation 시에는 가슴 상승이 보일 정도로 함
- 무호흡 or 느린 호흡 시 인공호흡(맥박 있는 경우)

⇨ 성인: 5~6초마다 1회 / 분당 10~12회

⇨ 소아: 3~5초마다 1회 / 분당 12~20회

+ 인공호흡 - 기도확보 자세

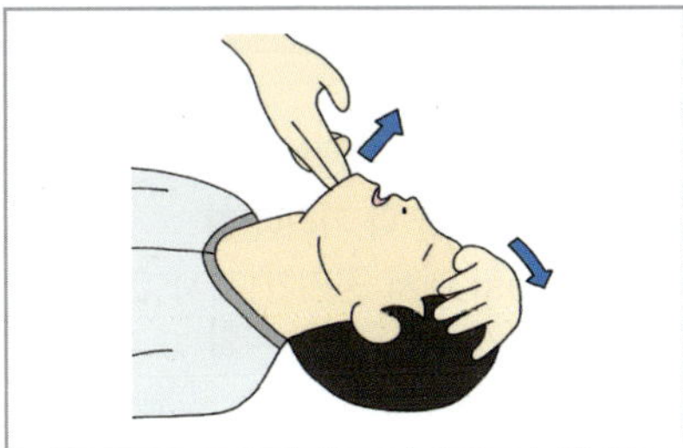

Head-Tilt-Chin-Lift 자세

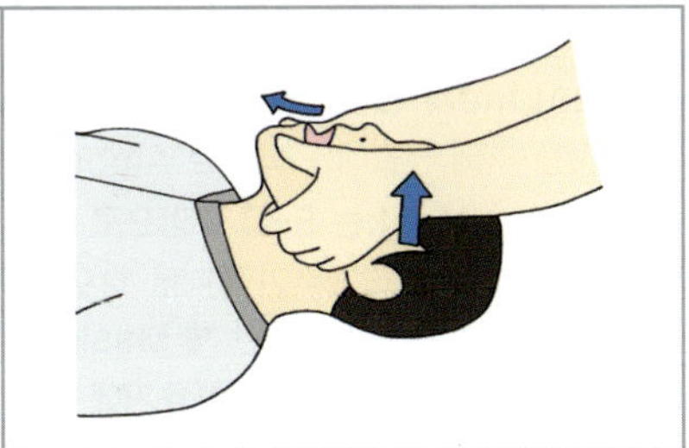

Jaw-Thrust 자세

★ BVM(Bag-Valve Mask) = Ambu-bagging

- 호흡 없는 환자 or 부적절한 호흡(너무 느리거나 얕음) 환자에게 적용함
- 비정상적인 호흡(느림·얕음·헐떡임)과 함께 무의식 상태 환자에게 적용함
- 맥박은 있으나 호흡이 없는 환자에게 적용함(맥박 없으면 CPCR 시행함)

⇨ 너무 빠르고 강하게 압박하여 과환기가 되면 폐 손상을 유발할 수 있음

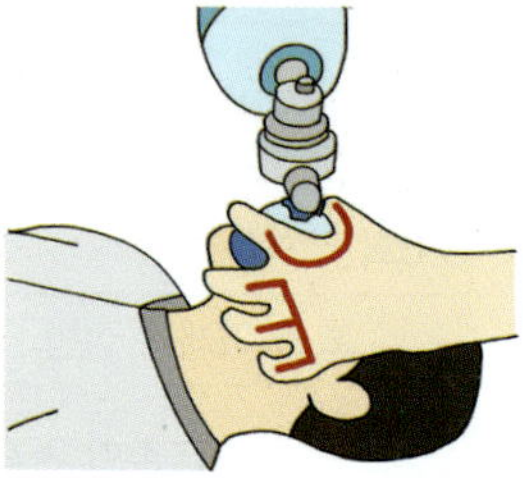

Mask는 E-C 모양으로 잡음

＊Ambu-bag 용량

- Adult(30kg 이상): 1500mL
- Child(7~30kg): 750mL
- Infant(7kg 미만): 240mL

+ BVM(Bag-Valve Mask) - 폐 환기

＊ 폐에 환기가 잘되고 있는 경우

- 가슴이 위아래로 움직이고 SpO_2 수치가 올라감

＊ 폐에 환기가 잘되지 않는 이유

- 하악이 올라가 있지 않거나 Mask가 밀착되지 않으면 공기 샘

⇨ Mask 다시 밀착시켰는데도 공기 누출이 있으면 Ambu-bag 손상 확인함

⇨ 이물질이 기도를 막고 있으면 환기 잘 안 됨(Suction & Airway 사용)

+ BVM(Bag-Valve Mask) 방법

1. O_2 Line과 연결하여 O_2 Full로 BVM과 연결함

⇨ O_2는 후에 연결해도 되므로 Ambu-bagging 하는 시간 지체하지 말기

2. Ambu Mask는 E-C 모양으로 잡고 환자의 코와 입을 다 가려야 함

⇨ 엄지손가락, 집게손가락으로 C모양 만들어 Mask에서 공기가 새지 않게 함
기도확보를 제대로 안 한 체 Mask를 세게 누르면 기도가 오히려 막힘

3. 환자의 흡기에 Ambu 짬(호기에 짜면 안 됨 ★)

4. 1~2초간 가슴 상승이 되도록 Ambu-bag 1/3 짬(과환기 주의 ★)

⇨ 한 손으로 Ambu-Bag 잡고 가슴이 올라온 것 확인 후 이완함

⇨ 성인: 5~6초에 1회-분당 10~12회, 소아: 3~5초에 1회-분당 12~20회

+ Leak Test

*** Ambu-bag 입구를 막고 공기가 새는 곳이 없는지 확인함**
- 입구를 막은 상태에서는 공기가 새면 안 되고 Bag 잘 안 눌리는 게 정상임
⇨ 입구를 막았는데 Bag 잘 눌려진다는 건 공기가 새고 있다는 의미임
⇨ Ambu-bag 조립이 잘 되어있는지 확인하고 혹시 Bag 찢겨있는지 확인함

*** Infant 용 Ambu-bag**
- 입구를 막고 Bag 눌러도 공기 새는 소리와 Bag이 잘 눌리는 것은 정상임
- 영아에게 고농도의 산소를 공급하게 되면 산소 독성이 나타날 수 있음
⇨ 산소 독성 예방 우해 안전밸브(Pressure Release Valve) 존재함

+ Ambu-bag 구조

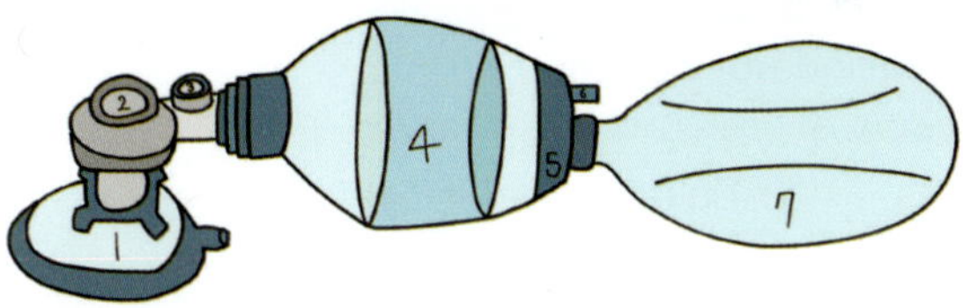

① 마스크: 공급되는 호흡가스를 환자에게 효과적으로 전달해줌
② 환자밸브: 들숨과 날숨에 따라 호흡가스가 전달되고 숨을 배출해줌
③ 압력조절밸브: 압력을 조절해주는 밸브임(Infant 용 ★)
④ 호흡낭: Bag 눌러서 호흡가스를 환자 쪽으로 전달해줌
⑤ 흡기밸브: Bag 누르면 산소저장백의 호흡가스를 차단하고 Bag 놓으면 공급함
⑥ 산소공급튜브연결구: 보충산소 사용하는 경우 이곳을 통해 산소 공급해줌
⑦ 산소저장백: 보충산소 사용하는 경우 산소가 임시로 저장되는 공간임

+ Ambu-bag 사용 시 주의사항

- Ambu-bag은 환자당 1개씩 사용함(여러명이 사용하지 않음)
- 사용 후에는 소독 보냄(CSR- EO Gas 시행함)
- ICU로 Ambu-bagging 하면서 환자 보냈으면 Ambu-bag 되찾아와야 함
⇨ ICU에서 잘 안 챙겨주고 병동에서 알아서 챙겨가야 하는 경우가 많음★
⇨ 제때 챙겨서 소독 보낼 수 있게 챙겨두고 병동 환자들 Condition 봐서 병동 내에 소독된 Ambu-bag 더 없는 경우 CSR 연락해서 미리 빌려둠

02 ALS(Advanced Life Support, 전문 소생술)

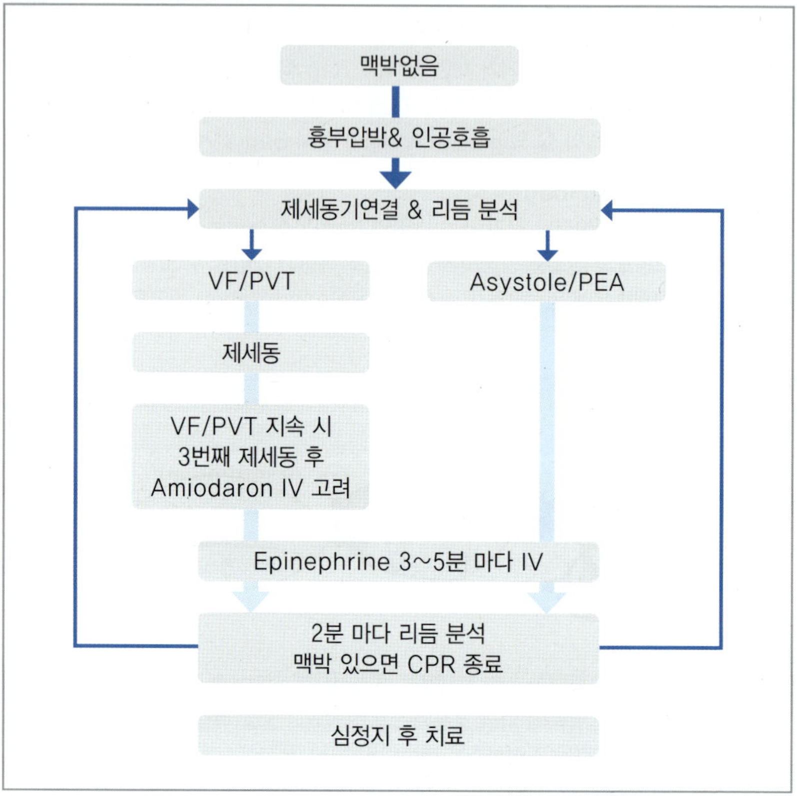

+ CPCR 상황 - 제세동 & 자주 사용하는 약물 ★

중재	성인	소아
제세동 (최대 200J)	150~200J(Biphasic)	① 2J/Kg ② 4J/Kg 10J/kg까지 증량 가능함
Epinephrine (3~5분 간격)	1mg IV	0.01mg/kg (1:10000 0.1mL/kg IV)
Amiodarone (3~5분 간격)	① 300mg + 5DW(NS) 20mL IV(Bolus) ② 150mg + 5DW(NS) 20mL IV(Bolus)	5mg/kg IV(Bolus) 최대 300mg 3회까지 가능 (Lidocaine 1mg/kg도 가능)
N/S Push	약물 투여 후 20mL	약물 투여 후 최소 5mL

+ CPCR 준비물

* **E-Cart**: E-tube, Stylet, Airway, Laryngoscope, Ambu-bag, Mask Tie / Plaster, Saline, Syringe, Suction Catheter, Emergency Drug **+ Suction Unit + O_2 Flowmeter + Back Board + Defibribillator**

★ CPCR 순서 in 병동 - 전체 순서

1. 반응 없는 환자 발견 시 이름을 부르며 반응을 확인함

⇨ 환자를 크게 부르면서 가볍게 두드리거나 어깨를 흔들어 의식을 학인함

2. 다른 간호사에게 CPCR 방송과 주치의 연락을 요청함

⇨ 환자를 혼자 두면 안 되고 곁에서 상태를 파악해야 함

⇨ DC기(제세동기)도 함께 요청하거나 처치실로 침대 체 옮김
가능하면 Potable O_2를 이용하여 산소를 주면서 처치실로 침상을 옮김

3. 10초 이내 경동맥 or 대퇴동맥에서 맥박 촉지 여부와 호흡 양상 확인함

4. 맥박이 촉지되면 않으면 흉부 압박(Compression)을 시행함

⇨ 흉골(가슴) 중앙의 아래쪽 1/2에 한 손을 대고 그 위에 다른 손을 겹침
팔꿈치를 굽히지 않고 일직선을 유지하면서 5~6cm 깊이로 100회/분 속도로 흉부 압박을 30회 실시함

5. 제세동기를 대상자에게 부착하고 심장 리듬을 확인함

⇨ Back Board가 있다면 환자 흉곽 아래에 적용해줌

6. 초기 EKG(심리듬)을 확인하고 Shockable Rhythm이면 제세동 시행하고 2분마다 ROSC 될 때까지 EKG를 확인함

⇨ Shockable Rhythm: VF(심실세동), PVT(맥박 없는 심실빈맥)

7. 기도확보 자세를 취하면서 Ambu bagging을 시행함

⇨ 머리를 뒤쪽으로 과시전 시킨 자세는 목의 아랫부분이 굴곡 되어 입이 벌어지고 구강·인두·후두를 일직선으로 만듦(Head tilt & Chin Lift Position)

⇨ Ambu-bag에 O_2 Line 연결하고 O_2 Full(15L)로 환자에게 적용해줌

⇨ 흉부압박: 인공 호흡비 = 30: 2, 환기 백의 1/3만 짜줌(과환기 주의)
Mask로 코와 입을 완전히 덮고 1초에 1회씩 Ambu-bagging 2회 시행함

8.(18G Line 없으면) IV Route를 확보 및 Lab 검사 시행함

⇨ 중심정맥관(C-Line) 있는 경우에는 굳이 18G 더 안 잡음

9. Line이 확보되었으면 약물 투여함

⇨ Epinephrine 1mg을 3~5분마다 투여함

⇨ 필요시 Amiodaron 1차 300mg, 2차 150mg 투여함

10. Intubation 준비를 하고 Laryngoscope를 건네줌
⇨ 반드시 불 밝기를 확인하고 의사 왼손에 건네줌(Dr. 오른손잡이 기준)
11. 대상자에게 맞는 E-tube를 선택해서 N/S에 담가서 Cuff Leakage 여부를 확인하고 E-tube 안에 Stylet 삽입함
⇨ E-tube 밖으로 Stylet 튀어나오지 않도록 모양과 위치를 조절함
12. 의사 오른손에 E-tube를 건네주고 삽관 후 Stylet 제거함
⇨ E-tube까지 딸려 나오지 않도록 다른 한 손으로 E-tube를 지지해줌
13. 10cc Syringe로 Air 5~8cc 정도 Ballooning 함
14. E-tube에 Ambu-bag을 연결하여 짜줌
⇨ Ambu-bag의 Mask만 빼서 E-tube 끝에 바로 연결함
15. 흉부를 청진하여 E-tube가 기도로 들어갔는지 확인함
⇨ 전문기도 확보 후 흉부압박:인공호흡비=10:1임(6초에 1회 정도)
⇨ E-tube Tip의 적절한 위치는 Carina 상방 3~5cm임
16. 대상자에게 맞는 크기의 Airway를 삽입함
⇨ 윗면을 입의 아래쪽으로 향해 넣다가 중간쯤 180° 회전시켜 다 삽입함
17. 고정 끈(Tie)를 이용하여 E-tube를 두 번 돌려 감아 묶음
⇨ Plaster를 이용하여 E-tube와 Airway가 움직이지 않게 고정해도 됨
18. E-tube 삽입길이를 표시하고 기록해둠
⇨ 성인 여성: 20~22cm, 성인 남성: 22~24cm(윗앞니 기준)
19. ROSC(Return Of Spontaneous Circulation, 자발적 순환 회복)가 되면 혈압 유지, 인공호흡기 치료, 저체온 요법 등의 치료를 준비함

위의 10~18번 단계인 E-tube Intubation Assist는 이 단원 뒤에서 더 자세히 설명해두었으므로 그 부분을 참고해주길 바란다.(또한, 실제 CPCR 상황은 CPCR 팀이 도착하고 Intubation 준비와 Line 확보가 동시에 진행하는 등 순서 차이가 생길 수 있다.)

암또일화

영화나 드라마의 CPCR 장면은 다급하고 소리치는 게 많이 보였다. 그래서 CPCR에 대한 무서움이 더 컸었는데 생각보다 준비된 CPCR은 차분했었다. “Intubation 할게요. Compression 계속해주세요. 보호자는 언제 온다고 했죠?” 하며 차례대로 딱딱 진행될 때는 다급한 상황이어도 더 진행이 잘 됐었다. 반면에, Dr.가 많아도 주도적으로 하는 사람이 없을 때는 소리만 지르면서 되는 거 없이 남 탓만 하는 분위기라 참여하는 내가 불안했었다. 큰 소리만 낸다고 다 되는 건 아니고 CPCR 이라고 다 소란스러운 것은 아님을 느꼈다.

다음은 'CPCR 상황과 관련된 Tip 아닌 Tip'이다.

00 본격적인 CPCR 전 - DNR 여부 확인해야 함

*** DNR 환자인지 확인하고 CPCR 진행함**

- 승압제만 사용하는 DNR이 있고 Compression까지는 하지만 Shock는 하지 않는 DNR 환자가 있으므로 의료진들은 해야 할 범위를 알아야 함

- 갑작스럽게 Arrest 난 말기 환자의 경우 보호자에게 끝까지 치료할 건지, 지금이라도 DNR 받을 것인지 확인해야 함(Dr.와 보호자 면담연결 함)

⇨ 보호자가 바로 옆에 없을 때는 전화 걸어서 Verbal로라도 의사 확인함

⇨ DNR 받지 않은 환자는 치료 할 수 있는 데까지 적극적으로 치료함

+ DNR(Do Not Resuscitate, 소생술 거부)

*** DNR, 소생술 거부**

- 말기 환자 or 보호자의 의사 결정에 따라 소생술을 시행하지 않는 것임

⇨ 인공호흡기 or 승압제 or 전기충격 등에 의존하여 인위적인 연명치료를 하지 않겠다는 의미임(존엄한 죽음을 선택할 수 있도록 하는 것임)

- DNR은 환자가 어디까지 소생술을 거부하냐에 따라 범위가 다름 ★

⇨ 기도삽관 거부(DNI, Do Not Intubation), 승압제 거부, 흉부마사지 거부, 전기충격 거부(Shock 거부) 등이 있는데 환자와 보호자마다 거부하는 범위가 다르므로 **DNR 동의서 작성 시 꼭 위를 확인해두는 것이 좋음**

⇨ Ex. 승압제는 사용해도 기관삽관과 흉부마사지, 전기충격은 하지 않음 등

+ 연명의료 중단 & 연명의료계획서

*** 연명의료**

- 임종 과정에 있는 환자에게 심폐소생술·혈액투석·항암제 투여·인공호흡기 착용의 의학적 시술로서 치료 효과 없이 임종 과정 기간만 연장하는 것임

*** 연명의료 중단 결정**

- 임종 과정에 있는 환자에 대한 연명의료를 시행하지 않거나 중단하기로 함

*** 연명의료계획서**

- 말기 환자 등의 의사에 따라 담당 의사가 환자에 대한 연명의료 중단 등 결정 및 호스피스에 관한 사항을 계획하여 문서로 작성한 것임

⇨ 법적으로는 연명의료 계획서가 더 의미 있음(작성기준도 더 까다로움)

01 본격적인 CPCR 전 - 환자를 사정하고 도움을 요청함

*** 큰 소리로 환자의 이름을 부르며 몸을 흔들어 의식을 확인함(발견자)**

- 의식이 없으면 즉시 소리치거나 병동 Call Bell을 이용하여 도움을 요청함

⇨ 절대로 놀라서 나는 이 상황에서 뭐 할 줄 모르니까 다른 선생님을 불러와야겠다는 생각으로 환자를 그 자리에 두고 나오지 않기

⇨ 세상 큰일 났다는 다급함과 목청으로 소리를 지르면 듣는 즉시 모두 빨리 뛰어오므로 **내가 할 일은 환자가 숨 쉬는지 맥박은 뛰는지를 살피는 것임**

- 경동맥 or 대퇴동맥에서 맥박 및 호흡 여부를 10초 이내에 확인해야 함

⇨ 가능하면 동공 반사 및 크기도 확인하면 좋겠지만 맥박 및 호흡 여부라도 제대로 확인한 뒤에 소실되었다면 **흉부 압박을 바로 시행해야 함**

⇨ 흉부 압박 시행하면서 심정지라면서 Code Blue(CPCR) 방송 요청하기

+ 본격적인 CPCR 전 - CPCR 방송을 요청받은 사람

*** CPCR 방송해줄 것을 요청받은 사람은 즉시 전화하여 알려야 함**

- 원무과로 전화하는 곳도 있고, 정해둔 내선 번호가 있을 수 있으므로 미리 어디로 요청해야 하는지 알아두는 게 좋음(대개 원무과인 경우가 많음)
- 흉부 압박을 하는 선생님과 정신없이 뛰어다니는 선생님께 가서 어디로 전화해야 하냐고 묻는다면 분명 좋은 말은 못 들을 것임

02 본격적인 CPCR 전 - 일부는 CPCR 대비하여 준비물 확인함

*** CPCR을 시행할 장소(처치실, CPCR Room 등)에 가서 물품 준비함**

- 부서의 인력이 여유롭다면 CPCR 환자가 있는 곳으로 어느 정도의 인력이 도우러 갔다면 일부는 CPCR을 대비하여 물품을 준비해두는 것이 좋음

⇨ CPCR이 시작되면 EKG 리듬을 확인해야 하고, Intubation을 시행하고 필요한 약물을 투여하는 등의 업무를 하기 위해 필요한 물품이 준비되어 있는 곳으로 환자를 옮김(급하면 E-Cart를 끌고 환자한테 가기도 함)

- 이를 대비하여 처치실에 산소 유량계(O_2 Gauge)가 준비되어있는지, Suction 기-계가 준비되어있는지 확인하고 제세동기를 준비해둠

⇨ 원래 매 Duty 근무 시작 전 처치실에 E-cart에 물품이 준비되어있는지, 산소 유량계, Suction 기계, 제세동기가 준비되어있는지 등을 확인해야 함

⇨ 혹시 모를 상황에 대비하여 처치실의 상황을 살피라는 것이지 도울 인력도 부족한데 도와달라고 소리치는 선생님께 가지 말라는 것은 아님

03 CPCR 팀 오기 전 - 본격적인 CPCR 바로 할 수 있게 준비해야 함

*** Compression 및 O_2 공급(+기도유지)하면서 CPCR 시행할 곳으로 옮김**

- CPCR을 처치실에서 시행하는 경우에 도움 요청을 들은 사람은 환자가 있는 방으로 가면서 Potable O_2 끌고 가는 게 좋음(도움 요청받은 자)

⇨ CPCR 상황에서 Potable O_2 이용하여 환자에게 O_2 Full로 산소를 주며 Ambu-bag도 가져가면 Ambu-bagging 해줄 수 있음(Mask 챙기기)

⇨ Ambu-Bagging 할 때 O_2에 Ambu-bag 연결해야 함(O_2는 Full ★)

⇨ Potable O_2를 가져가면 처치실로 환자가 누워있는 Bed를 빼 올 때도 계속 O_2를 줄 수 있으며, ICU 보낼 때도 사용하므로 가져가면 좋음

⇨ 병실에서 E-Cart 가져가서 CPCR 한다고 하더라도 침상에 O_2가 Setting 되어있는지 모르므로 환자가 있는 곳으로 갈 때 챙겨가서 나쁠 건 없음

⇨ 단, 무척 큰 Potable O_2를 사용하는 곳 or 사용 빈도가 떨어지는 곳은 다소 구석진 창고에서 보관하는 곳도 있으므로 본인의 근무지는 CPCR 상황에서 Potable O_2를 바로 이용하려 하는지 미리 알아두면 좋음

- CPCR팀이 오기 전까지 Compression 계속 시행하고 있어야 함(발견자)

⇨ 담당 간호사가 다른 일(보호자연락, 차팅 등) 할 수 있도록 Compression 대신해줘도 좋음(신규간호사 or Helper가 해줄 수 있는 일 中 1개)

⇨ Compression은 CPCR팀 Dr.(주로 인턴) or EMT가 오기 전까지 담당함

⇨ 효과적인 Compression을 위해 **환자 흉곽 밑에 Back Board(Hard Board)를** 대주거나 **Compression 하는 사람에게 발판을 제공**해주므로 물품을 찾아서 전해주면 좋음(신규간호사 or Helper가 해줄 수 있는 일 中 1개)

+ CPCR 대상자의 자세

*** 기도유지를 위해 똑바로 눕히고 등을 편편하게 함(Supine Position)**

- Air Mattress를 적용하고 있다면 전선을 뽑아 공기가 빠져나가도록 함

⇨ 복위(Prone Position)를 취해야 하는 환자에게서 복위 상태에서 심정지가 발생한 경우 AHA는 복위인 상태에서의 CPCR 시행을 권고하기는 함

*** 기도유지 시 이물질 있는지 확인하고 있다면(Suction 하여) 제거함**

- 필요하다면 Airway를 넣어 혀가 기도를 막는 것을 예방함

⇨ 설압자 등을 이용해서 입을 벌린 후 Airway Upside가 입의 아래쪽으로 향하게 넣은 뒤 Airway가 중간쯤 삽입되었으면 끝이 아래로 향하게 돌림

- Intubation이 된 경우는 E-tube의 개방성 유지 및 Airway의 Lumen으로 Ventilation 하기 위해서도 삽입함

04 본격적인 CPCR 시작 무렵 - DC기 환자에게 연결함

*** DC기 가져오면 바로 환자에게 연결해줌(Compression 안 멈춤)**

- DC기가 병동마다 구비되어 있지 않고, 가까운 병동끼리 1개의 DC기를 함께 쓰는 곳도 있는데, 이 경우 CPCR 난 부서로 DC기 가져가야 함

⇨ 첫 번째 EKG 리듬은 출력해두는 것도 좋음(후에 기록지에 쓸 수 있음)

⇨ 맥박 촉지가 어려우면 일단 DC기 연결하고 심장마사지 하는 게 나음

05 본격적인 CPCR 중 - 각자 해야 할 역할 위치에 있어야 함

*** 크게 Intubation 보조 / Line 잡기 / 기록 떠올리기**

- 본인 병동에서 CPCR이 일어났다면 남의 일처럼 바라보지 말고 근처에서 필요한 물품 가져다 달라면 가져다주는 일이라도 해야 함

⇨ Line 잡기 쪽에 갔지만 못 잡겠는 경우 타병동 부서 사람들이 도와준다며 Angio 더 어디 있냐고 했을 때 Angio와 Lab Bottle 등 찾아줄 수 있음

⇨ N/S 1L 좀 만들어줘, 에피 좀 까서 준비해줘 등 할 일은 많음

+ CPCR에 임하는 사람: 목소리는 크고 차분하게 말함

*** 처치를 시행하는 경우 모두 들릴 수 있도록 크고 또박 또박 말하기**

- Epinephrine 투여해야 한다고 본인만 들릴만한 소리로 말하여 투여시간을 놓치게 해서는 안되며, 투여하는 사람도 투여했다고 크게 말해야 함

⇨ CPCR 에서 시간(알림)을 보고 알려주는 사람은 꼭 들리게 말해야 함 ★
필요한 처치가 제때 이뤄질 수 있도록 해야 함(자칫하면 error 남)

06 본격적인 CPCR 끝 무렵 - ICU로 입실하는 경우

*** 환자의 EKG 리듬을 보기 위해 부착한 DC기는 떼어내지 않음**

- 병동의 DC기 유지한 상태로 ICU로 데려가며 그곳에서 기기 바꿔 부착할 때까지는 DC기를 떼어내지 않음(EKG 리듬 및 SpO_2 확인함)

⇨ ROSC로 리듬이 되돌아오지 않은 상태면 Compression 하면서 감

- ICU 입실 위해 EMR 기록은 마무리해주고 투여되지 않은 약물은 챙김

⇨ 처방되었으나 투여되지 않은 약물(수액, 항생제, 경구약 등) 챙겨야 함

⇨ 참고로 환자의 개인 짐은 입실 후에 보호자가 와서 챙겨가도록 함

⇨ ICU로 입실하면서 전동기록지, 임상기록지, 간호일지 등이 정리되어야 함
특히, 전동기록지는 작성되어서 보내져야 함

+ Helper 및 신규간호사 선생님이 해주면 좋은 일

*** CPCR 위해 충분히 환자 곁에 의료진(특히 간호사)이 있고 역할을 하나씩 잡은 상황일 때 해줄 수 있는 일(Helper 및 신규 해주면 좋은 일)**

- 물품 조달 및(해결 가능한 범위 내의) 병동 민원 처리해주면 좋음

1. 여러 명의 간호사가 IV Line 찾기 위해 애쓰고 있고 Dr.가 ABGA&Lab 나가주라는 모습을 본 경우⇨ Lab Bottle & 10cc Syringe 찾아서 줌

- 심정지 환자에게(18G) Line 잡기가 어렵고 ABGA도 잘 안되므로 10cc Syringe 이용해서 Femoral에서 Puncture 해서 나가는 경우가 꽤 많음

⇨ 10cc Syringe에 혈액을 꽤 뽑아주면 그걸로 일반 Lab도 할 수 있음

⇨ ABGA Syringe로 주라고 할 수도 있으니 미리 준비해두는 것도 좋음

- ABGA랑 Lab 해서 주면 접수는 처치실 밖의 사람들이 담당해주기 ★

2. Line 확보하는 모습 보이면 Fluid Setting 해서 안에 넣어주면 좋음

- BP 유지를 위해 Fluid를 Push 하므로 Fluid를 Setting 해줌

⇨ 대개 NS 1L 많이 사용함(Dopamine Premix 사용할 수도 있긴 함)

⇨ 수액 세트는 Side로 약물을 줄 수 있는 Y자형 수액 세트 이용해주기

3. CPCR 병동의 신규는 부서로 걸려오는 전화를 받거나 다른 환자의 약물이 다 들어갔다고 하는 경우(항생제, 항암, 수혈 등) 종료해주고 다른 환자의 요구(숨이 차다, 가슴이 아프다 등)의 미룰 수 없는 업무를 해결해줘야 함

⇨ 타부서 Helper가 해결해주기 어려운 범위의 민원들이 있음, 미룰 수 없는 업무라면 해결해 주고 CPCR 상황을 계속 도와야 함

4. ICU로 입실이 결정된 경우⇨ EMR 기록 마무리 & 물품 챙기기 도와줌

- 약물 챙기는 것 도와주고 담당 간호사가 기록 마무리 할 수 있도록 도와줌

- ICU가 다른 층이면 Bed 채 엘리베이터에 태워서 보내야 하므로 최대한 빨리 엘리베이터에 타고 갈 수 있도록 엘리베이터를 잡아줌

⇨ 다른 층에서 엘리베이터가 서지 않도록 통제하여 ICU로 바로 직행하도록 통제하는 부서가 있을 수 있음(연락하는 방법 등을 미리 알아두기)

⇨ 관리과에서 하거나 엘리베이터 담당자 연락이 따로 있는 경우가 있음

⇨ 따로 없다면 본인이 엘리베이터 버튼을 눌러서 잡은 다음에 안 닫히도록 엘리베이터 안의 버튼과 밖의 버튼을 누르면서 Bed가 타도록 잡아야 함

원내에 전문소생팀이 있어 신규인 내가 더는 도울 게 없어 보이면, CPCR 환자 담당 간호사 선생님이 못 하고있는 Routine 업무를[V/S, BST, 정규 투약(PO·IV) 등] 대신해 준다면 정말 Good이다.

다음은 'CPCR 기록에 관해 정리한 것'이다.

❖ **CPCR 기록지**

- CPCR 진행 중 환자의 상태, 시행한 처치 내용 등을 빠짐없이 정확한 시간대로 기록함(CPCR 관련 기록지의 **시간이 일치하도록 해야 함**)

⇨ 심폐소생술 간호 기록지, 심폐소생술 보고서(EMR)를 작성함

⇨ CPCR 기록지 종류와 작성 방법은 병원마다 차이가 있을 수 있음

❖ **CPCR 기록지 내용**

1. CPCR 시작 시각: CPCR 시작한 시간을 기록함

- 각 칸이 경과 시간을 의미하므로 칸마다 시간을 적을 필요는 없음

⇨ 첫 심정지 발견 시간을 0으로 설정함(0칸 or 시작 칸 위에 적음)

2. CPCR 팀 호출시각: 원내 CPCR 방송한 시간을 기록함

- Dr.가 상주한 상태여서 CPCR 팀 호출을 안 했다면 빈칸으로 비워둠
- Dr.가 상주한 상태여도 CPCR 팀 호출을 했다면 호출한 시간을 기록함

3. CPCR 팀 도착시각: CPCR 팀이 도착한 시간을 기록함

- Dr.가 상주한 상태여서 CPCR 팀 호출을 안 했다면 Keep이라 기록함

4. 환자 상태 中 활력징후(V/S) 및 산소포화도(SpO_2)

- BP가 측정되지 않는다면 빈칸으로 비워둠

⇨ 심정지로 인해 자발 순환이 없는 경우가 대다수라 BP는 거의 측정 안 됨

- HR은 PEA나 서맥(Bradycardia), 빈맥(VT) 등이면 기록함
- RR은 약 5초간 확인하여 없으면 0으로 기록하고 있으면 호흡수를 기록함

⇨ CPCR 중 V/S은 처치로 인한 결과로 부정확하고 의미 없는 수치로 간주하므로 측정 및 기록할 필요가 떨어짐

- But, CPCR 결과로 ROSC된 경우 반드시 활력징후를 측정하여 기록함

5. 환자 상태 中 의식 수준(GCS) 및 동공 반응(P/S & L/S)

- 동공 크기는 mm 단위로 기록하고 동공 반사는 그림으로 기록함
- CPCR 결과로 ROSC된 경우 GCS 및 P/S & L/S를 측정하여 기록함

6. 처치 中 흉부 압박 & Ambu-Bagging

- 첫 시작과 최종 종료된 시간만 기록함:(→)표시 이용함
-(→)표시된 곳이 시작 시각이며 Stop이라고 표시된 곳이 종료 시각임

⇨ (→)표시는 중단될 때까지 쭉 그릴 필요는 없으며 3칸 이내로 기록함

⇨ 심장 리듬 분석 or 제세동을 위해 잠시 중단한 경우에는 Stop이라고 기록하지 않음

7. 처치 中 제세동

- 시행한 시간에 맞춰 해당 칸에 적용한 J을 기록함(Ex, 150J)
- 시행시간 심전도 칸에 심전도 리듬을 기록함(제세동 시행한 근거)
- 사용한 제세동기가 Monophasic이면 M, Biphasic이면 B에 표시함

⇨ 최근 사용하는 제세동기는 대부분 Biphasic 이기는 하지만 참고할 것

8. 처치 中 심전도: 심정지 발견 후 첫 EKG

- 제세동기 부착한 후 심전도 리듬을 기록함(PEA, Asystole, VF, VT 등)
- 제세동을 시행한 경우 심전도 칸에 해당 심전도를 기록해야 함

⇨ 심전도가 변한 경우에도 변한 심전도 리듬을 기록함

- 심전도 리듬을 확인하는 시간이 부족하거나 부득이하게 확인할 수 없는 경우에는 기록지에 심전도 최초기록을 빈칸으로 비워 둠(사유는 기재함)

⇨ 심전도 최초기록을 위해 첫 EKG는 Strip 출력해두는 게 좋음

9. 처치 中 기도삽관

- 시행한 시간에 맞춰 해당 칸에 E-tube 크기(Fr)와 고정위치(cm) 기록함

⇨ 기도삽관을 시행한 시행자(Dr.)의 이름도 함께 기록함

10. 처치 中 Suction

- Suction을 시행한 시간의 칸마다 V로 표시함

11. 처치 中 약물 투여

- 약물명, 용량, 투여경로를 기록하며 용량은 mg, U 등의 단위로 기록함

⇨ 동일 약물이라도 포장단위 차이가 있으므로 Ample 단위 기록은 지양함

- 투약 칸에 적힌 약물 외 기타 약물을 투여한 경우 약품명을 빈칸에 기록하고 투여한 시간에 맞춰 해당 칸에 투여량을 기록함

12. 처치 中 검사

- 시행한 시간에 맞춰 해당 칸에 V로 표시함

⇨ 검사 칸에 적힌 검사 외 기타 검사를 시행한 경우 빈칸에 시행한 검사명을 적고 시행한 시간에 맞춰 해당 칸에 V로 표시함

13. CPCR 종료 시각: CPCR이 종료된 시각을 기록함

- 의사 판단하에 CPCR을 종료한 경우 사망, 이실, ROSC 상황을 기록함

⇨ ICU로 이실 한 경우 ICU이실 시간 기록, 사망한 경우 사망한 시간 기록함

14. 간호기록: CPCR과 관련된 상황이 있는 경우 기록함

- 보호자 상황 설명과 보호자의 반응, 그에 따른 조치(ICU이실 여부) 등

+ 심폐소생술 기록지 中 앞면(1): 작성법 예시 & Tip

발생 장소		■ 원내(7서) □ 원외( )							소생술 장소		□ 병실 ■ 처치실 □ 중환자실 □ 기타( )						
심정지 발견시간		20 XX 년 09월 27일 00시 49분							CPCR 종료		■ DNR □ ROSC □ Expire □ 기타( )						
시간 경과(분)		0	1	2	3	4	5	6	7	8	9	10	11	12	13	14	15
CPCR 시작시간		00:49	50	51	52	53	54	55	56	57	58	59	01:00	1	2	3	4
CPCR팀 호출시간		V								- CPCR 시간 경과의 0: 첫 심정지 발견 시간 - CPCR 팀 호출시간 & 도착시간: V 표시함							
CPCR팀 도착시간			V														
EKG(Rhythm)					PEA		PVT		Asystole	- 리듬: VF, VT, PEA, Asystole, ROSC 기록함							
활력 징후	BP(mmHg)									★ ROSC 된 경우 V/S 기록함(Full V/S) ★ - BP: 측정되지 않으면 빈칸으로 둠 - HR: PEA, VT, Bradycardia 등 기록함 - RR: 자발 호흡 측정 가능한 경우는 기록함 ⇨ 자발 호흡 측정 불가능한 경우 빈칸으로 둠 ⇨ 인공호흡기 적용한 경우는 모니터링 된 수 기록함							
	HR(회/Min)				48		110										
	RR(회/Min)																
	BT(℃)																
SpO_2(%)SpO_2(%)																	
$ETCO_2$(mmHg)																	
의식수준(A B C D)		D							D	★ ROSC 된 경우 의식수준 및 동공 반응 기록함 ★ - A: 명료 / B: 소리에 반응 / C: 자극에 반응 / D: 무반응 - Prompt: ○○ / Sluggish: ⊘⊘ / Fix: ●●							
동공	크기(mm)																
	반사(Rt/Lt)																

+ 심폐소생술 기록지 中 앞면(2): 작성법 예시 & Tip

										Tip
시술 및 처치	compression	Start	→	→	→				Stop	★ 흉부압박 ★ - ROSC 20분 이내에 다시 심정지 발생하면 동일 기록지에 이어서 기록함(ROSC 20분 이상 유지되면 CPCR 종료함)
	Ambubagging	Start	→	→	→				Stop	
	Intubation (ID/Fix-cm)			Fail		7.5ID 23cm	/나닥터			★ 기도삽관 - 삽관 기록 ★ - 삽관 시작한 시간부터 크기, 고정 cm, 시행자 기록함
	Suction		V	V		V				
	Defibrillation (M /Ⓑ)						150J			★ 제세동 ★ - 제세동 시행한 시간에 적용한 에너지(J) 기록함 ⇨ 제세동 당시의 EKG 리듬 꼭 기록함
		이 외에 C-Line, Foley, L-tube 등을 삽입한 것도 옆의 빈칸에 기록하고 삽입한 시간에 맞춰 V 표시함								
투약	Epinephrine				Img		Img			★ 투여 약물 ★ - 투약한 약물 이름은 한글 or 영어 모두 기록 가능함 - 투여한 시간에 정확한 용량을 기록함 - 소아의 경우 희석한 비율도 기록해야 함
	Amiodarone									
		이 외에 승압제(Dobutamine Premix 등), NS 1L 등 투여한 약물도 옆의 빈칸에 기록하고 투여한 시간에 V 표시함								
검사	ABGA			V						★ 시행한 검사 ★ - 시행한 검사 칸에 V로 표시함 - 영상검사 외에 혈액검사도 기록함
	Chest X-ray									
		BST, Troponin I 등 검사 시행하면 표시하고 수치 기록함								

+ 심폐소생술 기록지 中 뒷면: 작성법 예시 & Tip

간호기록

월/일	시간	내용	서명
9/27	00:49	00:40 체한 것 같다며 가슴 답답함 호소하여	
		당직의 Noti 후 가스모틴정 복용한 환자로,	
		병실 Call Bell 울려 가보니 맥박이 촉지되지 않아	
		심폐소생술 시작함	주암또
9/27	00:52		

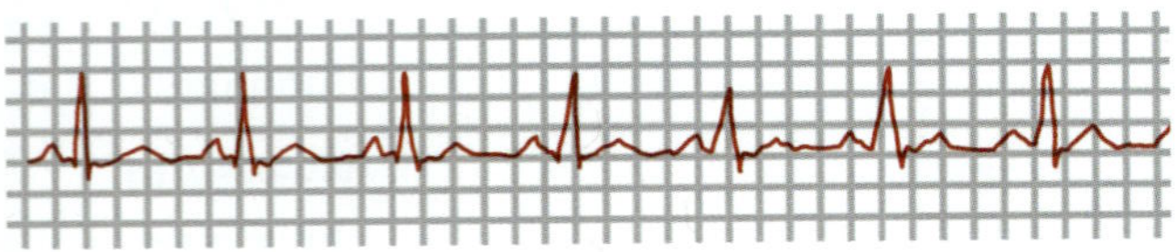

월/일	시간	내용	서명
		제세동기 연결 시 **PEA 리듬** 확인되어 CPCR 지속함	주암또
9/27	00:53	Dr. 김당직 보호자(며느리)와 면담 시행함	
		MICU로 입실하기로 함	주암또

월/일	시간	내용	서명
9/27	00:54		

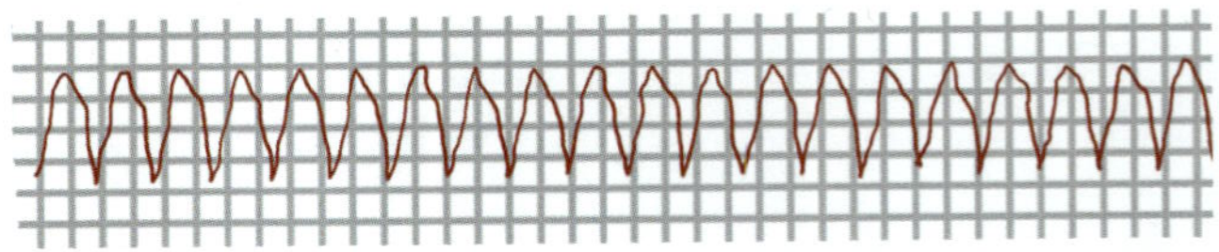

월/일	시간	내용	서명
		PVT 리듬 확인되어 제세동 150J 시행함	주암또
9/27	00:56		

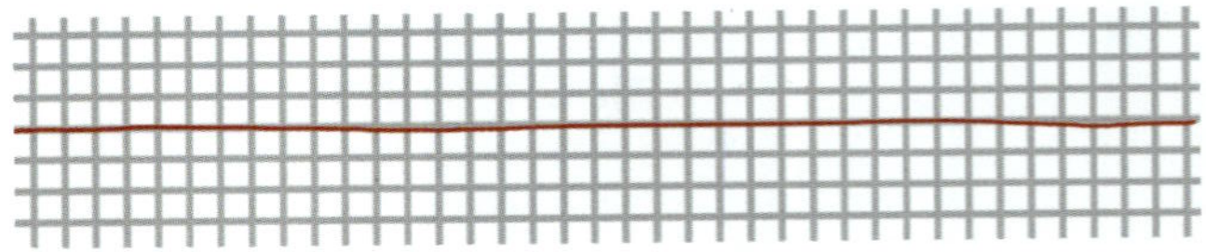

월/일	시간	내용	서명
		Asystole 리듬 확인되어 CPCR 지속함	
		보호자(아들) DNR 원하며 MICU가지 않겠다고 함	주암또
9/27	00:57	Dr. 김당직 지시하에 CPCR 종료함	주암또

+ 심폐소생술 - EMR 간호기록

기록일자	시간	간호기록	작성자
2XXX-09-27	00:49	병실 Call Bell 울려 가보니 맥박이 촉지되지 않아 심폐소생술 시작함. 이하 심폐소생술 기록지 참조	주암또

내가 근무했었던 병원의 경우 **EMR 간호기록에는 위와 같이 이하 심폐소생술 기록지 참조를 하라는 문구를 남긴 뒤, 수기로 작성한 심폐소생술 간호 기록지를 OCR 서식지로 반납하면 EMR 상에 첨부되어서 EMR의 간호기록에 중복하여 작성할 필요는 없었다.**(본인이 근무할 병원은 어떻게 하는지 미리 알아두길 바란다.)

또한, 심폐소생술과 관련된 의무기록으로 심폐소생술 간호 기록지 외에 전산상으로 보고하는 심폐소생술 보고서가 있었는데, 이것은 내가 근무한 병원에서의 자체 전산이라 생각되어 생략하였다.(전산 보고는 비교적 심폐소생술 간호 기록지보다 작성이 쉽다.)

암또일화

사실 나의 첫 CPCR 경험에서 내가 맡은 역할은 기록이었다. BIPAP을 하는 환자의 상태가 영 좋지 않아서 레지던트 1년 차와 함께 처치실에 있었는데, 그에게 다시 Mask를 적용해주던 그때 그가 갑자기 Vomiting을 Mask를 한 상태에서 시작했고, Aspiration이 될 것 같아서 급하게 Mask를 벗겼으나 심정지가 됐었다. 마침 레지던트 2년 차도 병동에 왔다가 이를 보고 "CPCR 시작합니다."라는 말과 동시에 내 인생 처음의 CPCR이 시작되었었다. 당시 나는 뭘 해야 할지 몰랐었는데 Charge 선생님은 Intubation 보조를 잡았고 중간 연차 선생님은 Line 확보 및 ICU Arrange를 자연스럽게 맡게 됐었다. 그러다 보니 나는 선생님들이 'CPCR 기록지 작성하라는 말'에 갑자기 기록 담당이 되었는데 E-cart도 Count 안 하던 때라서 CPCR 기록지의 존재조차 몰랐고 무엇을 적어야 할지도 몰랐지만, 뭐라도 적긴 적어야 할 것 같아서 A4를 가져와서 거기다가 내 시계를 보면서 선생님들이 외치는 것을 전부 다 적었었다. 뭐를 사용했는지, 몇 cm이라고 하는지 조금이라도 큰 소리로 말하면 적었었다. 그 뒤, 환자를 ICU로 보낸 다음에 병동에서 선생님들께 어디다 적어야 할지 몰라서 이렇게는 적어두었다고 보여주고 내가 적었어야 했던 기록지를 펼쳐두고 3명이 다시 상황을 재연하면서 CPCR 기록지를 채워 나갔었다. 처음에 제대로 썼다면 편했을 텐데 하고 반성을 했었다.

Plus+ 'Intubation Master' - 종류 & 방법 & Tip

CPCR 상황이 벌어지고 **Intubation을 하게 되면 각 Duty의 간호사들은 Intubation 준비와 Suction,(3분마다) Epinephrine 투여, 기록 등의 업무를 분담**하여서 했었다.

Night 근무였던 어느 날, 다른 내과 병동에서 Code Blue(심정지)가 발생했다는 방송이 나왔었다. 일반 병동은 Night 근무를 2명이 하기 때문에 나와 Charge 선생님은 그 병동을 돕기 위해 계단으로 뛰어 올라갔었다.

올라가다 보면 각 층의 계단 문이 열리면서 수많은 의료진이 헐레벌떡 뛰어가는 모습이 보여서 더 긴장됐었다. 그렇게 병동에 도착하여 심정지 환자가 어디 있는지 파악하고 다른 선생님들이 분주히 움직일 때 나는 어떤 것을 해야 할지 몰라 우물쭈물했었다.

반면에 나와 함께 올라간 Charge 선생님은 이미 **환자의 머리 편에 서서 원활하게 Intubation이 되도록 Suction을 하면서 시야 확보를 하고 계셨는데**, 그러다 내게 Tie로 E-tube를 고정해달라고 하셨었다.

떨리는 마음으로 **Tie를 집고 환자 앞에 서서 ○cm에 고정해달라**는 말에 알겠다고 대답은 하였지만 어디에 이 Tie를 고정해서 묶어야 하는지 몰라서 한참을 헤맸었다. 그런 내 모습에 Charge 선생님이 "귀 뒤로 끈을 돌려"라고 하셔서 Nasal prong 씌우듯 끈을 묶기는 묶어서 ICU로 환자를 내려보내고 우리는 병동으로 돌아갔었다.

내려가는 길에 "공부해라. 긴말 안 한다."라고 하셨는데, 누구보다 CPCR 상황에서 활약하신 선생님 뒤로 온갖 바보짓은 다한 내 모습이 너무 부끄러웠었다. 부디 이 부분을 잘 공부해두어 Intubation 시, 어떤 것을 신경 쓰면 좋을지 미리 알아두길 바란다.

다음은 'E-tube Intubation에 관해 정리한 것'이다.

❖ Intubation(기관 내 삽관)

- 기관 내 기관확보를 위해 Tube를 삽입하는 일련의 과정을 말함
- 기도 개방성 유지, 양압 환기 적용 및 산소화, 분비물 제거, 흡인 방지, 응급 투약의 경로 확보를 위해 Intubation을 시행함
- 무호흡 및 저산소증을 일으킬 수 있는 상황에서 시행함

⇨ 구토 반사 소실, 의식변화, 심한 기도 외상, 상기도 폐쇄, 전신 마취 등

▶ Intubation 주의사항

- 목을 움직일 수 없는 환자에게는 시행이 어려움
- 불편하고 불안정하여 계획되지 않은 Extubation 위험 있음

❖ E-Tube(Endotracheal Tube, 기관 내 관)

- 호흡 부담이 감소되고 흡인 및 기관지 내시경이 쉽도록 삽입하는 관임
- 크기는 ID(내경) 또는 Fr로 표시함(Ex. 7.5ID = 7.5mm = 7.5 Fr)
- E-tube는 Carina(흉골)보다 3~5cm 위에 위치하도록 삽입함

⇨ 너무 깊게 삽입하면 반대쪽 폐의 무기폐를 유발함(한 쪽 폐만 환기됨)

⇨ 너무 얕게 삽입하면 공기가 새어 나오며 환기가 제대로 되지 않음

- 대개 앞니기준 E-tube에 적힌 20~23cm 표시가 보이는 정도에 삽입함
- 약 5~10cc가량 Ballooning 한 뒤 고정함

+ E-tube 크기

나이	크기	Cuff 유무
신생아	2.5~3 ID	-
영아	3.5~4 ID	-
1세	4 ID	-
2세	4.5 ID	-
3세 이상	5 ID	-
7세 이하	6 ID	-
성인 여성	7~7.5 ID	+
성인 남성	7.5~8 ID	+

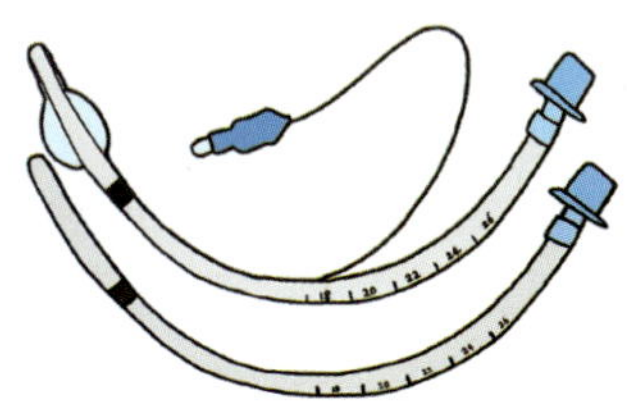

7세 이하 소아: 어린이용 기관 내관 Cuff 압박 때문에 기도 유종이 발생할 수 있어 Cuff가 없는 제품 사용함

★ 기도유지에 사용하는 여러 관

<table>
<tr><td colspan="4">- 용이함: E-tube 〈 후두 마스크 Air way 〈 비강 Air way 〈 구강 Air way
- 확실성: E-tube 〉 후두 마스크 Air way 〉 비강 Air way 〉 구강 Air way</td></tr>
<tr><td>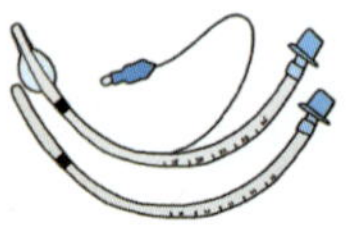</td><td>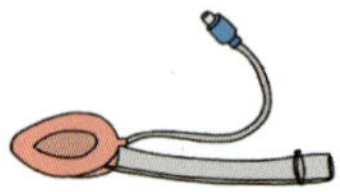</td><td>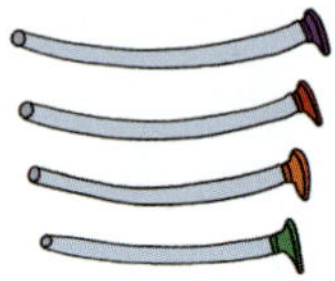</td><td>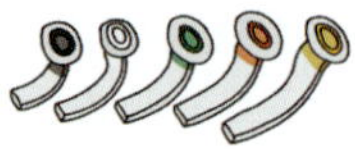</td></tr>
<tr><td>기도와 식도를
완벽히 분리해줌</td><td>기도가 완벽하게
확보되지는 않음</td><td colspan="2">구토물에 의해 흡인 위험 있음</td></tr>
<tr><td>기관 내 관
(E-tube)</td><td>후두 마스크
Air way</td><td>비강 Air way
= NPA</td><td>구강 Air way
= OPA</td></tr>
</table>

+ LMA(Laryngeal Mask Airway): Ballooning 가능

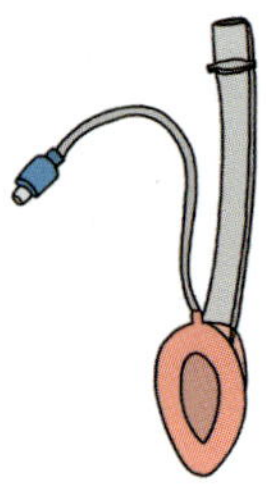

- 목적: **E-tube 삽관이 어려울 때 사용함**
  병리적 이상이나 다른 이유로 Intubation 실패한 경우
  Intubation 경험이 부족한(준) 의료인이 사용함
- 특징: **Tube 끝에 풍선형 실리콘 Mask가 달려 있음 Mask가 팽창하여 후두 주변에 밀착하여 Tube와 기관이 연결되게** 함(E-tube보다는 짧음)
- 장점: 덜 침습적이며 근이완제가 필요하지 않음
- 단점: 위 내용물 흡인 위험과 공기가 샐 수 있음

+ I-gel(Natural Airway Management): Ballooning 불가능

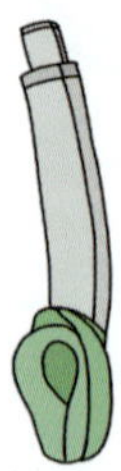

- 목적: **E-tube 삽관이 어려울 때 사용함**
  Intubation 실패한 환자나 응급 상황에서의 기도확보
  응급 상황이나 CPCR 상황, 구급차 내에서 사용함
- 특징: **열가소성 플라스틱 재질로 만들어져서 열이 가해지면 부풀어 오르는 특징을 이용하여 삽관되면 체온에 의해 부풀어 오르면서 부드러워짐**
- 장점: 덜 침습적이며 근이완제가 필요하지 않음
- 단점: 위 내용물 흡인 위험과 공기가 샐 수 있음

+ Laryngoscope - Blade 크기와 모양

*** Larngoscope Blade 크기**
- 성인은 대개 Blade #3호 사용함 & 체격이 큰 성인은 #4호 사용함
- 소아는 #0~2호의 Straight Blade(곧은형 Blade)를 사용함

*** Laryngoscope Blade 모양**
- 굽은형 후두경은 Blade 끝이 후두개곡(Vellecula)까지 가도록 삽입함
- 곧은형 후두경은 Blade 끝이 후두개(Epiglottis) 밑으로 가도록 삽입함

⇨ 후두경은 후두(Larynx)의 성문(Glottis)을 확인하기 위해 사용함

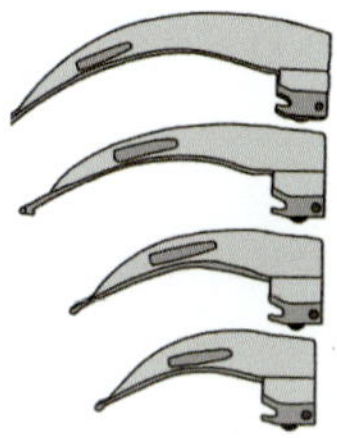	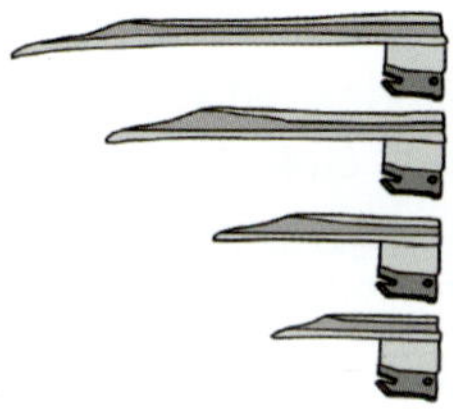	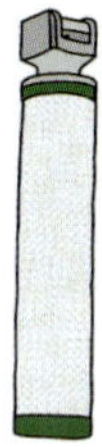
Blade		Handle
Curved	Straight	

+ Airway 中 구강 Airway 크기

*** 구강 Airway**
- 환자의 기도(구강~후두)를 일시적으로 유지하기 위해 사용함
- 구강 Airway를 Oropharyngeal Airway는 OPA 라고 함
- 비강 Airway를 Nasopharyngeal Airway는 NPA 라고 함

*** 구강 Airway 크기**
- 환자의 입~귀 밑 턱까지 오는 길이의 구강 Airway로 고름

⇨ 구강 Airway가 너무 길면 식도로 들어감(성인은 #3~#4호 많이 사용함)

나이	크기	나이	크기
신생아	#0	성인(적은 체형)	#3
영아	#0	성인(중간 체형)	#4
1~3세	#1	성인(큰 체형)	#5~6
3~8세	#2	Flange(입구 테두리 부분)부터 구강 Airway 끝까지의 길이로 구분됨	
9~18세	#3		

+ Intubation 준비물

- Endotracheal Tube(6.5~8 Fr), Stylet, Airway, Bag Mask(Resrvoir), Laryngoscope(Blade + Handle), Surgical Glove, N/S Bottle 1L, 10cc Syringe, Tie 또는 Silk Plastar, Suction Catheter, Suction Line

★ Intubation 방법 - Assist 하는 간호사 입장

1. 기도삽관 전에 손을 씻고 멸균 장갑을 착용함
- Laryngoscope Blade 선택함(대개 성인 여자 7.5~8.0, 남자 8.0~8.5 Fr)
- Laryngoscope Blade와 Handle의 홈을 맞춰 '딱' 소리가 나게 끼움
- Lamp에 빛이 들어오는지 Blade를 90°로 꺾어 흔들어 봄
- Lamp가 켜진 상태로 Blade가 아래쪽으로 향하도록 Dr.에게 줌
- Dr.는 Laryngoscope를 왼손으로 받아 Blade로 혀를 오른쪽에서 왼쪽으로 젖혀 안으로 밀어 넣으며 후두개와 성대를 확인함

2. Dr.가 후두개를 확인하는 동안 간호사는 E-Tube를 준비함
- 환자를 구강, 인두, 후두의 각도가 일직선이 되도록 누워있어야 함
- E-tube를 Saline에 넣고 Ballooning Test 준비함(10cc Syringe 준비)
- Air를 5~8cc 주입하여 새어 나오는지 흔들어 확인하고 Sytlet 준비함
- Stylet 끝이 E-tube 밖으로 나오지 않도록 0.5~1cm 전까지 넣고 안으로 말려 들어가지 않도록 구부림

⇨ Stylet이 Tube보다 나와 있으면 상처를 입음
- Dr.에게 E-tube 준비되었음을 알림
- 필요시 처방된 약물을 투여함(Etomidate, Vecaron 등)

3. Dr.가 E-tube를 20~23cm 정도로 삽입함
- E-tube 삽입이 쉽도록 구강 내 분비물을 계속 Suction 함

4. E-tube를 한 손으로 잡고 재빨리 Stylet 제거함

5. 간호사는 E-tube에 Ambu-bag을 연결하면서 Tube를 잡음

6. Dr.는 500~600cc의 Small volume으로 Ambu-bagging 하면서 청진으로 E-tube가 제 위치에 있는지 우선 확인함

7. 위치가 확인되면 Syringe로 5~8cc 정도 Ballooning 하여 고정함

8. Airway 윗면을 입의 아래쪽을 향하게 넣다가 중간쯤 180° 돌려 삽입함

9. 80~90cm 고정용 Tie를 두 번 돌려 감아 풀리지 않게 매듭을 묶음

10. 목 뒤로 Tie를 돌려 뺨 가운데에 손가락 두 개 정도의 공간을 두고 묶어서 고정하며 Airway도 같은 방법으로 고정함

+ Intubation 시 고려할 Tip 아닌 Tip

*** Intubation 동의서와 함께 신체보호대 동의서도 함께 받을 때 많음**

- Intubation 후에 Self Extubation 하는 경우가 많아서 억제대 적용하는 경우가 많이 있으므로 혹시 필요하면 신체보호대(억제대) 동의서도 받음

*** Intubation 시 필요한 경우 진정제 or 근이완제 투여할 때도 있음**

- 진정제 투여 후 N/S 10cc 정도 Push 함(BP 떨어지므로 잘 봐야 함★)

01 그림으로 보는 Intubation Tip - Laryngoscope 확인

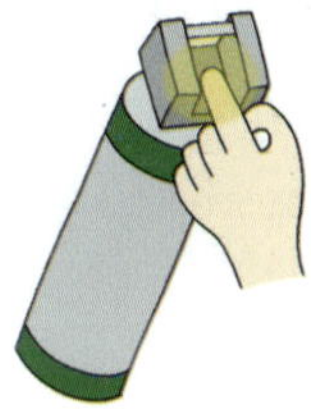

*** Blade를 Handle에 연결하기 전 불빛 확인함**

- Handle 접합 부위 부분을 눌러서 불빛 확인함

⇨ 연결 후에 Blade를 좌우로 흔들어 봐도 좋음

- 불빛이 약하면 Handle 아랫부분을 열어서 배터리 교체함

+ Laryngoscope 건네주는 자세

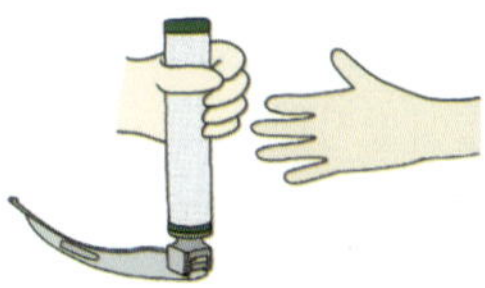

*** Blade가 Dr. 반대 방향으로 가게 건네줌 ★**

- Dr.가 안 보고도 잡기 쉽도록 하기 위함

⇨ Dr. 왼손에 건네줌(오른손잡이 Dr. 기준)

⇨ Dr. 오른손에는 E-tube 잡아야 함

02 그림으로 보는 Intubation Tip - Sniffing Position

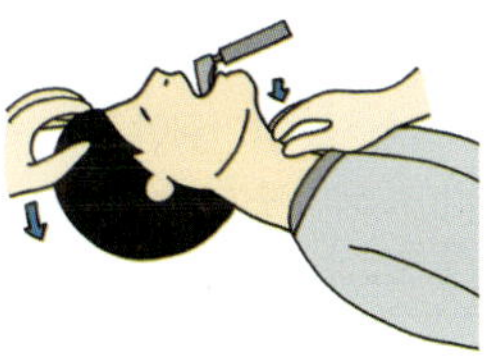

*** 환자 자세: Sniffing Position**

- 귓구멍과 앞 어깨선이 수평이 되는 자세임
  후두와 성문(Glottis)이 직선상에 위치하도록 함

*** 환자의 머리는 아래로 당겨서 신전시켜줌**

- Dr.가 Blade로 Intubation 할 곳을 살필 때 윤상연골 부위를 눌러주면 통로가 더 잘 보임

⇨ 상황 봐서 하고 일단 Intubation 준비하기 ★

03 그림으로 보는 Intubation Tip - E-tube 준비

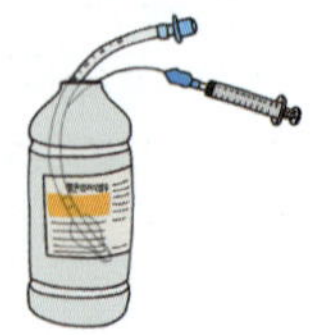

*** 10cc Syringe로 Ballooning Test 함**

- E-tube를 N/S 1L Bottle 안에 넣은 뒤에 Balloon Port에 10cc Syringe를 연결하여 5~8cc 정도의 Air 넣어서 새는지 확인함

⇨ 찢어졌으면 공기 방울 보임(즉시 교체함)

04 그림으로 보는 Intubation Tip - E-tube에 Stylet 삽입

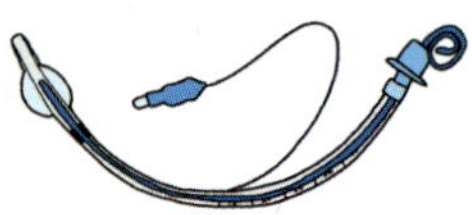

*** E-tube 끝에서 0.5~1.5cm 전까지만 삽입함**

- Stylet이 E-tube 뚫고 나오지 않도록 함

⇨ Stylet 끝부분은 낚싯바늘처럼 구부림 ★

- 끝 구부린 채로 N/S 1L Bottle에 넣어놨다가 Dr.가 E-tube 주라고 하면 오른손에 건네줌

05 그림으로 보는 Intubation Tip - E-tube 고정

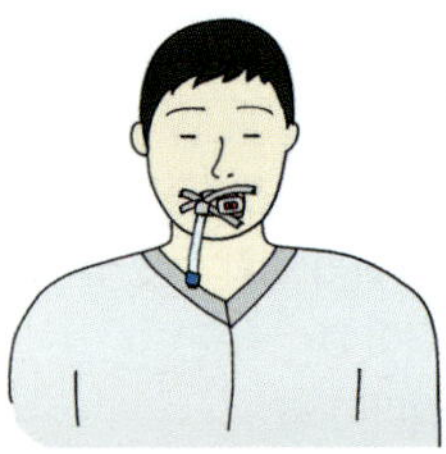

*** Plastar 이용한 고정법**

- 한 개의 Plastar로 E-tube 윗 방향에서 아래로 몇 바퀴 감아주고 반대편 볼에 고정시킴
- 또 다른 Plastar로 E-tube 아랫 방향에서 위로 몇 바퀴 감아준 뒤에 반대편 볼에 고정시킴

⇨ Airway 또는 Bite Block 있으면 마지막에 E-tube와 함께 한번 감아서 고정시킴

+ E-tube 고정하는 방법

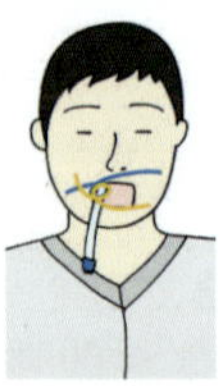

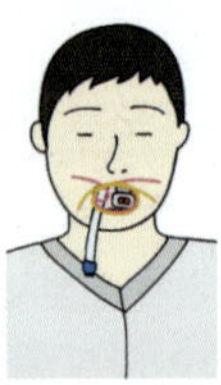

*** E-tube 고정 Cm에 맞춰서 고정함**

- 대부분 윗니를 기준으로 삼는데 간혹 윗입술을 기준으로 삼는 곳도 있으므로 미리 알아두기★
- 주의! 충분히 Plastar로 E-tube를 감아줘야 함
  한 번만 휘감으면 Extubation 되기 쉬움 ★
  충분히 E-tube를 휘감는게 중요함

+ Intubation 위치 확인

- 폐음을 청진함: 5번째 흉추 부분- 좌우 분기점의 3~5cm 위 지점
⇨ 식도로 잘못 들어간 경위 위에서 꾸룩하고 소리 남
- 잘못 들어갔으면 바로 제거하고 다시 Intubation 해야 함
⇨ 청진상 이상없음 확인하여도 Chest X-ray(Potable) 확인함

+ Intubation 후 E-tube 관리

- E-tube 위치 확인 및 고정 상태 확인하고 구강 간호를 시행함
⇨ E-tube 고정 깊이, Cuff 압력, 욕창 or 상처 여부 확인 후 기록함
⇨ 기존 기록(EMR)상 고정되어있는 깊이를 확인하고 맞는지 확인함
⇨ 구강간호 하면서 고정 Tape 및 Airway 교체해 줌

- E-tube의 위치를 옮기 전에는 Suction 시행해 줌
⇨ Cuff 압력 뺀 후 Repostion하고 같은 위치 확인 후 다시 압력 걺

- E-tube의 위치를 옮긴 후에는 폐음 및 Ventilator 확인해야 함
⇨ Ventilator Volume 및 Graph가 전처럼 잘 나오는지 확인함

+ Extubation(기관제거, 발관)

1. Extubation 할 때는 혹시모를 상황을 대비하여 E-Cart 준비함
⇨ Extubation 후에 다시 Intubation 할 가능성도 고려해야 함

2. 환자의 자세를 반좌위를 취해줌

3. Suction 후에 E-tube에 Ballooning 되어있던 공기를 제거함
⇨ 공기 제거하는 것을 Deflation 또는 De-Ballooning이라 함

4. 환자의 흡기 말에 Extubation 하고 O_2 줌

암또일화

병동에서는 산소 유지가 안 되는 응급 환자에게 Intubation을 한 뒤, ICU로 내려보내므로 사실 E-tube 가진 환자를 간호할 경험하기가 쉽지 않다. 그런데 한 고령의 할머니가 ER 통해서 1인실로 입원을 했는데 보호자가 Intubation까지 하고 DNR 결정을 내렸는데 Extubation 하면 Expire 될 확률이 높아서 일단 Extubation 하지 않고 1인실에서 상황을 지켜보자며 입원을 해서 당시 무척 당황스러웠던 기억이 있다.

6-03 'Emergency'야!신규간호사, '이게 뭐지'하고 있으면 안돼!(CPCR 편)

'전동 Master' - ICU & 타병동 & 호스피스

갑작스레 발생한 CPCR에서 ICU 입실로 이어지는 경우 다급하게 입실 준비를 하게 되어 보내야 하는 물품을 빠뜨리곤 해서, 후에 사원님께 부탁하여 추가로 물품을 보내거나, ICU에서 약물이 덜 보내신 것 같은데 확인해주라는 연락을 받은 후에야 죄송하다면서 다시 보낸 적이 많았었다.

처음에는 **ICU로 보낸다고 하니 무엇을 준비해야 하고, Acting인 나는 어떤 거를 해줘야 할지도 모르겠고, 기록 마무리를 하라고는 하는데 무엇을 마무리해야 하는지 몰라서** 혼나기도 많이 혼났었다.

그러다 예방 차원에서 ICU로 입실 시켜 Observation Care 하겠다는 경우에는 비교적 차분하게 준비할 수가 있었는데, Charge 선생님도 "○○랑 △△ 다 챙겼지? 우리 ☆시에는 ICU로 환자 보낼 거야, 다시 한 번 더 확인해봐" 하구 병동에서 전동 보내기 전에 챙겨야 하는 사항들을 하나하나 짚어주셨을 때 비로소 내가 챙겼어야 하는 일들이 뭔지 알 수 있었고, **일반 다른 병동으로 환자를 보낼 때도 챙겨야 하는 일이 비슷하다는 것을 알게 되었었다.**

그래서 **여기서는 전동과 전과에 관해 간단하게 살펴보면서 전과를 시킬 때 챙겨야 할 것은 무엇이 있는지와 병동에서 병동으로 전동 보낼 때 생각하면 좋은 것은 무엇이 있는지**에 관해 정리하였으니 가볍게 읽어보고 넘어가길 바란다.

여기에 추가로, **병동이기는 하지만 호스피스 병동으로 보낼 때는 보내기 전부터 준비해야 할 것이 몇 가지 더 있어서 어떠한 것들을 더 신경 써야 하는지**에 관해 정리해 두었으니 다음 내용도 가볍게 읽어보고 넘어가길 바란다.

다음은 **'전동/전과에 관해 정리한 것'**이다.

❖ 전실

- 동일 병동 내에서 병실을 옮기는 것을 말함

⇨ 다인실 ↔ 상급병실, 다인실 ↔ 다인실(가장자리 원함 등의 이유로 이동)

⇨ 임상에서 병동 상관없이 자리만 옮겨도 전실이라고 말하는 경우가 많음

- 병원 내규에 따라 전실기록지를 작성하는 곳도 있지만 같은 병동에서 동급의 병실로 전실한다면 서류작성 없이 원무과에 연락만 해도 되는 경우가 많음

⇨ 단, 전산상 전실신청 작업은 해야 함(전실승인이 나야 전산도 변경됨)

⇨ 다인실 ↔ 상급병실 같이 병실료가 달라지는 경우에는 전실신청서 쓰기도 함

❖ 전동

- **병동 ↔ 병동, 병동 ↔ 중환자실, 응급실 → 병동, 응급실 → 중환자실로** 환자가 적절한 치료를 받을 수 있도록 입원한 병동을 옮기는 것을 말함
- 전동 시 전동기록지를 작성하고 필요하면 전동받는 부서에게 인수인계함

⇨ 준비해야 할 장비·물품·약, 환자 상태, 병력, 기타사항 등을 인수인계함

⇨ 병동 이동하는 것을 전동이라는 표현보다 전실이라고 더 많이 표현함

❖ 전동대상

1. 환자가 이동을 요청하는 경우
2. 전과되어 해당 병동으로 이동이 필요한 경우
3. 환자 상태 변화로 중환자실 치료가 요구되는 경우
4. 환자 상태 변화로 중환자실 치료 후 병동 치료가 가능한 경우
5. 환자 상태에 따라 특수병동, 격리/역격리 병실로 이동하는 경우
6. 당일수술센터에서 수술 후 입원치료가 필요하여 병동으로 이동하는 경우
7. 응급실로 내원한 환자가 입원치료가 필요하여 병동으로 이동하는 경우

⇨ 환자 상태에 따라 중환자실 치료가 필요하면 바로 중환자실로 입실함.

❖ 전과

- 환자가 적절한 치료를 받을 수 있도록 진료 과간의 협진을 통해 입원중 진료과가 변경되는 것을 말함(**진료과 내 책임의사 변경도 전과로 봄**)
- **주치의가 출국 및 휴가를 떠나면 진료과는 안바뀌더라도 전과 필요함 ★**

⇨ 국내에 없는 의사의 면허로 처방 or 청구가 나가면 부당이익으로 여김

⇨ 외국 학회 참석으로 호흡기내과 A교수가 출국하면 A교수가 진료보던 환자들을 호흡기내과의 다른교수(B교수) 앞으로 모두 전과시킴

- 병원 내규에 따라 진료과가 변경될 때만 **전과기록지**를 작성하게끔 하고 주치의만 변경될 때는 **주치의 변경기록지**만 작성하는 병원이 있음

★ 전실(전동)절차 ★

1	**전실결정**	의사	환자 및 보호자에게 전동할 것임을 설명하고 담당간호사에게 전실결정 사항을 알림
			ICU 입실 시 중환자실 입실 적절성평가하고 보호자에게 설명 후 **입실 동의서** 받음
2	**전실신청**	전실 보낼 간호사	전산상 전실 할 병동으로 전실 신청함 ⇨ 병동, 병실, 병실등급, 기구사용 기재함
3	**전실승인**	원무팀	해당 병동의 입원실 자리가 있으면 승인함 ⇨ 입원예정 자리가 많으면 전실승인 못함
4	**전실 보낼 준비**	전실 보낼 간호사	전실받을 병동에 연락하여 언제 환자 보내면 되는지 시간을 확인하고 전동기록지 작성함
			간호일지, I/O, V/S 등 기록지 마무리 짓고 처방난 약과 환자 물품챙겨서 보낼 짐 꾸림
5	**전실 받을 준비**	전실 받을 간호사	전실승인 확인 후 언제 올 것인지 확인하고 준비해야 할 물품이 있는지 확인함
6	**전동보내기**	전실 보낼 간호사	이송팀 호출하여 환자 전실 보내고 필요하면 영양팀에 연락하여 변경된 병실 알려줌
7	**환자받기**	전실 받을 간호사	전실 온 환자 병실로 안내 후 전산상에서도 전실저장 누르고 전동기록지 마무리 함
			전동 온 환자의 상태(통증·중증도·욕창 등) 재사정하고 인계사항 확인하고 기록함

+ 전과절차

1	**전과의뢰**	의사	협진 의뢰하여 전과 가능여부 확인함
2	**전과결정**	의사	담당간호사에게 전과되는 과 및 전과사유, 전과 후 변경될 주치의/담당의 알림
3	**전과설명**	의사	환자 및 보호자에게 전과 사유를 설명하고 주치의 변경 동의서에 서명받음
4	**전과정리**	간호사	동의서 원무팀에 내리고 필요시 전동신청함 ⇨ 전과되었다는 간호기록 남김
5	**전과승인**	원무팀	동의서가 맞게 작성되면 전과승인함

+ 전동기록지

<table>
<tr><th colspan="2">부서</th><td colspan="1"></td><th colspan="2">병실</th><td colspan="1"></td><th colspan="2">환자명</th><td colspan="1"></td><th colspan="2">등록번호</th><td colspan="1"></td></tr>
<tr><th colspan="12">전동사유</th></tr>
<tr><td colspan="6">격리/역격리 위해 전동</td><td colspan="6">수술/시술 후 집중치료 위해 전동</td></tr>
<tr><td colspan="4">ER에서 입원위해 전동</td><td colspan="4">상태 악화로 ICU 입실</td><td colspan="4">상태호전으로 Ward 전동</td></tr>
<tr><td colspan="4">환자본인 희망</td><td colspan="4">전과로 인한 전동</td><td colspan="4">기타 사유로 전동</td></tr>
<tr><th colspan="12">의료진 동반유무</th></tr>
<tr><td colspan="6">유</td><td colspan="6">무</td></tr>
<tr><th colspan="12">예정 시술/ 검사</th></tr>
<tr><td colspan="2">CT</td><td colspan="2">예정일</td><td colspan="2">MRI</td><td colspan="2">예정일</td><td colspan="2">SONO</td><td colspan="2">예정일</td></tr>
<tr><td colspan="2">EGD</td><td colspan="2">예정일</td><td colspan="2">OP</td><td colspan="2">예정일</td><td colspan="2">기타검사</td><td colspan="2">예정일</td></tr>
<tr><th colspan="12">전동 시 구비물품</th></tr>
<tr><td colspan="6">유</td><td colspan="6">무</td></tr>
<tr><td colspan="2">이동산소</td><td colspan="2">산소 투여량 (L/min)</td><td colspan="2">Nasal Prong</td><td colspan="2">O_2 Mask</td><td colspan="2">Reservoir Mask</td><td colspan="2">Ambu Bagging</td></tr>
<tr><td colspan="3">Pulse Oximetry</td><td colspan="3">Infusion Pump</td><td colspan="3">EKG</td><td colspan="3">기타</td></tr>
<tr><th colspan="12">이동수단</th></tr>
<tr><td colspan="3">도보</td><td colspan="3">휠체어</td><td colspan="3">침대차</td><td colspan="3">기타</td></tr>
<tr><th colspan="12">보내는 물품</th></tr>
<tr><td colspan="3">유</td><td colspan="3">종류</td><td colspan="6">무</td></tr>
<tr><th colspan="12">지참약 여부</th></tr>
<tr><td colspan="6">유</td><td colspan="6">무</td></tr>
<tr><th colspan="12">보내는 약품</th></tr>
<tr><td colspan="3">약품 종류</td><td colspan="3">용량</td><td colspan="3">수량</td><td colspan="3">횟수</td></tr>
<tr><th colspan="12">특이사항</th></tr>
<tr><td colspan="12">기록지에는 없으나 특별히 인계해줄 사항 기재함</td></tr>
<tr><th colspan="3">(인계) 간호사</th><td colspan="2">일자</td><td colspan="2">시간</td><td colspan="2">부서</td><td colspan="3">간호사명</td></tr>
<tr><th colspan="3">(인수) 간호사</th><td colspan="2">일자</td><td colspan="2">시간</td><td colspan="2">부서</td><td colspan="3">간호사명</td></tr>
</table>

다음은 'ICU에 관해 정리한 것'이다.

❖ **ICU(Intensive Care Unit)**

- 생명이 위중한 환자들의 생명을 유지시키고 중요한 장기들의 손상을 최소화하기 위해 집중치료를 시행하는 특수 부서임

⇨ 내과계 MICU, 외과계 SICU, 응급 EICU, 외상 TICU 등으로 나누어짐

❖ **ICU 입실 대상**

- 일반 병동에서는 유지 어려운 **환자 감시장치·생명유지 장비가 필요한 환자**
- 수술 후 회복단계의 치료에서 **의료진의 집중관찰 및 치료가 필요한 환자**

⇨ 현재는 위중하지 않더라도 악화될 가능성이 높은 경우에도 ICU 입실함

❖ **ICU 주요 치료**

1. **인공호흡기(Ventilator)**

- 자발 호흡기능이 유지되지 않거나 호흡부전 환자에게 인공기도를 통해 인위적으로 폐에 공기와 산소를 주입해주는 치료를 함

⇨ CPCR로 Intubation 하고 ICU가면 인공호흡기 유지하게 됨

2. **심폐보조장치(ECMO)**

- 심폐기능이 저하된 환자의 기능이 회복되는 동안 심폐기능 보조를 위해 인위적으로 혈액을 체외 밖으로 빼내어 산소화 시킨 뒤에 다시 체내로 주입해주는 치료를 함

3. **지속적 신대체요법(CRRT)**

- 신기능이 저하된 환자의체내 노폐물을 걸러주기 위해 인위적으로 혈액을 체외 밖으로 빼내어 정화시킨 뒤에 다시 체내로 주입해주는 치료를 함

4. **저체온요법(TTM)**

- 심기능이 일시적으로 정지된 환자에게 뇌 손상을 예방 or 완화하기 위해 인위적으로 체온을 낮춰서 신진대사 및 산소 소비량을 줄이는 치료를 함

⇨ CPCR 후 혼수상태 or 뇌손상 후 뇌부종/뇌경색 환자에게 시행함

❖ **ICU → Ward 전동시기**

- 환자 상태가 안정되고 회복되어 더 이상 중환자실에서 집중감시를 하거나 집중치료 및 간호가 필요하지 않은 경우 전동 고려함
- 환자 상태가 악화되어 더 이상 적극적인 치료가 어려운 경우 전동 고려함
- ICU에서의 적극적인 치료를 환자 및 보호자가 거부한 경우 전동 고려함

⇨ DNR 환자는 적극적인 치료를 원하지 않으므로 ICU 입실은 부적절하나 임상에서는 DNR 환자도 ICU가는 경우가 심심치 않게 있음

+ ICU 입실기준: 적극적인 치료로 호전가능성 있는 환자(성인기준)

1. 호흡기계: PaO_2〈60mmHg, $PaCO_2$〉50mmHg, SpO_2〈90% 등
- 인공호흡기 치료가 필요한 급성호흡부전, 기관삽관이 필요한 호흡부전, 혈역학적 불안정 동반한 폐색전, 호흡기계 증상 악화 보이는 준중환자 등

2. 심혈관계: Pulse: 40회/분↓ or 150회/분↑, SBP: 80mmHg↓ 등
- 심장마비 이후, 합병증 있는 급성 심근경색, 집중 감시 필요한 부정맥, 지속적인 흉통 동반한 불안정형 협심증, 호흡부전 동반한 심부전 등

3. 위장관계
- 저혈압 및 협심증 동반한 생명이 위협받는 위장관계 출혈, 식도파열 등

4. 내분비계: Na〈110 또는 Na〉170, K〈2 또는 K〉7 등 [단위: mEq/L]
- 심각한 산증 초래하는 당뇨성 산증, 생명위험 있는 전해질·대사 불균형 등

5. 신경계
- 의식상태 이상 동반한 뇌졸중, 두개 내 출혈 및 급성 지주막하 출혈 등

6. 신장계: 신기능 저하 or 4시간 동안 소변량 50cc 이하 등
- 심한 쇼크 및 저혈압을 동반한 급성 신부전, 급성 신세뇨관 괴사 등

암또생각

사망 위험이 매우 적고 ICU 입실하기에는 상태가 너무 좋은 환자나 사망 위험이 매우 높고 ICU 치료도 어려워 호전될 가능성이 희박한 상태가 너무 나쁜 환자는 권고안에 따르면 ICU 입실이 대상으로 부적절하나 임상에서는 소생 가능성이 적은 환자이더라도 치료를 위해 ICU 입실하는 경우가 많았다. 또한, 섬망으로 심한 Irritable 환자이거나 보호자가 상주할 수 없는데 혼자 활동할 수 없는 환자들도 ICU로 입실시킨다는 말도 심심치 않게 듣곤 했었다. 간혹, ICU를 간호·간병병동처럼 생각하는 보호자도 있었고 생업과 간병사이에서 이도저도 못하는 보호자를 볼 때면 그들의 마음도 이해가 갔었다.

+ ICU 퇴실기준: 급성기 상태가 회복된 환자(성인기준)

- 기도상태: 객담배출이 용이하고 기도유지가 가능한 경우
- 호흡상태: 환기 보조없이 자가호흡으로 SpO_2 90~95% 이상 유지되는 경우
- 혈역학적상태: 혈압이 안정적으로 유지되는 경우
- 신경학적상태: 의식 및 신경학적 검사상 호전 소견이 있는 경우

다음은 '호스피스에 관해 정리한 것'이다.

❖ **말기환자**

- 수술·항암·방사선요법을 시행했음에도 더는 의학적인 치료효과를 기대하기 어려운 환자로 근원적인 회복의 가능성이 없고 증상이 점차 증상이 악화됨
- 담당의와 해당 분야 전문의 1명으로부터 수개월 이내에 사망할 것으로 예상되는 진단을 받은 환자를 말함

⇨ 대상은 암·후천성면역결핍증·만성폐쇄성호흡기질환·만성 간경화 환자임

❖ **호스피스·완화의료**

- 말기환자로 진단받은 환자 or 임종과정에 있는 환자와 가족에게 제공함

⇨ 통증과 증상의 완화 등을 포함한 신체적·심리사회적·영적 영역에 대한 종합적인 평가와 치료를 목적으로 하는 의료를 말함

❖ **호스피스·완화의료 대상 환자**

- **의식이 명료하여 의사소통이 가능한 말기환자 ★**
- 진통완화 및 증상관리에 대한 적극적인 치료가 필요한 말기환자
- 말기에 대한 인식이 있고 호스피스·완화의료에 동의한 말기환자
- 완치를 목적으로 하는 적극적인 치료가 더는 환자에게 도움이 될 수 없다고 판단되는 말기 환자(여명이 몇 개월 남지 않은 상태의 환자)

⇨ 임종이 수일 내로 예상되는 환자는 호스피스·완화의료 병동 이용이 어려움

★ 호스피스 의뢰 절차

1. 재원환자

- 담당의가 완화의학과에 의뢰하고 호스피스팀과 면담 후 결정함

⇨ 호스피스·완화의료가 결정되면 호스피스 병동으로 전동함

⇨ 환자와 보호자가 호스피스·완화의료에 동의한 경우에만 의뢰함

- 호스피스 병동으로 전과 시 필요한 서류 ★

① 호스피스 완화의료 치료와 주보호자 지정에 대한 환자 및 가족 동의서

② 호스피스 완화의료 이용 동의서, ③ 연명의료계획서

2. 외래환자

- 호스피스 원하는 환자가 있으면 가정의학과 외래에서 면담 후 결정함

⇨ 면담 후 호스피스·완화의료 병동으로 입원 or 필요시 전원함

⇨ 호스피 전문기관에서 호스피스를 이용하려면 호스피스 이용 동의서와 호스피스 대상자임을 나타내는 소견서를 첨부하여 전문기관에 신청함

다음은 'Ward에서 전동보낼 때의 Tip 아닌 Tip'이다.

01 전산은 정리하고 전동보내기

＊ 검사 시행 전 출력해둔 것들은 취소하고 전동보냄

- Sputum 검사 같이 바코드를 미리 출력해두었다면 취소해주는 게 좋음

⇨ 검체를 접수시키려고 바코드를 출력해둔 건지 확인하려 연락올 수 있음

- 출력해둔 서식지에서 의무기록실로 반납할 수 있는 것은 서식 반납함

⇨ 검사/수술 동의서 중 Sign은 받았으나 시행하지 않은 거라면 챙겨서 보냄

＊ 전동 보내기 전 시행한 행위에 대한 간호처방은 하고 전동보냄

- Dosi, IV Cathter, Foley 또는 L-tube 등 간호처방(Fee) 잘 챙기기

⇨ 병원 전산에 따라 전동 후에도 해당환자 앞으로 처방 가능한 곳도 있음 혹시 전동 후에는 처방이 어려우면 꼭 잊지 않고 처방 잘 챙기면 좋음

02 기록은 마무리하고 전동보내기

＊ 전동보내기 전에 I/O 한번 끊고나서 전동보냄

- 현재 남은 Fluid 양·식사량·배액량·배설량 등 I/O 한번 하고 나서 보냄

⇨ 특히 Fluid 양 가지고 후에 말 나올 수 있으므로 꼭 기재해두도록 함

⇨ Tip: **I/O Check하는 환자는 식사하고 나서 보내면 서로 편함**

- 전동받는 부서도 식사 전에 환자 보내면 전동으로 정리할 것도 있는데 I/O도 챙겨야 하는데 전동보내는 부서가 식사 여기서 하고 I/O 끊어서 보낸다고 하면 일이 조금 줄어 들긴함

⇨ 전동보내는 부서도 식사시간까지 조금 더 여유롭게 준비할 수 있음

⇨ 식사하고 보내기로 했으면 환자가 식사하는 동안 다른 기록 마무리하고 식사 끝났을 시간에 I/O Check 하고나서 기록 올리고 전동보냄

⇨ 배식 전에 전동할 때 영양팀이 전동사실을 놓치게 되면 전동한 환자의 밥이 전동보낸 병동에 가있을 수도 있으므로 영양팀에도 연락취해줌 ★

＊ 전동 보낼 때는 언제·어떻게·어떤 방법으로 전동갔는지 간호기록 남김

- 간호일지에 전동시간과 전동간 병동이 어디이고 어떻게 전동갔는지 기록함

⇨ 간호일지의 전동시간과 전동기록지의 전동보낸 시간은 일치시켜야 함

＊ 전동 보낼 때 반드시 전동기록지 작성함

- 전동기록지를 통해 전동받는 부서가 전동 내용을 점검하도록 함

⇨ 전동기록지에 필요한 내용을 덜 적어주면 부서로 연락오곤 함

03 처방난 약과 자가약 모두 챙겨서 전동보내기

*** Nebulizer 하던 환자의 경우 Kit도 챙겨서 보내야 함**
- Nebulizer Kit는 소지품 챙길 때 환자가 두고가는 경우가 많음
⇨ 전동받은 병동서에서 Kit 어디있는지 연락올 때가 있음
⇨ Nebulizer 약 챙기면서 Kit도 같이 챙겨서 담아두면 좋음

*** 냉장고에 있는 약은 빼먹고 보내는 경우가 많음**
- Open 전 인슐린 펜은 냉장보관하는데 전동보낼 때 놓칠 때 있음
⇨ 후에 냉장고 열어봤다가 아차!하고 보내거나 전동받은 병동에서 연락옴
⇨ 인슐린 펜 외에도 골당공증 주사제 등 냉장보관 약들이 꽤 있음

*** 수거중이었던 환자 자가약도 잊지 않고 챙겨서 보내야 함**
- 입원하면서 Hold 중이었던 자가약을 전동보낼 때 놓칠 때 있음
⇨ 전동바는 병동도 당장 투여가 안되서 놓친다면 퇴원할 때 연락오곤 함

*** 아직 연결이 안된 약국으로부터 올라오는 Fluid도 챙겨서 보내야 함**
- IV Anti, IV Steroid는 챙겨도 Fluid 中 지질제제는 놓칠 때 있음
⇨ 콤비플렉스리피드주, 스모프리피드주, 스모프카비벤주 등 챙김 ★
- 전동가는 날 처방되어서 약국으로부터 올라오는 Fluid만 보냄
⇨ 병동에서 청구해서 구비되는 NS, DW, DS 같은 것은 안 보냄

*** 처방나서 약국으로부터 올라왔던 PO약은 전부 챙겨서 보내야 함**
- 상태악화로 Intubation 했고 NPO가 예상된다고 해도 일단은 챙겨야 함
⇨ 전동받은 병동이 투약 못함-반환 대상으로 투약기록 하면 그 부서에서 반환대상으로 약이 집계되므로 우리는 챙겨서 보냄

*** 마약제제는 주고 받을 수 없는 약제로 분류하여 전동 보낼 때 안 보냄**
- 전동보낼 부서로 안 보내고 사용하지 않은 마약은 부서 내에서 반납시킴
- 병원 따라 처방난 경구 마약제는 전동될 병동으로 챙겨 보내는 곳도 있음
⇨ 자신이 근무할 병원은 전동 보낼 때 마약제제를 어떻게 하는지 알아보기

이 외에도 Line 교체하는 날이면 교체하여 전동 보내는 게 매너이고, 환자와 보호자에게도 언제 어디로 가는지를 전동갈 병동에 관해 알려주고 소지품을 정리하게 하고 전동 예정 시간에는 병실 자리를 지켜달라고 하면 좋다.

6-04 'Emergency'야!신규간호사, '이게 뭐지'하고 있으면 안돼!(CPCR 편)

'Expire 대처 Master' - 사망정리 & 간호 처방

짧은 임상경험 속 내가 봐왔던 CPCR의 끝은 2가지였다. 살아날 확률이 있고 보호자들이 ICU 입실에 동의한 경우 병동에서 ICU로 전동시키는 상황과 살아날 확률이 없고 보호자들이 CPCR 중단을 요청한 경우 병동에서 Expire 하는 상황이었다.

임상에 어느 정도 익숙해져 갈 때 솔직히 CPCR 상황에 부닥치게 되면 어떻게든 할 수 있을 것 같았다. 오히려 더 두려운 것은 만약 **내 환자가 Expire 하면 내가 이것저것 정리를 해야 하는 것 같은데, 무엇을 신경 써야 하는지 몰라서 그게 훨씬 더 두려웠었다.**

그래서 CPCR 환자가 아닌 DNR 환자이더라도 제발 내 Duty에만 Expire 안 하길 기도한 날이 많았었다. 솔직히, 다른 병동에 비해 내가 근무했던 호흡기내과 병동에서 임종이 많은 것이 사실이기는 해도 Acting일 때 환자가 Expire 해서 사후처치해 본 경험이 전부라 **어떤 물품을 간호 처방 내야 하고, 보호자들에게 본원 장례식장을 이용할 것인지, 필요한 서류가 무엇이 있는지 등에 관해서는 전혀 신경 써본 적이 없어서 임종이 가까운 환자가 병동에 있을 때마다 러시안룰렛을 돌리는 것 같은 기분으로 출근을 하곤 했었다.**

시간이 나면 다른 선생님께 물어봐야지 생각을 하긴 했는데 혹시 내가 저 사람의 생명에 초치는 거 아닐까 하는 생각도 들었었고, 당장 해야 할 일은 많은데 내 Duty 때 임종하지는 않을 것 같아서 미루고 미루다 보니 계속 늦어져서 물어보기 더 눈치가 보였었다.

그러다 후에 한소리 크게 듣고, **Expire 상황에서 간호사가 챙겨야 하는 것들에 관해 배운 것을 정리하였으니 이를 바탕으로 본인이 근무하는 병원에 적용해 볼 수 있기를 바란다.**

다음은 '**임종간호에 관해 정리한 것**'이다.

❖ 임종간호 목적

- 임종자를 청결히 하고 죽음으로 인한 외관의 변화를 보이지 않게 하여 **임종한 환자의 존엄성을 유지시켜줌**

⇨ 임종자의 외관 모습을 생존해 있을 때의 정상적인 모습으로 보존함

- 생의 마지막 순간에 임종자와 죽음을 맞이하는 이들이 의미있는 시간을 갖도록 배려해줌(가족이 인사를 나누고 슬픔을 표현할 기회를 제공함)

❖ 임종 전 징후(임종준비)

1. 임종 전 48시간 내 나타나는 징후

- 호흡곤란 or 가래끓는 소리 or 발한 or 신음 or 의식저하가 나타남
- 통증 or 불안 or 구역 및 구토 or 배뇨곤란을 호소함

2. 임종이 임박했을 때 나타나는 징후

- **Cheyne Stoke 호흡이 나타남 ★**

⇨ 얕고 빠름 → 깊고 완만함 → 얕음 → 호흡정지(몇초~수십초) 반복됨

- 인두의 점액축적으로 호흡 시 목에서 소리가 남(=사전천명이 들림)
- 혈압과 체온이 하강하고 맥박은 빠르고 약해져 산소포화도 측지도 어려움

⇨ 손발이 차고 축축해지며 청색증으로 인해 보랏빛 피부가 나타남

- 동공은 확대되고 고정되며 의식수준은 떨어지고 반사반응이 소실됨
- 대소변 조절 기능이 약화되어 항문이 열리면서 실변을 보기도 함

❖ 임종 후 신체변화

1. 사후강직(Rigor Mortis)

- 사망 후 2~4시간에 신체가 경직되는 것으로 Glycogen 부족으로 근육의 이완에 필요한 ATP가 합성되지 못하여 근육이 수축되고 관절이 굳어짐

⇨ 불수의적 근육(심장·신장)부터 시작되어 머리→목→몸통→사지로 진행됨

2. 사후한랭(Algor Mortis)

- 사망 후 체온이 점차 떨어지는 것으로 혈액 순환이 정지되고 시상하부의 기능이 저하되면서 체온은 실온이 될 때까지 1시간당 약 1℃씩 하강함

⇨ 피부는 탄력성을 상실하여 드레싱 or 반창고 제거 시 상처가 잘 남

3. 사후시반(Livor Mortis) / 사후소모증(Postmoterm Decomposition)

- 사망 후 피부색이 변하게 되는 것으로 순환이 정지되면 적혈구가 파괴되어 Hemoglobin이 방출되어 주위조직을 변색시킴

⇨ 변색 현상은 신체의 가장 낮은 부위나 눌린 부위에서 나타남

★ 사후강직과 임종간호

*** 사후강직이 오기 전에 임종자의 외관을 정리해야 함**

- 임종자의 가족들은 사망선언이 내려진 후에도 인사를 나누고 싶어하므로 **임종자의 모습이 자연스럽고 편안한 모습으로 보일 수 있도록 정리함**
- 사후강직이 오기 전에 임종자의 체위는 반듯하게 눕혀주고 눈을 감기고, 의치가 있다면 끼워주고 입을 다물게 해줌

⇨ 탄력붕대나 거즈를 이용하여 입이 벌어지지 않도록 하악골을 당겨줌

+ 임종 후 각막과 조직의 변화

*** 임종 후 각막은 혼탁해짐**

- 수분에서 1~2일 이내에 각막은 혼탁해짐

⇨ 이식에 사용될 각막조직은 기증자의 사망 후 6시간 이내에 적출되어야 함

*** 임종 후 조직은 연화됨**

- 사망 후 3주쯤 장과 간은 파열되며 손톱은 탈락됨

⇨ 조직은 연화되어지고 박테리아의 발효로 인하여 액화되어지는데 날씨가 더우면 더 빨리 변함(서늘한 장소에 사체를 보관하면 지연시킬 수 있음)

+ 임종간호 지침

임종간호지침	Packing	몸 닦기
본원 영안실로 이송	분비물이 많은 경우 ○	×
타병원으로 이송	분비물이 많은 경우 ○	부분적 ○

암또일화

입사한 지 일주일 정도 지났을 때, 처치실에 빠져나와 있던 환자가 임종했었다. Day가 많이 바빴는데 수선생님이 내 이름을 부르며 함께 사후처치를 하자고 했었다. OT 기간이었던 나는 여유 멤버이기도 했었고, 배워야 하는 일인 것도 맞아서 그날 처음으로 임종 간호에 참여했었다. 임종간호 Set라며 구급상자 같은 것에 갖은 솜과 거즈들이 담겨 있었고, 깨끗한 환의와 시트를 준비하고 우리에게 체액이 안 묻도록 Surgical Glove를 끼고 들어가는데 긴장됐었다. 임종한 환자를 그렇게 가까이에서 본 것도 처음이었고, 환의를 갈아입히려 옷을 벗기고 곳곳의 체액도 닦아주며 새지 말라고 솜으로 Packing 할 때는 이런 것도 간호사가 하는 일인 건가 하고 솔직히 많이 놀랐었다.

+ 임종간호 Set 준비물

- Long Forcep, Glove, Gauze, Gauze Bandage, Alcohol Sponge, 사각 솜, 턱 고정끈, 타올, 물수건, 패드 or 기저귀 + 필요시 D-Set
- 깨끗한 환의(상의·하의), 깨끗한 시트 2장

★ 임종간호 순서

0. 임종에 가까워지면 가능한 1인실로 사용을 권유하거나 처치실로 빼냄

⇨ 임종자의 Privacy를 지켜주고 옆 환자들의 불편함을 덜어주기 위함

1. 호흡 정지 및 Flat된 EKG로 임종을 확인하고 Dr. Call 함

⇨ Flat된 EKG는 출력하고 Dr.가 사망선언한 시간으로 임종시간을 기록함

2. 부서에 비치된 임종간호 Set 준비하여 임종자가 있는 곳으로 감

⇨ 임종자의 끝을 지키려 온 분들은 잠시 밖에서 대기하도록 안내함

3. 사후경직이 일어나기 전에 임종자의 신체 선열을 바르게 취함

⇨ 사후시반으로 얼굴이 변색되는 걸 지연시키기 위해 베개는 대지 않고 편평하게 반듯하게 눕히고 두팔은 바르게 펴 손바닥이 아래를 향하게 함

⇨ 두 눈은 손가락을 이용하여 감겨줌(가족에게 감기게 해주라는 곳 있음)

4. 임종자의 신체에 삽됩된 모든 튜브와 카테터 등을 제거함

⇨ 알콜솜으로 눌러 피가 나오지 않게 하는데 만약 지혈이 어려운 상황이면 거즈를 이용하여 압박하고 반창고를 제거한 부위에 붙여줌

⇨ Central Line과 각종 Drain 제거는 Dr.가 해야 함(인턴선생님 Call함)
Peri IV Line과 Foley Cather, L-tube 제거는 간호사가 함

⇨ Chemo-port 경우 내부장치는 제거하지 않고 Huber Needle만 제거함

⇨ 상처가 있어 필요한 경우에 Dressing 시행함

5. 물에 적신 거즈 or 알콜 스폰지로 임종자의 혈액과 오물을 닦아냄

⇨ 혈액, 구토물 및 괄약근이 이완되어 소변, 대변으로 악취가 날 수 있음

6. 필요시 임종자의 체내 구멍(Orifice)을 Packing 해줌

⇨ 구강 → 코 → 귀 → 질강내 → 항문 순으로 솜을 넣어서 Pakcing 함 실변 있거나 계속 변이 묻어나오면 Gauze Packing 및 기저귀 채워줌

7. 입이 다물어지지 않으면 수건이나 반시트를 말아서 턱 밑에 괴어줌

⇨ 의치가 있다면 의치를 끼운 뒤 입을 다물게 하고 턱 고정끈으로 고정함

8. 깨끗한 환의나 보호자가 원하는 옷으로 임종자를 갈아입혀줌

9. 깨끗한 시트로 몸을 감싼 뒤 다른 시트 한 장으로 몸을 덮어줌

⇨ 몸을 덮는 시트는 완전히 다 펼치지 않고 얼굴은 가리지 않음

10. 가족에게 임종자와 마지막 인사를 나누도록 안내함

다음은 'Expire 환자 대처 시 Tip 아닌 Tip'이다.

01 DC기의 HR가 30~40 근처로 오면 마음의 준비하기

*** HR 30언저리로 오고 호흡이 심상치가 않다면 임종이 다가왔다는 뜻임**

- 최대한 할 수 있는 Routine Acting 업무 먼저 하는 게 좋음

⇨ 임종간호에 들어가면 한동안 다른 일을 못하므로 서둘러 하는게 좋음
주변 선생님들께도 살짝 흘려서 다같이 도와서 Routine 업무 끝내기

⇨ 임종간호는 혼자 하기 어려우므로 다른 선생님들 시간까지 소모됨

02 DC기에서 Flat 리듬 보이면 출력하고 Dr. Call 함

*** EKG상 Flat 리듬 나온 시간에 맞춰 Dr. 사망선언함**

- Flat 리듬이 나와있는 EKG Strip은 절대 버리면 안 됨

⇨ EMR 상 기타 서식지에를 출력하고 다른 용지에 붙여서 함께 스캔함

⇨ 만약 분실된 경우 그 누구에게도 연결하지 않은 체로 EKG 출력하면 Flat 리듬이 담긴 EKG Strip 출력할 수는 있음(문제될 수 있음)

- Tip: Sudden Deth로 임종자를 뒤늦게 발견하여 사망시간이 오래되어 Detec 잘 안되면 젤이나 알콜솜 묻힌 후 Electrode 붙이면 리듬 잘 나옴

03 어느 병원 장례식장 이용할 것인지 확인함

*** 본원이냐 타병원이냐에 따라서 준비사항이 달라짐**

- 본원 장례식장 이용: 영안실에 연락하여 임종자 있음을 알리고 준비되면 그곳에서 Stretcher Car 가져와서 임종자 모시고 감

⇨ 임종자 모셔 갈때는 다른 병실 문을 닫아 다른 환자에게 영향 안주게 함

⇨ **사망 통지서**를 영안실 직원이 오면 전해줌(타병원 이용 시 안 필요함)

⇨ 본원 장례식장에 연락하여 이용가능한 빈소와 규모 가격을 확인하면 좋음

- 타병원 장례식장 이용: 타병원까지 무엇을 타고 갈 것인지 물어봐야 함

⇨ 타병원에서 차가 오는 것인지 아니면 원내에서 준비해야 하는지 확인함 퇴원 수납 후 **사망 진단서를 가지고 이송** 갈 수 있도록 안내함

- Tip: EKG 상 Flat 확인되어 주치의 Call하고 올라오기 전에 물으면 좋음
가족들도 임종에 대비해 미리 알아보거나 하여 결정해두신 분들 있음

⇨ 주치의가 사망선언하는 시간 동안 영안실에 연락 취하면 됨

04 사후처치 끝내고 나올 때 가지고 나올 수 있는 기계는 치워서 나옴

*** DC기, Suction기, O_2 유량계, Patient Monitor 등 임종자가 쓰고 있었던 기계들을 사후처치 후 함께 가지고 나와 먼저 치우면 좋음**

- 가족과 임종자가 마지막 인사를 나누는 동안 기기 정리할 수 있음

⇨ 특히 Charge-Acting 일 때 Charge는 임종으로 인한 기록 정리를 하고 Acting은 기기정리하고 하면 꽤 빨리 상황정리 할 수 있음

05 가족들이 마지막 인사를 나눌 때 기록 최대한 마무리 하기

*** 간호처방(Fee), 간호일지, 약 반납, Acting 처리 한 뒤 퇴원 처리함**

- 일반 퇴원 보내는 것처럼 마무리하고 보호자에게 퇴원수속 설명함

⇨ Dr.가 **퇴원예고** 띄우고 나서 퇴원 정리 할 때 **퇴원유형은 사망**으로 함 사망시간 입력하고 저장하며 퇴원교육확인서도 출력하고 반납함

⇨ 간호기록에는 임종 전 관찰한 V/S, 증상 및 징후, Dr. 연락한 내용들과 임종 후 사망선언한 시간과 사망선언한 Dr. 이름, 사후처치헌 내용들을 포함하여 기록하며 영안실로 출발한 시간도 기록함

- Tip: MN 가까운 시간에 임종한 경우 자정이 넘으면 처방 불가한 항목이 있으므로 시간 보면서 간호처방 먼저 마무리해야 할 수도 있음

06 사망 시 발급받을 수 있는 서류에 관해 알고 있으면 좋음

*** 사망통지서**

- 본원 영안실에 임종자를 안치할 경우 환자가 사망한 즉시 Dr.로부터 1부 작성한 것을 받아 영안실 직원에게 전해 줌

*** 사망진단서(퇴원 수납 후 제증명 창구에서 발급가능 함)**

- Dr.가 환자가 사망한 시간으로 부터 24시간 후에 작성하여 발부함

⇨ 단, 타병원으로 이송가는 경우 즉시 발급 가능함

- 사망진단서는 사망신고 및 기타 신고 포함하면 최소 4부 이상 필요함

⇨ 사보험 유무, 직장, 학교에 제출해야 할 경우 8통 ~ 10통 이상 필요함

⇨ 제증명 창구 업무가 마감된 야간에는 응급실 원무과에서 발급해줌 ★

- Tip: 진단명이 기입된 입원사실 확인서는 사보험 있을 때만 필요했으며 응급실 원무과에서는 발급 어려움(사망 관련 서류 묻는 분들 많음 ★)

다음은 '임종간호 후 간호처방 항목에 관해 정리한 것'이다.

00 임종간호 후 처방내는 공통 항목

- **사후처치 행위료**
- **시트 2장**: 1장은 임종자를 감싸주고 1장은 임종자를 덮어주는데 사용함
⇨ 베갯잇, 대시트, 겹시트 or 홑이불 등의 이름으로 귀가유치용으로 처방함
- **환의**: 몇 병원은 환의를 갈아입히지 않고 벗겨서 사후처치하는 곳도 있음
- 기타: 탄력붕대 or 관 제거에 사용한 처방 가능한 물품들도 처방함

01 임종 전 EKG Monitoring 하고 있었던 경우

- **Bed Side EKG Monitoring(1일당) [행위료]**
⇨ DC기 사용하여 EKG Monitoring 하고 있었던 경우 처방내야 함 ★
대부분 임종이 가까워지면 DC기 이용하여 EKG Monitoring 하고 있음

- **Electrode**
⇨ TIP: 대부분 1회 사용에 3개 사용하므로 1개만 처방내지 않도록 함 ★

+ ICU와 ER - 임종 전 Moitoring 하여 처방할 수 있는 행위료

*** BP Monitoring 시: Continous Bed Side BP Monitoring(1일당)**
⇨ 급여 기준에 의하여 중환자실(ICU) 또는 집중치료실(Sub-ICU)에 입원한 환자와 「응급의료에 관한 법률」에 의한 응급환자에게만 처방할 수 있음

*** CVP Monitoring 시: CVP Monitoring(1일당) [행위료]**
⇨ CVP Monitoring 위해 사용한 Catheter[재료대]도 함께 처방함

*** ABP Monitoring 시: ABP Monitoring(1일당) [행위료]**
⇨ Angio Catherter 또는 Leader Cather 중 사용한 Catheter 처방함
A-Line 확보하면서 Tegaderm 사용 시 처방가능하므로 처방해야 함
⇨ CVP와 ABP Monitoring 동시에 한 경우 A-Line Double 사용하면서 Monitoring Withe Transducer(Double) 처방하면 됨

*** $ETCO_2$ Monitoring 시: $ETCO_2$ Monitoring(1일당) [행위료]**
⇨ $ETCO_2$ Monitoring 위해 사용하는 [재료대]도 함께 처방함
⇨ Percutaneous Blood CO_2 and O_2 Saturation Monitoring(1일당)은 $ETCO_2$ Monitoring 보다 약 5배 가까이 더 비싸고 급여기준이 까다로움

02 임종 전 O_2 적용 하고 있었던 경우

- O_2 Inhalation(1일당)

⇨ Inhalation 위해 사용한 물품이 간호 처방으로 내는거면 처방내야 함
Ex) Nasal Prong은 간호 처방, Mask는 부서에서 물품 청구 신청함

⇨ Tip: 청구는 일/주/월 단위로 필요한 물품을 청구함(주로 소모품)

- Wall O_2 사용량 & 사용한 시간(Ex. O_2 1L/hr, O_2 2L/hr …)

⇨ O_2 2L로 2시간, 7L로 1시간, 10L로 3시간, 15L로 5시간 공급했다면
(2L × 2),(7L x 1),(10L X 3),(15L X 5)으로 처방내야 함 ★

- Percutaneous Blood O_2 Saturation Monitoring(1일당)도 처방함

03 임종 전 Nebulizer 하고 있었던 경우

- Nebulizer Tretment For Lower Airway(1일당) [행위료]

⇨ Nebulizier에 사용한 Nebulizer Kit도 처방내야 함 ★

⇨ Tip: BIPAP 등 본원 인공호흡기 사용 시에는 행위료는 처방 안 함 ★

04 임종 전 BIPAP 하고 있었던 경우

*** 병원 BIPAP 사용한 경우: BIPAP Treatment(1일당) 처방내야 함**

⇨ BIPAP Treatment(1일당) 내면 O_2 Inhalation(1일당) 처방 불가함

⇨ **Wall O_2 사용량 & 사용한 시간**도 처방내야 함 ★

*** 환자 개인 BIPAP 또는 BIPAP 회사로부터 대여하여 사용한 경우**

- BIPAP Treatment(1일당) 처방 불가함

⇨ **O_2 Inhalation + Wall O_2 사용량 & 사용한 시간**은 처방 가능함

+ 임종 전 Home Vent 하고 있었던 경우

*** 병원 Home Vent 사용한 경우: Artficial Respiration 처방내야 함**

- Artficial Respiration(인공호흡기 사용료)은 적용시간에 맞춰서 처방함
3시간 / 3 ~ 8시간 / 8시간 초과 ~ 12시간까지 / 12시간 초과 ~ 1일당

⇨ **Wall O_2 사용량 & 사용한 시간도 처방함**(O_2 Inhalation 처방 안 함)

*** 환자 개인 Home Vent 또는 회사로부터 대여하여 사용한 경우**

- **O_2 Inhalation + Wall O_2 사용량 & 사용한 시간** 처방함

05 임종 전 High Flow 하고 있었던 경우

- **Heated Humidified High Flow Nasal Cannula Therapy(1일당)**

⇨ High Flow 행위료로 사용한 날마다 냄(O_2 Inhalation 안 냄 ★)

- **Wall O_2 사용량 & 사용한 시간(O_2 20L/hr, O_2 15L/hr, O_2 10L/hr)**

⇨ High Flow는 고용량 산소 사용하므로 사용한 산소량 맞춰서 처방함

- **Circuit [재료대](사용한 날에 사용한 기종에 맞춰서 처방함)**

⇨ **Optiflow: Fisher&Paykel Single Use Breathing Circuit All Size**
Airvo: Fisher&Payker Airvo Breathing Circuit All Size 등(참고)

06 임종 전 Suction 하고 있었던 경우

*** T-tube 또는 E-tube Suction 하고 있었던 경우**

- **Suction Drainage or Tracheostomy Suction(1일당)** 처방 내야함

⇨ **Natural Drainage and Care after Operation(1일당)**와 동시 처방 불가함

*** Oral Suction 하고 있었던 경우:** 처방 불가함

07 임종 전 Infusion Pump 사용하고 있었던 경우

- **Infusion Pump(1일당)**

⇨ 사용한 기기 개수 만큼 처방가능 함

+ 임종 전 C-Line 잡았던 경우

- **Placement Of Central Vein Catheter(기타) [행위료]**

⇨ CV Pack(Wrapper+Drape+Gown+Towel) 사용시 함께 처방함

- **사용한 Cahter Size에 맞춰 처방함 [재료대]**

⇨ Ex) Gard Blue Double CVP Catheter 7Fr Triple
Single CVP Catheter All Szie 등

⇨ MAC Catheter 삽입에는 Ex) Multi Lumen Access Cather 처방함

- **Suture 및 Dressing에 사용한 물품도 함께 처방함**

⇨ NYLON 3/0 + Tergardem / Opsite 등 처방가능한 물품은 처방함

08 임종 전 CPCR 시행했던 경우 ★

*** 심폐소생술 [행위료]**

- 15분까지 / 15분 초과 ~ 30분까지 / 30분 초과 ~ 45분까지 / 45분 초과 ~ 60분까지 / 60분 초과 ~ 1일당 중에서 선택함

⇨ 심폐소생술 시행 시작부터 종료까지의 시간에 맞춰서 수가 처방 넣음

⇨ 응급·야간·공휴일과 연령별(신생아·만 1세미만 등) 맞춰서 처방 넣음

- ROSC 후 다시 심폐소생술을 시행한 경우

⇨ Total 시행한 시간이 60분 이내면 그에 맞는 한가지 수가만 산정함

⇨ 여러번 시행하여 60분 초과하면 **60분 초과 ~ 1일당** 수가만 처방함

+ CPCR - Intuabation 시행했던 경우

- Tracheal Intubation [행위료]

⇨ Intubation 시 실시한 횟수만큼 처방가능 함

- 사용한 E-tube [재료대]

⇨ E-tube는 사용한 Size에 맞춰서 처방함

⇨ E-tube 고정 시 E-tube Holder 제품 사용했다면 함께 처방해야 함

- I-Gel 시행했던 경우: 사용한 I-gel 물품 재료대만 처방가능 함

+ CPCR - Ambubagging 시행했던 경우

- Ambubagging [행위료]: 시행한 시간별로 처방가능함

⇨ 3시간까지 / 3시간 ~ 8시간까지 / 8시간 초과 ~ 1일당 중에서 선택함

⇨ O_2 연결하여 시행한 경우면 **Wall O_2 사용량 & 사용한 시간**도 처방함

⇨ O_2 Inhalation(1일당) 및 BIPAP Treatment(1일당)와 동시 처방 불가함

+ CPCR - Defibirillation 또는 Cardioversion 시행했던 경우

- Defibrillation, Cardioversion(1일당) [행위료]

⇨ 함께 사용한 Electorde 또는 Pad도 함께 처방해야 함

- TCP(Transcutaneous Cardiac Pacing) 시행한 경우

⇨ TCP(1일당) [행위료] + 사용한 Pacing Pad 함께 처방함

Plus+

'퇴원정리 Master' - 퇴원 & 가정간호 & 전원

학부 시절 내게 퇴원이라는 단어는 건강을 완전히 회복하였을 때 집으로 돌아가는 행위만 퇴원처럼 느껴졌었다. 그래서 간·담·췌내과에서 실습을 할 때 퇴원한다는 환자에게 축하한다고 했다가 잠깐 갔다가 2주 뒤에 다시 재입원한다고 하는 환자를 접했을 때 많이 당황했었다.

임상에서 사망한 환자도 퇴원으로 처리하고, 병원에서 다른 요양 병원이나 다른 급성 병원으로 보내는 전원도 전산상 퇴원으로 처리하는 것을 보면서 '아, 퇴원은 일단 지금 입원한 곳에서 나가기만 하면 퇴원이라 말하는 거구나' 하고 생각을 했었다.

그래서 **전산상에는 같은 퇴원으로 뜨더라도, 본인 집으로 퇴원하는 환자인지, 요양 병원으로 퇴원(전원)하는 환자인지에 따라서 내가 더 신경 써야 할 내용이 다르다는 것을 알 수 있었다.**

특히, 본인 집으로 퇴원하는 환자더라도 본원으로부터 가정간호를 받겠다고 한 환자의 경우 미리 신청해야 하는 것도 있고, 필요한 서류가 들어와 있는지 등 신경 써줘야 할 게 많았는데 똑같이 그냥 집으로 가나 보다 하고 **퇴원예고, 퇴원 결정, 남은** Acting Check, **퇴원 약 처방 여부, 반환 약 확인, 어디까지 식사하고 가는지 등**만 신경 썼다가 인계 때 뒷 Duty 선생님께 크게 한소리 듣곤 했었다.

그래서 여기에서는 **전산상에는 같은 퇴원일지라도 챙겨야 할 것이 조금씩 다른 퇴원 종류에 따라, 챙겨야 하는 서류와 고려하면 좋은 내용에 관해 정리하였으며 퇴원 시 공통으로 확인해야 하는 내용**에 관해서도 정리하였으니 잘 읽어보고 적용해보길 바란다.

다음은 **'퇴원에 관해 정리한 것'**이다.

❖ **퇴원**
- 일정기간 재원 중이던 환자를 입원해 있던 병원에서 내보내는 것을 말함

❖ **퇴원간호 목적**
- 불안이나 공포심을 완화해 확신과 희망을 품고 퇴원하도록 돕기 위함
- 환자와 가족에게 자가간호방법과 재활운동방법 등을 교육하여 퇴원 후에도 계속적인 관리가 이뤄질 수 있도록 하기 위함

1. 귀가퇴원
- **호전 or 완치된 경우** 이뤄지는 퇴원임
⇨ 외래진료를 받거나 일상생활 복귀가 가능해지면 퇴원을 고려함
⇨ **만성화 및 장기화된 환자** 中 급성기 치료 완료 후 상태유지가 가능하면 집에서 **가정간호를 통하여 치료와 관리를 이어가도록 함**

2. 전원퇴원
① 현재 치료가 이뤄지는 병원에서는 장비·기술·인력 등의 문제로 치료가 어렵다고 판단되어 상급병원으로 전원 보냄으로써 이뤄지는 퇴원임
② **만성화 및 장기화한 환자** 中 급성기 치료 완료 후 보존적 치료 단계에서 **다른 병원(주로 요양병원)으로 전원** 보냄으로써 이뤄지는 퇴원임

3. 사망
- **생명의 종료**로 더는 치료가 필요하지 않아 이뤄지는 퇴원임

4. DAMA(Discharge Against Medical Advice)
- **의학적 권고에 따르지 않는 퇴원**으로 병원의 의학적 진단을 거부하거나 의학인 권고를 거부하며 퇴원하기를 희망하여 이뤄지는 퇴원임
⇨ 환자 or 보호자가 DAMA 퇴원 신청서에 서명하고 주치의가 승인하면 퇴원이 이뤄지며, **반드시 DAMA 퇴원 신청서는 보관해야 함 ★**

5. 가퇴원
- **미완성된 계산으로 산출된 입원비를 수납하고 평일에 다시 보험 심사 후 산출된 최종 입원비를 토대로 정산**받으면서 이뤄지는 퇴원임
⇨ 평일-보험 심사부서 퇴근 후 or 공휴일에 가퇴원하는 환자가 많이 생김
⇨ 타병원 F/U or 회사·학교 등 문제로 월요일 아침 전에 퇴원해야 하지만 조금 더 치료받고 싶은 경우 일요일까지 입원을 유지하다가 가퇴원 함
⇨ 야간에 여러 이유로 상급병원 or 타병원으로 전원 가게 되면 가퇴원함

★ 퇴원절차

1	**퇴원예고**	의사	EMR 상 퇴원예고와 퇴원처방(퇴원약 등)을 입력함 ⇨ 필요하면 퇴원 후 외래 예약 및 검사도 입력함
2	**퇴원정리 (퇴원결정)**	간호사	EMR 상 전산 미수행한 처방 Acting or 반환하여 전산정리를 하고 기록(간호일지 등)을 정리함
	퇴원교육	간호사	퇴원약 투약목적 부작용, 주의사항에 관해 교육하고 외래예약 or 입원장 있는 경우 이에 관해 설명함 ⇨ 퇴원 후 외래 검사 처방 있으면 예약방법 설명함
3	**보험심사 (심사완료)**	심사	재원중 이루어진 치료에 대한 보험 심사를 시행함 ⇨ 6PM 이후 퇴원하는 경우 병실비 0.5일 추가됨
4	**입원비 수납 (수납완료)**	원무	입퇴원 수속 창구에서 입원비 수납받음 ⇨ 수납 후 세부내역서·외래예약증·퇴원 수속완료증을 발급함
5	**퇴원약 수령**	약국	원내약국에서 퇴원약을 수령해가게 하고 복약지도함

+ 퇴원예고

- **환자나 보호자에게 퇴원일을 1~2일 전에 미리 알려주어 필요한 준비를 할 수 있도록 하는 것**으로, 퇴원 당일에 닥쳐서 필요한 서류를 요구하여 퇴원이 지연되고 환자와 의료진 모두 부담스럽지 않도록 하려는 제도임

⇨ 진단서나 소견서 등 필요한 서류는 퇴원 1~2일 전에 미리 신청하도록 함

⇨ **퇴원당일에 요구하면 주치의는 회진, 시술, 수술 등에 참여하고 있어서 틈이 나지 않는한 서류 작성할 시간이 없어 퇴원이 지연됨**

⇨ 다음 내원 시 발급받아도 되는 경우에는 문제가 되지 않지만, 병원과 집의 거리가 멀다거나 당장 서류가 필요하다고 하고 본인이 예약해둔 교통수단 시간이 다가온다고 서류 당장 해달라고 난리를 쳐도 해결방안이 없음

⇨ 퇴원당일에 보험회사에서 이것도 필요하다고 했다며 서류를 요구하는 분들이 정말 많고 말하기만 하면 바로 나오는 줄 아는 분이 많으므로 **퇴원예고가 뜬 날부터 미리 보험회사에 전화해보고 필요한 서류를 제대로 말해달라고 하는 게 서로에게 좋음**(그렇지 않으면 간호사만 서럽고 불쌍함)

대학 한방병원에서 근무했을 때, 그곳은 필요한 서류를 원무과에서 신청받았었는데 '서류 도대체 언제 되냐면서 왜 퇴원 안 시켜 주냐'며 닦달하는 분들이 없어서 퇴원 준비 스트레스가 없었었다.

다음은 '퇴원 시 많이 요구하는 서류에 관해 정리한 것'이다.

01 입퇴원 확인서 / 입원내역 확인서

*** 병원에 입원하여 치료를 받고 퇴원한 사실을 증명해주는 서류임**
- 입퇴원 대상이 되는 환자의 인적사항, 입원 내역, 기간 등이 기재되어 있음

⇨ **보험회사로부터 입원비를 받으려면 입퇴원 확인서**가 필요함
- 대개 원무과의 입퇴원 창구 or 제증명 창구에서 발급받을 수 있음

⇨ Dr.가 진단명, 입원기간이 포함된 입퇴원확인서를 작성해주면 발급가능함

⇨ 일부 병원에서는 입퇴원 확인서를 제증명창구에서 작성해 주는 곳도 있다고 함 이 경우 진단명 or 병명코드가 빠져있고 입퇴원한 날짜만 기재되어 있음

02 진료비 세부내역서 / 진료비 상세내역서 / 진료비 영수증

*** 치료기간 동안 처방된 세부내역을 알 수 있는 서류임(영수증 개념)**
- 진료비 세부내역서는 제증명으로 취급하지 않음(미리 신청할 필요없음)

⇨ 퇴원 전에 환자/보호자가 필요하다고 **Dr.에게 Noti 안하는 서류임 ★**
- **입퇴원 창구에서 수납 후 진료비 세부내역서 발급**해달라고 하면 됨

⇨ 보험회사에서 비급여 처방내역 등을 다시 살펴보려는의 의도로 요구함

03 진단서

*** 환자의 건강 상태를 증명하기 위하여 작성한 서류임**
- 진찰 및 검사한 결과를 종합하여 생명이나 건강상태를 증명하기 위해 작성한 의학적인 판단서임(반드시 의사가 작성해야함)

⇨ 의료인이 아닌 **다른 곳에서 상태를 알 수있도록 서류를 가져오라고 하면 진단서를 발급해가야 함(Ex. 회사 - 병가 제출 시 진단서 떼가야 함)**

04 소견서

*** 환자를 다른 의료인에게 보낼 때 작성하는 서류임(전원 시 작성함)**
- **다른 의료기관으로 전원**보내기 위하여 진료의사가 자신의 소견을 적어 진료에 참고하게 하거나 **진료상황에 관해 자문을 구할 때 작성함**

⇨ 다른 의료인에게 보일 때만 소견서를 작성하며, **보험회사에서 소견서를 원한다면 사실 진단서로 발급해가는 게 맞음**(2006년 보건복지부 답변)

⇨ 소견서는 진찰료 or 입원료에 포함되어 있으므로 **발급비용 자체는 무료임**

+ 퇴원교육

0. 퇴원 후 외래 진료 방문 일정과 검사 예약 방법에 관해 교육함

- 퇴원수속에 관해 설명하고 다음 외래 방문일과 그 날 검사가 있는지와 금식이 필요한지에 관해 설명함
- 진료비를 수납하는 곳과 제증명을 발급받을 수 있는 곳의 위치 설명함

1. 계속적인 치료와 간호가 필요한 내용은 퇴원 전에 미리 교육함

- 당뇨병 환자: Insulin 투여방법, BST 측정 방법 등
- 장기이식 환자: 감염예방을 위한 교육(식이, 활동) 등

2. 퇴원 약 및 지속적으로 복용해야 하는 약물에 관해서도 교육함

⇨ 복용 목적, 효과, 정확한 용량, 복용시간, 복용방법, 보관법, 부작용 등

- PO 항암제 복용하는 암환자 / 신찌로이드 복용 환자 등

3. 영양문제와 배설문제에 관해 교육함

⇨ 문제 해결을 위해 기구 및 삽관을 한 경우 반드시 관리법을 교육함

- 당뇨병 환자: 당뇨식이 교육 / 암환자: 생음식은 피하도록 교육 등
- 비위관 보유 환자: L-tube로 식사 주는 방법과 관리하는 방법 교육 등
- 장루 보유 환자: 장루 비우는 방법과 Bag Change 방법 교육 등

4. 활동에 제한이 있는 경우 활동범위에 관해서도 교육함

⇨ 장기 환자는 필요하면 체위변경·침상목욕법·등간호·욕창예방법도 교육함

- 수술 환자: 격한 활동, 피해야 하는 운동, 피해야 하는 체위 교육 등

5. 산모에겐 회음부 청결방법, 모유수유 방법, 목욕시키는 방법 교육함

⇨ 불결로 인하여 감염이 생기는 일이 없도록 교육해야 함

암또일화

대부분의 퇴원 교육은 거의 퇴원 수속 방법에 관해 알려주는 게 다였던 것 같다. 그리고 설명을 들었다는 의미로 퇴원교육서에 서명을 받아 1장은 환자에게, 1장은 의무기록실에 보내 전산상 증거가 남도록 하게 했는데 이런 퇴원 교육을 병원에 따라 퇴원하기 전날 이브닝이 하는 곳도 있고, 퇴원하는 날 진료비 심사를 기다리는 환자에게 수납하기 전에 미리 해주는 곳도 있고, 수납을 마친 환자가 수납 확인증을 가져오면 그때 퇴원교육을 해주는 곳도 있음을 알았다. 그러다 어느 날, C-Sec 후 우리 병동에 입원해있다가 퇴원한 산모가 있었는데 후에 주치의가 와서 "이러한 내용들 알려줬죠?"라는 말에 놀래서 환자 번호로 전화를 걸어도 받지 않아서 개인 휴대폰으로 메시지를 보냈다가 궁금한 게 생길 때마다 계속 연락을 취해오셔서 당황스러웠었다.

다음은 '**퇴원 시 Tip 아닌 Tip**'이다.

01 퇴원 준비 사항을 미리 확인해두면 좋음

*** 집으로 퇴원가는 Bedridden 환자의 경우**

- Suction 기계, O_2 유량계, Bed 등 필요한 장비들이 갖춰졌는지 확인함

⇨ 퇴원가기 며칠 전부터 준비사항 점검하면서 Kardex에 적어두면 좋음

+ 필요 시 이송수단 이용 여부 확인해야 함 ★

*** Bedridden 환자, 전원가는 환자의 경우 반드시 확인해보기**

- 퇴원 할 때 구급차 알아본 곳 있는지, **언제 오기로 했는지 꼭 묻기** ★

⇨ 본원 구급차 이용 문의 시 1. 환자가 타고 갈 곳 위치(거리 알아야 함) 2. 거동능력 수준(Bedridden인지) 3. 기타 준비물(산소 필요한지 등)

- 위의 내용을 종합하여 이용 비용 알려주는데 대화가 길어질 것 같으면, 보호자랑 관련 부서 전화 연결시켜 주고 후에 어떻게 됐는지 묻는게 나음

⇨ **구급차 도착시간 전까지 퇴원준비 끝내야 하므로 언제 오는지 꼭 묻기**

02 필요한 서류는 미리 말하도록 설명하면 좋음

*** 퇴원 당일에 말하면 서류 작성될 때까지 퇴원이 지연됨**

- 알아서 챙겨주는 줄 알고있는 환자도 있고, 보험은 있는데 어떤 서류가 필요한지 모른다고 실비 신청하게 서류 달라고 하는 환자분들도 있음

⇨ 자신이 가입한 보험회사에 환자가 직접 전화하여 서류 알아보라고 하기

⇨ 퇴원일에 작성 안되면 다음 외래 F/U 때 발급받아가도록 안내해야 함

- 최종적으로 서류가 작성되었는지는 퇴원일의 Night가 확인하고 작성이 6am이 되어도 안되면 주치의에게 메시지 한번 더 보내주는 게 좋음

03 퇴원 날 식사는 어디까지 하고 갈 것인지 확인해야 함

*** 아침 안 먹고 가는 분, 아침까지 먹고가는 분, 점심까지 먹고 가는 분이 있으므로 퇴원 날 식사 정리를 위해 미리 물어보는 게 좋음**

- 퇴원 전 날 Evening 번이 확인하면 좋고 Kardex에 적어둠(인계주기)
- 언제까지 먹고 가겠다는 말로 대략 언제쯤 퇴원 갈 것인지 예상 가능함

⇨ 저녁 먹고 가도 되냐는 환자에겐 **6PM이 지나면 입원료가 0.5일치 더 나옴**을 설명드리고 심사팀 퇴근으로 가퇴원 될 수 있음을 설명하면 좋음

04 외래 예약할 때 다른 외래 예약 일정도 확인해보면 좋음

*** 본원의 여러 과를 F/U하는 환자는 가능한 같은 날로 외래일 조정해줌**

- 대학병원 or 국립병원 경우 타지에서 진료 보러 오는 환자분들이 많음

⇨ 당뇨가 있어서 내분비내과를 보고, 협심증이 있어서 순환기내과를 보고, 당뇨성 망막질병이 있어서 안과를 보고 있던 환자가 있다고 하자

⇨ 이번에 폐렴으로 입원 왔는데 호흡기내과 F/U은 7일 뒤로 잡으라고 하여 외래일정을 보니 5일 뒤에 환자가 내분비내과, 순환기내고, 안과 외래가 잡혀있는 것을 보게 되었다면 다음을 생각해보면 좋음

1. 환자에게 내분비내과, 순환기내과, 안과에서 복용하는 약의 개수가 2일을 미뤄도 상관 없는지 확인하고 넉넉하면 4과를 모두 7일 뒤로 예약하기

⇨ 환자도 동의하고, 원래 진료보던 교수님의 예약도 모두 존재할 때 가능함

2. 기존 예약된 3과 중 몇 개의 가가 7일 뒤에는 해당 교수의 외래가 없는데 5일 뒤 이번에 잡아야하는 호흡기내과 교수님 진료는 있으면 주치의에게 말하고 호흡기내과 진료를 당길 수도 있음(안된다고 할 수도 있음)

3. 이도저도 안 될 때 환자 거주지를 보고 병원과 같은 지역에 거주중이면 외래를 같은날로 조정하려 했으나 어렵다며 따로 잡아도 되는지 묻기

⇨ 가능한 같은 날로 조정하면 좋지만 원래 진료보던 교수님이 매일 외래를 하는 것은 아니어서 조정이 어렵다면 물어볼 수 있음

+ X-ray, Lab 외의 검사는 예약실에서 환자가 직접 예약해야 함

*** X-ray와 Lab은 비예약 검사항목임**

- 이 외 나머지 검사항목은 예약이 필요한 검사항목으로 통합예약센터에서 환자나 보호자가 직접 검사 예약을 잡도록 설명해줘야 함

⇨ CT, MRI, SONO, 내시경 등의 검사는 스케줄 보면서 예약이 필요함

- 외래 F/U 전에 검사 시행하여 외래 날 결과 보면서 진료 볼 수도 있고 외래 F/U 날에 검사 시행해도 상관없을 수도 있음

⇨ 어떤 질병이냐, 진료보는 교수가 어떤 스타일이냐에 따라서 다름

- 검사 시기는 퇴원하기 전에 주치의가 알려주곤 함

⇨ 퇴원 2주 후 CT 찍어주세요 / 외래 전 CT 아무 때나 찍어주세요. 등

- 부서 내에서 어떤 질병은 Routine으로 검사 시기가 정해져 있는 경우도 있어서 따로 검사 시기를 말 안 해줬다면 선임들에게 물어보는 것도 좋음

⇨ 혹시 이 검사 따로 날짜 정해져 있는지, 없다 하면 주치의에게 물어보기

05 퇴원정리하면서 다음을 고려해보면 좋음

＊ 퇴원정리 틀 - 퇴원예고(　) 정규처방(　) 퇴원처방(　)

1. 퇴원예고 확인함: 퇴원가는 날 확인 후 미리 준비할 거 확인해감

- 환자는 분명 자기 내일 퇴원가기로 했다고 하는데 퇴원예고에는 없다가 다음날 갑자기 퇴원간다고 준비시키는 경우도 많이 있음
- 퇴원예고 들어와 있어도 회진 후 결정한다고 한 뒤 보류될 때도 많음

⇨ 퇴원예고 들어와 있으면 거의 간다고 생각하고 준비는 다 해둬야 함

2. 정규처방 확인함: 퇴원가는 날인데 정규처방있으면 반환 대상임

- 혈액검사, X-ray는 하고 갈 수도 있으므로 우선 정규처방 내용 보면서 새로 연결될 Fluid라든지 정규 마약이 있으면 일단 연결 보류해둠

⇨ 특히 마약은 정규 불출 대신 퇴원 보류되면 그 때 응급 불출하면 좋음

- 정규처방으로 PO Medi는 보통 점심부터 시작하므로 전 날 처방으로 퇴원날 아침까지만 챙겨주고 나머지 PO Medi는 반환대상으로 챙겨둠

⇨ 퇴원 날 점심부터 퇴원약으로 복용시킴(Inject도 아침까지는 투여함)

- 정규처방이 들어와 있으면 미수행한 처방 내역이 남아서 퇴원 결정이 안눌러지므로 추가로 수행할 것과 반납할 것을 보라는 의미임

3. 퇴원처방 확인함: 퇴원약은 들어왔는지, 외래 검사는 없는지 확인함

- 퇴원약 처방 일 수와 다음 외래 F/U 날을 확인함 ★

⇨ 계속 먹어야 하는 약인데 외래 F/U은 40일 뒤, 처방일 수는 20일 뒷면 20일 동안은 약이 업세 됨(처방일 수가 F/U보다 긴 거는 문제 안 됨)

- 환자가 추가로 원한 약제가 퇴원약에 포함되었는지 확인함 ★

⇨ **변.비.약**, 감기약, 진통제 등 환자가 퇴원하기 전에 그동안 처방나와서 먹던 약은 아니지만 퇴원약으로 요구하는 약들이 있음

⇨ 이런 약들을 그간 처방내역을 보면서 주치의들이 퇴원약을 처방내다가 잊어먹고 빠진 상태로 처방난 경우가 진짜 많음

⇨ 수납까지 마친 상태였는데 후에 환자가 알아서 병동 올라와서 말하면, 원무과에 수납 풀어달라하고, 심사과에 심사 풀어달라하고, 약국에는 조제 풀어달라하고, 의사한테 처방내달라 하고 복잡해짐

- 외래 당일 처방난 검사 항목을 확인함(X-ray, 혈액검사 등)

⇨ 혈액검사에서 공복 시 진행해야하는 항목이 있는지 확인해두면 좋은데, 공복 혈액검사가 있다면 전날 자정부터는 금식하고 오라고 설명해야 함

⇨ 혹시 CT 찍을 수도 있어서 8시간 금식은 하고 오면 좋기는 함

+ 퇴원약 확인 시 더 고려해보면 좋은 것들 ★

1. 정규처방 났던 약들과 퇴원약으로 처방난 약들이 같은지 확인함

- 퇴원 시에는 Cut 해도 될 것 같아서 빠지는 약들도 있지만 처방내다가 누락하여 빠지는 경우가 꽤 있음(판단이 어려우면 선임들께 물어보자)

⇨ 의사지시에 '○○약 POD #△일 째 Hold합니다' 같은 멘트들 살펴보기

⇨ 협진으로 복용 중이던 약들이 퇴원약에 누락되는 경우가 많이 있음 ★

- Inhaler, 인슐린 Pen, 크림/연고 등 더 필요한지도 확인하면 좋음 ★

⇨ 다음 외래 진료에서 타가도 되지만 입원중에 넉넉히 타가고 싶어하거나 입원 초에 처방받아서 다음 외래일까지 남은양이 얼마 안 될 때가 있음

⇨ 확인 후 추가로 더 처방받는 게 인계주다가 "이거는 많이 남았대?"하는 질문에 "아...? 죄송합니다. 확인해볼게요."하는 소리 안 나옴

- Anti는 Inject에서 PO Medi로 Change 돼서 처방되는지도 확인함

⇨ 염증으로 인해 IV Anti를 쓰고 있던 경우라면 1주~2주 정도는 투여함

Ex) 아벨록스주(IV) 투여한 지 7일 된 환자가 퇴원하는 경우

⇨ 아벨렉스정(PO)으로 Anti Change되어 처방나서 퇴원함

- 상황에 따라 더는 Anti 투여 안 해도 된다고 처방 안 하는 주치의도 있고 Anti Change해야 하는데 깜빡해서 누락한 주치의도 있음

2. L-tube 환자 or 가루약 원하는 환자는 파우더 처방되었는지 확인함

- L-tube 환자에게 약 투여하려면 정제가 아닌 파우더로 처방받아야 함
- Tip: 파우더 처방약은 약국에 조제해주라고 연락해야 조제 시작함 ★

⇨ 약을 가루약으로 만들면 반환이 더는 불가하므로 병동에서 가루약으로 해주라는 연락하기 전까지 가루약으로 조제를 안 하는 병원들이 있음

⇨ 퇴원이 정말 확실히 결정되었을 때 약국에 전화하여 조제 부탁드림

3. 자가약 개수 확인하여 추가로 처방이 필요한지 확인함

- 입원 시 본원에서 처방받은 약을 가져온 경우, Hold하고 새처방으로 처방받거나 가져온 약(Self Medi)으로 복용하게 했을 수도 있음

⇨ 남은 자가약 개수 확인하여 얼마 없으면 퇴원약 처방받을 때 함께 받음

⇨ 만약 원내약 아니면 되도록 처방받았던 병원에서 추가로 더 처방받도록 권유하면 좋음(F/U중이던 과가 아니면 외래 예약하기가 어려움)

- 입원하면서 Hold했던 자가약은 다시 복용해도 되는지도 확인해주면 좋음

- 수거했던 자가약은 환자에게 반드시 되돌려줘야 함(인계 꼭 주기) ★

⇨ 전날 저녁때나 퇴원 날 아침에 자가약 돌려주면서 "다시 복용해도 된다" or "이거는 이제 드시지 말고 퇴원약만 드세요" 등 설명해주면 좋음

06 퇴원결정 누르기 전 간호처방 내역 다시 점검하면 좋음

＊ 퇴원이 결정되면 보험심사가 시작됨

- 드레싱, L-tube 또는 Foley 교환을 퇴원날 하고가는 경우가 꽤 있음

⇨ 특히(가정간호 예정인) 집으로 퇴원가는 분들이 교환을 많이 요구했음

⇨ 퇴원결정 누르기 전에 Sore Dx. 또는 OP Site Dx. 등이나 교환하는 경우에는 이 날 행위료와 재료대까지 입력하고 퇴원결정 눌러야 함

⇨ 후에 추가하려면 다시 심사팀 전화해서 심사결정 풀어야해서 번거로움

07 퇴원날에 처치는 퇴원환자 먼저 하는게 좋음

＊ 퇴원환자들도 일정이 있으므로 최대한 먼저 처치해주는 게 좋음

- 아침에 바로 퇴원갈 수 있는 줄 알고 말 안하고 있다가 귀택으로 가는 차(버스·기차·배) 시간이 가까워졌다거나, 몇 시까지 전원 갈 병원으로 가기로 했다는 등 재촉하는 경우가 있음

⇨ 수납도 끝났으니 가겠다고 하는데 아침 Anti 투여받고 가야한다거나, Dx. 받고 가야한다고 기다리라고 하면 환자 Complaint 할 수 있음

⇨ 가능한 퇴원가는 환자, 그날 시술있는 환자 먼저 처치 해주는 게 좋음

- IV Inject 끝나면 Line 제거해 줌(특히 Heparin Cap ★)

⇨ 환자 팔찌는 수납도 다 하고 오면 그때 제거해주라고 하기는 함

08 서류 발급 시 환자 신분증 필요하다는 걸 미리 알려주면 좋음

＊ 서류는 환자의 동의한 사람만 발급해줌

- 환자 본인이 서류를 발급받을 때는 본인 신분증만 가져가면 됨

- 가족이 대신 서류를 발급받으려면 환자 신분증, 수령인 신분증과 함께 환자가 자필 서명한 발급 동의서, 가족관계 증명서가 필요함

⇨ 환자의 배우자·직계존속·직계비속·배우자의 직계존속만 해당함

- 가족이 아닌 대리인이 서류를 발급받으려면 환자 신분증, 수령인 신분증, 환자가 자필로 서명한 발급 동의서, 환자가 자필 서명한 위임장 필요함

⇨ 환자의 형제·자매·자부·사위·보험회사 등이 해당함

- 환자 동의가 어려운 상황(사망·의식불명·의사 무능력자 등)인 경우에는 환자의 친족만 발급받을 수 있음(형제·자매·자부·사위 발급 불가함)

⇨ 수령인 신분증, 가족관계증명서, 사망·의식불명·의사 무능력 확인서 필요함

다음은 **'가정간호에 관해 정리한 것'**이다.

❖ **가정간호**

- 가정에서도 지속적 치료와 간호가 필요할 때, 가정전문 간호사가 환자의 집으로 방문하여 주치의의 처방으로 간호와 치료를 제공하는 것을 말함

⇨ 만성 질환자의 건강관리를 위해 계속적인 치료 및 간호를 제공함

❖ **가정간호의 장점**

- 병원에 가지 않고 집에서 치료를 받을 수 있어 시간·노력·비용이 절감됨

⇨ 가정에서 간호를 제공받음으로써 심리적 안정감과 빠른 회복을 도움

❖ **가정간호 내용**

▶ **기본간호**

- 활력징후, 구강간호, 냉·온요법, 체위변경, 관절운동, 위생간호 등

▶ **전문간호**

- 비위관 교환, 위루관 관리, 경관영양 및 각종 튜브관리, 장루, 방광루술, 유치도뇨관 관리, 방광세척, 관장, 기관지관 교환 및 관리, 비·구강 흡인, 산소요법, 욕창 및 상처 관리, 중심정맥관 간호, 각종 투약 및 관리 등

▶ **기타간호**

- 검사물 수집(혈액·소변·대변·가래 등), 교육(식이·운동·기구 사용법 등), 신생아 간호, 유방간호, 피부간호 등

❖ **가정간호 신청방법**

- 입원환자: 퇴원 시 주치의가 가정간호팀에 의뢰함

⇨ 환자/가족이 원하는 경우 주치의 승인하에 가정간호팀에 의뢰함

⇨ 응급실에서 입원하지 않고 퇴원하는 경우에도 동일한 방법으로 신청함

- 외래환자: 진료 시 신청하며 주치의가 가정간호팀에 의뢰함

⇨ 보호자가 가정간호팀에 내원하여 방문날짜 정한 후 요양급여 신청서 냄

- 타병원 환자: 타병원 소견서 가지고 외래 담당의가 가정간호팀에 의뢰함

❖ **가정간호 의뢰 대상자**

- 산모 및 신생아
- 수술 후 조기 퇴원환자
- 만성질환 환자: 고혈압, 당뇨, 암, COPD 등
- 뇌혈관질환 환자
- 기타 의사가 필요하다고 인정한 환자

★ 가정간호 절차

1	가정간호 Consult	의사	의사의 판단 하에 가정에서 계속적인 치료와 관리가 필요하다고 인정되는 경우에 의뢰함
2	퇴원 시 가정간호기록	간호사	가정간호 Consult 입력되면 담당 간호사는 환자정보·퇴원교육·욕창·삽관상태 등 입력함
3	환자상태 확인 및 면담	가정간호팀	Consult 내용 확인 후 가정간호사가 방문하여 환자상태를 직접 확인하고 면담을 진행함

+ 퇴원 시 가정간호 기록 - 담당간호사가 작성함

퇴원 시 환자 정보						
활력징후	혈압	맥박	호흡	체온		
의식상태	명료	기면	혼미	반혼수	혼수	
정서상태	안정	불안	분노	슬픔	우울	
상처유무	부위	크기(cm×cm)				
퇴원방법	도보	목발	휠체어	이동침대	응급차	기타
퇴원 후 거처	자가	타병원	기타			
퇴원교육						
간호제공자	유	무				
식이	일반식	치료식	경관영양식	기타		
활동범위	제한없음	일상생활	안정	절대안정	정기적 운동	재활지도
목욕	제한없음	샤워	통목욕	부분목욕	침상목욕	목욕금지
퇴원 시 욕창상태						
가정간호 필요여부	발생일자	욕창부위	욕창단계	욕창크기	발생원인	
퇴원 시 삽관상태						
가정간호 필요여부	삽관일자	삽관부위	삽관종류	삽관기구 크기		
퇴원 시 유의사항						
-						

다음은 **'재원환자 전원에 관해 정리한 것'**이다.

❖ **전원**

- 현재 치료받고 있는 병원을 떠나 다른 병원에 가서 치료를 이어받는 것
- 현재 치료받고 있는 병원에서는 장비·기술·인력(전문의) 등의 부족으로 치료가 어렵다고 판단되면 상급병원에서 치료받도록 전원을 보냄

⇨ (1차 의료기관 →) 2차 의료기관 → 3차 의료기관으로 전원가는 케이스 등

- 현재 치료받고 있는 병원에서의 급성기 치료가 종결되었으나 보존적 치료는 아직 필요하다고 판단되면 상급병원에서 다른 병원으로 전원을 보냄

⇨ 대학병원[2] 에서 요양병원으로 전원보내는 케이스 등

▶ **1차 의료기관**

- 의원, 치과의원, 한의원, 보건소, 보건지소

▶ **2차 의료기관**

- 병원, 종합병원, 치과병원, 한방병원, 요양병원

▶ **3차 의료기관**

- 상급종합병원

❖ **전원결정 기준**

- 급성기 치료 완료 후 보존적 치료 단계에서 주치의 전원 결정에 따름
- 장기재원환자(31일 이상): 환자상태에 따라 주치의가 전원 결정함

⇨ 장기적으로 재활치료를 받는 환자(3주이상 재활위주로 치료받는 경우)

⇨ 적극적인 치료가 끝난 후 보존적 치료만 받는 환자

❖ **전원 불가능한 경우**

- 이송 중에 생명의 위험이 있거나 심신상의 중대한 위해가 제거되지 않아 Dr.가 이송이 불가능하다고 결정하면 보호자가 원하더라도 전원이 어려움

〈응급의료에 관한 법률〉에 따라 해당 의료기관의 능력으로는 응급환자에 대하여 적절한 응급의료를 할 수 없다고 판단되면 전원을 결정하며 지체없이 적절한 응급의료가 가능한 다른 의료기관으로 이송을 보내야 한다. 원활한 전원을 위해 전원전용 수신전화번호(핫라인)와 응급의료정보망을 통해 수용가능여부가 확인된 기관에 연락을 취하는 등의 일도 있는데 여기서는 위 내용은 생략하였다.

2) 대학병원이라고 반드시 3차병원(상급종합병원)인 것은 아님 2차병원인 곳도 많음

★ 전원 절차 中 재원환자 기준

의사	간호사	진료협력센터	이송팀
전원결정	전원결정 확인함	-	-
전원소견서작성	전원소견서 작성 여부 확인함	-	-
전원 Consult		전원소견서 확인	-
-	환자/보호자에게 전원진행사항 확인함	환자/보호자 면담 요구도 사정함	-
전원/퇴원준비 의료진 동반 필요성 사정함	전원/퇴원준비 필요서류+이송수단 확인 후 연락함	전원병원 선정 필요서류+이송수단 +의료진 동반 필요성 설명함	전원 당일에 어디로 언제까지 갈 지 미리 정함 (비용 알려줌)
퇴원승인 전원병명 기록	전원병원명 기록 출동·처치기록지 이송팀에게 제공함	의료진에게 전원병원 정보제공 전원소견서 발송	출동·처치기록지 작성함(이송 중 이상 시 연락취함)
-	퇴원 병실 정리	전원병원명 기록 전원사유 기록	환자 전원 완료

+ 진료협력센터

＊ 대부분의 대학병원에는 전원 업무를 담당하는 곳이 존재함

- 각 지역의 병·의원에서 의뢰한 중증 및 급성기 환자를 신속히 진료하고 그 진료결과를 의뢰한 의료진에게 회신하며, **진료 후 지역 병원/의원으로 회송(전원)하는 업무를 담당하는 곳임**
- 진료협력센터에서 전원가는 병원으로 전원에 필요한 서류를 발송함

⇨ 전원의뢰서, 의료급여의뢰서, 진료소견서, 검사 결과지, 투약기록지 등

암또생각

급성기 치료가 끝났는데 퇴원을 보내지 않으면 재원일 수가 길어지게 되면 병원은 심평원으로부터 입원료를 삭감당하게 된다. 또한 급성기 치료일 때 진행되는 검사나 다른 치료 대비 특별한 치료가 이뤄지지 않는 환자에게서는 수익을 얻기 어려운데, 이마저도 크게 삭감당하여 거의 얻는 게 없으니 다른 병원에 하루해있다가 다시 돌아오라며 전원을 Push하는 게 많은 것 같았다. 보호자 입장에서는 상급병원에 있고 싶어하는 마음도 이해가 되고, 또다시 입원할 것을 알면서도 전원과 퇴원 준비를 해야하는 간호사들이 불쌍했었다.

★ 전원 시 필요한 서류

보험환자	진료의뢰서 ★	의사소견서	영상검사 CD·결과지 (MRI·CT 등)	투약기록지
급여환자	의료급여 의뢰서/회송서 ★			

+ 진료의뢰서/요양급여 의뢰서(건강보험)

*** 환자를 다른 병원으로 진료를 의뢰할 때 작성하는 서류임**

- 〈국민건강보험 요양급여의 기준에 관한 규칙〉에 의해 요양급여 의뢰서를 제출해야만 상급종합병원에서 건강보험 적용을 받을 수 있음

⇨ **미제출 시 건강보험 적용이 안되므로 진료비 전액을 본인 부담해야 함**

- 건강보험 환자는 바로 2차 병원에서 진료를 봐도 건강보험 적용가능하며, 1·2차 병원에서 3차 병원(상급종합병원)으로 진료 의뢰 때에만 필요함

⇨ **상급종합병원 간 전원에도 의뢰서 필요하며 전원소견서로 대체 불가능함**

+ 전원소견서(건강보험)

***환자를 다른 의료기관으로 전원 보낼 때 작성하는 서류임**

- **다른 의료기관으로 전원**보내기 위하여 진료의사가 자신의 소견을 적어 진료에 참고하게 하거나 **진료상황에 관해 자문을 구할 때 작성함**

⇨ 건강보험 환자가 상급종합병원이 아닌 다른 병원으로 전원 갈 경우에는 전원소견서만 가지고 가도 받아 줌

+ 의료급여 의뢰서(의료급여)

***의료급여 환자를 상급 의료기관으로 진료를 의뢰할 때 작성하는 서류임**

- 〈의료급여법〉에 의해 의료급여 의뢰서를 제출해야만 의료급여 적용을 받음
- **1차병원→2차병원→3차병원으로 의뢰 할 때는 의료급여 의뢰서**를 작성함

⇨ 병원급에서 진료받기 위해서도 의원급에서 의뢰서를 작성해줘야만 가능함

⇨ 의사의 발급일로부터 7일 이내의 의료급여 의뢰서만 유효함

+ 의료급여 회송서(의료급여)

*** 의료급여 환자를 아래단계의 의료기관으로 회송 할 때 작성하는 서류임**

- **3차병원→2차병원→1차병원으로 회송** 할 때는 **의료급여 회송서**를 작성함

01 상급병원으로 전원갈 때 필요한 서류 Tip 아닌 Tip

1. 건강보험 환자는 요양급여 의뢰서(진료의뢰서) or 전원소견서 준비하고 의료급여 환자는 의료급여 의뢰서 준비해야 함

- 건강보험/의료급여 적용받으려면 반드시 의뢰서 원본을 준비해가야 함

⇨ 의뢰서 없이 가면 치료는 받을 수 있으나 전액 본인부담으로 많이 비쌈

2. 영상검사 했다면 영상검사 CD + 영상의학과 판독결과지 준비해야 함

- MRI, CT, X-ray, 내시경 등을 했다면 영상 자료를 CD에 담아달라 하고 영상의학과 판독 결과지도 같이 준비해가면 중복으로 검사 안 할 수 있음

⇨ 금액적 부담도 줄고 이미 시행한 영상 검사로 빠른 진단도 가능함
But, 전원간 병원에서 다시 촬영하자고 할 수도 있음

⇨ X-ray의 경우 F/U을 자주 하므로 가장 최근 것만 담아달라 하면 좋음

⇨ MRI 경우 용량이 커서 CD 1장에 1개의 영상만 담기는 경우가 많음

⇨ **대개 CD 1장당 1만원 정도이고 영상원하면 전날 미리 연락해둬야 함 영상의학과 or CD 발급해주는 부서에 미리 연락취해야 제때 발급됨★**

3. 조직검사 했다면 조직검사 결과지 준비해야 함

- 암·종양 등 조직검사를 했다면 병리 검사결과결과지인 조직검사결과지를 준비하고, **조직검사 결과상 암 등이 발생한 경우**에는 다음도 준비하기

- 조직 염색 슬라이드 + 비염색 슬라이드(약 20개)

⇨ **슬라이드는 병리과에서 받을 수 있고 퇴근전에 꼭 받아가야 함★**

- 전원갈 병원에서 원하는 게 더있을 수 있어서 연락 꼭 해보라고 해야 함

4. 수술 받았다면 수술기록지 챙겨감

- 수술명과 어떻게 수술이 진행되었는지를 기재한 기록지를 챙겨가면 좋음

5. 다른 기저질환으로 약 복용중이라면 투약기록지 or 처방전 챙겨감

- 고혈압, 당뇨, 협심증 등으로 어떤 약을 복용중인지 초기에 파악가능함

암또일화

Cancer Study를 하던 한 환자가 최종적으로 Cancer로 진단이 되자, 환자와 가족들이 본인들이 아는 분이 있다며 다른 대학병원으로 전원을 하고 싶다고 여러 서류를 요구했었다. Day번 선생님이 미리 어디서 어떻게 발급받는지를 알아봐 주셨고 나도 검사실에 문의하여 최대한 빨리 준비될 수 있도록 부탁을 했었다. 그렇게 조직검사 슬라이드는 병리과가 문닫기 전까지 가서 신청을 해야 한다고 했음에도 문 닫기 10분 전에 어디로 가야하냐며 내일 꼭 필요한데 지금도 가능 하냐는 보호자의 말에 내 속만 터져나갔었다.

02 요양병원으로 전원갈 때 Tip 아닌 Tip

*** 환자와 보호자에게 어느 병원으로 언제 전원 갈 것인지 확인함**

- 인기가 좋은 요양병원의 경우 입원 대기를 걸어놓고 자리가 날 때까지 입원 유지하다가 자리가 비었다고 하면 갑자기 전원가는 경우가 많음

⇨ 구급차 이용 시 본원 구급차인지 전원 예정인 병원 구급차인지 확인함

⇨ 구급차 도착시간과 전원 갈 병원에 몇시까지 도착해야 하는지 확인하여 시간에 맞춰 처치를 끝내주고 환의 갈아입는 걸 도와주면 좋음

- 필요한 서류가 있으면 전원가기 전에 미리 알려달라고 꼭 말하기

⇨ **요양병원 경우 VRE, CRE 등 균이 나오는 환자의 입원을 꺼려하므로 혈액검사 결과지를 요구**하여 균이 없으면 입원을 승낙하는 곳도 있어서 상담가는 날 서류가 필요하다고 하면 챙겨줄 수 있도록 해야 함

+ 요양병원으로 전원 갈 때 필요한 서류

1. 요양급여 의뢰서/진료의뢰서(건강보험) or 의료급여 의뢰서(의료급여)
2. 영상검사 결과지·혈액검사 결과지 등 요양병원에서 요구한 검사 결과지
3. 재원 중 투여된 주사 및 경구약 처방전 or 투약기록지

+ Tip 아닌 Tip - 전원 Paper 준비해주면 서로 좋음

*** 다음 내용을 알기위해 전원간 병원에서 계속 전화 올 수 있음**

- 전원간 병원이 궁금해할 만한 치료내용만 종이에 적어 보내면 편함

1. L-tube, Foley, T-tube 등을 가지고 있는 환자

- 후에 교환을 위해 우리가 **어떤 Size로 언제 삽관**했는지 알고 싶어 함

⇨ 10/15 Foley 16Fr.(Urine Bag에 날짜 적어두긴 해도 적어주면 좋음)

2. L-tube / PEG로 Feeding 하는 환자

- 무슨 식이(　　)cc 몇 번, 물(　　)cc 몇 번 먹었는지 알고 싶어함

⇨ 10/15 L-tube 16Fr. 삽관(하모닐란 500 TID, Water 100 TID)

3. 욕창 / 상처있어서 드레싱하고 있던 환자

- Coccyx Sore: 10x10cm Foam Dx. QD

4. 인슐린 펜 및 Inhaler 사용 환자(처방전 및 투약기록지에 없는 내용)

- 아침 식전 란투스 16U + 매식전 휴마로그 4U 등

Reference

- 2020 이원 종합검사안내(2020). 이원의료재단
- 가톨릭대학교 여의도성모병원 간호부(2017). 간호실무지침서.
- 가톨릭대학교 여의도성모병원 간호부(2017). 간호업무지침서.
- 가톨릭의과대학 내과학교실(2016). Internal Medicine. 군자출판사.
- 권영은 외(2021). 응급간호학 2판. 포널스출판사.
- 김나제스다 외(2021) 소통 국제의학용어집. 포널스출판사
- 김분한 외(2020). 간호와 영양 2판. 포널스출판사.
- 김지혜(2021). 신규간호사 24시오답노트. 포널스출판사
- 김태준(2019). 베스트 인턴. 도서출판 대한의학.
- 김효선 외(2019). 사례중심의 환자안전안내서. 포널스출판사
- 노승옥 외(2021). 의학용어 5판. 포널스출판사.
- 대한종양간호학회(2019). 종양치료와 간호 3판. 포널스출판사.
- 손의동 외(2019). 간호약리학. 포널스출판사.
- 약학정보원(2020). 맞춤 OTC 선택가이드. 약학정보원
- 유재형 외(2020). 병리학 2판. 포널스출판사.
- 이용화(2019), 간호사를 위한 간호실무의 이해, 의학서원
- 이원택 외(2018). 인체생리학 2판. 포널스출판사.
- 인제대학교 서울백병원 교육수련부(2018), 응급실 필수진료, 의학출판사
- 장희경 외(2021). 비평적사고와 간호 2판. 포널스출판사.
- 전재규,박지훈(2020), 수액요법의 실제, 군자출판사
- 최병철 외(2020). 임상 약리학. 포널스출판사.
- 프리미어 의학연구회(2015). 프리미어 내과. 고려의학.
- 한국간호학대학남자교수회(2021). 포널스임상매뉴얼. 포널스출판사
- 한국중환자간호사회(2021). 중환자간호 3판매뉴얼. 포널스출판사.